—

泛自閉症護理
以實證為基礎的整合性終生照護

Ellen Giarelli、Marcia R. Gardner ■ 主編

徐畢卿 ■ 校閱

徐畢卿、陳志軒、李靜妹 ■ 譯

Nursing of
Autism Spectrum Disorder
Evidence-Based Integrated Care
Across the Lifespan

Ellen Giarelli, EdD, RN, CRNP

Marcia R. Gardner, PhD, RN, CRNP, CPN

Editors

目次

主編者簡介

Ellen Giarelli, EdD, RN, CRNP 目前為美國費城卓克索大學（Drexel University）護理與健康學院副教授，負責教授博士班護理課程；同時為美國賓州大學護理學院內的生物行為研究中心兼任副教授。Giarelli 於紐約州立大學石溪分校獲護理與生物學士學位，紐約大學護理碩士與紐澤西州立大學教育博士，並曾在賓州大學護理學系擔任心理社會腫瘤與愛滋病領域之博士後研究人員。Giarelli 博士於卓克索大學任教前，為美國疾病管制與預防中心的早期發展流行病學研究計畫（SEED）共同主持人與費城健康照護信託的研究計畫主持人，致力於將護理整合至泛自閉症照護中。她亦為賓州大學護理學系疾病管制與預防中心之自閉症與發育障礙研究和流行病學中心（CADDRE）的研究計畫主持人，以及賓州自閉症與發展障礙監測網絡計畫（PADDSP）之主持人兼局長。除獲美國疾病管制與預防中心的研究經費補助外，另獲美國衛生研究院／護理研究中心經費補助之遺傳疾病自我管理研究與其他泛自閉症研究計畫主持人。此外，Giarelli 博士亦為美國賓州地區的專科護理師（CRNP）。

Marcia R. Gardner, PhD, RN, CRNP, CPN 為美國薛頓賀爾大學（Seton Hall University）護理學院副教授。她過去是費城兒童醫院神經發展障礙領導計畫員，及美國重症護理學會之學術領導計畫的研究員。Gardner 在高危險新生兒護理、一般兒科與發展弱勢嬰幼兒家庭照護領域具豐富經驗。她除了教導兒科與發展概念外，亦持續針對照護具發展風險孩童之家庭進行相關議題研究。Gardner 同時為美國兒科專科護理師（CPN）與護理師認證委員會之兒科基層照護專科護理師。

作者群簡介

Karen Blake, MSN, PNP, RN
Adjunct Professor
Villanova University College of Nursing
Villanova, Pennsylvania

Lauren Blann, MSN, CPNP
Certified Pediatric Nurse Practitioner
Children's Specialized Hospital
Toms River, New Jersey

Joan Rosen Bloch, PhD, CRNP
Assistant Professor
Drexel University College of Nursing and
    Health Professions and School
    of Public Health
Philadelphia, Pennsylvania

Judith Bonaduce, RN, MSN, CRNP, PhD(c)
Widener University
School of Nursing
Chester, Pennsylvania

Marian S. Byrnes, MSN PMH CNS-BC
Vanguard School
Chadds Ford, Pennsylvania

Kathleen M. Fischer, PhD, RN, CRNP
Drexel University
Philadelphia, Pennsylvania

Marcia R. Gardner, PhD, RN, CPNP, CPN
Associate Professor
Seton Hall University College of Nursing
South Orange, New Jersey

Ellen Giarelli, EdD, RN, CRNP
Associate Professor
Drexel University College of Nursing and Health
    Professions
Adjunct Professor
University of Pennsylvania, School of Nursing
Philadelphia, Pennsylvania

Margaret J. Hegge, EdD, RN
Distinguished Professor of Nursing
College of Nursing
South Dakota State University
Renner, South Dakota

Brenda M. Holtzer, RN, PhD
Penn State Abington College
Abington, Pennsylvania

Lori Ioriatti, PhD(c), CPNP, RN
Pediatric Nurse Practitioner
Ambulatory Care Center Manager
Pediatric Practice Manager
Children's Specialized Hospital
Mountainside, New Jersey

Marygrace Yale Kaiser, PhD
Assistant Professor of Psychology
Eureka College
Eureka, Illinois

Karen J. Lecks, MSN, CRNP, WHNP
Clinical Research Coordinator
University of Pennsylvania
Philadelphia, Pennsylvania

Heather Marozsan, BSN, MSN, RN, CEN
Villanova University
Villanova, Pennsylvania

Kathleen Patrizzi, MSN, RN, CEN
Clinical Nurse Specialist
Emergency Department
Penn Presbyterian Medical Center
Philadelphia, Pennsylvania

Justin D. Peterson
Research Assistant
Drexel University
Philadelphia, Pennsylvania

Jennifer Pinto-Martin, PhD, MPH
Professor of Nursing
Chair, Department of Biobehavioral Health
　　Sciences
University of Pennsylvania
Philadelphia, Pennsylvania

Adrienne P. Robertiello, BS
Autism Educator
Children's Specialized Hospital
Mountainside, New Jersey

Cordelia Robinson Rosenberg, PhD, RN
Professor,
Pediatrics, Psychiatry and Preventive Medicine;
　　and
Director, JFK Partners, University of
　　Colorado–Denver
School of Medicine
Aurora, Colorado

Jean Ruttenberg, MA
President
Jean Ruttenberg Consulting
Rydal, Pennsylvania

Nina Scarpinato, PMHCNS-BC, CRNP
Behavioral Health Clinical Nurse Specialist
Children's Hospital of Philadelphia
Philadelphia, Pennsylvania

Debi A. Schuhow, MSN, MH-CNS
Adult Psychiatric Mental Health Clinical Nurse
　　Specialist/Nurse Practitioner and Case
　　Manager
Branson Community-Based Outpatient Clinic,
Veterans Administration Medical Center
Branson, Missouri

Kathleen T. Sharp, MSN, CRNP
Pediatric Nurse Practitioner
Anesthesia Department
Children's Hospital of Philadelphia
Philadelphia, Pennsylvania

Margaret Cooney Souders, PhD, MSN, PNP
University of Pennsylvania
School of Nursing
Philadelphia, Pennsylvania

Patricia Dunphy Suplee, PhD, RNC-OB
Assistant Professor
Rutgers University–Camden
Camden, New Jersey

Kimberly K. Trout, PhD, CNM
Associate Professor and Director
Nurse-Midwifery/Women's Health Nurse
　　Practitioner Program
Georgetown University School of Nursing &
　　Health Studies
Washington, District of Columbia

Lorri Unumb, JD
Vice President
State Government Affairs
Autism Speaks
Lexington, South Carolina

Kristen van der Veen, AB, BSN, MSN Candidate
Pediatrics
University of Pennsylvania School of Nursing
Philadelphia, Pennsylvania

Louise Walpin, MS, APN-BC
Advanced Practice Nurse
Children's Specialized Hospital
Hamilton, New Jersey

Pamela Holtzclaw Williams, JD, PhD, RN
Assistant Professor
Medical University of South Carolina College
　　of Nursing
Charleston, South Carolina

Tamara L. Zurakowski, PhD, GNP-BC
Practice Associate Professor
School of Nursing
Gerontological Nurse Practitioner
UPENN Living Independently for Elders
　　Program, University of Pennsylvania
Philadelphia, Pennsylvania

校閱者簡介

❖ 徐畢卿

- 學歷：美國約翰霍普金斯大學精神衛生博士
- 現任：國立成功大學醫學院特聘教授
- 曾任：國立成功大學學生事務長
  國立成功大學健康照護科學研究所博士班所長
  國立成功大學性別與婦女研究中心主任
  國立成功大學護理學系系主任

譯者簡介

❖ 徐畢卿

- 學歷：美國約翰霍普金斯大學精神衛生博士
- 現任：國立成功大學醫學院特聘教授
- 曾任：國立成功大學學生事務長
        國立成功大學健康照護科學研究所博士班所長
        國立成功大學性別與婦女研究中心主任
        國立成功大學護理學系系主任

❖ 陳志軒

- 學歷：國立成功大學醫學院健康照護科學研究所博士
- 現任：國立臺東大學特殊教育學系助理教授兼特殊教育中心主任

❖ 李靜姝

- 學歷：國立成功大學醫學院健康照護科學研究所博士候選人

原書推薦序

我們都有生病經驗，在與病魔對抗的過程中，相信護理人員會指引各種檢查的進行、提供重要資訊，或能感同身受地傾聽我們的感受。在例行照護中，健康照護者為我們進行身體檢查，並告知身體是否無恙。我們預約掛號、等待看診、填寫表單、回答問題、穿上病袍，聽從「站在這裡」、「深呼吸」以及「張嘴說『啊』」等指示，並常將這些照護視為理所當然。多數人亦放心地告知護理人員自己的病史與症狀，相信他們能提供協助。

假設你是一百位中有一位的泛自閉症（ASD）患者，事情將會如何？接受健康照護的經驗會因此不同嗎？從小，父母或許不安地發現你異於他人，他們可能懷疑你是否聽得到，納悶為何用甜美的娃娃音呼喊你、希望得到你的注意時，你卻不為所動。在十五個月的健兒門診中，母親可能緊盯護理人員，想確認是否有檢查出任何異狀。當母親被要求回答：你會使用多少字彙？當他人向你微笑時，你會笑著回應嗎？你會指出物品嗎？你會假裝在講電話嗎？等問題時，她可能感到焦慮，同時也鬆了一口氣；而你可能對於覺得口渴卻無法表達、他人不斷干擾你觀看玩具車輪子的方式，以及對冷氣運轉聲覺得可怕又刺耳等狀況，感到挫折沮喪。

泛自閉症的社交、溝通與行為徵兆一旦在生命初期浮現時，患者即展開不一樣的人生。除了泛自閉症的核心特徵外，患者亦可能同時出現其他身體狀況，譬如睡眠、飲食、疼痛敏感度、專注力與焦慮等問題。然而，基於溝通互動障礙等多項因素，接受例行的健康照護對泛自閉症患者卻是個艱鉅的挑戰。泛自閉症患者認為看診的不可預測性令其不安；在不熟悉的場景、氣息與聲音中，與意圖不明的陌生人接觸，將會是壓垮他們的龐大壓力。某些泛自閉症患者可能對此迸發情緒，讓不認識他們的人感到害怕；有些則是呈休眠狀態，沒有反應。此外，泛自閉症患者可能無法指出受傷之處或表達疼痛。甚至在看診前，

即需採取額外的步驟與方式，使其做好看診準備。看診過程中，需給予額外的支持與耐心。然而，在繁忙的臨床情境中，許多健康照護者可能缺乏時間處理泛自閉症患者的特殊需求。

由於目前泛自閉症盛行率逐漸攀升，社會大眾對此疾病越發關注，各種健康照護服務體系遲早會接觸到這些患者。理想情況是在患者整個生命週期中，能獲取易取得且以家庭為中心的照護。泛自閉症患者具獨特的發展障礙，亦不能倖免如同大眾常面臨的健康議題，甚而這些健康議題可能因泛自閉症而惡化。許多患者的基本健康照護需求因泛自閉症而被忽略，可治癒的健康問題往往被視作泛自閉症的症狀。這樣的情況實需改善，使每一位泛自閉症患者皆能獲取所需的照護服務，進而擁有健康的生活。

本書由 Ellen Giarelli 與 Marcia R. Gardner 編輯而成，為護理專業人員迫切所需的資源。護理人員為健康照護團隊的重要成員，欲改善泛自閉症患者的安適狀態，相關資訊與工具是不可或缺的。本書藉由探討泛自閉症患者一生可能面臨的各種健康議題，協助健康照護向前邁進。此外，各章節討論各種臨床情境之護理照護，包括健康照護、教育與特殊治療場所等。本書匯集豐富的專業知識，涵蓋患者不同生命階段之相關資訊與處理措施，不僅提及早期發現的議題，亦討論安全、營養、醫療處置與照護協調等。泛自閉症雖為典型終生疾病，但對於成人泛自閉症患者相關的文獻闕如，針對老年患者的更是缺乏。本書對於具關鍵性的轉銜、里程碑、健康危機，以及終生議題等皆有著墨，每章皆提供臨床實例與指引，作為照護泛自閉症患者之護理人員參考。

本書根據美國疾病管制與預防中心之泛自閉症盛行率報告，提供讀者所需資訊；亦探討許多護理照護之臨床議題，例如兒科社區服務進行嬰幼兒泛自閉症篩檢的評值等。本書有助於傳播重要資訊，改善泛自閉症患者的生活。透過這些努力，期盼有更多的泛自閉症患者在被要求「張嘴說『啊』」時，能夠信賴醫療團隊，並感受到自己也參與在照護中。

Catherine Rice, PhD

行為科學家

美國疾病管制與預防中心出生缺陷與發展障礙中心

前言

　　泛自閉症患者尋求醫療照護之場所包括兒科基層醫療、健檢中心、急診，和一般或專科門診，因此，不論護理人員身處何種工作環境，皆可能與泛自閉症患者有所接觸。泛自閉症目前雖無法治癒，但有些處置確實可以減緩症狀或減輕對病患的影響。

　　本書的主旨並非探討泛自閉症的治療標準，而是呈現有關患者終生與全面照護之議題。閱讀本書後，護理人員將具備辨別泛自閉症患者特殊狀況之能力。本書內容幫助護理人員了解如何安排與提供病患不同的照護方式，了解如何確認泛自閉症患者是否接收到醫師專家的建議，同時透過以實證為基礎的照護與醫療處置，讓患者同具機會達至最佳身體功能與最高生活品質之可能。每位護理人員必須系統地將有關患者典型的行為特徵、個人特質，以及身心與情緒發展階段知識應用於臨床照護上。如此即能提供泛自閉症患者專業、可靠、同理與謹慎之照護。

組織原則

　　本書的組織原則之一乃基於身心障礙的社會模式。此模式主要強調被視為有身心或智能等障礙者所面臨的環境、文化與經濟困境，包括不可及的教育系統與工作環境、不合宜的障礙福利、健康與社會服務的歧視、交通不便、尋無居所和福利設施，甚至是受到他人負面刻板印象的詆毀（Oliver, 2004）。

　　這些情形已六十餘年之久，研究人員與臨床醫師對此感到困惑，因而從廣泛多元面向進行科學研究。自閉症屬於兒童精神科醫師與其他負責思覺障礙、思考障礙和智能障礙的精神衛生專家治療範圍。過去關於這些疾病的文獻，皆是以心因性作解釋；至廣泛的自閉症概念定義出現後，高智商及擁有特殊才能

者才被納入泛自閉症範疇之中。

　　兒童一直是醫療及社會主要關注之對象，近來父母、老師、醫師、護理人員與社會大眾的意識覺醒，促成全面且完善的照護發展。然而，如此的照護方式需要更多的護理人員等專家一同投入，且須付諸人生態度。許多案例讓健康照護者清楚了解，泛自閉症並非僅為兒童時期所罹患的疾病，對患者而言，此為終生考驗。

　　護理人員佔健康照護者的最多數，必須提供照護予許多泛自閉症患者。有鑑於此，本書以個案為基礎，透過健康史和身體心理健康評估，呈現可靠、同理且謹慎的完善照顧。藉由個案報告來描述典型醫療狀況，呈現如何將護理計畫的照護方法運用於社區和服務環境中，同時呈現病史、生心理評估、典型醫療處置，以及護理人員該如何將照護計畫應用在不同場域中。

　　重點為：

- 泛自閉症已逐漸發展為公衛健康議題，患者需要終生的特殊健康照護。
- 護理人員為健康照護專業中最多數的一群，在各照護場域，皆須具備照護泛自閉症族群及其家人之能力。
- 護理人員將會在每個健康照護環境中，接觸到泛自閉症患者與其家屬。
- 護理人員必須將泛自閉症的特殊資訊整合至各臨床照護中。
- 特定個案研究係針對泛自閉症患者所經歷的各種問題進行描述，為護理照護「最佳實務」之佐證。

　　本書可作為教科書與參考資料，亦可用於泛自閉症整合照護的護理繼續教育課程內容。本書已被視為護理碩士學位課程必備用書，因此，對於兒科、精神科護理人員、家庭與成人專科護理師、校護，以及在護理之家工作的護理人員而言，本書是極佳的臨床資源，且適用於學士後泛自閉症照護教學。

　　本書透過篇與章的架構來描述。每篇開頭會先介紹各篇內容與脈絡，最後再次重新審視問題和提供其他相關案例作為總結，以提升護理人員運用知識於臨床的能力，並激發臨床問題處理方式。而每章將討論案例研究範例、重要問題之詳細闡述、解決方法之討論和最佳護理照護計畫，並講述典型案例及全面護理照護。實證與範例將科學套用至各式不同護理照護環境中，譬如於病房照

護病患時、初級與三級照護，以及社區中。另鑑於泛自閉症屬發展障礙，故本書以病患的發展需求當作組織架構的一部分。

　　本書透過案例研究闡述泛自閉症患者跨越生命的故事情境，來強調護理在泛自閉症照護的舉足輕重角色。臨床雖強調泛自閉症篩檢與早期診斷的重要性，透過行為治療措施雖可改善溝通、語言和行為的缺陷，但泛自閉症仍是慢性與普遍的障礙疾患，且其病徵與問題將會伴隨終生。健康照護者將會對本書以應用為導向且創新的內容愛不釋手，本書也能為他們的照護生涯提供有效且適當的護理照護資訊。

時機

　　本書的問世正是時候。不僅美國，全球精神衛生與其他健康照護專業人員皆開始致力於了解泛自閉症之盛行率和致病因子（Centers for Disease Control and Prevention, 2009）。

　　此外，本書亦回應了社會大眾所關心的議題，那就是泛自閉症盛行率提升的速度快於治療項目的開創，此反映歐巴馬政府與自閉症跨部門協調委員會（Interagency Autism Coordinating Committee, IACC）對加強泛自閉症研究和治療的呼籲。因此，本書採取另一方式來描述這些需求。泛自閉症患者自診斷的那刻起，直到生命結束，需持續不斷地與此疾病對抗，他們經歷許多他人所無法想像的複雜議題。本書與其他眾多詳述行為治療與病因教科書的不同，在於本書是專門設計予護理人員參考，且由護理人員親自撰寫的書籍。更重要的是，美國泛自閉症盛行率最新統計數據（Centers for Disease Control and Prevention, in press）公告不久後，本書（原文版）即出版，想必能達到專業人員對以實證為照護的承諾。

參考文獻

Centers for Disease Control and Prevention. (2009). Prevalence of autism spectrum disorder—Autism and Developmental Disabilities Monitoring Network, United States, 2006. *MMWR Surveillance Summary 58*(10), 1–20. Centers for Disease Control and Prevention. (2012).

Centers for Disease Control and Prevention. (in press). Autism and Developmental Disabilities Monitoring Network Surveillance Year 2008 Principal Investigators. Prevalence of Autism Spectrum Disorders—Autism and Developmental Disabilities Monitoring Network, 14 sites, United States, 2008, MMWR.

Oliver, M. (2004). The social model in action: If I had a hammer. In C. Barnes & G. Mercer (Eds.), *Implementing the social model of disability: Theory and research* (p. 6). Leeds, UK: Disability Press.

推薦序一

　　自閉症為廣泛發展障礙症,是兒童期間常見的發展問題。目前研究顯示自閉症為先天腦部功能異常而引起,有許多基因被發現與自閉症相關。自閉症者因人際關係障礙、語言、知覺障礙,以及被他人視為怪異的行為等,都使他們在社會生活受到很多限制。因而其需求也就涵蓋就醫、就學、就養、就業、無障礙環境等範疇,亦產生照顧自閉症者時的特殊需求。由於自閉症之診斷及社會認知的進步,其盛行率越來越高,無論在基層醫療、急診門診等醫療場所,都有可能遇到自閉症者。如何提升醫務人員對於自閉症者之了解與照護能力,便為重要之課題。護理人員是醫療照護的主力也是直接照護患者的第一線人員,非常需要有完整的教科書及參考資源,提供案例及照護經驗,作為相關醫護人員照護此類個案之參考。

　　徐畢卿教授為國內首屈一指之精神衛生護理專家,且長期熱心投注於自閉症兒童與家庭之研究,學術涵養及實務經驗都非常豐富。在她的帶領之下,與陳志軒及李靜姝二位研究者,在繁忙的工作之餘,投注時間心力,經過許多次討論修訂,不辭辛苦地將美國針對護理專業人員所編撰之自閉症護理專書翻譯出來。本書匯集豐富資料,涵蓋自閉症由早期至老年各階段的重要議題及照護措施,並且每章都提供實例與指引,確實為相當寶貴且實用的書籍,能提供引導相關專業人員以正向而積極的態度,參與自閉症服務。因此本人很榮幸能在此為本書作序推薦。

林秀娟 醫師

奇美醫療財團法人奇美醫院

講座教授兼遺傳諮詢中心主任

推薦序二

　　2014 年美國疾病管制與預防中心（Centers for Disease Control and Prevention）發表，目前在美國每 68 位八歲兒童中，就有 1 位兒童符合自閉症的診斷。隨著自閉症的流行率逐年增加，也意味著除了精神科醫療人員，每位醫療人員都有可能接觸到這樣的個案。自閉症個案，如其他人一樣，都有可能會有其他醫療上的需求。當面對與他人互動有困難，且在面對不熟悉的人及情境易引發情緒這樣特質的個案，第一線的醫療人員如何在醫療上協助他們，幫助他們順利完成需要的檢查、治療和醫療上的程序，變得非常重要，也更凸顯本書的重要性。

　　徐畢卿教授於 1990 年即在 Susan Folstein（首位約翰霍普金斯大學的女性正教授）指導下，從事母親壓力與自閉兒的關係。目前則從事自閉症在出生世代的研究，發表相關文章已超過五十篇。

　　這本書由自閉症的病理開始介紹，從病理上的理解才更能夠理解我們所觀察到的行為的源由，以及如何更好預防及準備協助他們得到必要的醫療協助。書的內容除了涵蓋大眾比較熟悉的自閉症兒童早期發現及介入以外，也包含了比較少被討論但是同等重要的成年及老年自閉症的醫療照護。並且不只從健康照護，也從教育和特殊治療機構不同場域護理照護在自閉症照顧上所需要注意的事項。

　　本書不僅提供良好的護理照護指導，而且是對自閉症有實證性護理照護。因此我覺得這本書對護理人員會是很重要且實用的工具書。

龍佛衛 醫師

迦樂醫院院長

國防醫學院合聘教授

前台北市聯合醫院松德院區院長

校閱者序

　　2013 年元月，筆者至美國 Bethesda 的國家衛生研究院參加兒童追蹤世代研究會議，偶然間在展示台發現 2012 甫出版的新書 *Nursing of Autism Spectrum Disorder: Evidence-Based Integrated Care Across the Lifespan*。翻了一下，愛不釋手，除了實質內容，作者們的照護理念對各專業領域亦能有所啟發。本書撰寫方式完全呼應當代護理的重點與精神，以實證為基礎與跨越人生不同階段之整合性照護。作者們以日常生活出發，對於泛自閉症者有非常生動的描繪，並時時以最新的科學研究發現與數據佐證說明，強調以個案與家庭為中心，以關懷照護的立場切入，讓他們與家庭的需要被清楚地看見，在勾勒泛自閉症者特性的同時，指陳出這些特性適當轉化可以成為他們的優勢。

　　護理重視個別性照護，但臨床實務上對泛自閉症個案常常因不了解而束手無策，造成個案家庭與護理工作人員的挫折。而在台灣亦鮮少有關泛自閉症的護理書籍；本書鉅細靡遺提出許多有關面對泛自閉症者的醫療或健康照護需求時之寶貴綱領與提示，不只協助護理人員迎刃而解，其他醫療照顧者或學校相關工作人員也都受用。

　　在 2014 年 4 月與心理出版社的總編輯林敬堯先生討論中譯版的出版，心理出版社很少出版護理相關書籍，而且此原文書厚達五百頁，加上看實體書的讀者有減少的趨勢，未來的市場仍是未知數。雖然如此，林總編輯仍秉持著出版公司的使命，熱誠地與美國洽談版權事宜等。團隊隨即進行翻譯，經過三年，來來回回翻譯、校正、潤飾、校稿、再校稿與再潤飾，試圖達到信達雅的境界，在這期間也邀請研究生試讀，對於疑義提出討論與澄清。在定稿出版之際，要特別感謝林玟華助理，提供了許多繕打與訂正的協助，功不可沒。同時感謝林汝穎執行編輯的敬業與細心，一遍遍地檢視譯稿完整性與用字遣辭，俾使本書

達到盡善盡美。由於本書內容豐富，頁數厚重，雖多次檢視，仍免疏漏，尚祈先進前輩不吝指正。

　　在生命學發展過程中，對現象／疾病的了解與詮釋，不僅決定日後的診斷與治療，甚至影響整個社會文化對個案／家屬的態度觀感。去年 1 月 26 日的 BBC 新聞，曾專題報導第一位被診斷為自閉症而目前仍活著的 82 歲唐納德（在本文末的附錄會詳細描述）；今年又適逢聯合國「世界提高自閉症意識日」（World Autism Awareness Day）的十週年。2007 年 12 月 18 日聯合國大會的 62/139 號決議以 4 月 2 日為「世界提高自閉症意識日」，讓民眾注意自閉症的早期發現對其成長與發展的重要性，並了解自閉症對個人家庭與社會產生的重大影響。今年的主題是實現自主和自決權，聯合國祕書長安東尼奧‧古特雷斯（Antonio Guterres）提出呼籲：「讓我們行動起來，改變我們對自閉症患者的態度，承認他們的公民權利。自閉症患者有權作出按照個人意願和喜好生活的決定。」由唐納的生命歷程與經歷十年的世界提高自閉症意識日，重新反省檢視我們（醫療照護者）是如何看待自閉症。因此，此刻在台灣發行 *Nursing of Autism Spectrum Disorder: Evidence-Based Integrated Care Across the Lifespan* 中文版實具特別意義。本書結合了以實證為基礎並提供個案和家庭需求，以及跨團隊之整合性照護，非常實用又深入淺出，實為護理人員得以精進自己專業能力的一本參考書。由於內容涵蓋各生命週期，兒科、產科、急診、精神衛生、內外科、安寧、社區與學校的護理人員等，皆值得一讀；對醫師、其他醫療人員與學校教師亦有所幫助；而對於未來想發展成為進階護理師（專科護理師與臨床護理專家）者，更為必讀。

徐畢卿

謹識於台南

2017 年 5 月 2 日

【附錄】唐納德的故事

　　唐納德（Donald Grey Triplett）誕生於 1933 年，目前 82 歲，仍住在自小長大的美國南部密西西比一個小鎮 Forest。唐納德的父親是位律師，母親是學校老師。

　　小時候，父母即覺得他很退縮；對媽媽的笑容與聲音從未有反應，好似生活在另個世界。雖然能夠說話，並模仿他人話語，但大多只是重複所聽到的言辭。父母努力嘗試解決他的狀況，但都徒勞無功。唐納德對於與其他小孩一起玩樂不感興趣，甚至對要帶給他驚喜的聖誕老公公也不看一眼。在某個聖誕節，唐納德當時只有兩歲半，可準確唱出僅聽過一次母親唱的歌曲，並牢記爸爸隨意所串珠子的順序。

　　在當時，對這種「偏離正常」的兒童，醫師都會安置到收容機構，希望父母能忘記這個孩子而繼續朝人生邁進，唐納德亦無法倖免，他三歲時即被送走。他的父母無法忘記這個孩子，每個月都定期開長程路途去探視他，並希望把唐納德帶回家。1938 年末，他們終於如願把唐納德接回家，並向在巴爾的摩行醫的精神科醫師肯納（Kanner）求診。肯納醫師認為當時醫學並無任何診斷分類符合唐納德的狀況；經過數次診治唐納德後，加上也診視過其他類似的小朋友，因此發表了新的診斷「嬰兒型自閉症」。自此之後，自閉症受到研究者、教育者、社會運動者，甚而是自閉症本身，跨越數十年的發展。唐納德成為這個診斷的首例，之後他在密西西比的家鄉度過餘生。

　　唐納德目前已 82 歲，仍健康地活著，他住在自己從小長大的房子，座落安全的社區，社區居民都認識他，他也經常探視朋友。唐納德出門有車代步，打高爾夫球是每天的嗜好。他也愛好旅行，曾隻身到美國各處旅遊，去過數十個國家，並有一個衣櫃放置集結成冊的照片。唐納德之所以能像大部分人一樣地正常生活，他的母親付出相當多的心力。唐納德從機構被接回家後，母親努力協助他與世界做連結，教他如何使用語言和照顧自己。經過不斷的努力，唐納德終能進入一般的高中與大學，並完成法文

與數學的學位。他的努力，加上聰明天賦與學習能力，充分地發揮了他的潛能。

　　Forest 這個小鎮對唐納德也提供了許多幫助。在我們第一次拜訪這個小鎮，問及有關唐納德時，至少有三人向我們提出警告不可傷害他。鎮裡近三千位居民，下定決心要把這位怪異的男童、男人，當成是他們一員的「自己人」來對待與保護。在唐納德學生時代的畢業紀念冊裡，許多同學留言表示他是個很好的朋友，甚至有幾位女同學對他有好感。唐納德的學生時代過得很快樂，旁人不認為他的固著興趣是什麼奇怪的行為，反而覺得他是某個領域的天才。

　　我們了解到他在學校中如何提振自己，以致旁人視其對數字無可救藥的興趣是某種的天分而不是怪異。唐納德仍在學習如何讓說話更為流暢，而這是自閉症的某些表徵。

　　唐納德仍然是個自閉症患者，從來沒有消失。然而，他的能力逐漸克服疾病對他自己的影響，即使現在他仍執意機械式的與人對話，且不能夠進行超過一或兩輪的互動對話。即使伴隨著這些現象，他仍是個具有成熟人格、樂於與人交友的人。每個個體都應有獨特的成長與學習方式，正如唐納德一樣，即使大多數發展面向的里程碑皆落後於一般人，他二十多歲才學開車，但現在還是上路了。

資料來源：本文摘譯自 BBC News (2016, January 21). Donald Grey Triplett: The first boy diagnosed as autistic. 網址 http://www.bbc.com/news/magazine-35350880

第 **1** 篇

簡介與背景：
泛自閉症核心特徵、
盛行率與護理角色

● *Ellen Giarelli*

泛自閉症自六十五年前發現、命名（Kanner, 1943）至今，引起家長、教師、研究人員與社會的高度關注，並已成為眾人亟欲探究之疾病。經嚴謹的研究與周全的觀察後，過去對自閉症的某些看法已被證實有誤。首先，泛自閉症非由雙親的不當教養所致，因發現泛自閉症兒童的父母具類似特質，以及手足具較高的泛自閉症發生率，此主要源於遺傳因子（Rutter, 2001）；第二，自閉症並非兒童期精神分裂症的亞群（Kolvin, 1971），自閉症為神經發展障礙，而非精神疾患；第三，自閉症亦非源於接收語言發展障礙（Cantwell, Baker, Rutter, & Mawhood, 1989）。

｜家庭脈絡下的泛自閉症｜

最早關於泛自閉症行為的觀察紀錄是與「家庭」有關。1747 年有一終止婚約之案件，記載著該男具有「木訥、異常的凝視、仿說、強迫性的重複行為等社交障礙」（Frith, 2003; Houston & Frith, 2000; Wolff, 2004）。然而歷經數十年後，家庭才逐漸成為健康照護的目標，以家庭為中心的照護模式來治療其行為問題則為更久之後的事。

Gray（1998）指出，成為自閉症家庭是個潛伏的過程，在這期間，家庭越來越了解所遭遇的問題，並漸漸面對與克服此情況。由於患者亦具個別性，病程差異甚大，因此每個家庭有各自因應泛自閉症的獨特方式，及基於文化背景而產生對泛自閉症的不同解讀。Gray（1998）曾提到「缺乏清楚的轉介途徑……醫院急診無法提供治療，更遑論邁向復原之路」（p. 23）。過去，家屬認為專家無法為他們做什麼。雖然目前醫療服務情況已有所改變，但泛自閉症仍是個家庭議題，父母為兒童的主要代言人，且有責任確保孩子能接受持續且一致的照護。因此，泛自閉症整合性照護必須盡可能將家屬納入，在做相關決策時並考量家屬的看法。護理人員需對個案、家庭、社區與社會等健康狀態進行評估，諳於考量家庭與社會的情境，預期在人際關係脈絡中個人行為對他人的影響，因此可進一步了解泛自閉症對社區之衝擊。

　　精確的泛自閉症診斷對早期療育、改善病童與家庭的預後相當重要。一旦確認診斷，則可運用具實證基礎之介入措施協助減輕症狀，治療內容主要針對會影響功能之核心症狀。泛自閉症的診斷過程包括三階段：初步篩檢、整體性的發展與醫療評估，以及包含自閉症診斷工具在內的特殊評估（Filipek et al., 2000）。在這些階段中，需同時考量核心症狀、特質對其他健康照護層面（如非泛自閉症相關病況之預防與治療等）之影響。

　　早期發現的施行原則於臨床情境之運用請參見表 I.1。

表 I.1 ■ 施行原則與臨床情境

施行原則[a]	在臨床情境之運用
照顧幼童者需接受有關自閉症警訊與症狀之訓練，以達早期發現。	照護幼童的護理人員需接受自閉症警訊與症狀之訓練，以評估臨床狀況的潛在問題。
參與診斷過程的專業人員需接受訓練，以達早期診斷。	所有護理人員皆需了解泛自閉症症狀與特徵，且了解跨專業團隊何時應提供協助。
加強泛自閉症幼童專業早療服務之可近性。	加強泛自閉症患者專業設施的可近性。
針對年紀較大的兒童、青少年與成人，亦需提供診斷與治療服務。不論何時發現，皆須持續提供適當的服務。	疑似罹患泛自閉症的患者，不論年齡，皆應進行進一步的評估，且須持續提供適當的服務。

[a] 資料來源：Lubetsky, McGonigle, & Handen (2008).

｜ 殘障政策 ｜

　　在醫療社會學中，「殘障偏見」（disable-ism）指的是社會中自稱「正常」的人將日常活動與福利上可避免的限制，強加於被認為「有缺損的人」（Thomas, 2007）。殘障偏見如同性別偏見、年齡歧視與對同性戀的憎惡，皆為一種社會壓迫，不僅發生在人與人的實際互動中，亦出現在制度文化內。

　　健康照護者與患者的接觸為最具目的性的互動，此互動是基於對提供與接受照護的期望。倘若健康照護者對照護抱持不切實際的期望時，即可能表現出殘障偏見。換句話說，接觸泛自閉症患者時，健康照護者必須充分了解患者的失能狀況，以及患者在人生某些時刻的特殊需求。

　　以病患為中心的照護需先審慎思考個案管理的整體過程，了解每個人的能力，且最基本的是要與泛自閉症患者溝通。倘若患者周邊視野優於正面視野，那麼他或許不會看著你的眼睛，而瞥向旁側，儘管如此，他仍可能在聆聽且有所反應。患者的這些特質皆可事先預期，且應納入以病患為中心的照護計畫。

　　Heidgerken、Geffken、Modi 與 Frakey（2005）調查健康照護機構對於泛自閉症的認識，結果發現，基層照護人員和其他專科醫師對泛自閉症病程、治療及預後的了解與自閉症專科醫師有所差異，這意味著各種照護服務之間極可能缺乏一致性。患者可能因為健康照護者知識與技能的差異，而產生負向、甚至創傷的經驗。因此，從泛自閉症患者接受篩檢與診斷的那刻起，護理人員即需提供周詳的照護，預先思考在照護過程中可能發生之問題。護理人員應努力讓患者在健康照護體制中擁有正向經驗，以促進其健康。

　　自閉症過去曾被認為是不治之症，但隨著對疾病有更多的了解，這樣的觀念已逐漸式微。泛自閉症患者不斷證明他們可克服、代償，或處理最具挑戰性的症狀。同時，在家長支持團體與國際組織〔如自閉症之聲（Autism Speaks）、美國自閉症協會（Autism Society of America）〕努力不懈的倡導下，民眾對泛自閉症的認識已大幅提升。其中，1960 年代成立的美國自閉症協會，現已成為國際組織。當父母對健康照護服務感到沮喪，將驅使他們自行尋求資訊與支持（Baas, 2006）。因此，本書第一篇的重要目標為：使護理人員具備足夠的專業知識，以協助泛自閉症患者獲得所需要的健康照護服務。

　　本書第一篇概述泛自閉症公共衛生議題、介紹護理人員角色，以及護理專業對於改善該族群之照護可做出的貢獻。第一章透過泛自閉症核心特徵、相關特徵與共病現象的描述，來介紹此廣泛性發展障礙，並以案例研究的方式，進一步在特定臨床情境下檢視這些疾病特徵。本章同時介紹泛自閉症的歷史、發展模式，以及診斷標準之演進。第二章描述泛自閉症的病程、病因及危險因子，

並列出盛行率的變化與可能因素。本章同時提到民眾對於泛自閉症意識的提升，此引發對泛自閉症盛行率的科學探究，以及對於發展有效治療之關注。無論泛自閉症患者主訴或尋求醫療照護的目的為何，所有健康問題的治療成效皆與泛自閉症行為特徵有密切關聯。第三章的內容則包括：說明整體性泛自閉症照護之目的與重要性；介紹在泛自閉症患者及家庭的照護中，護理人員逐步發展之角色；以及提出為了維持健康、預防疾病和發展整合性治療準則所需要的終生照護模式。在臨床情境中，整合運用各種護理理論與泛自閉症知識，將可達到泛自閉症照護的最佳護理實務。

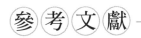

參考文獻

Baas, K. (2006). Specialty: Autism approaches need to be tailored to each person. *The Pennsylvania Nurse, 61*(1), 14–15.

Cantwell, D. P., Baker, L., Rutter, M., & Mawhood, L. (1989). Infantile autism and the developmental receptive dysphasia: A comparative follow-up into middle childhood. *Journal of Autism and Developmental Disorders, 19,* 19–30.

Filipek, P. A., Accardo, P. J., Ashwal, S., Baranek, G. T., Cook, E. H., Jr., Dawson, G., . . . Volkmar, F. R. (2000). Practice parameter: Screening and diagnosis of autism: Report of the Quality Standards Subcommittee of the American Academy of Neurology and the Child Neurology Society. *Neurology, 55*(4), 468–479.

Frith, U. (2003). *Autism: Explaining the enigma* (2 ed.). Oxford, UK: Blackwell.

Gray, D. E. (1998). *Autism and the family: Problems, prospects, and coping with the disorder.* Springfield, IL: Charles C. Thomas.

Heidgerken, A. D., Geffken, G., Modi, A., & Frakey, L. (2005). A survey of autism knowledge in a health care setting. *Journal of Autism and Developmental Disorders, 35*(3), 323–330.

Houston, R., & Frith, U. (2000). *Autism in history: The case of Hugh Blair of Borgue.* Oxford, UK: Blackwell.

Kanner, L. (1943). Autistic disturbances of affective contact. *The Nervous Child, 2,* 217–250.

Kolvin, I. (1971). Diagnostic criteria and classification of childhood psychoses. *British Journal of Psychiatry, 118,* 381–384.

Lubetsky, M. J., McGonigle, J. J., & Handen, B. L. (2008). Recognition of autism spectrum disorder. *Speaker's Journal, 8*(4), 13–23.

Rutter, M. (2001). Autism: Two-way interplay between research and clinical work. In J. Green, & W. Yule (Eds.), *Research and innovation on the road to modern child psychiatry* (Vol. I, pp. 54–80). London: Gaskell and the Association for Child Psychology and Psychiatry.

Thomas, C. (2007). *Sociologies of disability and illness: Contested ideas in disability and medical sociology.* London: Palgrave.

Wolff, S. (2004). The history of autism. *European Child & Adolescent Psychiatry, 13*(4), 201–208.

泛自閉症障礙： 核心特徵與共病現象 *1*

Cordelia Robinson Rosenberg

| 沿革 |

根據美國疾病管制與預防中心調查結果，每88位兒童中大約有1位為泛自閉症患者，泛自閉症在近十年受到高度關注（Centers for Disease Control and Prevention [CDC], 2012）。對於媒體報導泛自閉症盛行率及其對社會與經濟之影響，大部分源自他們的父母或祖父母的努力倡議而來。媒體幾乎每週皆會報導關於泛自閉症的複雜疾病診斷、預後或治療等新資訊。除媒體報導外，這些倡議亦影響美國國會決策。2000 年通過的《兒童健康法案》（Child Health Act），對聯邦政府產生巨大推動力量；美國疾病管制與預防中心開始進行自閉症監測、多中心世代研究（自閉症和發展障礙研究與流行病學之中心——進行早期發展研究），以及有關篩檢等民眾意識相關活動（Learn the Signs, Act Early [CDC, 2010]）。

2006 年，美國國會通過《對抗自閉症法案》（Combating Autism Act），該法案明令重新運作自閉症跨部門協調委員會（Interagency Autism Coordinating Committee, IACC），而該委員會須負責發展與監管由家庭觀點架構組織而成的策略計畫，計畫內容環繞以下關鍵問題：(1)我何時應被關注？(2)我該如何了解事情的發生經過？(3)是什麼造成此事的發生？可以預防嗎？(4)什麼治療處置可予以協助？(5)我能在何處獲取服務？(6)未來會是如何？（Combating Autism Act, 2006）。

本章將探究泛自閉症診斷發展史，包括自閉症診斷標準之演進、核心症狀與行為，以及共病發生頻率。在這之前，我們將先了解目前的泛自閉症診斷。

｜診斷泛自閉症｜

診斷泛自閉症前，我們應先了解泛自閉症診斷是如何建立的？由於目前尚無明確的生物測試可證實泛自閉症診斷，因此泛自閉症的臨床診斷乃基於三大核心行為範疇：(1)溝通遲緩或缺失；(2)社交缺損；(3)重複行為與侷限的興趣（American Psychiatric Association [APA], 2000）。而此三大行為範疇必須依個案年齡與發展階段的脈絡進行檢視。

符合泛自閉症臨床診斷標準的個案差異甚大，患者可能為智力極高但卻缺乏適應行為技能，抑或智能發展嚴重缺損且無獨立的可能性等。泛自閉症遺傳性相當高，目前已有廣泛研究致力於辨識與泛自閉症特殊行為相關之基因（Abrahams & Geschwind, 2008；請參見第二章）。但有些學者認為泛自閉症基因的探討重點應聚焦於三大病徵與各核心症狀的詳盡描述（Happé & Ronald, 2008）。

臨床診斷是醫師按診斷分類或常規而開立。而泛自閉症診斷則是根據美國精神醫學會《精神疾病診斷與統計手冊》（*DSM*）以及世界衛生組織國際疾病分類（ICD），家庭醫師與精神科醫師為主要診斷開立者。很多醫師礙於照護泛自閉症患者的經驗不足，而不願為個案開立此診斷。然而，隨著對泛自閉症服務與支持的增加（特別是在學步期與學齡前期），以及等待診斷服務的人數眾多，為此，有些醫師開始開立自閉症診斷，以讓泛自閉症家庭能夠獲取適當服務。

目前，國際疾病分類第十版（ICD-10; WHO, 1993）與《精神疾病診斷與統計手冊第四版修訂版》（*DSM-IV-TR*; APA, 2000）的分類系統有良好一致性。二者的泛自閉症項下皆包含三類疾病：自閉症、亞斯伯格症，以及未分類廣泛性發展障礙（pervasive development disorder－not otherwise specified, PDD-NOS）。且二系統之診斷標準皆另有其他診斷系統可作比較，譬如自閉症診斷

觀察量表（Autism Diagnostic Observation Schedule, ADOS; Lord et al., 1989）等診斷。該量表是透過整合個案健康史、重要資訊報告與直接觀察等而具敏感性與特異性，適用於學齡前期與學齡期兒童自閉症診斷。

診斷系統的穩定性

　　一般而言，泛自閉症診斷頗為穩定。然而，有些因素仍會挑戰目前系統之效度。在區辨自閉症、亞斯伯格症與未分類之廣泛性發展障礙上，仍有其困難性。在某些案例中，疾病的區別倚賴醫師對個體健康史的評估，而此評估結果可能是有問題的，特別是成人。鑑於這類疾病差異，神經發展疾患之研究團隊已著力於修訂《精神疾病診斷與統計手冊》（*DSM-IV-TR* 版本），盼可在 2013年全數通過並採用（Lord, 2011；*譯者註：DSM-5 已於 2013 年 5 月問世，2014年 8 月由台灣精神醫學會譯為中文版*）。雖然該修訂仍處測試階段，但已有廣泛共識認為可將此修訂提案納入 *DSM-5*。*DSM-5* 提出「泛自閉症障礙」（autism spectrum disorer, ASD）一詞，且無須再區別自閉症、亞斯伯格症與未分類之廣泛性發展障礙。過去曾納入 *DSM-IV* 中的雷特氏症與兒童期崩解症，已不再附屬於泛自閉症範疇。泛自閉症成為概括名詞，但在 *DSM-III* 與 *DSM-IV* 中，這些是為廣泛性發展障礙。*DSM-5* 另一主要改變之處為，符合泛自閉症診斷標準並不代表即排除其他診斷，例如：注意力不足過動症（ADHD）。

　　過去泛自閉症症狀被歸屬三大行為範疇：社交互動缺損、溝通遲緩或缺失，以及重複行為與侷限的興趣。*DSM-5* 中，泛自閉症症狀將縮減分類為兩種：社交溝通，和興趣受限且重複之行為。該變化的理由為社交缺損與溝通缺失在一般族群中僅屬中度相關，但社交與溝通技能對泛自閉症兒童或成人卻是高度相關（Lord, 2011）。

　　DSM-5 神經發展疾患研究團隊亦提出特殊因子與調節因子的用途（Lord, 2011），並強調自閉症在智能障礙、病因、發病年齡與嚴重程度的議題。智能障礙是指泛自閉症患者經由具效度、常模參照且標準化工具之評估後，若智商與適應行為分數為 70 或以下，則同時符合智能障礙的診斷標準，如果個體同時

為 X 染色體脆折症或唐氏症等遺傳疾病患者，那麼其泛自閉症診斷中亦會載明，譬如帶有 X 染色體脆折症之泛自閉症。儘管有些人反對當中某些改變，但整體而言，這反映了目前進行的研究內容、更佳行為記錄之需求，與泛自閉症族群之特質（Agency for Healthcare Research and Quality [AHRQ], 2011）。

如前所述，由於醫師診斷對自閉症、亞斯伯格症、未分類之廣泛性發展障礙分類之信度不佳，*DSM-5* 對此已無再作分類。*DSM-5* 的改變已於 2010 年開始宣導，但亞斯伯格症患者對此有異議（Adams, 2010）。許多亞斯伯格症患者具極高的智商，因此他們認為自己不應與低智商的自閉症患者作連結。

自閉症之初次辨識

1943 年，自閉症首次由兒童精神科醫師 Leo Kanner 所提出（Kanner, 1943）。在其文章中，他描述 11 位兒童缺乏一般社交互動的動機（Volkmar, Klin, & Cohen, 1997）。該文發表一年後，一名維也納醫學生 Hans Asperger 亦發表一篇關於自閉症精神病理學的文章，研究對象皆為男童（Asperger, 1944）。

Kanner 提出兩類症狀：不適當的社會回應與固著行為（Kanner, 1943）。Kanner 認為父母與小孩的關係「冷漠」，尤其與母親的關係更為相關，造成兒童的自閉行為。而 Asperger 則描述其研究對象具溝通困難，但並不覺得他們為智能障礙（Asperger, 1944）。Asperger 發現許多研究對象的智能測驗結果為一般，甚至高於平均值（Asperger, 1944）。雖然 Kanner 與 Asperger 的描述有許多相似之處，但 Asperger 認為高智商為此疾病的特徵。

精進對自閉症的描述與理解

Kanner 認為自閉症受到父母與小孩關係品質的影響，直到 1960 年代 Rimland（1964）表示自閉症屬生物性病因疾病，並提出自閉症乃為資訊處理的疾病觀點。

　　1978 年，精神科醫師 Michael Rutter 界定了自閉症包括四大特徵：(1)2.5 歲前發病；(2)具獨特的社會發展缺失；(3)具獨特的溝通技能缺失；(4)特有的行為，此與 Kanner「對同一性（sameness）的堅持」在概念有許多符合之處（Volkmar et al., 1997）。*DSM-I*（APA, 1952）與 *DSM-II*（APA, 1968）尚無對自閉症特別命名，而是以兒童期精神分裂症為診斷（Volkmar et al., 1997）。所以，Rutter 與其他團隊的研究促成了 *DSM-III*（APA, 1980）的自閉症診斷特殊標準。

　　自閉症與亞斯伯格症分別在 1943 年與 1944 年首次被提出，至 1960 與 1970 年代，自閉症仍被視為罕見疾病。經由 Rutter 與其他學者的努力，自閉症納入 *DSM-III*（APA, 1980）後，隨之變得較為常見。*DSM-III* 根據行為描述，發展出與臨床診斷相符且具可信度的診斷分類（Volkmar et al., 1997）。*DSM-III* 亦介紹了廣泛性發展障礙，避免對病因的任何假設臆說。*DSM* 後續三種版本中（*DSM-III-R*、*DSM-IV* 及 *DSM-IV-TR*），廣泛性發展障礙涵蓋多種疾病。在 *DSM-IV* 中，亞斯伯格症、自閉症、未分類之廣泛性發展障礙、兒童期崩解症和雷特氏症皆屬廣泛性發展障礙。

　　1980 年迄今，*DSM* 分類的精進提升了社會對此複雜疾病的理解。相同地，國際疾病分類診斷系統（WHO, 1993）亦有進一步的修正。另透過具豐富自閉症診斷經驗與經驗不足的醫師比較，檢視 *DSM-III*、*DSM-III-R* 和 ICD-10 標準檢測分類的敏感度與特異性，結果發現採用更詳盡的 ICD-10 可獲得較佳的可信度；另外，豐富的自閉症診斷經驗所提供的預測更具可信度（Volkmar et al., 1994）。

　　DSM-IV 與 *DSM-IV-TR*（APA, 1994, 2000）的診斷定義相當簡明，且易於使用，合理地涵蓋症候群範疇，平衡臨床與研究需求，並可應用於幼兒早期至成人終生（Volkmar et al., 1997, p. 25）。

｜整體評估之要素｜

完成跨學科評估為泛自閉症診斷實務建議之一。評估目的並非只為診斷，

而是為求能對個體的優勢、弱點與任何可能發生之共病有一整體了解。美國神經學會（American Academy of Neurology; Filipek et al., 2000）與美國兒科醫學會（American Academy of Pediatrics, AAP; Johnson, Myers, & the Council on Children with Disabilities, 2007）皆發展了評估過程的指引。美國兒科醫學會指出，為疑似泛自閉症兒童進行整體評估過程中，有三大目標：(1)執行適當的發展或心理測量；(2)使用信效度佳的分類診斷標準工具；(3)合併使用其他評估工具，確認是否具自閉症相關疾病，如遺傳疾病等。

Lord（2011）指出某些特徵對整體評估相當重要，且適用於所有疾病之評估。患者發病年齡與發病模式等早期病史應記錄下來。從發病模式可了解患者18 個月或 30 個月大前，是否已有字彙和社交技能之缺失，抑或發病時間待確認，或無語彙喪失的情形（Lord, 2011）。整體評估亦包括進行具標準常模發展的測量與較年長小孩的語言及非語言智商測驗，同時，適應功能（adaptive functioning）、語言能力、誘發睡眠與維持睡眠的狀況、情緒自我調節能力，以及各發展階段的內科與精神共病問題亦需納入評估與記錄。

評估工具

隨著自閉症研究的蓬勃發展，精確的診斷標準有其必要性。自閉症診斷觀察量表（ADOS; Lord et al., 1989; Lord, Rutter, DiLavore, & Risi, 1999; Lord et al., 2000）與自閉症診斷會談修訂版（Autism Diagnostic Interview-Revised, ADI-R; Lord, Rutter, & LeCouteur, 1994）隨之發展問世，並逐漸成為研究與臨床常用的評估工具。Lord 與 Bishop（2010）認為當前的泛自閉症盛行率，反映出疾病的症狀範圍涵蓋更廣，即所謂的「廣泛自閉症表現型」（broader autism phenotype, BAP）。當疾病症狀範圍變得更廣時，評估方法並不適合一體適用，他們進一步指出須有標準規範作為診斷步驟參考。

自閉症診斷觀察量表有四項模組，提供予功能程度不同者進行評估。自閉症診斷會談修訂版是透過會談，對自身病史的看法與在各種情境下是如何活動表現等資訊，作一診斷評估（Risi et al., 2006）。當自閉症診斷觀察量表與自閉

症診斷會談修訂版併用時，對自閉症與泛自閉症臨床判斷可獲得較高之一致性。

評估之黃金準則

　　由經驗豐富的醫師執行 *DSM* 診斷標準、自閉症診斷觀察量表與自閉症診斷會談修訂版，逐漸成為鑑別泛自閉症患者的黃金標準診斷程序。倘若對治療反應有更進一步的了解，則說明該標準用於研究之重要性。然而，在泛自閉症兒童治療療效的文獻回顧中，發現 159 項介入研究中有 125 項研究無法將此標準套用於研究中（AHRQ, 2011）。泛自閉症的高異質性與未充分描述核心症狀及功能執行程度，導致研究人員無法調查何項特質經治療後可獲得改善。

｜自閉症核心症狀｜

　　DSM-5 的核心特徵已縮減至兩範圍：(1)社交溝通；與 (2)受限的興趣和重複性的固著行為。可發現許多自閉症患者的語言功能高且具廣泛的詞彙量，但卻無法理解語言使用的內容。語言使用包含了解非語言溝通、站在他人角度思考、辨別與理解情緒，以及聽懂笑話或雙層含意等技能。

　　社交溝通層面有三個次範疇：(1)缺乏社交或情緒互動作用；(2)缺乏社交互動之非語言溝通行為；以及 (3)在一般發展程度上，缺乏發展與維持關係之能力。*DSM-5* 中，每個次範疇皆含括許多標準，而個體必須符合此三個次範疇的標準，始可診斷為泛自閉症。

　　固著行為層面有四項次範疇：(1)具刻板或重複性的語言、動作或物品使用；(2)對生活例行作息、語言或非語言行為的儀式化模式極度依附；(3)具侷限且固定的異常興趣或關注；(4)對感覺刺激的反應過度或過低，或對周遭環境感覺具特殊興趣。倘若在固著行為下的四項次範疇中，符合至少兩種行為標準時，即可診斷為泛自閉症。表 1.1 透過社交溝通標準的描述，呈現自閉症此方面的障礙。

表 1.1 ■ 高功能自閉症與亞斯伯格症之社交溝通核心障礙

共享式注意力的能力	符號運用的能力
1. 理解社交對象的溝通意圖與情緒狀態。	1. 透過社交對象和環境理解學習可澄清他人含意之更高層度語言規範、文法與語法（如從屬子句與連接詞）。
2. 當注意力、情感狀態和意圖與他人相關時，可理解與運用非語言溝通訊號（如面部表情、韻律、身體定向感和動作手勢）。	2. 了解在不同社交對象與社交情境下，如何運用口頭慣例起始、互換與結束互動（例如：禮貌性用語）。
3. 透過社會脈絡與聽者的看法來思考對話主題的適當性、維持訊息、輪流分享，以及回復的溝通中斷。	3. 透過彈性的態度來回應與闡釋多義詞、非字面語言及諷刺等語言。
4. 依社交對象的意圖與觀點，修正含糊不清語言類型的解釋（如譏諷、幽默、譬喻等）。	4. 將語言作為情緒調節的工具（如對常規改變的準備、對不同社交情境所期待的準備，以及在各種社交情境下使用合適的方法尋求協助與慰藉）。

資料來源：Volkmar et al. (2005), p. 979.

發病模式與年齡

　　泛自閉症明確特徵之一為發病年齡，1978 年，Rutter 提出泛自閉症發病年齡標準為 2.5 歲。泛自閉症症狀的出現有三種模式（Ozonoff, Heung, Byrd, Hansen, Hertz-Picciotto, 2008）：第一，1 歲前即確認出現症狀，稱之早發型模式；第二類模式出現發展退化或自閉特性的退化（autistic regression），意為患者在「幾近正常發展」後，於 36 個月前喪失所學之社交、溝通和動作技能；第三類模式為幼兒接近 2 歲時，發展里程碑雖接近正常，但技能發展卻開始出現停滯不前。

發展特徵與結果

　　許多研究發現相較於較晚被診斷出泛自閉症的患者，幼兒早期即被診斷出

的患者並未受到更為嚴重的影響（Landa, Holman, & Garrett-Mayer, 2007; Werner, Dawson, Munson, & Osterling, 2005）。自閉症互動網絡（Interactive Autism Network, IAN; http://www.ianproject.org）從 2007 年至今，已蒐集超過一萬名兒童資料。該研究樣本包括 2,720 名 3 歲至 17 歲的兒童，83%為男性，90%為白人。Kalb 等人（2010）將大規模參與研究的兒童依症狀發生的三種模式做分派，來探討發展特徵與結果間的關係。在此三種發病模式中，44%的兒童呈現技能喪失，39%無技能喪失，17%呈現技能停滯。Kalb 等人（2010）發現，具有退化情形的兒童，其早期發展遲緩情形較輕微，但結果不佳的風險增加。

　　Ozonoff 等人（2010）為改善父母回憶小孩發病模式固有的問題，研究團隊檢視自閉症低風險與自閉症高風險嬰兒的自閉症行為錄影帶。該縱貫前瞻性研究針對兒童在 6 個月、12 個月、18 個月、24 個月和 36 個月時，進行錄影評值。這些幼兒為泛自閉症患者或出生 36 個月後才發展為 ASD。研究人員所檢視的特殊行為包含凝視臉部、凝視物品、微笑、非口語發聲與語言字句表達之頻率。評估者檢視錄影帶時，並不知幼兒為自閉症低風險或高風險。研究發現：幼兒 6 個月大時，溝通行為與其整體表現評估並無差異；12 個月時，兩組的臉部凝視開始出現差異；18、24 與 36 個月時，兩組間的四項評估出現甚多差異。成長曲線皆呈現線性模式，但自閉症兒童的軌跡明顯緩慢。

　　這些研究結果可助於自閉症診斷與治療。Ozonoff 等人（2010）認為早期發病、退化性自閉症與發展停滯的分類模式，並無法精確描述自閉症症狀的發生，而每六個月的特定社會發展追蹤反而較具助益。整體表現評估與特定追蹤的高度相關有助於篩檢測量的發展。最後，該研究團隊指出，發病模式的特性無法預測病後結果（Ozonoff et al., 2010）。除了建議幼兒在 18 至 24 個月大時進行篩檢，可能亦需於之後再次進行篩檢，以利辨別晚期發病的兒童。最後，該研究表明，當任何嬰幼兒的社會反應持續降低時，不論其自閉症篩檢如何，皆需進行社交溝通的焦點介入措施。

症狀嚴重度

　　過去 *DSM* 版本的限制之一為標準架構簡略或甚至缺乏所謂的結構，因此無法依疾病嚴重程度作系統性的判定。*DSM-IV* 中，嚴重度乃視患者是否被診斷為自閉症，或廣泛表現型的高功能自閉症、亞斯伯格症或未分類之廣泛性發展障礙來依據。*DSM-5* 則是以社交溝通缺損與重複行為兩面向作評估。表 1.2 列出兩面向的嚴重程度分級，包括：(1)正常範圍內的差異；(2)潛隱性病徵；(3)需要支持；(4)需要實質支持；和(5)需要相當的實質支持。透過嚴重度的分級，希望將症狀描述得更明確並為處置計畫奠定更良好的基礎（Lord, 2011）。

表 1.2 ■ *DSM* 嚴重度的建議分級

泛自閉症在 *DSM-5* 二面向的評估	社交溝通	侷限的興趣與重複行為
需要相當的實質支持	相當缺乏社交溝通。	日常生活受到干擾。
需要實質支持	社交溝通具顯著缺損。社交互動起始困難或對反應不足或異常。	對許多情境漫不經心。
需要支持	缺乏支持下，出現一些缺陷顯著的社交溝通行為。	至少在一種情境下，出現顯著干擾。
潛隱性病徵	具某些缺損，但不明顯。	興趣與行為不尋常或過度，但未影響生活。
正常範圍內的差異	行為可能較笨拙或被孤立，但仍在正常範圍內。	屬正常範圍，並無干擾。

資料來源：Lord (2011).

醫學診斷或教育鑑定

　　泛自閉症範疇的爭論之一為：教育課程規劃是否需考量醫學診斷。某些人士認為泛自閉症定義為具特殊行為或欠缺適當行為，因此進行教育需求確認時，

無須診斷作為指引。在教育鑑定脈絡下，「疾病必須對兒童在教育、情緒或功能性技能產生重大影響，以致需為其進行特殊教育，兒童始可順利學習。在科羅拉多州教育部門的官方立場，認為醫學臨床診斷非即代表必然符合接受特殊教育的資格」（Colorado Department of Education, 2008）。

許多證據說明學校不願將學生歸類為需要特殊教學的自閉症，如果該家庭要求學校給予特別的教育方式，那麼花費將極為可觀。然而，美國《身心障礙者教育法案》（Individuals with Disabilities Education Act [IDEA], 1990）將教育的特殊性只界定在對教育、情緒或功能的影響。我們常碰到兒童的語言能力符合其年齡與年級程度，但卻缺乏溝通互動能力。這類兒童或許符合 *DSM* 中的泛自閉症診斷準則，但由於其學業表現乃依其年齡程度就讀，故不符合教育介入的資格。

許多泛自閉症兒童並未接受到教育鑑定，而放在一般教育課程中學習，也因此未接受到個別化教育計畫（individualized educational plan, IEP）。Hepburn 等人（2008）曾比較了教師提出的六道題項與泛自閉症篩檢問卷（Autism Spectrum Screening Questionnaire, ASSQ; Ehlers, Gillberg, & Wing, 1999）的分數兩種鑑別泛自閉症兒童的方式（請參見延伸說明 1.1）。60 名教師指認 1,355 位學生，其中 50 位老師指出至少一位學生為自閉症，被指認的學生共 116 位。而有 95 位學生的泛自閉症篩檢問卷分數為 17 或甚至更高，兩者間的一致性為 93%

延 伸 說 明 1.1

快速篩檢泛自閉症之題項

1. 社交行為是否笨拙？

2. 是否似乎無法理解他人的感受？

3. 是否講述過多只關於自己的興趣，但卻極不擅於談話？

4. 是否不與同儕聊天？

5. 處事是否缺乏彈性？

6. 是否僅對少數議題或活動感到強烈的興趣？

到 95%。被指認為自閉症的學生中，有 32%的兒童目前正接受個別化教育計畫或過去曾接受個別化教育計畫，或在過程中曾接受個別化教育計畫，而 68%則未曾歸屬為特殊教育的學生。

　　社交溝通為教育課程的首重技能，然而這些技能及其缺失卻未受到適當的確認與關注（Marans, Rubin, & Laurent, 2005）。當兒童進入小學、中學、高中後，將會接觸到更為複雜的共享式注意力（joint attention），且需精通高程度的語言規範，以及自我調節和相互調節的語言運用及認知，這些將是兒童往後會面臨的社交溝通重大挑戰（Marans et al., 2005）。理論上，「教育重大需求」之確認應適當強調學生的需求，但泛自閉症醫學診斷不必然須為教育介入措施之依據。在實務上，對此說法我們認為值得提出質疑。

｜泛自閉症兒童之共同發生狀態｜

　　泛自閉症患者除了泛自閉症外，可能同時亦有發展、神經、醫療和精神方面的疾病。這些情況有時被歸類為共病現象（Matson, LoVullo, Rivet, & Boisjoli, 2009; Volkmar & Klin, 2005），有時則被視為共同發生（co-occurring）的疾病或相關疾病（Levy, Giarelli, Lee, Schieve, Kriby, Cunniff, et al., 2010; Reaven, 2009）。

共同發生狀態之相關文獻

　　文獻所記載的共同發生疾病大部分出自臨床個案，但因研究方式與個案來源的不同，使得盛行率變化大。Levy 等人（2010）以社區民眾為研究對象來描述共同發生疾病的四大歸類：(1)發展方面診斷；(2)精神方面診斷；(3)神經方面診斷；以及(4)可能致病之醫學診斷（請參見表 1.3）。此外，研究亦發現符合自閉症與發展障礙監測網絡（Autism and Developmental Disabilities Monitoring [ADDM] network）個案標準的 2,568 名兒童中，60%具一種共同發生的疾病診

表 1.3 ■ 2002 年自閉症與發展障礙監測（ADDM）網絡於泛自閉症案例人口研究中之發展方面、精神方面與疾病醫學診斷盛行率

發展方面疾病診斷[a]	樣本數（%）	精神方面疾病診斷[a]	樣本數（%）	神經方面疾病診斷[a]	樣本數（%）	可能致病因之醫學診斷[a]	樣本數（%）
所有發展診斷案例	2,123（82.7%）	所有精神診斷案例	258（10.0%）	所有神經診斷案例	404（15.7%）	所有可能病因診斷案例	95（3.7%）
特殊發展診斷[a]	%	特殊精神診斷[a]	%	特殊神經診斷[a]	%	特殊病因診斷[a]	%
語言障礙	63.4	對立性反抗行為障礙（ODD）	4.0	癲癇	15.5	其他遺傳／先天因素[b]	1.0
注意力不足過動症	21.3	焦慮症	3.4	腦病變	5.9	顎帆心臟顏面畸形症候群（VCF）	0.9
智能障礙	18.3	情緒障礙	2.4	聽力缺失	1.7	唐氏症	0.8
感覺統合	15.7	情感性疾患	2.3	腦性麻痺	1.7	染色體疾病[c]	0.5
學習障礙	6.3	強迫症（OCD）	2.0	視覺障礙	1.0	X 染色體脆折症	0.3
		憂鬱症	1.1	妥瑞症（TS）／抽動性疾病	0.5	硬化性結節病	0.2
		雙極性情感疾患	0.7	腦部損傷	0.4		
		不語症	0.5				
		精神病	0.3				
		反應性依附疾患（RAD）	0.3				
		行為偏差疾患	0.2				
		思覺失調症	0.1				

a 診斷並無互斥（例如：個案可能不只一種診斷）。

b 遺傳或先天症候群或疾病（例如：胚胎病變、胎兒酒精症候群、狄蘭吉症候群等）。

c 染色體疾病（例如：缺失、重複等）。ODD: oppositional defiant disorder（對立性反抗行為障礙）；OCD: obsessive-compulsive disorder（強迫症）；RAD: reactive attachment disorder（反應性依附疾患）；TS: Tourette syndrome（妥瑞症）；VCF: velocardiofacial syndrome（顎帆心臟顏面症候群）。

資料來源：已取得 Levy et al. (2010)同意授權使用。

斷，26%則發生兩種或兩種以上的四大疾病，共有 86%兒童具有共病的情形。另外，該研究指出若兒童較晚才被診斷為泛自閉症，則先前會出現較多的共同發生疾病診斷；研究並假定其他疾病對泛自閉症具遮蔽效應（masking effect）。處理泛自閉症已頗為困難，若同時又發生一種或多種以上的疾病，將會增加每日照護的複雜程度。

精神共病

如上所述，共病一詞是用以避免疾病潛在病因之臆測。更具體來說，當個體符合精神疾病的診斷標準時，即代表其罹患此疾病。識別出兩種不同診斷標準的疾病，對照護具重要涵義，這可能表示此二疾病需不同的治療處置與追蹤照護。

根據 *DSM* 系統，泛自閉症與精神診斷皆屬第一軸疾病。而此卻可能促使某些醫師不願為病患同時開立泛自閉症與第一軸精神疾病診斷。例如，當某病患的焦慮症乃因自閉症所致，那麼其焦慮症則無法依循精神健康體系來治療。

│ 詹姆士的案例 │

詹姆士為一名 8 歲的亞斯伯格症男童，智力與學業表現皆於一般範圍內（Reaven, 2009）。其個別化教育計畫乃為處理泛自閉症核心症狀所致的社交溝通、獨立與組織問題。二年級學期結束時，詹姆士開始表達自己害怕犯錯；到了三年級，他對犯錯的擔憂不斷攀升，要求留在家裡不去上學的次數相當頻繁。同時，詹姆士受到聲響的干擾程度符合廣泛性焦慮症與特定恐懼症的診斷標準。Reaven（2009）提出認知行為治療可適用於泛自閉症患者，他建議許多不同策略，包括具體支持如影片示範，或以患者的獨特興趣或天賦作為平台。此認知行為治療可於 *Face Your Fears*（Reaven, Blakeley-Smith, Nichols, & Hepburn, 2011）書中獲知。關於泛自閉症患者的精神共病診斷與治療處置之研究調查也

日益漸增（Chalfant, Ropee, & Carroll, 2007; Sofronoff, Attwood, & Hinton, 2005; Sze & Wood, 2007）。

共病

為了提供泛自閉症患者全面的評估，應一併檢視所有與患者臨床處置相關之醫療問題（APA, 2000）。經由徹底的第三軸臨床檢查，始可確認這些問題。除了癲癇等特定神經疾病之外，泛自閉症患者仍有許多醫療問題常被忽略或尚未診斷出。照護泛自閉症患者及其家庭的護理人員與醫師，常提及患童具睡眠、營養問題、腸胃不適、偏食和自我傷害等許多問題。而患童睡眠障礙、偏食和飲食模式固執對許多家庭皆造成極大困擾。雖然這些情形或許無法獲得滿意的診斷或治療，但事實上，睡眠剝奪與食慾等這類議題的治療可改善患者煩躁不安、無法專注和其他與泛自閉症相關的症狀。

取得共病的照護對許多家庭而言實屬困難。某些基層照護人員亦可能自認尚未具備處理如此複雜疾病之能力，泛自閉症兒童之父母可能因此尋求行為兒科醫師的協助，但與基層人員的合作諮詢模式卻難以達成。自閉症治療網絡（Autism Treatment Network, ATN）由 17 個中心所組成，每個中心的部分經費來自非營利組織「自閉症之聲」與健康資源服務管理局（Health Resource Service Administration, HRSA）。這些中心的共同目標為發展對共病盛行率與範疇，以及處置這些疾病的評估方法之了解（ATN, 2011）。此外，自閉症治療網絡亦建立一資料庫，系統性地自家庭持續蒐集常見的共病資訊。

泛自閉症共病與特殊疾病

Filipek（2005）提出泛自閉症與其他醫學疾病的關係可透過兩面向來看：與泛自閉症相關之醫學疾病，或與醫學疾病相關之泛自閉症。一為站在泛自閉症族群的角度看待疾病，另一則是以其他醫學疾病患者的觀點看待泛自閉症。以同時罹患唐氏症與泛自閉症的兒童為例，唐氏症患者不說話並非其常見現象，

但卻是自閉症患者典型出現的問題。因此，泛自閉症的溝通方式應列為唐氏症兒童的治療計畫。

DiGuiseppi 等人（2010）以居住於 10 郡地區內且小孩仍在世的家庭作為研究對象，探討唐氏症兒童罹患泛自閉症的盛行率，以了解兒童的社交、溝通與行為之需求。研究者透過電話訪談，依孩童的年齡進行嬰幼兒自閉症檢核表修訂版（Modified Checklist for Autism in Toddlers, M-CHAT; Robins & Dumont-Mathieu, 2001）或社會溝通問卷（Social Communication Questionnaire, SCQ; Rutter, Bailey, & Lord, 2003）之調查。所有篩檢為陽性的兒童家庭則需進一步進行自閉症診斷觀察量表（ADOS; Lord et al., 1999）、自閉症診斷會談修訂版（ADI-R; Rutter, LeCouteur, & Lord, 2003）、年齡發展評估與文蘭適應行為量表第二版（Vineland Adaptive Behavior Scales, 2nd ed.; Sparrow, Balla, & Cicchetti, 1984）等評估。研究結果顯示，泛自閉症（廣泛表現型）的盛行率為 18.2%，其中 6.4% 為自閉症。此數據表示唐氏症患者罹患泛自閉症的盛行率為一般族群的 17 至 20 倍。有鑑於此，科羅拉多唐氏症－自閉症聯盟等支持性團體相繼成立（Zaborek, 2011），這些家庭因此可從中獲得協助，並作為倡導方式之一。

自閉症與智能障礙之共病

Kanner 在最初對嬰幼兒自閉症的論點中，指出自閉症與智能障礙的區辨看法（Schalock et al., 2010）。當時（1940 年代）認為智能障礙是無法經由治療而改善的，且對智能障礙的定義尚未一致。到了 1961 年，美國智能障礙學會（American Association on Mental Deficiency, AAMD），現改名為美國智能及發展障礙學會（American Association of Intellectual and Developmental Disabilities, AAIDD），提出智能障礙定義後，此定義不久即成為診斷標準（Heber, 1961）。此定義強調智能與適應行為的測量，以及潛在病因並非屬疾病定義。該定義重要元素為個體的智力常模參照測驗與適應行為分數低於 70，且 18 歲前出現這些問題。自從美國智能障礙學會的定義開始被廣泛使用後，病因說法已逐漸不適用於智能障礙之診斷。

2006 年，Edelson 發表一篇關於自閉症與智能障礙共病的文獻回顧，1943
年至 2003 年論及自閉症與智能障礙的書籍、書籍章節和期刊文獻皆囊括其中。
Edelson（2006）在回顧文獻的過程中，探討以下三項問題，而每題項對泛自閉
症與智能障礙診斷的了解皆具重要性：(1)文獻所描述的（同時發生智能障礙）
盛行率是否源自實證資料？(2)非實證來源的統計數據可否追溯至有根據之實證
研究？(3)實證研究執行時，智能測量的方式是否合宜？Edelson 在 1943 年至
2003 年期間的文章中，發現 145 份文獻資料至少符合下列三項標準之一：(1)具
自閉症兒童的智能程度之調查；(2)探討自閉症兒童的認知能力；或 (3)引用自
閉症與智能障礙共病之論點。她發現泛自閉症患者罹患智能障礙的盛行率資料
中，僅 26%源自實證研究。橫跨近五十年的 53 份實證文章中，研究發現共病
的盛行率平均值為 75.20%。最低盛行率為 34.33%，乃源自 1950 年以前的三份
文獻資料；最高盛行率為 86.78%，此則來自 1970 年至 1979 年的 9 份研究資
料。Edelson（2006）將 215 篇文章中的 165 份資料分類為非實證研究，而這些
非實證研究中，僅 25%的資料是根據實證研究的論點。然而，返回查閱那些文
獻所引用之原文時，卻發現大部分的引用並未精確闡述原意。因此，她認為許
多研究所描述的 70%至 80%泛自閉症患者同時具有智能障礙的比例偏高。

事實上，55%的實證研究為 1980 年前所執行的，75%是在 1990 年前，而
此亦可能為造成 70%至 80%泛自閉症患者同時具有智能障礙論點之謬誤。大部
分自閉症兒童具智能障礙之論點，可能因接續誤用過去期刊文獻、兒童精神病
理學教科書與變態心理學教科書，以及 *DSM-IV-TR* 的診斷標準（Edelson,
2006）。

2007 年，泛自閉症及其相關症狀之族群監測資料漸趨易從疾病管制與預防
中心自閉症與發展障礙監測（ADDM）網絡中取得（CDC, 2009）。自閉症與
發展障礙監測網絡的案例始於 2009 年所發表，2006 年美國六州內的 8 歲兒童，
結果指出 29.3%至 51.2%泛自閉症個案的智商低於 70，平均為 41%。特別須注
意自閉症與發展障礙監測網絡的資料並非直接評估兒童。然而，來自該資料的
盛行率（110 位兒童即有 1 位為自閉症）卻普遍被許多文獻所引用。

| 總結 |

　　泛自閉症為複雜的神經發展疾患，輕為社交溝通障礙，重則影響所有日常生活層面。按定義來說，自閉症在 3 歲前發病，且具三大行為核心範疇。自閉症診斷標準自 1943 年由 Kanner 最先提出後，標準漸趨精煉且擴展至目前的「廣泛表現型」，而此廣泛自閉症表現型包含高功能自閉症或亞斯伯格症。自閉症於 1980 年首次納入 *DSM-III*。當時廣泛性發展障礙為上層類目，而自閉症、亞斯伯格症、未分類之廣泛性發展障礙、兒童期崩解症與雷特氏症則隸屬在該範疇下。

　　DSM 經過數次的修正後，臨床診斷標準越漸精準，*DSM-5* 也預計於 2013 年 5 月問世（譯者註：此書翻譯時，*DSM-5* 已問世）。*DSM-5* 內容有重大改變，而這些改變反映了過去三十年來的研究成果。*DSM-5* 合併社交與溝通核心症狀，將三大核心症狀縮減至兩項。

　　心理測量工具可用於協助醫師診斷泛自閉症。這些工具（尤其是自閉症診斷觀察量表與自閉症診斷會談修訂版）合併 *DSM* 標準之應用，逐漸成為自閉症或廣泛表現型的診斷黃金標準。然而，今日許多診斷仍尚未遵循此標準，此外，研究對受測對象描述的完整性經常是不足且不適當的（AHRQ, 2011）。

　　從服務的觀點來看，開立正式的泛自閉症診斷後，患者便可獲得更多的支持與服務。因此，醫師可能因而對開立泛自閉症診斷頗感壓力，甚至是當診斷尚未確鑿時。此外，泛自閉的兒童與成人同時罹患發展與精神方面的疾病和醫學問題的可能性顯著。而這些問題卻常被自閉症診斷所掩蓋，未以不同的疾病予以治療。同樣地，其他疾病的診斷亦可能延遲泛自閉症的診斷。

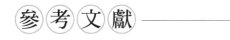

Abrahams, B., & Geschwind, D. (2008). Advances in autism genetics: On the threshold of a new neurobiology. *Nature Reviews Genetics*, 9(5), 341–355.

Adams, H. K. (2010). DSM-V: Asperger's syndrome to be eliminated; Some Aspies upset. Retrieved from http://www.associatedcontent.com/article/2695965/dsmv_aspergers_syndrome_to_be_eliminated.html?cat=5

Agency for Healthcare Research and Quality. (2011). Therapies for Children with Autism Spectrum Disorders. Executive Summary. *Comparative Effectiveness Review*, 26. Retrieved from http://www.effectivehealthcare.ahrq.gov/ehc/products/106/651/Autism_Disorder_exec-summ.pdf

American Psychiatric Association (1952). *Diagnostic and Statistical Manual of Mental Disorders: DSM*. Washington, DC: Author.

American Psychiatric Association (1968). *Diagnostic and Statistical Manual of Mental Disorders* (2 ed.). Washington, DC: Author.

American Psychiatric Association (1980). *Diagnostic and Statistical Manual of Mental Disorders* (3 ed.). Washington, DC: Author.

American Psychiatric Association (1987). *Diagnostic and Statistical Manual of Mental Disorders* (3 ed., text revision). Washington, DC: Author.

American Psychiatric Association (1994). *Diagnostic and Statistical Manual of Mental Disorders* (4 ed.). Washington, DC: Author.

American Psychiatric Association (2000). *Diagnostic and Statistical Manual of Mental Disorders* (4 ed., text revision). Washington, DC: Author.

Asperger, H. (1944). Die "Autistischen Psychopathen" im Kindesalter. *Archiv für Psychiatrie und Nervenkrankheiten*, 117, 76–136. [The "autistic psychopathy" in childhood. *Archive Claims Psychiatry and Nervous Disorders*]. Retrieved from http://www.dsm5.org/research/pages/autismandotherpervasivedevelopmentaldisordersconference(february3-5,2008).aspx http://www.autismcolorado.org/index.php/ds-autism-connection

Autism Treatment Network (2011). *Autism speaks*. Retrieved from http://www.autismspeaks.org/science/programs/atn/index.php

Centers for Disease Control and Prevention, National Center on Birth Defects and Developmental Disabilities, Division of Birth Defects (2010, October 1). Learn the Signs, Act Early. Retrieved from http://www.cdc.gov/ncbddd/actearly/index.html

Centers for Disease Control and Prevention. (2012). Prevalence of Autism Spectrum Disorder—Autism and Developmental Disabilities Monitoring Network, United States, 2008. *MMWR Surveillance Summaries*, 61(ss3), 1–19.

Chalfant, A., Rapee, R., & Carroll, L. (2007). Treating anxiety disorders in children with high-functioning autism spectrum disorders: A controlled trial. *Journal of Autism and Developmental Disorders*, 37, 1842–1857.

Children's Health Act of 2000. H.R. No. 4365, 106th Cong., 2nd Sess. (2000). Retrieved from http://frwebgate.access.gpo.gov/cgi-bin/getdoc.cgi?dbname=106_cong_bills&docid=f:h4365enr.txt.pdf

Colorado Department of Education (CDE). (2008, September). Retrieved from http://www.cde.state.co.us/cdesped/download/pdf/FF-Autism.pdf

Combating Autism Act of 2006. Public Law 109-416, 109th Cong. (2006). Retrieved from http://frwebgate.access.gpo.gov/cgi-bin/getdoc.cgi?dbname=109_cong_public_laws&docid=f:publ416.109.pdf

Congressional Autism Caucus, Interagency Autism Coordinating Committee, U.S. Department of Health and Human Services (2010). Retrieved from http://iacc.hhs.govhttp://iacc.hhs.gov

DiGuiseppi, C., Hepburn, S., Davis, J. M., Fidler, D. J., Hartway, S., Raitano Lee, N., ... Robinson, C. (2010). Screening for autism spectrum disorders in children with Down syndrome: Population prevalence and screening test characteristics. *Journal of Developmental Behavioral Pediatrics*, 31(3), 181–191.

Edelson, M. G. (2006). Are the majority of children with autism mentally retarded? A systematic evaluation of the data. *Focus on Autism and Other Developmental Disabilities*, 21(6), 66–83.

Ehlers, S., Gillberg, C., & Wing, L. (1999). A screening questionnaire for Asperger syndrome and other high-functioning autism spectrum disorders in school age children. *Journal of Autism and Developmental*

Disorders, 29(2), 129–141.

Filipek, P. A. (2005). Medical aspects of autism. In: F. R. Volkmar, R. Paul, A. Klin & D. Cohen (Eds.), *Handbook of Autism and Pervasive Developmental Disorders* (3 ed., pp. 534–581). Hoboken, NJ: Wiley.

Filipek, P. A., Accardo, P. J., Ashwal, S., Baranek, G. T., Cook, E. H., Jr., Dawson, G., ... Volkmar, F. R. (2000). Practice parameter: Screening and diagnosis of autism: Report of the Quality Standards Subcommittee of the American Academy of Neurology and the Child Neurology Society. *Neurology, 55,* 468–479.

First, M. B. (2008, February 3–5). Autism and other Pervasive Developmental Disorders Conference. American Psychiatric Association. Retrieved from http://www.dsm5.org/Research/Pages/AutismandOtherPervasiveDevelopmentalDisordersConference(February3–5,2008).aspx

Ganz, M. (2007). The lifetime distribution of the incremental societal costs of Autism. *Archives of Pediatrics & Adolescent Medicine, 161*(4), 343–349.

Happé, F., & Ronald, A. (2008). The "Fractionable Autism Triad": A review of evidence from behavioral, genetic, cognitive and neural research. *Neuropsychology Review, 18,* 287–304.

Heber, R. (1961). Modifications in the manual on terminology and classification in mental retardation. *American Journal on Mental Deficiency, 65,* 499–500.

Hepburn, S., DiGuiseppi, C., Rosenberg, S., Kaparich, K., Robinson, C., & Miller, L. (2008). Use of a teacher nomination strategy to screen for autism spectrum disorders in general education classrooms: A pilot study. *Journal of Autism and Developmental Disorders, 38*(2), 373–382.

Individuals with Disabilities Education Act (IDEA) of 1990, Public Law 101-476, 101st Cong. (1990). Retrieved from http://idea.ed.gov/

Johnson, C., Myers, S. & the Council on Children with Disabilities. (2007). Identification and evaluation of children with autism spectrum disorders. *Pediatrics, 120*(5), 1183–1215.

Kalb, L. G., Law, J. K., Landa, R., & Law, P. A. (2010). Onset patterns prior to 36 months in autism spectrum disorders. *Journal of Autism and Developmental Disorders, 40*(11), 1389–1402.

Kanner, L. (1943). Autistic disturbances of affective contact. *Nervous Child, 2,* 217–253.

Kobayashi, R., & Murata, T. (1998). Setback phenomenon in autism and long term prognosis. *Acta Psychiatrica Scandinavia, 98,* 296–303.

Kogan, M., Strickland, B., Blumberg, S., Singh, G., Perrin, J., & van Dyck, P. (2008). A national profile of the health care experiences and family impact of autism spectrum disorder among children in the United States, 2005–2006. *Pediatrics, 122*(6), e1149–e1158.

Landa, R. J., Holman, K. C., & Garrett-Mayer, E. (2007). Social and communication development in toddlers with early and later diagnosis of autism spectrum disorders. *Archives of General Psychiatry, 64,* 853–864.

Levy, S. E., Giarelli, E., Lee, L. C., Schieve, L. A., Kriby, R. S., Cunniff, C., ... Rice, C. E. (2010). Autism spectrum disorder and co-occurring developmental, psychiatric, and medical conditions among children in multiple populations of the United States. *Journal of Developmental Behavioral Pediatrics, 31*(4), 267–275.

Lord, C. (2011, March 18). What would "better" diagnosis of ASDs look like? DSM-5 and beyond. Association of University Centers on Disabilities[webinar]. Retrieved from http://www.aucd.org/resources/webinar_detail.cfm?event=2504&parent=740.

Lord, C., & Bishop, S. (2010). Autism spectrum disorders: Diagnosis, prevalence, and service for children and families. *Social Policy Report—Society for Research in Child Development, 24*(2), 1–27

Lord, C., Risi, S., Lambrecht, L., Cook, E. H., Leventhal, B. L., DiLavore, P. C., ... Rutter, M. (2000). The Autism Diagnostic Observation Schedule–Generic: A standard measure of social and communication deficits associated with the spectrum of autism. *Journal of Autism and Developmental Disorders, 30,* 205–223.

Lord, C., Rutter, M. L., DiLavore, P. S., & Risi, S. (1999). *Autism Diagnostic Observation Schedule–WPS* (WPS ed). Los Angeles, CA: Western Psychological Services.

Lord, C., Rutter, M. L., Goode, S., Heemsbergen, J., Jordan, H., Mawhood, L., & Schopler, E. (1989). Autism diagnostic observation schedule: A standardized observation of communicative and social behavior. *Journal of Autism and Developmental Disorders, 19,* 185–212.

Lord, C., Rutter, M., & Le Couteur, A. (1994). Autism Diagnostic Interview–Revised: A revised version of a diagnostic interview for caregivers of individuals with possible pervasive developmental disorders. *Journal of Autism and Developmental Disorders, 24,* 659–685.

Marans, W. D., Rubin, E., & Laurent, A. (2005). Addressing social communication skills in individuals with high-functioning autism and Asperger syndrome: Critical priorities in educational programming. In

F. R. Volkmar, R. Paul, A. Klin & D. Cohen (Eds.), *Handbook of autism and pervasive developmental disorders: Diagnosis, development, neurobiology, and behavior* (3 ed., pp. 977–1002). Hoboken, NJ: Wiley.

Matson, J. L., LoVullo, S. V., Rivet, T. T., & Boisjoli, J. A. (2009). Validity of the Autism Spectrum Disorder-Comorbid for Children (ASD-CC). *Research in Autism Spectrum Disorders, 3*, 345–357.

Ozonoff, S., Heung, K., Byrd, R., Hansen, R., & Hertz-Picciotto, I. (2008). The onset of autism: Patterns of symptom emergence in the first years of life. *Autism Research, 1*, 320–328.

Ozonoff, S., Losif, A. M., Baguio, F., Cook, I. C., Hill, M. M., Hutman, T., … Young, E. S. (2010). A prospective study of the emergence of early behavioral signs of autism. *Journal of the American Academy of Child & Adolescent Psychiatry, 49*(3), 256–266.

Ozonoff, S., Young, G. S., Steinfeld, M. B., Hill, M. M., Cook, I., Hutman, T., … Sigman, M. (2009). How early do parent concerns predict later autism diagnosis? *Journal of Developmental Behavioral Pediatrics, 30*, 367–375.

Reaven, J. (2009). Children with high-functioning autism spectrum disorders and co-occurring anxiety symptoms: Implications for assessment and treatment. *Journal for Specialists in Pediatric Nursing, 14*(3), 192–199.

Reaven, J., Blakeley-Smith, A., Nichols, S., Dasari, M., Flanigan, E., & Hepburn, S. (2005). Cognitive-behavioral group treatment for anxiety symptoms in children with high-functioning autism spectrum disorders. *Focus on Autism and Other Developmental Disabilities, 24*(1), 27–37.

Reaven, J., Blakeley-Smith, A., Nichols, S., & Hepburn, S. (2011). *Facing your fears: Group therapy for managing anxiety in children with high-functioning autism spectrum disorders.* Baltimore, MD: Brookes Publishing.

Rimland, B. (1964). *Infantile autism.* East Norwalk, CT: Appleton-Century-Crofts.

Rimland, B. (1968). On the objective diagnosis of infantile autism. *Acta Paedopsychiatrica, 35*(4), 146–161.

Risi, S., Lord, C., Gotham, K., Corsello, C., Chrysler, C., Szatmari, P., … Pickles, A. (2006). Combining information from multiple sources in the diagnosis of autism spectrum disorders. *Journal of the American Academy of Child & Adolescent Psychiatry, 49*(9), 1094–1103.

Robins, D. L., & Dumont-Mathieu, T. M. (2001). Early screening for autism spectrum disorders: Update on the modified checklist for autism in toddlers and other measures. *Journal of Developmental Behavioral Pediatrics, 27*, 111–119.

Rutter, M. (1978). Diagnosis and definition of childhood autism. *Journal of Autism and Childhood Schizophrenia, 8*(2), 139–61.

Rutter, M., Bailey, A., & Lord, C. (2003). *SCQ: Social Communication Questionnaire.* Los Angeles, CA: Western Psychological Services.

Rutter, M., Le Couteur, A., & Lord, C. (2003). *Manual for the ADI-WPS version.* Los Angeles, CA: Western Psychological Services.

Schalock, R. L., Borthwick-Duffy, S. A., Buntinx, W., Coulter, D., & Craig, E. (2010). Intellectual disability: Definition, classification and systems of support (11 ed). Washington, DC: American Association on Intellectual and Developmental Disabilities.

Sofronoff, K., Attwood, T., & Hinton, S. (2005). A randomized controlled trial of a CBT intervention for anxiety in children with Asperger syndrome. *Journal of Child Psychology and Psychiatry, 46*, 1152–1160.

Sparrow, S. S., Balla, D. A., & Cicchetti, D. (1984) *Vineland Adaptive Behavior Scales.* Circle Pines, MN: American Guidance.

Sze, K., & Wood, J. (2007). Cognitive behavioral treatment of co-morbid anxiety disorders and social difficulties in children with high-functioning autism: A case report. *Journal of Contemporary Psychotherapy, 3*, 133–143.

Volkmar, F. R., & Klin, A. (2005). Issues in the classification of autism and related conditions. In F. R. Volkmar, R. Paul, A. Klin & D. Cohen (Eds.), *Handbook of autism and pervasive developmental disorders: Diagnosis, development, neurobiology, and behavior*, (3 ed., pp. 5–41). Hoboken, NJ: Wiley.

Volkmar, F. R., Klin, A., & Cohen, D. J. (1997). Diagnosis and classification of autism and related conditions: Consensus and issues. In F. R. Volkmar & D. J. Cohen (Eds.), *Handbook of autism and pervasive developmental disorders* (2 ed., pp. 47–59). Hoboken, NJ: Wiley.

Volkmar, F. R., Klin, A., Siegel, B., Szatmari, P., Lord, C., Campbell, M., … Towbin, K. (1994). Field trial for autistic disorder in DSM-IV. *American Journal of Psychiatry, 151*, 1361–1367.

Volkmar, F. R., Paul, R., & Klin, A. (2005). In F. R. Volkmar, R. Paul, A. Klin & D. Cohen (Eds.), *Handbook of autism and pervasive developmental disorders: Diagnosis, development, neurobiology, and behavior* (3 ed., pp. xv–xix). Hoboken, NJ: Wiley.

Volkmar, F. R., Paul, R., Klin, A., & Cohen, D. (Eds.). (2005). *Handbook of autism and pervasive developmental disorders: diagnosis, development, neurobiology, and behavior* (3rd ed.). Hoboken, NJ: Wiley.

Werner, E., Dawson, G., Munson, J., & Osterling, J. (2005). Variation in early developmental course in autism and its relation with behavioral outcome at 3–4 years of age. *Journal of Autism and Developmental Disorders, 35*, 337–350.

World Health Organization. (1993). *The ICD-10 classification of mental and behavioral disorders: Diagnostic criteria for research*. Geneva, Switzerland: Author.

Zaborek, R. (2011, April 7). Down Syndrome–Autism connection. Autism Society of Colorado. Retrieved from http://www.autismcolorado.org/index.php/ds-autism-connection

盛行率、病因與遺傳 *2*

Marygrace Yale Kaiser、Ellen Giarelli、
Jennifer Pinto-Martin

許多研究指出過去數十年來，美國與其他國家的泛自閉症盛行率節節攀高。鑑於盛行率上升與其連帶造成對兒童和家庭的影響，泛自閉症盛行率之持續性監測成為公共衛生的首要重點。同時，日漸增加的盛行率代表著護理人員在臨床實務中，將會面臨越來越多求醫者罹患泛自閉症，或是泛自閉症患者的家屬。而本章討論涵蓋泛自閉症盛行率、高風險篩檢方式，以及主要病因學理論。

| 泛自閉症護理照護之流行病學概念 |

流行病學（epidemiology）定義為人口族群中的疾病與創傷分布情形及決定因素（Mausner & Kramer, 1985）。此涉及到頻率（盛行率）與疾病類型，以及該頻率是否因群體或地域性等其他因素而出現變化。此訊息可讓我們為某些疑似為高危險群的個體發展出篩檢程序，並精確地確立發生率。

泛自閉症流行病學起源於疾病自然史、危險因子脆弱性、臨床表徵、失能期程、潛在病因和預防方法，是個相當具挑戰性的問題。目前的泛自閉症流行病學處於初期，僅試圖了解多少人受到疾病的影響與可能的原因。泛自閉症係為一複雜疾患，與生理症狀相比，多偏重於行為上的症狀。

| 泛自閉症盛行率 |

「自閉」一詞在二十世紀初數十年中，指的是自閉症，且被認為是一罕見疾病。1990 年代，醫師擴展診斷標準，並將該疾病列於行為特徵範圍內。之前，多項自閉症研究常將受到症狀影響的孩童即認定為自閉症，比率約 2,000:1（Fombonne, 1999, 2003, 2005; Rutter, 2005）。1990 年代，建立了將自閉症描述成疾病光譜的標準後，該盛行率則必定含括所有光譜在內之情況或泛自閉症。自閉（自閉症）現已納作下列三項疾病診斷之一：自閉症、亞斯伯格症，和未分類廣泛性發展障礙（American Psychiatric Association [APA], 1994）。透過此標準，流行病學家估計美國泛自閉症盛行率為每 1,000 人中有 6 至 7 人罹病。此盛行率為過去早期標準的 10 倍之多（Newschaffer, Falb, & Gurney, 2005; Rutter, 2005）。

其他國家的流行病學家對泛自閉症的估計數量甚至更高。Kim 等人（2011）指出，南韓一族群研究顯示 38 名孩童中即有 1 名罹患泛自閉症之驚人統計數據。在 55,266 名 7 歲至 12 歲的兒童研究對象中，泛自閉症盛行率估計為 2.64%（95% 信賴區間＝1.91～3.37），在一般族群當中其盛行率為 1.89%，高可能性族群則為 0.75%（Kim et al., 2011）。

最適合用以確定盛行率的方式，目前仍持續討論中。其中主要爭議在於臨床案例與以族群為基礎的流行病研究案例確診的分歧（Barbaresi, Colligan, Weaver, & Katusic, 2009）。本章將不會對各種確認盛行率的方式進行詳細描述，讀者可參見 Avchen 等人（2011）、Rice 等人（2007），以及 Yeargin-Allsop 等人（Yeargin-Allsop, Murphy, Oakley, & Sikes, 1992）之方法學比較。

泛自閉症之系統性監測

自 1990 年代開始，美國疾病管制與預防中心研究人員已透過自閉症與發展障礙監測（ADDM）網絡，系統性地監測美國的泛自閉症（Rice et al., 2007）。

ADDM 網絡於 2000 年首次進行研究，在美國六處分別以種族／族群、性別和多項相關特徵，建立泛自閉症盛行率基線期（CDC, 2007b）。根據美國疾病管制與預防中心，2000 年在 6 個監測處中的 1,000 名 8 歲兒童，泛自閉症盛行率為 4.5 至 9.9，總平均數為 6.7（CDC, 2007b）。

2002 年，8 歲兒童研究對象數量達 407,578 名。該世代研究從 14 個監測處得知，泛自閉症盛行率範圍為 5.2 至 7.6，總平均數 6.6。由此得知，泛自閉症盛行率轉變為每 152 名兒童即有 1 位罹病（CDC, 2007a）。其中，男性被診斷為泛自閉症的機率為女性的 4 倍之多，而女性則比男性更可能具有認知障礙（Giarelli et al., 2010）。隨資料蒐集來源地的不同，種族分布亦有所差異。當某些州的泛自閉症盛行率因種族而變化時，一般而言，白人兒童的盛行率高於黑人兒童。此或許可由各州種族子群體取得之不同作解釋。而跨越不同監測處時，最初診斷年齡範圍從 10 個月至 106 個月不等。

透過相同的方法學確認個案後，美國疾病管制與預防中心流行病學家在 2006 年確定了 8 歲兒童的泛自閉症盛行率。總盛行率平均為每 1,000 人中有 9 人罹病（95%信賴區間＝8.6～9.3；CDC, 2009）。盛行率約莫 110 人中即有 1 人罹病。此反映了當時的盛行率顯著（增加 57%）高於過去的研究結果。而此數目的提升可能係因個案診斷確認的改變，然而，ADDM 網絡研究人員也指出，「不排除實際增加發展泛自閉症症狀的風險」（CDC, 2009, p. 1）。

泛自閉症盛行率的攀升：這是流行病嗎？

儘管泛自閉症盛行率攀升的原因仍如火如荼地爭論中，但無疑的，盛行率正持續增加中。1999 年，自閉症比率為每 10,000 名兒童中，大約 4 至 5 人罹病；到了 2000 年，估計值攀升到每 1,000 名兒童中，4 至 5 人罹病（Bertrand et al., 2001）。三份大規模流行病學研究報告顯示，平均每 1,000 人即有 5 至 6 人罹病（Baird et al., 2000; Bertrand et al., 2001; Chakrabarti & Fombonne, 2001）。而美國疾病管制與預防中心 ADDM 網絡最新資料顯示，美國全國性泛自閉症盛行率平均約 110 名兒童中有 1 名罹病，高於 2004 年的 1:125 以及 2002 年的

1:150。自 2002 年起，全國各地的泛自閉症盛行率增長 57%（CDC, 2009）。全國各地的公立學校體系特殊教育課程內的泛自閉症兒童註冊人數提升，而此即為盛行率增加的明顯跡象。在美國，泛自閉症患者為成長最為快速之特殊需求族群，根據美國教育部資料，從 1992 到 2001 年，成長超過 900%（Anonymous, 2000; Social Security Administration, 2011）。2012 年美國疾病管制與預防中心指出，14 個監測處的 8 歲兒童平均盛行率提升至 88 人即有 1 人罹患泛自閉症（CDC, 2012）。

　　盛行率的提升是否代表罹患泛自閉症的風險隨之增加？又或僅帶來覺察的提升、更佳的辨識確認果效與改善診斷的結果？自 1980 年起，泛自閉症診斷標準已經過多次修正與擴展。2000 年美國疾病管制與預防中心發起「認識徵兆，及早行動」的活動，以利及早辨識泛自閉症兒童。擴大診斷標準和努力在兒童早期即確立診斷，是否能夠讓更多的兒童納入泛自閉症的庇護之下？換言之，自閉症是否為該國的流行病，或單純只是診斷的增加？我們需先了解流行病（epidemic）的定義。

　　倘若泛自閉症兒童數量的增加並非代表實際罹患此疾病的風險，那又該如何解釋呢？或許是因接受診斷者或開立診斷者對辨別個案的方式、疾病診斷標準和（或）診斷標準的應用方式之改變。顯然，自閉症的診斷已產生重大變化，從 Rutter 1967 年立下的定義，到《精神疾病診斷與統計手冊》〔用以標準化不同疾病實體（disease entity）之診斷〕的診斷標準，包括 1980 年的 *DSM-III*、1987 年的 *DSM-III-R* 以及 1994 年的 *DSM-IV*（APA, 1980, 1987, 1994）。在此進展的每一過程中，泛自閉症診斷標準已擴展至含括未分類廣泛性發展障礙、亞斯伯格症、兒童期崩解症和雷特氏症。此外，自閉症診斷標準的最低數量限制從 Rutter 原先定義的四大標準增加至 *DSM-IV* 的 12 項可能性標準。

盛行率與發生率之比較

　　相對於泛自閉症發生率（即在特定期間內所發生的新疾病案例），至今的流行病學研究通常著重在監測泛自閉症盛行率（即特定期間內所有現存的罹疾

案例）。而盛行率的變化受許多因素之影響，包括：

1. 病童大量遷入或遷出某社區；
2. 發病年齡或發現疾病年齡的改變（診斷年齡較早時，將會導致盛行率顯著增加）；
3. 分母的大幅變化（人口的增加將降低計算率，造成盛行率明顯縮減）；
4. 透過覺察之提升，如美國疾病管制與預防中心「認識徵兆，及早行動」活動，讓泛自閉症兒童之案例確認數量增加；
5. 診斷標準的改變，症狀較輕微的孩童亦納入泛自閉症診斷之下（納入診斷的孩童數量增加，將帶來顯著的盛行率提升）；
6. 由於風險的提升，泛自閉症發生率亦確實增加。

● 疫苗內之硫柳汞

　　近期關注焦點轉移至加州的泛自閉症比率有遞減的趨勢（Geier & Geier, 2006）。根據加州發展服務部門所公布的資訊，專業診斷為完全自閉症的新患者人數在三個月內減少了 7.5%，2005 年登錄系統之新案例人數自第二季 734 位降至第三季 678 位。這是加州發展服務部門追蹤新案例歷經十年至今，首次發現罹病人數的下降。作者群認為此數量遞減乃因移除疫苗內的硫柳汞（thimerosal）後，導致泛自閉症罹患率風險降低，而此次硫柳汞的移除估計是在 2001 年所完成的。因此，2005 年加州 3 至 5 歲的孩童被認為是首波屬於「無添加硫柳汞」之出生世代。然而，2008 年 Schechter 與 Grether 研究報告指出，此數量的減少僅為暫時性，「自 1999 年起，3 至 5 歲的泛自閉症盛行率每年皆仍增加中」（Schechter & Grether, 2008, p. 21）。

　　倘若疫苗損傷為泛自閉症診斷之肇因，那麼疫苗理論說明硫柳汞移除後，新案例數量將驟減的事實，且總病例數或盛行率終將下降。相反地，如果診斷覺察改善才是起因論點，那麼當病例數增長達到人口成長水平時，新案例數預計才會逐漸下降。而該論點與加州病例遞減作為診斷分類之「飽和」功能頗為一致，此現象曾見於其他診斷分類，當診斷分類的介紹觸及至兒童疾病分類系

統後，亦有相似情形。

｜泛自閉症篩檢｜

　　早期發現發展遲緩的孩童對於盛行率統計的精確性是很重要的，而發展監測則落在基層醫療照護服務的健康照護者之職權範圍內。臨床上要辨認泛自閉症患者需透過兩層級評估。第一層為例行發展監測與泛自閉症特殊篩檢。第二層為運用深入方式進行診斷與評值，以區別泛自閉症與其他發展障礙及其他醫療或精神疾病之差異。譬如，當兒童對問題毫無反應或無眼神接觸時，則必須接受視力、聽力缺損，以及自閉症之篩檢。

發展障礙篩檢

　　根據 Filipek 等人（2000），基層醫療照護中約 25% 兒童具發展問題。發展篩檢要素包含引導與注意父母的顧慮、獲取相關發展病史、對孩童做出精確的觀察以取得豐富的資訊，以及與其他專業人士分享意見和所關注的層面（Dworkin, 1993）。基層醫療照護人員可能會在健康兒童健康檢查中，使用父母對兒童發展狀態之評值和適當年齡發展階段問卷等方式，進行例行發展篩檢測驗。請參見第五章之篩檢討論。美國兒科醫學會（AAP Committee on Children with Disabilities, 1994; Johnson, Myers, & Council on Children with Disabilities, 2007）強調兒童健康檢查中，例行且持續的發展篩檢之重要性，並建議應根據父母的憂慮與觀察來蒐集資訊。事實上，某些研究已證實父母對孩童說話和語言發展、行為等其他發展議題的關注，在偵測發展障礙上實具高度敏感性（75% 至 83%）與特異性（79% 至 81%）（Glascoe, 1997; Glascoe & Sandler, 1995）。當將父母關注以及由父母完成的標準化檢測工具，例如嬰幼兒自閉症檢核表修訂版（M-CHAT; Baron-Cohen et al., 2000）結合運用，那麼篩檢將具備高度成效（Glascoe & Dworkin, 1995）。

泛自閉症篩檢之護理角色

行為與教育介入可改善泛自閉症兒童的預後（Matson, Benavidez, Compton, Paclawskyj, & Baglio, 1996），而由基層醫療照護人員為兒童所執行之系統性篩檢可及早做出診斷、選擇與採用適合該兒童年齡之處理方式，為其達到最佳效益（Butter & Mulick, 2003）。護理人員的職責則為指引父母有關兒童發展里程一事，在兒童健康檢查時詢問父母對孩童發展技能的看法，並自兒童 4 個月大時開始詢問重要的社交、情緒與溝通里程碑。例如，6 個月大的嬰兒可感受到父母真誠的喜悅；玩樂時，時常微笑；開心時，會發出咕嚕咿呀聲；不愉快時，會哭泣。護理人員可詢問父母「當你和你的孩子說話時，他會看著你嗎？他會試著和你交流聲音嗎？」等具體問題。因暫時性傳導性聽力缺損合併中耳積水亦可能會發生在自閉兒身上，所以需做聽力測試（Filipek et al., 2000; Klin, 1993）。護理人員可參考美國語言聽力學會（American Speech-Language-Hearing Association）嬰兒聽力委員會之兒童出生至 36 個月的聽力評估指導方針，以進行正規聽覺評估（American Speech-Language-Hearing Association Committee on Infant Hearing, 1991）。Webb（2011）進一步建議應採納父母與醫護人員的建議，計算其他所需活動花費之時間、取得電子病歷，以及選擇和執行篩檢工具，上述皆為兒童健康檢查中的完善泛自閉症篩檢。

由護理人員進行最初篩檢後，早期發現問題，隨之提供系統性家庭精神支持，並快速為兒童完成治療。然而 Pinto-Martin、Souders、Giarelli 與 Levy（2005）提及標準化篩檢的阻礙為：醫師信任臨床判斷，而非標準化測量工具的結果。因此護理人員應積極主動地透過與醫師的合作，並倡導篩檢工具在臨床實務上系統化與常規之運用，而非單單僅信賴臨床判斷而已（請參考延伸說明 2.1 之發展里程碑）。

延伸說明 2.1

兒童發展里程碑

嬰兒健康發展之社交、情緒與溝通里程碑

　　對兒童健康、學習、行為與發展來說，下列的里程碑是相當重要的。每位兒童的發展雖不盡相同，但有些相異之處可能即為輕微遲緩的徵象，或者是導致其他更嚴重問題之根源，因此這些里程碑可幫助父母持續追蹤孩子的發展。護理人員應教導父母在兒童健康檢查時，需攜帶里程碑清單，以利與兒科醫師討論任何問題或自己的擔憂。倘若兒童未具備發展里程碑清單上的任何技能，抑或在某個年齡喪失某個技能，那麼父母則需告知兒科醫師此事。

4 個月大時，孩子應會……

- 注視鮮豔的顏色、鮮明的動作與物品，並對之有所反應。
- 轉向音源。
- 喜歡凝視他人臉部。
- 對孩子笑時，他也會笑。

6 個月大時，孩子應會……

- 感受到你的真正喜悅。
- 和你玩耍時會微笑。
- 開心時會發出咕噥咿呀聲。
- 不開心時會哭泣。

9 個月大時，孩子應會……

- 看著你時，會露出微笑與發出笑聲。
- 與你來回微笑、顯露充滿愛的面部表情與其他神情。
- 與你來回交流聲音。
- 與你來回交流動作，如給予、握和伸手拿東西。

12 個月大時，孩子應會……

- 先後使用少數幾個手勢，讓需要得到滿足，如給予、出示、伸手拿東

延伸說明 2.1（續）

西、揮手和以手指向物品。

- 玩臉部躲貓貓遊戲、拍手遊戲，或其他社交遊戲。
- 發出聲響，如「ma」、「ba」、「na」、「da」、「ga」。
- 有人呼叫孩子的名字時，會轉身看向此人。

15 個月大時，孩子應會……

- 不斷與你來回交換許多微笑、聲響與動作。
- 透過指或其他「出示」的手勢來表示對某物的關注。
- 利用不同的聲音來獲取需要的滿足，並以此表示對某物的興趣。
- 可使用且了解至少 3 個字彙，如「媽媽」、「爸爸」、「拜拜」、「不要」。

18 個月大時，孩子應會……

- 透過許多手勢，加上字詞，以滿足所需，如用手指比出或牽著你的手帶你過去，並說著「想要牛奶」或「走，拜拜」。
- 牙牙學語或說話時，至少會使用四個不同的子音，例如ㄇ、ㄋ、ㄆ、ㄅ、ㄊ、ㄉ、ㄙ和ㄩ。
- 使用且理解至少 10 個單字。
- 當聽到熟人的名字或身體部位時，會指著或看著他們。
- 進行簡單的假扮遊戲，像是餵洋娃娃或玩偶，以及抬頭望著你想吸引你的注意。

24 個月大時，孩子應會……

- 和你一起玩不只是單一動作的假扮遊戲，像是餵洋娃娃，接著搖動洋娃娃。
- 至少可使用與理解 50 個單字。
- 至少能一起使用 2 個單字（不包括複誦），使之合乎情理，如「抱我」。

（續下頁）

延伸說明 2.1（續）

- 喜歡在同年齡兒童的身旁，並對和他們玩樂顯得有興趣。
- 當被詢問到不在其視線範圍內的熟悉物品時，會尋找之。

36 個月大時，孩子應會……

- 喜歡和你假扮不同角色，抑或和洋娃娃或人偶說話。
- 喜歡和同年齡的兒童玩耍，讓另個兒童看或告訴他玩具、寵物等東西。
- 說話與玩耍時，會思考與行動，且較為合情理，例如「想睡」、「喜歡，想留下來」，或「想尿尿，去廁所」。
- 可輕易回答「什麼」、「哪裡」、「誰」等問句。
- 談論興趣以及對過去和未來的感受。

如果孩子出現以下狀況，父母需立即告知醫生或家庭醫師：

- 出生 6 個月，未出現燦爛的笑容與高興的表情。
- 出生 9 個月，未分享聲音、笑容或其他面部表情。
- 出生 12 個月，不會牙牙學語。
- 出生 16 個月，不會說話。
- 出生 24 個月，尚未說出有意義的兩個字用語。
- 在任何年紀缺乏任何的表情、說話能力、牙牙學語或社交技能。

| 泛自閉症原因 |

多重原因（multiple causation）為當代流行病學之準則，健康模式與疾病可透過相關風險與保護因子所組成的複雜因果機制網絡來說明（Krieger, 1994）。有時即使僅了解部分的病因資訊，仍可提供某種程度的介入措施與預防。因果機制的概念也應用於泛自閉症患者在複雜環境中的行為與相關行為因素上。

認識原因

文獻回顧指出，絕大多數的科學家（包括醫師與流行病學家），皆認為診斷的改變與確認度的提升可最佳說明盛行率攀升的原因。一篇回顧47份流行病學研究之文獻特別針對自閉症盛行率做探討，最後得到的總結為：近期診斷的增加和盛行率乃與診斷標準改變、診斷替代以及醫療服務可用性提升極為相關。因觀念上的根本性改變、診斷方式，以及泛自閉兒的服務，使得患兒數的增加常發生在同一時間內（Fombonne, 2009）。然而，即使如此，導致罹患人數增加的非遺傳因素仍無法被排除。

不論是否相信疾病風險在不斷攀升中，與過去相比，越來越多兒童具有此疾病標籤乃不爭的事實。盛行率的增加可作為診斷服務與治療改善之證明，包括可供泛自閉兒合宜且容易取得的教育等。

推測性病因

醫師診斷泛自閉症必須考慮自閉症症狀的自然史。醫師若欲了解表現型的病理生理學，則需先認識風險與影響因素。多種理論已被建議用來說明泛自閉症症狀與進程。其中某些理論提及基因與表觀遺傳因子、產前與周產期因子、荷爾蒙與免疫因子。本節將討論遺傳因子與產前和周產期因子。

遺傳學：基因與基因變項

Kanner（1943）對自閉症首次的描述為，嬰兒期開始即出現的先天疾病，且伴隨行為障礙。然而，因為以下因素，疾病遺傳基礎在接續幾十年內仍是被屏除的（Rutter, 2000）。第一，關於垂直感染之證據不多，也就是說自閉兒的父母同樣是自閉症患者的人數僅佔少數。第二，手足間的共病率極低（估計約2%）。最後，並無自閉症相關之染色體異常之佐證資訊（Rutter, Bailey, Bolton,

& Le Couteur, 1993）。但是，現今普遍認為早期研究人員將以上原因誤用作為否定自閉症遺傳基礎之證明。因極少數自閉症患者結婚或生小孩，故垂直感染不可能。而手足罹患自閉症的比率其實相當的高，自閉症患者的手足同樣罹患自閉症的比率為一般大眾的 50 至 100 倍之多（Rutter, Bailey, Bolton, & Le Couteur, 1993）。

現今的證據顯示，有些染色體疾病與自閉症特徵相關，包括 X 染色體脆折症（Hatton et al., 2006）、唐氏症（Ghaziuddin, Tsai, & Ghaziuddin, 1992）、小胖威利症（Demb & Papola, 1995; Dimitropoulos, & Schultz, 2007）、天使症候群（Peters, Beaudet, Madduri, & Bacino, 2004; Steffenburg et al., 1996）、結節性硬化症（Baker, Piven, & Sata, 1998; Bolton & Griffiths, 1997; Iznitzer, 2004）等。X 染色體脆折症與結節性硬化症之討論請參考第五章。

Anney 等人（2010）在國際自閉症基因體計畫下，針對 1,558 個泛自閉症家庭進行非獨立性全基因組分析。該研究目的為，透過 100 萬個泛自閉症相關單核苷酸多型性之分析，來確認常見風險。該大規模基因體研究因此發現泛自閉症五大常見對偶基因，並總結出雖然泛自閉症具有大量遺傳基礎，但大部分已知的遺傳風險為罕見之變異。而本研究可解釋為何泛自閉症並非單由一基因所致，而是一群遺傳因素所造成。

● 泛自閉症之複雜遺傳決定因素

複雜疾病的遺傳模式仍尚待釐清，不像單純的疾病一樣，可知單一基因突變為致病基因。抑或是說具複雜基因結構的疾病涉及多項基因，並透過不同方式與環境互相作用而導致罹病。在這些案例中，這些基因被認為是會增加疾病風險的易感性基因，但仍不足以致病（Pericak-Vance, 2003）。而自閉症被研究者認為即是後者的機制。

在下個段落，我們將概述：(1)泛自閉症雙胞胎與非雙胞胎手足之研究結果；(2)候選基因確實與泛自閉症相關之證據；(3)可能與泛自閉症相關之產前與周產期危險因子之相關資訊。

● 雙胞胎與家庭研究：共病率與遺傳

　　首次關於自閉症雙胞胎之研究為 Folstein 與 Rutter 在 1977 年所發表。研究結果發現 11 對同卵雙胞胎與 10 對異卵雙胞胎中，有一對雙胞胎被診斷為幼兒自閉症。經過兒童檢查與訪談父母後，研究人員推論，同卵雙胞胎的自閉症共病率為 36%，異卵雙胞胎為 0%。另外，同卵雙胞胎的認知異常共病率為 82%，而異卵雙胞胎僅佔 10%（Folstein & Rutter, 1977a, 1977b）。該研究除了指出自閉症的基本特徵外，亦點出自閉症遺傳特性與廣泛自閉症表現型（BAP）的可能性。

　　1980 至 1990 年代之雙胞胎追蹤研究（Bailey et al., 1995; Le Couteur et al., 1996; Steffenburg et al., 1989）採用更進階的研究法，包括針對受試者進行標準化診斷工具〔自閉症診斷會談（Le Couteur et al., 1989）和自閉症診斷觀察量表（Lord et al., 1989）〕、廣泛族群篩檢，以及其他醫療疾病之系統性篩檢。而這些後續研究調查結果仍與 1970 年代後期 Folstein 與 Rutter 之研究結果相似，同卵雙胞胎自閉症共病率明顯遠大於異卵雙胞胎（60%比5%），二者間的廣泛智能與社交缺損共病率亦具有相似的顯著差距（同卵雙胞胎為 90%，異卵雙胞胎僅 10%）。此外，自閉症同卵雙胞胎進行更詳細的檢查後發現，這群兒童在症狀表現上亦有所相異。有的人或許認為擁有相同基因複製的兒童即具有相似症狀，但以症狀學來說，相較於其他隨機抽樣的雙胞胎，同卵雙胞胎的症狀其實並未如此相似（Le Couteur et al., 1996）。再次，這些研究結果雖也認為廣泛自閉症表現型的存在，但主要是用以強調自閉症之遺傳可能性。

　　最近瑞典針對 7,982 對雙胞胎進行最大規模的雙胞胎族群研究（Lichtenstein et al., 2010）。再次顯示同卵雙胞胎的自閉症共病率高於異卵雙胞胎（男性同卵雙胞胎 47%，男性異卵雙胞胎 14%）；這些結果與過去採用的少量臨床樣本研究報告一致。因此，透過結構方程式模式的計算，該族群的自閉症遺傳率估計為 80%（Lichtenstein et al., 2010）。這些結果更加確定過去對自閉症具強烈遺傳性的臆測。

　　家庭研究亦提供了泛自閉症遺傳性之證據。該研究探討手足與父母的自閉

症比率，以確認家庭傳遞之模式（Rutter, 2000）。倘若一位小孩患有自閉症，則手足罹患泛自閉症的機率為 3%至 6%（Bolton et al., 1994），自閉症機率為 4.5%（Jorde et al., 1991），廣泛表現型為 12%（Bolton et al., 1994）。依據一般族群的疾病盛行率假說，手足的泛自閉症再發風險為 45 至 90 倍（Cook, 1998），自閉症風險則為 30 至 200 倍（Pericak-Vance, 2003; Rutter, 2000）。透過潛在類別分析，Pickles 等人（1995）估計可能因多項基因互相影響之故，而導致自閉症。同時亦認為具廣泛表現型的親戚或許對自閉症具易感性基因，只不過尚不足以發展為疾病（Cook, 1998）。

近期 Constantino 等人（2010）從 1,235 個家庭，其家中至少有一名孩童為泛自閉症患者，探討手足的疾病再發性。研究結果指出，10.9%家庭的另名小孩具泛自閉症，20%家庭的另名小孩具語言遲緩病史。有意思的是，其中具有語言遲緩病史的兒童，50%出現自閉症相關的說話特性，且非單純的語言遲緩問題（Constantino et al., 2010）。另外，當家庭中有一位以上的兒童罹患自閉症時，另位未受影響的兒童會呈現亞臨床自閉症特質，但單一發病家庭中的手足並不隸屬於此種狀況下（Constantino et al., 2010）。經由這些結果可證明疾病表徵涉及自閉症遺傳傳遞的差異與多項基因。

● **泛自閉症之相關候選基因**

雙胞胎與家庭研究指出自閉症和泛自閉症遺傳性等有利證據後，研究人員將焦點移至會增加疾病罹患可能性的候選易感性基因（candidate susceptibility genes）。然而，即便醫療技術的進步與多項研究的完成，目前仍尚未找到明確的「自閉症基因」（Losh, Sullivan, Trembath, & Piven, 2008）。研究指出，全基因體篩檢在幾近所有染色體下，發現至少有一染色體與自閉症具有明確相關性（Yang & Gill, 2007），且超過 100 種疾病基因與 40 種基因位點與泛自閉症和自閉症行為有關（Betancur, 2011）。有些候選基因（candidate genes）已被廣泛地研究探討，且結果可能亦與泛自閉症相關。

染色體 15：多項研究已開始對染色體 15q11-q13 區域的基因進行推論。不論是該區域基因缺失或基因重複，皆曾出現在自閉症患者身上（Cook, 1998）。

來自母親的染色體發生缺損會導致天使症候群，而該症候群與自閉症共病的頻率相對較高（Steffenburg et al., 1996）。來自父親的染色體發生缺損則會造成小胖威利症，使得患者某些行為與自閉症雷同，但嚴重程度比天使症候群輕微（Demb & Papola, 1995）。15q11-q13 染色體缺損已在大量自閉症患者身上發現到（Baker et al., 1994; Cook et al., 1997; Dykens, Sutcliffe, & Levitt, 2004）。Cook（1998）針對自閉症染色體 15q 近端異常之文獻做一回顧研究後，雙親染色體檢測結果顯示，所有染色體 15q 近端缺損皆源自母體。將 X 染色體脆折症或結節性硬化症個案納入研究考量後，母源所致的 15q 異常為最常見的自閉症基因突變（Volker & Lopata, 2008），約莫有 1%至 3%之案例（Dykens et al., 2004; Moeschler, Mohandas, Hawk, & Noll, 2002）。

　　血清素轉運子基因（*SLC6A4*）：由於許多不同偵測方法皆發現自閉症患者血清素值之異常，因此長久以來，血清素傳導路徑一直是自閉症病因之調查重點。約 25%至 30%自閉症患者皆曾被發現具有血清素（5HTT）血小板數量增加之情形（Losh et al., 2008; Volker & Lopata, 2008）。血清素藥物亦用於治療泛自閉症相關症狀，尤其是選擇性血清素回收抑制劑（selective serotonin reuptake inhibitors, SSRIs）。3 份隨機對照試驗和 10 項開放性試驗或病歷回溯等近期回顧皆發現，泛自閉症患者使用選擇性血清素回收抑制劑（Kolevzon, Matthewson, & Hollander, 2006）。大量的研究顯示，使用不同選擇性血清素回收抑制劑後，患者的功能有所改善，特別是重複行為與焦慮症狀。然而，同時也發現該藥具活力增加與躁動之常見副作用，此亦為自閉症患者服用該藥所必須警覺的（Kolevzon, Matthewson, & Hollander, 2006）。血清素轉運子基因（*SLC6A4*）之啟動子區域已成為一些調查研究所關注的焦點，因研究報告普遍認為此在自閉症具一定的作用。在具至少一名自閉兒的 71 個家庭中發現遺傳多型性（polymorphism）傳遞的存在（Tordjman et al., 2001）。自閉兒與未受該疾病影響的手足在 5HTT 啟動子對偶基因傳遞上雖無差異，但具有嚴重社交和溝通缺損者卻有更多該基因的短序對偶基因之傳遞。因此 Tordjman 等人（2001）推論，5HTT 啟動子對偶基因可能非造成行為之因子，而是作為調控自閉症症狀嚴重程度的作用。

　　染色體 7-*MET* 與 *RELN*：有些研究亦描述染色體 7 與自閉症的相關性（Losh et al., 2008）。全基因體研究發現，Reelin 基因（位於染色體 7q22 上的 *RELN* 基因）與 *MET* 基因（位於染色體 7q31 上）二者皆與自閉症相關。*RELN* 的重要性在於引導兒童的神經元移行（migration）與促進成人的神經突觸可塑性（synaptic plasticity）（Volker & Lopata, 2008）。Skaar 等人（2005）探討 371 個家庭的 *RELN* 變異與自閉症之間的遺傳關聯後，指出 *RELN* 基因上的 5' 端非轉譯區（5' untranslated region）出現多型性四核苷酸重複（Skaar et al., 2005），而此與自閉症具高度關聯性。本研究在族群研究結果的相輔下，認為當個體的 *RELN* 基因具特殊變異性，自閉症易感性則較高。

　　MET 基因亦位於染色體 7，同時全基因體研究也認為該基因與自閉症原因相關（Losh et al., 2008）。*MET* 相當有趣的地方在於，該基因不僅參與腦部發展（尤其是神經元發展與組織），亦涉及腸胃道功能（許多自閉症患者同時也有腸胃道問題）。針對 214 個擁有一位或多位泛自閉症患者的家庭所進行的一項研究顯示，118 個家庭同時出現自閉症和腸胃道問題乃與 *MET* 基因變異相關，但另外 96 個家庭的小孩則無人同時有自閉症與腸胃道問題（Campbell et al., 2009）。

　　腫瘤抑制基因：統計上，這些基因的突變與自閉症具強烈關聯，*PTEN*（phosphatase and tensin homolog）即為這類基因。*PTEN* 為腫瘤抑制基因，負責製造蛋白質，透過預防細胞生長和分裂過快，來調節細胞分裂（Losh et al., 2008）。該基因突變常導致大頭畸形的發生。17%自閉症受試患者頭圍超過正常值，位於 2.5 和 8 個標準差之間，但過去並未發覺具該基因突變的問題（Butler et al., 2005）。其他研究採用基因剔除鼠模式，老鼠透過基因工程技術，移除大腦皮質與海馬迴的 *PTEN* 基因。結果顯示突變老鼠出現社交互動異常，且對感覺刺激有著巨大反應，好比自閉症患者行為（Kwon et al., 2006）。

　　此外，由於腫瘤抑制基因 *TSC1* 與 *TSC2* 在結節性硬化症（TSC）中具有一定的作用，故已被廣泛研究討論。結節性硬化症為發生在腦部等許多器官內的良性腫瘤與病變（Losh et al., 2008）。研究指出，約 15%至 60%的結節性硬化症病患顯示有自閉症與類自閉症特徵（Curatolo, Porfirio, Manzi, & Seri, 2004;

Iznitzer, 2004）。尤其當病灶區域位於顳葉時，結節性硬化症與自閉症極具高度關聯（Bolton & Griffiths, 1997）。

　　雖然上述研究皆指出導致自閉症之遺傳路徑令人信服的證據，但所談卻僅為問題的表淺。近期臨床與基因研究文獻回顧發現，逾 100 個遺傳和基因體疾病出現在泛自閉症患者身上（Betancur, 2011）。然而，由於每個研究識別候選基因與區別自閉症表現型定義時，所採用的方法學不一，因此難以精確地比較各種研究報告。不同的研究設計與樣本數過小亦增添研究結果相同的困難度（Losh et al., 2008）。縱使大多數的研究人員相信某些基因是造成自閉症的病因，但這些基因是如何彼此互相作用，以及如何與環境相互影響，又使得情況更為複雜。

自閉症相關之產前與周產期危險因子

　　根據 Bailey 等人（1995）指出，近期大部分的自閉症神經發展理論著重於遺傳因子。然而，Bristol 等人（1996）則認為有強力證據可證明非遺傳的產前或周產期狀況可能為自閉症病因，包括高齡父母、早產和生長遲緩。

● 環境影響

　　一針對 25 名幼兒期自閉兒之初步研究與 25 名經性別和婦產科診所配對之控制研究指出，高齡產婦（生產時年齡大於 30 歲）、胎兒孕育不良之臨床跡象（子宮內營養不良）、孕期出血以及妊娠週數小於 36 週或大於 41 週之情況，明顯常見於自閉兒身上（Gillberg & Gillberg, 1983）。但該篇作者群認為有害的產前因子是否會造成自閉症，或是否有某些自閉症相關遺傳因子會引起孕期中的負向事件，皆尚待釐清。

● 周產期因素

　　自閉症和懷孕期時母體出血之間的關聯可能與胎兒缺氧相關（Kolevson, Gross, & Reinchenberg, 2007）。胎兒缺氧為胎兒期氧氣持續供應不足，以致妊

娠出血與後續腦部異常。而胎兒缺氧時，多巴胺也會增加，進而增加自閉症的多巴胺與血清素活性（Gardener, Spiegelman, & Buka, 2009）。

● 父母因素

近期一篇關於產前因子和孕期合併症與自閉症關聯之統合分析，回顧 2007 至今之 40 項研究，發現 50 個產前因子（Gardener et al., 2009）。導致自閉症風險提升之因素包含高齡產婦、產前服用藥物、孕期出血、妊娠糖尿病、第一胎以及在異國生產。高齡產婦與妊娠出血被認為是顯著的產前風險因子。有 13 項研究是關於母親年齡。相較於母親 30 歲以下生產，母親生產年齡 30 至 34 歲，兒童罹患自閉症風險提升 27%；若生產年齡為 40 歲以上，兒童罹患自閉症的風險則將上升 106%。雖然關於父親年齡的研究僅佔少數（$n=4$），但仍發現父親年齡亦為自閉症顯著風險因子。父親年齡每增加 5 歲，兒童罹患自閉症風險提高 3.6%。相較於父親年齡 30 歲以下，兒童出生時父親年齡為 30 至 39 歲者，其罹患自閉症的風險增加 24%；父親年齡 40 歲以上，兒童罹患風險則提升 44%（Gardener et al., 2009）。

嵌入型病例對照研究法透過性別配對與出生年分配對，並比較 8 歲自閉兒童的出生證明後，再次發現高齡產婦為自閉症風險的顯著因子（Bilder, Pinborough-Zimmerman, Miller, & McMahon, 2009）。相較於母親生產年齡 20 至 34 歲，母親生產年齡 35 歲以上者，兒童自閉症機率提高 68%。與上述整合分析研究結果相似，即使母親年齡與妊娠年齡已受控制，仍發現自閉兒童較可能是該母親的首胎（Bilder et al., 2009）。

| 總結 |

過去至今，自閉症遺傳病因研究從探討雙胞胎之間的共病率到基因體篩檢研究，再到基因剔除動物模式，已逐步發展四十年之久。泛自閉症行為表現異質性很可能反映出複雜的基因圖像（Caglayan, 2010）。因此，科學家應持續進

行全面且嚴謹的方法學，研究自閉症相關遺傳機轉，以提供明確且快速之疾病
診斷，並創造一優良的治療方式。

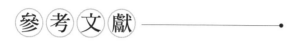

參考文獻

American Academy of Pediatrics Committee on Children with Disabilities. (1994). Screening infants and young children for developmental disabilities. *Pediatrics*, *93*, 863–865.

American Psychiatric Association (Ed.). (1980). *Diagnostic & statistical manual of mental disorders* (3 ed.). Washington, DC: Author.

American Psychiatric Association (Ed.). (1987). *Diagnostic & statistical manual of mental disorders* (3 ed. – Revised), Washington, DC: Author.

American Psychiatric Association (Ed.). (1994). *Diagnostic and statistical manual of mental disorders* (4 ed.). Washington, DC: Author.

American Speech–Language–Hearing Association Committee on Infant Hearing. (1991). Guidelines for the audiologic assessment of children from birth through 36 months of age. *American Speech–Language–Hearing Association*, *33*(suppl 5), 37–43.

Anney, R., Klei, L., Pinto, D., Regan, R., Conroy, J., Magalhaes, T. R., … Mallmayer, J. (2010). A genome-wide scan for common alleles affecting risk for autism. *Human Molecular Genetics*, *19*(20), 4072–4082.

Anonymous. (2000). Provision of educationally-related services for children and adolescents with chronic diseases and disabling conditions. American Academy of Pediatrics. Committee on Children with Disabilities. *Pediatrics*, *105*(2), 448–451.

Avchen, R. N., Wiggins, L. D., Devine, O., Van Naarden Braun, K., Rice, C., Hobson, N. C., … Yeargin-Allsopp, M. (2011). Evaluation of a records-review surveillance system used to determine the prevalence of autism spectrum disorders. *Journal of Autism and Developmental Disorders*, *41*, 227–236.

Bailey, A. J., Le Couteur, A., Gottesman, I., Bolton, P., Simonoff, E., Yuzda, E., & Rutter, M. (1995). Autism as a strongly genetic disorder: Evidence from a British twin study. *Psychological Medicine*, *25*, 63–77.

Baird, G., Charman, T., Baron-Cohen, S., Cox, A., Swettenham, J., Wheelwright, S., & Drew, A. (2000). A screening instrument for autism at 18 months of age: A 6-year follow-up study. *Journal of the American Academy of Child & Adolescent Psychiatry*, *39*(6), 694–702.

Baker, P., Piven, J., & Sato, Y. (1998). Autism and tuberous sclerosis complex: Prevalence and clinical features. *Journal of Autism and Developmental Disorders*, *28*(4), 279–285.

Baker, P., Piven, J., Schwartz, S., & Patil, S. (1994). Brief report: Duplication of Chromosome 15q11-q13 in two individuals with autistic disorder. *Journal of Autism and Developmental Disorders*, *24*(4), 529–535.

Barbaresi, W. J., Colligan, R. C., Weaver, A. L., & Katusic, S. K. (2009). The incidence of clinically diagnosed versus research-identified autism in Olmstead County, Minnesota, 1976–1997: Results from a retrospective, population-based study. *Journal of Autism and Developmental Disorders*, *39*(3), 464–470.

Baron-Cohen, S. S., Wheelwright, S., Cox, A., Baird, G., Charman, T., Swettenham, J., Drew, A., & Doehring, P. (2000). Early identification of autism by the CHecklist for Autism in Toddlers (CHAT). *Journal of the Royal Society of Medicine*, *93*(10), 521–525.

Bertrand, J., Mars, A., Boyle, C., Bove, F., Yeargin-Allsopp, M., & Decoufle, P. (2001). Prevalence of autism in a United States population: The Brick Township, New Jersey, investigation. *Pediatrics*, *108*(5), 1155–1161.

Betancur, C. (2011). Etiological heterogeneity in autism spectrum disorders: More than 100 genetic and genomic disorders and still counting. *Brain Research*, *1380*, 42–77.

Bilder, D., Pinborough-Zimmerman, J., Miller, J., & McMahon, W. (2009). Prenatal, perinatal, and neonatal factors associated with autism spectrum disorders. *Pediatrics*, *123*(5), 1293–1300.

Bolton, P., Macdonald, H., Pickles, A., Rios, P., Goode, S., Crowson, M., Bailey, A., & Rutter, M. (1994). A case-control family history study of autism. *Journal of Child Psychology and Psychiatry, 35,* 877–900.

Bolton, P. F., & Griffiths, P. D. (1997). Association of tuberous sclerosis of temporal lobes with autism and atypical autism. *Lancet, 349,* 392–395.

Bricker, D., & Squires, J. (1999). *Ages and Stages Questionnaires: A parent-completed, child monitoring system.* Baltimore, MD: Paul H. Brookes.

Bristol, M. M., Cohen, D. J., Costello, E. J., Denckla, M., Eckberg, T. J., Kallen, R., ... Spence, M. A. (1996). State of the science in autism: Report to the National Institutes of Health. *Journal of Autism and Developmental Disorders, 26,* 121–154.

Butler, M. G., Dasouki, M. J., Zhou, X. P., Talebizadeh, Z., Brown, M., Takahashi, T. N., ... Eng, C. (2005). Subset of individuals with autism spectrum disorders and extreme macrocephaly associated with germline PTEN tumour suppressor gene mutations. *Journal of Medical Genetics, 42*(4), 318–321.

Butter, E. M., & Mulick, J. A. (2003). Early intervention critical to autism treatment. *Pedatric Annals, 32,* 677–684.

Byrd, R. (2003). *Autistic spectrum disorders. Changes in the California caseload. An Update: 1999–2002.* Sacramento, CA: California Health and Human Services Agency. Retrieved from http://www.mindfully.org/Health/2003/Autism-1999-2002-CA-Apr03.htm

Caglayan, A. O. (2010). Genetic causes of syndromic and non-syndromic autism. *Developmental Medicine and Child Neurology, 52,* 130–138.

Campbell, D. B., Buie, T. M., Winter, H., Bauman, M., Sutcliffe, J. S., Perrin, J. M., & Levitt, P. (2009). Distinct genetic risk based on association of *MET* in families with co-occurring autism and gastrointestinal conditions. *Pediatrics, 123,* 1018–1024.

Centers for Disease Control and Prevention. (2007a). Prevalence of autism spectrum disorders—Autism and Developmental Monitoring Network, 14 sites, United States, 2002. *Morbidity and Mortality Weekly Reports Surveillance Summaries, 58*(1), 12–28.

Centers for Disease Control and Prevention. (2007b). Prevalence of autism spectrum disorders—Autusm and Developmental Disabilities Monitoring Network, six sites, United States, 2000. *Morbidity and Mortality Weekly Report Surveillance Summaries, 56*(1), 1–11.

Centers for Disease Control and Prevention. (2009). Prevalence of autism spectrum disorders—Autism and Developmental Disabilities Monitoring Network, United States, 2006. *Morbidity and Mortality Weekly Report Surveillance Summaries, 58*(10), 1–20.

Centers for Disease Control and Prevention. (2012). Prevalence of autism spectrum disorders—Autism and Developmental Disabilities Monitoring Network, 14 sites, United States, 2008. *Morbidity and Mortality Weekly Report Summaries, 61*(3), 1–19.

Chakrabarti, S., & Fombonne, E. (2001). Pervasive developmental disorders in preschool children. *Journal of the American Medical Association, 285*(24), 3093–3099.

Constantino, J. N., Zhang, Y., Frazier, T., Abbacchi, A. M., & Law, P. (2010). Sibling recurrence and the genetic epidemiology of autism. *American Journal of Psychiatry, 167,* 1349–1356.

Cook, E. H. (1998). Genetics of autism. *Mental Retardation and Developmental Disabilities Research Reviews, 4,* 113–120.

Cook, E. H., Lindgren, V., Leventhal, B. L., Courchesne, R., Lincoln, A., Shulman, C., Lord, C., & Courchesne, E. (1997). Autism or atypical autism in maternally but not paternally derived proximal 15q duplication. *American Journal of Human Genetics, 62,* 928–934.

Croen, L. A., Grether, J. K., Hoogstrate, J., & Selvin, S. (2002). The changing prevalence of autism in California. *Journal of Autism Developmental Disorders, 32*(3), 207–215.

Curatolo, P., Porfirio, M. C., Manzi, B., & Seri, S. (2004). Autism in tuberous sclerosis. *European Journal of Paediatric Neurology, 8,* 327–332.

Demb, H., & Papola, P. (1995). PDD and Praeder-Willi syndrome. *Journal of the American Academy of Child and Adolescent Psychiatry, 34,* 539–540.

Dimitropoulos, A., & Schultz, R. T. (2007). Autistic like symptomatology in Prader-Willi syndrome: A review of recent findings. *Current Psychiatry Reports, 9,* 159–164.

Dworkin, P. H. (1993). Detection of behavioral, developmental, and psychosocial problems in pediatric primary care practice. *Current Opinions in Pediatrics, 5,* 531–536.

Dykens, E. M., Sutcliffe, J. S., & Levitt, P. (2004). Autism and 15q11–15q13 disorders: Behavioral, genetic, and pathophysiological issues. *Mental Retardation and Developmental Disabilities Research Reviews, 10*(4), 284–291.

Filipek, P. A., Accardo, P. J., Ashwal, S., Baranek, G. T., Cook, E. H., Jr., Dawson, G., & ... Volkmar, F. R. (2000). Practice parameter: Screening and diagnosis of autism: Report of the Quality Standards Subcommittee of the American Academy of Neurology and the Child Neurology Society. *Neurology, 55*(4), 468–479.

Folstein, S., & Rutter, M. (1977a). Genetic influences and infantile autism. *Journal of Child Psychology and Psychiatry, 18*, 297–321.

Folstein, S., & Rutter, M. (1977b). Infantile autism: A genetic study of 21 twin pairs. *Journal of Child Psychology and Psychiatry, 18*, 297–321.

Fombonne, E. (1999). The epidemiology of autism: A review. *Psychosocial Medicine, 29*(4), 769–786.

Fombonne, E. (2003). Epidemiologic surveys of autism and other pervasive developmental disorders: An update. *Journal of Autism and Developmental Disorders, 33*, 365–382.

Fombonne, E. (2005). Epidemiology of autistic disorder and other pervasive developmental disorders. *Journal of Clinical Psychiatry, 66*(suppl 10), 3–8.

Fombonne, E. (2009). Epidemiology of pervasive developmental disorders. *Pediatric Research, 65*(6), 591–598.

Gardener, H., Spiegelman, D., & Buka, S. L. (2009). Prenatal risk factors for autism: Comprehensive meta-analysis. *British Journal of Psychiatry, 195*, 7–14.

Geier, D. A., & Geier, M. R. (2006). Early downward trends in neurodevelopmental disorders following removal of thimerosal containing vaccines. *Journal of American Physicians and Surgeons, II*(I), 8–13.

Gernsbacher, M. A., Dawson, D. M., & Goldsmith, H. H. (2005). Three reasons not to believe in an autism epidemic. *Current Directions in Psychological Science, 14*(2), 55–58.

Ghaziuddin, M., Tsai, L., & Ghaziuddin, N. (1992). Autism in Down's syndrome: Presentation and diagnosis. *Journal of Intellectual Disability Research, 36*, 449–456.

Giarelli, E., Lee, L.-C., Levy, S. E., Pinto-Martin, J., Kirby, R. S., & Mandell, D. (2010). Sex differences in the evaluation and diagnosis of autism spectrum disorders among children. *Disability and Health, 3*(2), 107–116.

Gillberg, C., & Gillberg, I. C. (1983). Infantile autism: A total population study of reduced optimality in the pre-, peri- and neonatal period. *Journal of Autism and Developmental Disabilities, 13*(2), 153–166.

Glascoe, F. P. (1997). Parent's concerns about children's development: Prescreening technique or screening test? *Pediatrics, 99*(4), 522–528.

Glascoe, F. P. (1998). *Collaborating with parents: Using parents' evaluation of developmental status to detect and address developmental and behavioral problems.* Nashville, TN: Ellsworth & Vandermeer.

Glascoe, F. P., & Dworkin, P. H. (1995). The role of parents in the detection of developmental and behavioral problems. *Pediatrics, 95*, 829–836.

Glascoe, F. P., & Sandler, H. (1995). Value of parent's estimates of children's developmental ages. *Journal of Pediatrics, 127*, 831–835.

Gordis, L. (2000). *Epidemiology* (2 ed.). New York: W. B. Saunders.

Gordis, L. (2004). *Epidemiology* (3 ed.). New York: W. B. Saunders.

Hatton, D. D., Sideris, J., Skinner, M., Mankowski, J., Bailey, D. B., Roberts, J., & Mirrett, P. (2006). Autistic behavior in children with fragile X syndrome: Prevalence, stability, and the impact of FMRP. *American Journal of Medical Genetics. Part A, 140*(17), 1804–1813.

Hollander, E., Kolevzon, A., & Coyle, J. T. (Eds.). (2011). *Textbook of autism spectrum disorders.* Washington, DC: American Psychiatric Publishing.

Iznitzer, M. (2004). Autism and tuberous sclerosis. *Journal of Child Neurology, 19*, 675–679.

Johnson, C. P., Myers, S. M., & Council on Children with Disabilities. (2007). Identification and evaluation of children with autism spectrum disorder. *Pediatrics, 120*, 5.

Jorde, L. B., Hasstedt, S. J., Ritvo, E. R., Mason-Brothers, A., Freeman, B. J., Pingree, C., ... Moll, A. (1991). Complex segregation analysis of autism. *American Journal of Human Genetics, 49*, 932–938.

Kanner, L. (1943). Autistic disturbances of affective contact. *Nervous Child, 2*, 217–250.

Kim, Y. S., Leventhal, B. L., Koh, Y.-J., Fombonne, E., Laska, E., Lim, E.-C., ... Grinker, R. R. (2011). Prevalence of autism spectrum disorders in a total population sample. *American Journal of Psychiatry, 168*(9), 904–912.

Klin, A. (1993). *Auditory brainstem responses in autism: Brainstem dysfunction or peripheral hearing loss? Journal of Autism and Developmental Disorders, 23*, 15–35.

Kolevzon, A., Matthewson, K. E., & Hollander, A. (2006). Selective serotonin reuptake inhibitors in autism: A review of efficacy and tolerability. *Journal of Clinical Psychiatry, 67*(3), 407–414.

Kolevzon, A., Gross, R., & Reinchenberg, A. (2007). Prenatal and perinatal risk factors for autism: A review and integration of findings. *Archives of Pediatric and Adolescent Medicine, 161*, 326–333.

Krieger, N. (1994). Epidemiology and the web of causation: Has anyone seen the spider? *Social Science & Medicine, 39*(7), 887–903.

Kwon, C.-H., Luikart, B. W., Powell, C. M., Zhou, J., Matheny, S. A., Zhang, W., ... Parada, L. F. (2006). Pten regulates neuronal arborization and social interaction in mice. *Neuron, 50,* 377–388.

Le Couteur, A., Bailey, A. J., Goode, S., Pickles, A., Robertson, S., Gottesman, I., & Rutter, M. (1996). A broader phenotype of autism: The clinical spectrum in twins. *Journal of Child Psychology and Psychiatry, 37,* 785–801.

Le Couteur, A., Rutter, M., Lord, C., Rios, P., Robertson, S., Holdgrafer, M., & McLennan, J. (1989). Autism Diagnostic Interview: A standardized investigator-based instrument. *Journal of Autism and Developmental Disorders, 19,* 363–387.

Lichenstein, P., Carlstrom, E., Rastam, M., Gillberg, C., & Anckarsater, H. (2010). The genetics of autism spectrum disorders and related neuropsychiatric disorders in childhood. *American Journal of Psychiatry, 167,* 1357–1363.

Lord, C., Rutter, M., Goode, S., Heemsbergen, J., Jordan, H., Mawhood, L., & Schopler, E. (1989). Autism Diagnostic Observation Schedule: A standardized observation of communicative and social behavior. *Journal of Autism and Developmental Disorders, 19,* 185–212.

Losh, M., Sullivan, P. F., Trembath, D., & Piven, J. (2008). Current developments in the genetics of autism: From phenome to genome. *Journal of Neuropathology and Experimental Neurology, 67*(9), 829–837.

Matson, J., Benavidez, D. A., Compton, L. S., Paclawskyj, T., & Baglio, C. (1996). Behavioral treatment of autistic persons: A review of research from 1980 to the present. *Research in Developmental Disabilities, 17,* 433–465.

Mausner, J. S., & Kramer, S. (1985). *Epidemiology: An introductory text* (2 ed.). Philadephia, PA: W. B. Saunders.

Moeschler, J. B., Mohandas, T. K., Hawk, A. B., & Noll, W. W. (2002). Estimate of prevalence of proximal 15q duplication syndrome. *American Journal of Medical Genetics, 111,* 440–442.

Newschaffer, C. J., Falb, M., & Gurney, J. G. (2005). National autism prevalence trends from United States special education data. *Pediatrics, 115,* 277–282.

Pericak-Vance, M. A. (2003). The genetics of autism. In R. Plomin, J. C. DeFries, I. W. Craig & P. McGuffin (Eds.), *Behavioral genetics in the postgenomic era* (pp. 1034–1048). Washington, DC: American Psychological Association.

Peters, S. U., Beaudet, A. L., Madduri, N., & Bacino, C. A. (2004). Autism in Angelman syndrome: Implications for autism research. *Clinical Genetics, 66,* 530–536.

Pickles, A., Bolton, P., Macdonald, H., Bailey, A., Le Couteur, A., Sim, L., & Rutter, M. (1995). Latent class analysis of recurrence risk for complex phenotypes with selection and measurement error: A twin study and family history of autism. *American Journal of Human Genetics, 57,* 717–726.

Pinto-Martin, J., Souders, M., Giarelli, E., & Levy, S. (2005). The role of nurses in screening for autistic spectrum disorder in pediatric primary care. *Journal of Pediatric Nursing, 20*(3), 163–169.

Rice, C., Baio, J., Van Naarden Braun, K., Doernberg, N., Meaney, F. J., & Kirby, R. S. (2007). A public health collaboration for the surveillance of autism spectrum disorders. *Paediatric Perinatal Epidemiology, 21,* 179–190.

Rutter, M. (1967). A children's behaviour questionnaire for completion by teachers: Preliminary findings. *Journal of Child Psychology and Psychiatry and Allied Disciplines, 8*(1), 1–11.

Rutter, M. (2000). Genetic studies of autism: From the 1970s into the millennium. *Journal of Abnormal Child Psychology, 28*(1), 3–14.

Rutter, M. (2005). Incidence of autism spectrum disorders: Changes over time and their meaning. *Acta Paediatrica, 94,* 2–15.

Rutter, M., Bailey, A., Bolton, P., & Le Couteur, A. (1993). Autism: Syndrome definition and possible genetic mechanisms. In R. Plomin & G. E. McClearn (Eds.), *Nature, nurture & psychology* (pp. 269–284). Washington, DC: American Psychological Association.

Schechter, R., & Grether, J. K. (2008). Continuing increases in autism reported to California's Developmental Services System: Mercury in retrograde. *Archives of General Psychiatry, 65*(1), 19–24.

Skaar, D. A., Shao, Y., Haines, J. L., Stenger, J. E., Jaworski, J., Martin, E. R., & ... Pericak-Vance, M. A. (2005). Analysis of the RELN gene as a genetic risk factor for autism. *Molecular Psychiatry, 10,* 563–571.

Social Security Administration, U.S. (2011). *Benefits for children with disabilities.* Washington, DC: Social Security Administration. Document #: 05-10026ICN (pp. 1–20). Retrieved from http://www.ssa.gov/pubs/10026.html

Steffenburg, S., Gillberg, C., Hellgren, L., Anderson, L., Gillberg, I., Jakobsson, G., & Bohman, M. (1989). A twin study of autism in Denmark, Finland, Iceland, Norway and Sweden. *Journal of Child Psychology and Psychia-*

try, *30*, 405–416.

Steffenburg, S., Gillberg, C. L., Steffenburg, U., & Kyllerman, M. (1996). Autism in Angelman syndrome: A population-based study. *Pediatric Neurology*, *14*, 131–136.

Tordjman, S., Gutknecht, L., Carlier, M., Spitz, E., Antoine, C., Slama, F., . . . Anderson, G. M. (2001). Role of the serotonin transporter gene in the behavioral expression of autism. *Molecular Psychiatry*, *6*, 434–439.

Volker, M. A., & Lopata, C. (2008). Autism: A review of biological bases, assessment, and intervention. *School Psychology Quarterly*, *23*(2), 258–270.

Webb, P. L. (2011). Screening for autism spectrum disorders during well-child visits in a primary care setting. *Journal of Nurse Practitioners*, *7*(3), 229–235.

Yang, M. S., & Gill, M. (2007). A review of gene linkage, association and expression studies in autism and an assessment of convergent evidence. *International Journal of Developmental Neuroscience*, *25*, 69–85.

Yeargin-Allsopp, M., Murphy, C., Oakley, G. P., & Sikes, R. K. (1992). A multi-source method for studying the prevalence of developmental disabilities in children: The Metropolitan Atlanta Developmental Disabilities Study. *Pediatrics*, *89*(4), 624–630.

整合全面性之泛自閉症護理照護概論 *3*

Ellen Giarelli

　　世界衛生組織將整合性照護（integrated care）定義為：診斷、治療、照護、復健與健康促進相關服務之整合、輸送、管理及組織。整合性照護乃改善醫療的可近性、促進品質、強化使用者滿意度與效率相關之服務方式（Gröne & Garcia-Barbero, 2002）。整合性照護亦被稱作個案管理、共同照護、全面性照護，以及無縫接軌照護。整合性照護為健康照護改革之世界趨勢，更強調合作及提供整體照護之整合模式（Kodner & Spreeuwenberg, 2002），代表醫療服務架構將重視互動回應且著重成本效益之健康體系，視為更具專業與更具負擔財政責任之方式。

護理人員在整合性照護之職責

　　罹患慢性病或身體、發展或認知障礙患者的需求複雜且持續，包括醫療、身體、精神與社交等層面，需同時接受多項照護服務，以免造成生活上許多困難。接受照護的形式包含居家、社區與機構等，因此患者皆需面臨服務項目與環境之改變。Robinson（2009）表示，健康專業者透過與家庭合作，協助家庭評估資訊，讓個案得以獲取醫療服務和持續居家照護是極為重要的。美國疾病管制與預防中心（CDC, 2009）亦支持此以病人為中心的觀點有助於健康需求複雜之患者。

健康專業人員對泛自閉症的認識

2000 年美國國會通過《兒童健康法案》，該法案要求進行自閉症盛行率、病因以及治療效用比較之研究。到 2001 年，美國社會開始持續關注泛自閉症。在美國疾病管制與預防中心的倡導與泛自閉症盛行率穩定成長的情況下，雖提高社會與專業人員的關注，但專業人員對泛自閉症的認識仍待加強。2005 年，Heidgerken 等人（Heidgerken, Geffken, Modi, & Frakey, 2005）在研究中指出，基層健康照護者與泛自閉症專業照護人員比較，認為：(1)自閉兒無社會依附，甚至對父母亦為如此（$F(2,150)=21.6, p=.001$）；(2)自閉兒是故意反對與不遵從的（$F(2,152)=12.23, p=.001$）；(3)自閉兒無情感行為（$F(2,152)=9.62, p=.001$）；(4)自閉兒的退縮大部分是因冷漠的拒絕型父母所致（$F(2,150)=8.8, p=.001$）。這些看法將會影響泛自閉症患者的照護。

護理人員在泛自閉症照護的角色延伸

根據美國醫學研究院（Institute of Medicine [IOM], 2010），超過 300 萬名護理人員在美國執業。護理為國家健康照護從業人員中，人數最多且規模最大的部門。因此，護理扮演相當重要的角色。2008 年，羅伯特·伍德·約翰遜基金會（Robert Wood Johnson Foundation, RWJF）與美國醫學研究院發起持續兩年之倡議，以了解與評估護理職業改變之所需，進而改變整個健康照護。IOM 委員會在 RWJF 倡議上，提出對未來護理發展的四大關鍵訊息，而此四大訊息可應用於泛自閉症整合性護理照護上：

- 護理人員應具充分的教育與訓練。
- 透過教育制度的改善，促進無縫之學術發展，護理人員藉此達到更高層級之教育訓練。
- 護理人員應作為醫師和其他健康照護等專業人員之合作夥伴，以重新規

劃整合性健康照護。

- 有效的人力資源規劃與政策制定，需仰賴更好的資料蒐集與資訊基礎。

不論臨床情境的性質如何，護理人員皆具改變特殊族群照護的機會。必須依循下列四大步驟：第一，護理人員必須拓展其相關知識，了解泛自閉症族群的特殊需求，並將此知識運用至醫療實務環境中；第二，為改善泛自閉症患者健康問題，護理人員需尋求更高層級之泛自閉症相關教育訓練；第三，護理人員應與其他所有臨床健康照護者合作，以重建健康服務體系，進而符合發展障礙患者的健康需求；最後，有效護理人力規劃與決策，需仰賴更嚴謹的泛自閉症患者終生健康問題及照護情境之相關資料蒐集和資訊基礎。

與醫師合作時，護理人員可透過初級與三級醫療服務來整合泛自閉症患者之獨特行為特徵（請參見延伸說明 3.1）。

延 伸 說 明 3.1

與醫師合作時之進階護理實務清單

- 為泛自閉症患者執行全面整合性評估，並下立醫療相關診斷。
- 歸屬進階實務範疇且符合合作協定的情況下，開立、執行、監視及說明診斷檢測。
- 轉介患者至其他具執照的健康照護人員，並與之會診；當患者另有需求時，亦予以協助，提供其他具執照的健康照護者作會診。
- 建立與執行治療計畫，包括下達執行治療計畫的命令。目前進階護理人員僅准許建立與執行藥物治療計畫。
- 完成出入院摘要，以利第三級健康照護機構的臨床單位進行後續照護。
- 開立血液檢查。
- 開立飲食計畫的醫囑。
- 開立居家健康與安寧照護的醫囑。

（續下頁）

延 伸 說 明 3.1（續）

- 開立訂購耐用的醫療設備的醫囑。
- 在健康照護體系中，相關規章、規範、條例或施政方針之許可範圍內，開立口頭醫囑。
- 進行物理治療與營養的轉介。
- 進行呼吸與職能治療轉介。
- 提供暫時性協助予有需要的家庭，並進行家庭的失調評估。
- 居家教育證明之給予。
- 執行與簽署美沙酮首次治療的評估，而美沙酮的治療醫囑僅限醫師開立。

資料來源：State Board of Nurisng of the Commonwealth of Pennsylvania (1977).

　　Kodner 與 Spreeuwenberg（2002）提出可促進整合性照護之五大範疇，其中兩大範疇與護理實務密切相關：服務輸送與臨床領域。服務輸送範疇強調醫療人員是如何被訓練的，如何共同完成他們的職責、任務與工作，如何與病患及其家庭主要照顧者相處，以及如何滿足病患及家屬的需要。臨床領域則包含在特定疾病的整個生命週期中對病患需求常見專業用語和標準的共識，商定常規標準之使用，以及維持持續性病患—照護者之溝通與回饋。此兩大範疇為泛自閉症護理照護的主要目標（請參見延伸說明 3.2）。

延 伸 說 明 3.2

泛自閉症整合性照護的目標

層級：特定環境之服務輸送

- 所有健康專業人員之整合與特定訓練。
- 資訊、轉介和協議規範之可用資源或可及途徑。

延伸說明 3.2（續）

- 標準化個案管理。
- 多學科／跨學科團隊的角色模範與練習。
- 全天候的報導或諮詢照護的取得。
- 整合性資訊系統。

層級：臨床領域

- 診斷標準之使用（如《精神疾病診斷與統計手冊第四版》或後續版本） 以及檢查共病診斷之訓練。
- 一致且全面性的評估程序。
- 共同照護計畫。
- 分段式臨床求診紀錄或自行處理單一病患之紀錄。
- 持續針對特定疾病之監測與協議規範。
- 共享式決策的標準支持工具，譬如實務方針、教學輔助教具與程序。
- 與病患／家屬定期聯繫和持續性支持與包容。

｜泛自閉症護理之思考模式｜

　　為建立最佳臨床照護計畫，護理人員可將以病人為中心之概念整合至泛自閉症診斷標準、核心特徵，以及病患行為症狀觀察等資訊照護中。

終生發展任務

　　初次接觸泛自閉症照護領域的護理人員，可能不甚清楚該如何著手將大量發展障礙的知識整合至更為廣泛的臨床照護中。建議可將發展觀點應用至評估作為開始，此過程護理人員需評值病患語言、說話、社交、動作、認知與適應

等不同發展之層面。

發展評估

　　初次接觸病患時，護理人員可比較該病患的實際年齡與發展年齡，意即評估病患行為、情緒和溝通是否符合同年齡所預期。並詢問以下問題：患者是否容易且能獨立地行動，抑或有否身體活動受限之情形？是否使用精緻型語言符碼做溝通，抑或語言縮限於回答「是」、「不是」，以及簡短片語？是否避免與他人交談及使用社交手勢，抑或退縮且無反應？穿著打扮是否整潔合宜？而臨床狀況的壓力須納入對病患評估的影響因素。評估結果為病患整體的發展與障礙之概況，進而作為護理人員照護方式、溝通模式、語言闡述與順從期望之參考來源。縱使整體性評估受限於護理人員與病患互動時間之短暫，但護理人員或許能從其明顯的限制中，學習到有用的圖像。倘若有需要，發展評估可透過更具系統化的方式來進行，以達建立長期治療計畫之目的。

　　Scarpinato 等人（2010）支持發展取向，並認為這些具體問題可協助開啟初次發展評估之執行。通常患者就學年級代表發展或認知功能程度，因此護理人員可藉由詢問未成年子女目前就讀的年級，來和其實際年齡做比較，同時亦可了解孩童的發展年齡。

泛自閉症照護之行為理論應用

　　此理論假設為所有行為皆有其目的。行為治療是大部分醫師採用的治療方式。行為治療經科學證實有效，最先是父母希望患者在學校和療育中心等環境外亦得以持續進行正向治療，而逐漸廣受家庭照顧者的歡迎。

　　治療師一致認為早期治療為改善泛自閉症患者預後之預測因子。過去二十五年來，越來越多文獻指出，泛自閉兒可透過密集之早期行為治療而獲得顯著改善，而該行為治療以應用行為分析準則為根據（Anderson, Avery, DiPietro, Edwards, & Christian, 1987; Birnbrauer & Leach, 1993; Harris, Handleman, Gordon,

Kristoff, & Fuentes, 1991; Lovaas, 1987; Magiati, Charman, & Howlin, 2007; Sallows & Graupner, 2005）。

　　雖然研究支持越早開始進行行為治療越好，但因無法預測出現個人相關健康照護需求的時間點，故患者可能會在生命過程的任一時間開始接受治療。所有行為治療的方式皆強調行為與環境之關係，而此行為分析為泛自閉症護理個案研究之基礎。因此護理照護與照護環境或許會根據在泛自閉症患者身上所觀察到的行為或預期行為而產生調整，而非依據患者的年齡。

　　行為治療之運用已超過四十五年，最初是為教育計畫所採用，且基於正常發展的順序，包括操作制約的使用，透過增強、消弱及懲罰等方式來超越或取代現有的增強來源（Lovaas, Newsom, & Hickman, 1987）。治療的成功與否，乃依據問題行為是否可在該偶然情況下有效避免來決定。而行為技巧最吸引人之處，在於執行的時間點相當地彈性。

● 環境建構與促進

　　Schopler 在 1972 年所發展的自閉症與溝通障礙兒童之治療與教育（Treatment and Education of Autistic and Communication-Handicapped Children, TEACCH）是最早被使用，且為最廣泛運用於泛自閉兒之結構化教學介入措施（Lord & Schopler, 1994）。TEACCH強調兩個基本準則：透過環境結構化促進兒童技能之學習，和促進各項功能的獨立性（Ozonoff & Cathcart, 1998）。相較於應用行為分析，即使兩者所呈現的預期結果或許相同，但TEACCH充分利用泛自閉症患者所擁有的技能予以協助，而非教導他們如何進入較為典型的環境。TEACCH極度強調環境的修正，透過視覺結構來彌補患者所缺損之能力，並藉由視覺—動作與重複性任務，譬如分類、配對或排列做訓練，而標註「開始」與「結束」的盒子或信封等皆屬視覺提示。藉由環境的輔助，避開患者的能力限制，以降低其困擾（Leader, Healy, & O'Connor, 2009）。

　　一旦患者透過臨床環境結構而明確做出「按時服藥」或「執行主動關節運動」等能力或動作時，即可立刻發覺臨床環境結構化促進患者技巧學習之重要性。舉例來說，如果當兒童或成人手術後，必須進行深呼吸運動，那麼護理人

員可設立一視覺工作處，並在患者的誘發性肺量計上放置標示「開始」、「第一次深呼吸」、「第二次深呼吸」、「結束」之墊子。

● 功能性評量與應用行為分析

臨床人員所進行的功能性分析或稱功能性評量為初步評估的方式之一，亦為應用行為分析治療典範的一部分。應用行為分析（applied behavioral analysis, ABA）是行為治療者用以描述與操作患者行為之方法（Harris & Weiss, 2007; Lovaas, 1987; Lovaas et al., 1987）。Iwata 等人（Iwata, Vollmer, Zarcone, & Rodgers, 1993）發展一具體操作方式，以確認問題行為之功能，稱作「功能性分析」，提供予醫師、研究人員等識別增強個案問題行為的具體來源。

在臨床實務上，「功能」指的是維持問題行為的強化因子，同時也被視為發展介入措施所需的資訊，以利期望行為取代問題行為。例如，護理人員可以評估患者的自傷行為，像是只要病床的布簾忽然拉開，有人輕拉導管，患者的自傷行為就開始。而透過此簡易功能性評量，患者問題行為的可能因素（突然闖入和接觸導致害怕或不安全感）可藉此具體指引提供醫護人員、來訪者進行評估和參考，消除其壓力來源，並減輕患者問題行為的強化因子，作為應用行為分析的構成要素之一。

功能性評量乃協助護理人員確認環境刺激和（或）維持行為變項之方法，需經直接觀察來進行，因此相當適用於初次接觸新病患或返診病患的情況。例如，護理人員觀察到病患出現重複不斷捲袖子、拉袖子的動作，初步推斷個案因該動作的感覺而導致此儀式性行為，進而開始調查是否為機械性、受傷或其他因素所致。護理人員在此脈絡下，確認患者的行為功能（預期效果）。直接觀察因果關係後，接著即為「實驗操作」或是執行一些行動來阻斷此因果關係，例如移除任何會增強問題行為之原因。而強化因子亦可能關係到社會層面，如對物品的關注，反之，負增強則將病患帶離負向刺激源（Iwata et al., 1994）。

自我傷害為泛自閉症患者的特徵之一（Aman & Farmer, 2011; Ando & Yashimura, 1979）。護理人員可能觀察到病患出現自我傷害行為，而認為其有自殘意圖，雖然可能非實情。Carr（1994）指出，幾乎所有自傷模式皆是有目的的，

且為了獲得關注、逃跑、強化感覺，或進入現實或事件等動機，而繼續做出自我傷害的行為。

作為應用行為分析要素之功能性分析，其目的為減輕問題行為，並促進期望行為，包括適當且具目的性的溝通、適應能力，以及在特殊情境下，至少表現出可被社會接受之行為。在臨床環境中，當患者的行為影響到所接受之醫療照護或當患者無法精確地表達意思時，則存在問題，可能需進一步進行功能性分析。

● **應用行為分析技巧**

雖然應用行為分析之具體策略與技巧是以發展障礙兒童為主要適用對象，但在任何學習環境中皆可執行，包括臨床醫療環境。縱使護理人員無法立即得知泛自閉症共病診斷之相關資訊，仍可透過預期性護理照護的進行，並試著運用應用行為分析方法來預測及預防問題。在臨床環境下，護理人員應詢問三大問題來分析前因、行為與後果。問題如下：(1)該行為剛發生不久前，怎麼了？(2)請清楚地描述行為本身；(3)行為發生後，緊接著出現什麼狀況？經過這類評估，護理人員或許可改變某些環境或人際互動之層面。改變臨床環境前，需考慮到症狀的普遍性，尤其是行為異常，以順應患者能力與特殊需求之個別性。表 3.1 呈列描述功能性分析之技巧，所有技巧策略皆涵蓋其中，但「懲罰」（嫌惡刺激）不適用於任何治療臨床環境中（Maurice, Green, & Foxx, 2001）。

護理人員可發展或檢測自己一系列的假說與評估策略，並作為臨床環境具體行為相關變項的資訊提供。護理人員可將這些技巧實務應用於任何病患上。圖 3.1 闡述一位泛自閉症患者至門診欲進行手術前檢測的功能性評量步驟。

泛自閉症患者及其家庭之護理照護

為提供泛自閉症患者最高標準之終生照護，必須付出持續的精力，始可給予患者妥善的照護合作，而護理人員的獨特技能使之成為該族群照護的理想協調者。同時護理人員亦可提供穩固的家庭中心倡議和支持、教育，以及基層照

表 3.1 ■ 應用行為分析之具體策略與技巧

技巧	定義
塑造	系統性操作前因與後果，以增進或降低特定行為之發生率。
提示與弱化	透過口頭或身體線索之提示，增加兒童做出期望行為之機會。當兒童的期望行為出現次數逐漸增多時，則可有系統地減少提示。
串聯與逆向串聯	串聯意指將複雜的任務分解成多個較小的單位，進而較容易逐步塑造發展。根據不同情況，護理人員可從頭開始依序進行，抑或從最後的部分開始返回操作。
類化	不論環境或情況如何，直到個體可完成一任務，才稱作完全學會。但這並非臨床之預期結果。提示與任務應輪流由不同人在不同環境中使用，以達類化之作用。此技巧或許較適用於長期慢性照護上。
單一嘗試教學法（DTT）	此教學法對「訓練者」與接受訓練者之間的互動具有清楚的定義，並依循特有模式進行：訓練者提供刺激（要求、任務或模仿行為），接受訓練者回應之，而訓練者再對此給予回饋。回饋包括：
● 正增強	● 提供接受訓練者所期望的結果，如食物、情感、口頭讚美，或期盼之物品或活動。
● 負增強、消弱	● 移除接受訓練者所厭惡的事物。譬如，對於不願待在床上的患者而言，撤除濕掉且不舒服的床單或許即是所謂的負增強。
● 懲罰	● 目前已不再建議使用懲罰，取而代之的是口頭訓斥或移除接受訓練者所期盼的物品。懲罰已不適用於臨床環境。
● 忽略與隔離	● 忽略包含消除或「消滅」個體對請求的拒絕。譬如當患者不想接受治療或服藥時，護理人員即可運用此技巧。此外，忽略亦包括不給予口頭獎勵、不回應需要或不理會依靠／脅迫姿態。隔離則是讓患者暫時離開正進行中的活動。
區別性增強	增強社會可接受的替代行為，如以開口尋求協助代替大聲喊叫。

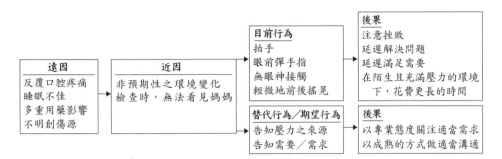

**圖 3.1 ■ 功能性評量：病患（男性，15 歲）以輪椅進入門診，為幾天後的口腔
手術進行術前檢查**

護服務。雪梨科技大學兩名護理教授將混沌理論套用至自閉症，以此說明過度
規則化所扮演的角色，並提出對非線性系統健康狀況之不同看法（Cashin & Wat-
ers, 2006）。

● 混沌理論

　　泛自閉症被描述為聚焦於「存在於世」（be-in-the-world）的一種方式，而
這樣的概念也說明了各種行為特徵都有這樣一個目的。混沌理論在存在哲學中，
有某些前提（Heidegger, 1949），且該理論亦是為了解異常行為起因與影響之
架構，像是受限且重複的動作。混沌理論的擁護者，相信在系統內的小小變化
會造成往後系統內不可預測的變化（Barker, 1996）。根據混沌理論，健康體制
是混亂、複雜、動態且具適應性的，而體制的過度規則化與線性（Andrade,
1995）是有害的。泛自閉症障礙是個高度複雜的精神行為疾患，集結許多複雜
的行為與症狀。

　　在泛自閉症的案例中，過度規則化指的是重複行為與受限的興趣，而這些
因素阻礙適應，被視作異常且不健康。然而重複行為，或許是泛自閉症患者認
知中，因應壓力與存在這世上的唯一方式。當此理論概念應用至臨床處遇時，
護理人員將可了解患者在面對一般的臨床醫療經驗時，為何會產生極大反應。
例如，倘若泛自閉症成人患者必須等待一個小時才能看診，這將對他存在於這
世上的模式產生巨大的干擾，但為了「適應」此狀況並減輕自我壓力，患者重

複行為的情形因而加劇，而由此產生的行為則可能被視為「崩潰」。但若護理人員應用混沌理論至觀察評估時，將可解釋患者潛在心理機轉，進而設想如何協助患者逐漸恢復其對同一性需求之平衡。如同 Cashin 與 Waters（2006）所述，「對自閉症患者而言，全新情境是個充滿壓力的經驗，即使身旁有支持仍亦是如此……。任何治療皆必須為整體性且具個別性，並將個案三大缺損（溝通、行為與社交）的每一層面納入考量」（pp. 228, 229）。因此，長時間的等待對這類病患是無法被接受也是不妥當的。

護理在臨床情境的功能與職責

泛自閉症是長期、慢性且廣泛性的疾患，患者一生中所有層面皆會受到影響。對泛自閉症患者而言，護理的角色與專業責任包含長期評估與觀察、教育與教學，以及處置與治療（請參見表 3.2）。

健康照護的規範重點為具目的性質之「為患者服務」。但 Timmermas 與 Haas（2008）對此態度立場存有許多批評，因而提出病患逐漸且應成為照護過程中參與者之論點。早在四十五年前，Parsons（1965）便曾提議「病患與健康照護者合作時，參與疾病照顧與復原乃其責任」（pp. 286-287）。而護理人員必須學習泛自閉症的特定相關知識，以利自己有效及盡可能地提供相關照護。

May（2010）提出臨床環境是由具社會模式之「工作項目」、疾病與健康相關概念資訊所共同組成。而此工作項目是專業人員與病患一同規劃安排而成，包含認知參與、集體行動與反思性監測。認知參與需要護理人員與病患的互動合作，且仰賴所有參與者的投入與意見；集體行動將病患視作「疾病」的一部分，並以此塑造情境因素，進而促進參與。在集體行動中，護理人員須對自己的專業醫療能力有自信，並獲得病患的信任。反思性監測則是讓疾病—健康（illness-wellness）的意義合乎情理，而此需要病患與護理人員雙方對工作項目與臨床環境有一定的了解（May, 2010）。

表 3.2 ■ 泛自閉症護理之功能與職責

評估／觀察	教育／教學	處置／治療
泛自閉症篩檢	衛教父母／篩檢	轉介至醫院評值
發展篩檢	衛教父母／發展	轉介眼科
聽力和視力檢查	衛教父母／醫療監測	轉介耳科
行為評估	衛教父母／行為治療	轉介精神科
身體健康檢查	衛教父母／泛自閉症社區	轉介小兒發展醫師
藥物反應監測	教育與服務	開立選擇性藥物
藥物副作用監測	衛教人員／會診其他照護	提供泛自閉症治療
治療反應監測	提供者	操作泛自閉症診斷工具
共病評估	家庭成員壓力管理	家訪追蹤檢查
環境／居家評估	指引如何與照護提供者互	處理醫療共病
睡眠、感覺和活動評估	動	血糖監測與注射
全面身體檢查	提供性教育	執行氣喘治療
營養評估	與醫護人員合作	設計全面性照護計畫
個別化照護計畫	進行手足課程	症狀控制
照護紀錄		進行行為介入
致力於研究計畫之準備		進行感覺統合治療
研究資料蒐集		發展規範：健康議題
資料登入、整理、分析		靜脈穿刺
手稿準備		藥物給予和管理
		設計營養照護計畫
		在社區開設篩檢診所
		家庭壓力管理
		與家庭溝通健康議題
		青少年轉銜計畫
		進行父母支持團體
		父母決策支持
		互相配合照護要素
		團隊照護合作
		提供急救
		衛生協助

● 反思性監測例子

在所有臨床情境下，將泛自閉症特徵納入考量乃極為重要。較年長的泛自閉症兒童與成人患者因缺乏口語溝通，可能無法理解他人的幽默，或不具惡意地對其健康照護或治療做評論。

泛自閉症患者對個人空間具不同的解釋。譬如，認為急診的床簾需保持關閉。輕觸他們的肩膀時，他們可能視之為侵犯隱私。患者固著現象、發脾氣和重複行為或許是為了表達疼痛，也可能是因感覺刺激處理問題所致。泛自閉症患者可能偏向感覺尋求抑或感覺趨避，且對光線、聲響或觸摸有異常反應。某些患者擁有良好的聽力，因而可能對護理人員和同事之間小聲的討論產生誤解（Baas, 2006）。

● 基層照護活動——醫療居家模式

護理人員接受泛自閉症照護訓練後，將能提供基層照護服務予泛自閉症患者，該服務包括全面性身體與行為評估、給藥、全面性照護計畫之監督、泛自閉症篩檢與診斷檢查、全面性健康照護與營養計畫，以及病患衛教。理想上，上述每個服務應由進階臨床護理人員來執行，倘若學士級護理人員受過泛自閉症護理照護專業訓練者，亦可執行。

相較於發展正常的兒童，泛自閉症患者在現今醫療模式下仍無法接受充分的基層健康照護。因此，健康照護專業人員應更加強調該族群的一般小兒照護，而非僅重視泛自閉症之相關特定議題。然而，由於目前兒科醫療服務模式之發展，並非針對於滿足複雜健康疾病的兒童需求，故應額外發展這類族群的兒童照護體制（Brachlow, Ness, McPheeters, & Gurney, 2007）。

美國兒科醫學會強調，醫療居家模式可為泛自閉症族群創造最佳健康結果，同時以家庭為中心的方式進行，確保持續性、全面性照護之可近性（Medical Home Initiatives for Children with Special Needs Project Advisory Committee, American Academy of Pediatrics, 2002）。

● 醫療居家模式與專科護理師

醫療居家模式在 1967 年首次由美國兒科醫學會提出，自此，該模式被視為照護具複雜醫療需求兒童的最有效方式（Larson & Reid, 2010）。醫療居家模式的宗旨為，照護將是全面性、具文化敏感性、可近性、持續性、合作且具包容性的（Medical Home Initiatives for Children with Special Needs Project Advisory Committee, American Academy of Pediatrics, 2002）。因患者及其家屬可透過網路等大眾媒體取得疾病相關資訊，因此在設計照護計畫時，需顧及病患與家屬的知識，並允許共享式臨床決策之進行（Kilo & Wasson, 2010）。同時，以病患為中心的照護，亦包括衛教患者及其家庭自我管理之方式（Kilo & Wasson, 2010）。

泛自閉症族群與其他具複雜健康疾病族群之間的健康照護輸送差距，進一步說明泛自閉症照護的醫療家庭模式之重要性。例如，泛自閉兒所接收到的全面性與專業協調照護比其他具特殊健康照護需求（如氣喘）的兒童少（Brachlow et al., 2007）。泛自閉兒父母亦表示，他們感受到自己孩子所接受的以家庭為中心照護比其他具特殊健康需求兒童少；且認為該照護的缺乏是因照護提供者看診時間不足所致（Brachlow et al., 2007）。

醫師的自陳結果與上述研究結果相當一致。該研究指出，醫師認為照護泛自閉兒所獲得的勝任感比照護神經發展和（或）複雜醫療疾病低（Golnik, Ireland, & Borowsky, 2009），且缺乏醫療居家模式所需的家庭信賴與滿意度等關鍵要素。有鑑於此，該研究的醫師相信，比起罹患其他神經發展或複雜疾病的兒童，泛自閉兒的基層照護有更多需改善與努力的空間。

此外，泛自閉症成人患者亦面臨相似的不平等照護。Walsh 與 Kastner（1999）指出，泛自閉症成人患者的健康照護品質常見問題，包括缺乏品質量測與病患回應系統。該研究與其他研究（Kaplan, 1991; Testa & Simonson, 1996）皆強調，泛自閉症健康照護品質具四大範疇：結構、過程、健康結果與滿意度。雖然結構與過程主要並非在於患者身上，但健康結果與滿意度則是來自照護接受者。Walsh 與 Kastner（1999）提出可增進健康照護品質之方法，稱作「技術

適當性」（p. 2），並回應「過去臨床處置有效率與效能嗎？」之問題。然而，至今尚無泛自閉症患者滿意度之相關護理研究。

● 護理照護最佳實務

護理人員管理照護模式符合「技術適當性」，可協助健康照護者協調全面性服務，並處理泛自閉症族群之特殊需求。為達技術適當性，該照護必須充分具彈性化，以利與其他健康服務整合，好比給藥、飲食與營養監管，以及共病和其他慢性身體與心理疾病之照護管理。例如，泛自閉症患者自兒童時期開始即具高比率服藥，因其同時發生多項醫療與精神疾病，需同時使用精神科藥物（Mandell et al., 2008）。然而這些藥物可能會導致身體後遺症，並與甲狀腺疾病、心臟疾病、氣喘、疼痛等藥物產生相互作用。

● 多重用藥管理

對罹患一種或數種健康問題的病患來說，多重用藥指的是使用若干不同藥物，而這些藥物可能由不同醫生開立，並於不同藥局領取。而泛自閉症患者需以多重用藥來治療，因此藥物管理更是需謹慎以待。專科護理師具有能力處理多重用藥的複雜交互作用。另外，進行全面性照護時，必須密切觀察與預防藥物副作用。

Lewis 等人（Lewis, Lewis, Leake, King, & Lindemann, 2002）以 353 位發展障礙成人患者為研究對象，指出三分之一的獨居或與家人同住的成人患者，曾接受過精神科藥物治療，但其中僅 24%患者曾會診精神科，36%服藥組在無明確診斷下服藥。Lubetsky 與 Handen（2008）針對美國北卡羅萊納州的 3,000 個家庭調查報告指出，46%受試者曾因行為症狀而接受精神科藥物治療。21.7%服用抗抑鬱劑，16.8%服用抗精神病藥物，13.9%則曾使用興奮劑。請參見表 3.3 之泛自閉症用藥。有鑑於許多泛自閉症患者使用精神科藥物，護理人員必須在任何治療計畫確立前，及早確定患者的藥物與劑量。

表 3.3 ■ 泛自閉症多重用藥

分類	症狀	藥物	可能副作用
興奮劑 （Handen, Feldman, Gosling, Breaux, & McAuliffe, 1991; D. J. Posey et al., 2004; Quintana et al., 1995）	過動、注意力不集中、衝動	Methylphenidate (Concerta、Metadate CD、Methylin、Ritalin) Dextroamphetamine、amphetamin (Adderall)	退縮 易怒 食慾不良 體重下降 體重上升 食慾增加 動作型抽搐
非興奮劑 （Handen, Sahl, & Hardan, 2008; Jaselskis, Cook, & Fletcher, 1992; D. J. Posey et al., 2004）	注意力不足過動症 過動、注意力不足、衝動	Clonidine (Catapress、Jenloga、Kapvay、Nexiclon) Guanfacine (Tenex、Intuniv) Atomoxetine (Strattera)	鎮靜 活動力減低 血壓變化 口乾 便祕 頭痛 頭暈 神經緊張 腸胃不適 嘔吐 噁心 紅疹 焦慮
抗抑鬱劑 （Antochi, Stavrakaki, & Emery, 2003; Fukuda, Sugie, Ito, & Sugie, 2001; Hellings, Kelley, Gabrielli, Kilgore, & Shah, 1996; Hollander et al., 1998; Hollander, Kaplan, Cartwright, & Reichman, 2000; McDougle et al., 1998; McDougle et al., 1996; Steingard, Zimnitzky, DeMaso, Bauman, & Bucci, 1997）	焦慮 憂鬱症 強迫行為 儀式行為與固著行為 情緒爆發 躁鬱症	SSRIs Fluoxetine (Prozac、Reconcile、Rapiflux、Sarafem、Selfemra) Fluvoxamine (Luvox) Buproprion (Wellbutrin、Budeprion、Buproban、Aplenzin、Zyban) Paroxetine (Paxil、Pexeva) Sertraline (Zoloft) Citalopram (Celexa) Venlafaxine (Effexor)	焦慮 自殺意念 腸胃不適 失眠 口乾 嗜睡 食慾改變

（續下頁）

表 3.3 ■ 泛自閉症多重用藥（續）

分類	症狀	藥物	可能副作用
抗精神病藥物 非典型抗精神病藥物 （Aman & Langworthy, 2000; Campbell et al., 1997; Posey & McDougle, 2003）	躁症 思維障礙 攻擊行為／躁動 刻板行為 動作型抽搐	Chlorpromazine (Thorazine) Thioridazine (Mellaril) Haloperidol (Haldol) Risperadone (Risperdal) Olanzapine (Zyprexa) Quetiapine (Seraquel) Ziprasidone (Geodon) Aripiprazole (Abilify)	糖尿病高風險 體重增加 食慾增加 疲憊 錐體外徑副作用 類巴金森氏症 靜坐不能 急性肌肉張力障礙反應 暈眩、流口水 嗜睡 抗精神藥物惡性症候群
情緒穩定劑 （Belsito, Law, Kirk, Landa, & Zimmerman, 2001; Childs & Blair, 1997; Hollander, Dolgoff-Kasper, Cartwright, Rawitt, & Novotny, 2001; Kerbeshian, Burd, & Fisher, 1987; Steingard & Biederman, 1987）	躁鬱症 自傷行為 攻擊行為 憂鬱症 衝動 行為違常	Topiramate (Topamax、Topiragen) Lithium (Eskalith、Lithobid) Valproic acid (Depakene、Depakote) Carbamazepine (Tegretol、Carbatrol、Epitol、Equetro) Lamotrigine (Lamictal) Oxcarbazepine (Trileptal) Levetiracetam (Keppra)	甲狀腺功能低下 體重增加 震顫 口渴 多尿 肌肉無力 心電圖變化 腎因性尿崩症 出血性胰臟炎 可能先天缺陷 肝衰竭 鎮靜 腸胃不適 禿頭 再生不良性貧血 顆粒性白血球缺乏症 低血糖 紅疹 水腫

● 確保安全

在基層照護架構下，泛自閉症族群另一健康特殊需求為密集的安全評估與安全教育。基本安全技巧需定期評估，接著可能需請行為專家介入。由於泛自閉兒衝動的比率高，因此他們四處遊蕩、逃跑、從高處向下跳或做出其他會引起危險等動作之風險亦高（Stull & Ladew, 2010）。識別手環和居家改造即國家自閉症協會（National Autism Association）所提出的基本安全技巧之一（Debbaudt, 2005）。而為提升對泛自閉症家庭的健康與安全，這些增進安全的技巧為護理人員技能之一。

聽力與視力缺損的評估亦為安全評估的重要要素。該族群即如一般族群，具同等聽力與視力缺損風險，因此視力與聽力評估為照護所不可或缺的部分。而這類評估不僅只限於兒科病患，隨著年齡增長，聽力與視力問題可能會更加惡化，故泛自閉症成人患者仍可能持續出現此問題。

聽力與視力評估，連同其他安全評估，應於泛自閉症篩檢與診斷程序中進行，以排除注意力不集中、無眼神接觸以及對自己名字無反應等其他因素。另外，護理人員必須快速地執行聽力與視力評估，且當患者出現疑似視力或聽力缺損之徵兆時，也要再次做評估確認。而聽力與視力評估對任何泛自閉症患者而言可能充滿壓力，患者的不遵從可能導致部分檢查項目遭省略或檢查結果欠準確（Davis & Stiegler, 2010）。雖然許多技巧可協助護理人員執行聽力或視力評估，但最重要的是護理人員有意願認識泛自閉症核心特徵，且可依個別需求來調整照護。

● 確保適當的營養

營養評估對病患很重要，特別是具進食與感覺異常病史的兒童或成人。護理人員可衛教泛自閉兒父母和泛自閉症成人患者關於營養需求（Herndon, DiGuiseppi, Johnson, Leiferman, & Reynolds, 2009）與食物挑選（Schreck, Williams, Smith, 2004）之議題，或至少協助家庭照顧者了解媒體所宣稱且受到大眾支持的「自閉症飲食」之潛在危險或好處。護理人員可藉由提供最佳食物營養，並

監督患者食物攝取來予以協助（BMJ Group, 2010），護理人員同時亦需尊重個人的選擇。

● 與其他專家和治療師合作

若為滿足泛自閉症患者的健康需求，需應用多學科整合的照護模式，在其中護理人員為專業團隊（包括行為治療師、專科醫師、心理學家等）中的一員。電子醫療紀錄蒐集團隊的病例報告，增進團隊成員間的溝通與合作。

● 與當地學校校護合作

當兒童就學與學校表現受到健康問題的影響時，校護在他們的生活中扮演著重要角色。校護不僅可評估泛自閉兒的溝通與身體需求，亦可提供家長及學校人員泛自閉症相關支持與教育。校護為讓每個學童可獲得所需的健康需求，需替每個學童設立個別化健康計畫（Bellando & Lopez, 2009）。藉由教育學校的教職成員，校護可為泛自閉兒創造最佳的學校環境，促進健康發展（Cade & Tidwell, 2001）。

● 提供年長的青少年與成人之次級與三級健康照護

對年輕的泛自閉成人及其家庭，兒科至成人之健康照護轉銜效能顯得較為困難與不足（McDonough & Revell, 2010）。轉銜過程中，最大困難之一為決定泛自閉症成年早期患者健康照護服務有哪些需要。學校照護可能是兒童唯一可獲得的初級照護，但兒科初級照護可能將在患者 21 歲時驟然結束。

● 額外之健康照護

若泛自閉症青少年與成人患者欲在社區取得健康照護服務，將必須處理許多議題，包括至醫療場所的交通、照護服務費用、自我表達，以及臨床情境下的行為等（Geller & Greenberg, 2010）。因此，全面整合性護理照護將以協助患者適應工作場所與高中後的教育環境或在團體機構生活為目標，透過諮詢等方式來協助病患轉銜至社區。

予父母和家庭照護者之支持

如同其他兒童時期的診斷，泛自閉症會對家庭成員的生活品質產生偌大的影響，特別是患者的父母，有的父母可能會因自己孩子所罹患的疾病，而極度悲慟與失落。為了符合患者的各項需求，照護上更是需付出額外責任，而此亦造成個人與社會上無情的負擔。因此，護理人員的挑戰為開創一照護模式，在所有患兒健康照護軌跡的重要時刻，支持患者父母。此外，亦需留意有些泛自閉症患者會與父母同住，直到父母年邁逝世，而此可能會衍生出機構化的狀況。

越來越多提倡者關注到照顧者接受介入措施後，應檢視對患者效果如何。臨床人員使用其他研究族群來支持以下的看法：當父母壓力減輕，患兒的壓力亦將隨之減少。而在泛自閉症診斷確立的一段時間內，父母壓力特別大，此時是護理介入措施的理想時機。Giarelli 等人（Giarelli, Sounders, Pinto-Martin, Bloch, & Levy, 2005）發現診斷確立後，提供護理介入措施予父母，可減緩疾病對患者的影響和壓力。護理人員的重要角色為協助父母如何回應泛自閉症孩子、其他正常發展的孩子（如果有的話）以及自身之需求。

● 父母的壓力與焦慮

壓力與焦慮是泛自閉症兒童父母常見的困境。患兒的行為問題與父母壓力相關，且會相互循環地加劇彼此間的影響，譬如父母壓力提升時，患兒問題行為增加，反之亦然。根據 Dabrowska 與 Pisula（2010）的研究指出，泛自閉症兒童父母的壓力比唐氏症兒童父母的壓力甚至有過之而無不及，這項研究同時也提及父母面對壓力的三大因應機轉（任務導向、情緒導向、逃避導向）。研究人員發現，使用情緒導向的泛自閉兒父母會出現較大的親職壓力，反而任務導向的泛自閉兒父母壓力較低。

根據研究結果可清楚發現，泛自閉兒父母相當需要壓力管理措施的介入，甚至比其他具有複雜疾病的孩童父母更加需要（Dabrowska & Pisula, 2010）。任務導向協助父母順利處理多項照護層面，而健康照護亦為其中之一。另外，

任務導向為專科護理師長久以來所使用的技巧，其目的是讓照顧者了解如何處理照護具醫療需求家人之責任，進而將之應用於泛自閉症患者身上。

泛自閉症之整體家庭照護是個複雜的工作。Rivers 與 Stoneman（2003）探討，當家庭內同時有正常發展的小孩與泛自閉症的小孩，那麼婚姻壓力的增加如何與手足關係相互影響，進而危及這些手足關係。基本上，婚姻壓力可預測手足關係的品質（Rivers & Stoneman, 2003）。護理人員可從家庭環境開始著手評估，並確認有否可促進或阻礙穩定與扶持家庭之因素。對泛自閉症患者及其照顧者來說，每個家庭內的人際關係對於建立長期照護與支持是相當重要的。

● 手足支持

全面性護理照護包括家庭支持，而該支持程度甚至高於醫療居家模式。手足支持為家庭治療的重要項目。護理人員可促進父母與手足進行團體討論與活動，以及手足之個別諮商。較為年幼的手足（小於 10 歲）在此過程中特別受到影響，他們可能會認為自己遭到冷落、被拋棄在家，尤其泛自閉症患者的症狀需父母大量關心，或患者具攻擊與破壞行為時，手足甚至認為自己是受害者。有的手足可能因年紀仍小，無法理解此特殊狀況，也可能無能力自我倡導。此外，手足間可能亦有模仿的風險，正常發展的手足可能會採取異常行為，以為如此即可爭取到父母等他人對自己的關注。年幼的手足則可能會退縮到安靜的空間，進而感到與其他家庭成員孤立（Benderix & Sivberg, 2007）。而這些複雜的家庭動力可於諮商時，由受過訓練的心理健康專業人員與專科護理師來處理。

泛自閉症患者的手足似乎較早熟且具責任感，此責任感是為了減輕父母與患者的負擔。同時，他們亦伴隨難過、悲傷與同情手足的感受出現，尤其是考慮到患者未來遠景與長遠計畫時（Benderix & Sivberg, 2007）。護理人員可協助手足發展對患者的洞察與同理心，同時幫助他們處理因手足為泛自閉症患者所產生的每日困境。研究證明這樣的支持能夠凝聚家庭（Elder & D'Alessandro, 2009）。

● 社區延伸服務與活動

　　社會大眾不可將失能視作個體的重要缺陷，而是應以更具建設性且適當地辨識所謂的「失能」是如何因與社會規範不一致而產生的。若要真正地讓泛自閉症範疇有所進步，不能僅著重於泛自閉症患者，還需解決那些讓他們成為失能的社會諸多層面。

　　護理人員進行社區教育的有效方法為，在社區提供課程，且該課程依特定社區而有所調整。教育一般群眾或泛自閉症患者關於泛自閉症的資訊，課程可能包含泛自閉症核心特徵的描述、發展里程碑、當地可用服務，以及求職與健康促進策略之指引等。

發展照護計畫

　　精神狀態正常者與精神狀態異常者的差異，亦可稱為「有能力者」（able）和「能力殊異者」（differently able）之間的差別，而此差別在於完成事務的速度。當個體身體失能，則動作會稍緩、步伐吃力、姿勢擺放需花較久的時間。當身體活動缺損時，語言接收能力與表達能力的部分亦可能受損。對泛自閉症患者而言，診斷可能包含語言或感覺處理遲緩等問題，因此他們可能需要更多時間做回應與思考，且無法同時處理多項事務。當與泛自閉症患者接觸時，護理人員可運用以下三點來因應，另外，護理人員亦可在任何時間點的互動中運用這三點為患者設計照護計畫：預先準備（**Anticipated**）、緩慢下來（**Slow**），和深思熟慮（**Deliberate**）。

｜ 總結 ｜

　　護理人員應為泛自閉症患者提供終生之全面整體性照護。護理照護係由發展階段評估與功能性分析開始著手。最佳實務要求護理人員將泛自閉症核心特

徵與相關特質的知識與醫療問題及共病現象的評估做一整合。而照護計畫則透
過多學科專業人員所組成的團隊，以及病患與其家庭的合作，依據照護策略來
調整適合病患之環境。

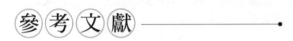

Aman, M. G., & Farmer, C. A. (2011). Self-injury, aggression, and related problems. In E. Hollander, A. Kolevzon & J. T. Coyle (Eds.), *Textbook of autism spectrum disorder*. Washington, DC: American Psychiatric Publishing.

Aman, M., & Langworthy, K. (2000). Pharmacotherapy for hyperactivity in children with autism and other pervasive developmental disorders. *Journal of Autism and Developmental Disorders, 35*(5), 451–459.

Anderson, S. R., Avery, D. L., DiPietro, E. K., Edwards, G. L., & Christian, W. P. (1987). Intensive home-based intervention with autistic children. *Education and Treatment of Children, 10*, 352–366.

Ando, H., & Yashimura, I. (1979). Effects of age on communication skill level and prevalence of maladaptive behaviors in autistic and mentally retarded children. *Journal of Autism and Developmental Disorders, 9*, 83–93.

Andrade, C. (1995). Chaos in science, medicine and psychiatry. *Psychiatric Update, 1*, 39–41.

Antochi, R., Stavrakaki, C., & Emery, P. C. (2003). Psychopharmacological treatments in persons with dual diagnosis of psychiatric disorders and developmental disabilities. *Postgraduate Medicine Journal, 9*, 139–146.

Baas, K. (2006). Specialty: Autism approaches need to be tailored to each person. *Pennsylvania Nurse, 61*(1) 14–15.

Barker, P. (1996). Chaos and the way of Zen: Psychiatric nursing and the uncertainty principle. *Journal of Psychiatric and Mental Health Nursing, 3*(4) 235–243.

Bellando, J., & Lopez, M. (2009). The school nurse's role in treatment of the student with autism spectrum disorders. *Journal for Specialists in Pediatric Nursing, 14*(3), 173–182.

Belsito, K. M., Law, P. A., Kirk, K. S., Landa, R. J., & Zimmerman, A. W. (2001). Lamotrigine therapy for autistic disorder: A randomized, double-blind, placebo-controlled trial. *Journal of Autism and Developmental Disorders, 31*, 175–181.

Benderix, Y., & Sivberg, B. (2007). Siblings' experiences of having a brother or sister with autism and mental retardation: A case study of 14 siblings from five families. *Journal of Pediatric Nursing, 22*(5), 410–418.

Birnbrauer, J. A., & Leach, D. J. (1993). The Murdoch Early Intervention Program after 2 years. *Behavioral Change, 10*, 63–74.

BMJ Group. (2010). *Strict diets may not help children with autism*. Retrieved from http://www.guardian.co.uk/life andstyle/besttreatments/2010/may/20/strict-diets-may-nothelpchildren-with-autism

Brachlow, A. E., Ness, K. K., McPheeters, M. L., & Gurney, J. G. (2007). Comparison of indicators for a primary care medical home between children with autism or asthma and other special health care needs: National Survey of Children's Health. *Archives of Pediatrics & Adolescent Medicine, 161*(4), 399–405.

Cade, M., & Tidwell, S. (2001). Autism and the school nurse. *Journal of School Health, 71*(3), 96–100.

Campbell, M., Armenteros, J. L., Malone, R. P., Adams, P. B., Eisenberg, Z. W., & Overall, J. E. (1997). Neuroleptic-related dyskinesias in autistic children: A prospective, longitudinal study. *Journal of the American Academy of Child & Adolescent Psychiatry, 36*(6), 835–843.

Carr, E. (1994). Emerging themes in the functional analysis of problem behavior. *Journal of Applied Behavioral Analysis, 27*(2), 393–399.

Cashin, A., & Waters, C. (2006). The undervalued role of over-regulation in autism: Chaos theory as a metaphor and beyond. *Journal of Child and Adolescent Psychiatric Nursing, 19*(4), 224–230.

Centers for Disease Control and Prevention. (2009). Prevalence of autism spectrum disorder. Autism and Developmental Disabilities Monitoring Network, United States, 2006. *Morbidity and Mortality Weekly Review 58*(SS 10), 1–20.

Charns, M., & Tewksbury, L. (1993). *Collaborative management in health care: Implementing the integrative organization.* San Francisco, CA: Jossey-Bass.

Child Health Act. (2000). Public Law 106-310 Sec. 1004. Retrieved from http://www.samhsa.gov/legislate/Sept01/childhealth_Title31.htm

Childs, J. A., & Blair, J. L. (1997). Valproic acid treatment of epilepsy in autistic twins. *Journal of Neuroscience Nursing, 29,* 244–248.

Cooper, J. O., Heron, T. E., & Heward, W. L. (2007). *Applied behavioral analysis* (2 ed.). Upper Saddle River, NJ: Pearson Education.

Dabrowska, A., & Pisula, E. (2010). Parenting stress and coping styles in mothers and fathers of pre-school children with autism and Down syndrome. *Journal of Intellectual Disability Research, 54,* 266–280.

Davis, R., & Stiegler, L. (2010). Behavioral hearing assessment for children with autism. *ASHA Leader, 15*(5), 5–6.

Debbaudt, D. (2005). *Autism safety toolkit.* Retrieved from http://www.nationalautismassociation.org/safety toolkit.php

Elder, J. H., & D'Alessandro, T. (2009). Supporting families of children with autism spectrum disorders: Questions parents ask and what nurses need to know. *Pediatric Nursing, 35*(4), 240–245, 253.

Esbensen, A. J., Greenberg, J. S., Seltzer, M. M., & Aman, M. G. (2009). A longitudinal investigation of psychotropic and non-psychotropic medication use among adolescents and adults with autism spectrum disorders. *Journal of Autism & Developmental Disorders, 39*(9), 1339–1349.

Fukuda, T., Sugie, H., Ito, M., & Sugie, Y. (2001). Clinical evaluation of treatment with fluvoxamine, a selective serotonin reuptake inhibitor in children with autistic disorder. *No to Hattatsu [Brain & Development], 33,* 314–318.

Geller, L. L., & Greenberg, M. (2010). Managing the transition process from high school to college and beyond: Challenges for individuals, families, and society. *Social Work in Mental Health, 8*(1), 92–116.

Giarelli, E., Sounders, M., Pinto-Martin, J., Bloch, J., & Levy, S. (2005). Intervention pilot for parents of children with autistic spectrum disorder. *Pediatric Nursing, 31*(5), 389–399.

Golnik, A., Ireland, M., & Borowsky, I. W. (2009). Medical homes for children with autism: A physician survey. *Pediatrics, 123*(3), 966–971.

Gröne, O., & Garcia-Barbero, M. (2002). *Trends in integrated care: Reflections on conceptual issues.* Copenhagen, Denmark: World Health Organization.

Handen, B. L., Feldman, H., Gosling, A., Breaux, A. M., & McAuliffe, S. (1991). Adverse side effects of Ritalin among mentally retarded children with ADHD. *Journal of the American Academy of Child & Adolescent Psychiatry, 30,* 241–245.

Handen, B. L., Sahl, R., & Hardan, A. Y. (2008). Guanfacine in children with developmental disabilities. *Journal of Developmental and Behavioral Pediatrics, 29*(4), 303–308.

Hanley, G., Iwata, B. A., & McCord, B. (2003). Functional analysis of problem behavior: A review. *Journal of Applied Behavioral Analysis, 36,* 147–185.

Harris, S. L., Handleman, J. S., Gordon, R., Kristoff, B., & Fuentes, F. (1991). Changes in cognitive and language functioning of preschool children with autism. *Journal of Autism & Developmental Disorders, 21,* 281–290.

Harris, S. L., & Weiss, M. J. (2007). *Right from the start: Behavioral interventions for young children with autism* (2 ed.). Bethesda, MD: Woodbine House.

Heidegger, M. (1949). *Existence and being.* Chicago, IL: H. Regnery.

Heidgerken, A. D., Geffken, G., Modi, A., & Frakey, L. (2005). A survey of autism knowledge in a health care setting. *Journal of Autism & Developmental Disorders, 35*(3), 323–330.

Hellings, J. A., Kelley, L. A., Gabrielli, W. F., Kilgore, E., & Shah, P. (1996). Sertraline response in adults with mental retardation and autistic disorder. *Journal of Clinical Psychiatry, 57,* 333–336.

Herndon, A. C., DiGuiseppi, C., Johnson, S. L., Leiferman, J., & Reynolds, A. (2009). Does nutritional intake differ between children with autism spectrum disorders and children with typical development? *Journal of Autism and Developmental Disorders, 39*(2), 212–222.

Hollander, E., Cartwright, C., Wong, C. M., DeCaria, C. M., DelGuidice-Asch, G., Buchsbaum, M. S., ... Aronowitz, B. (1998). A dimensional approach to the autism spectrum. *CNS Spectrum, 3,* 22–39.

Hollander, E., Dolgoff-Kasper, R., Cartwright, C., Rawitt, R., & Novotny, S. (2001). An open trial of divalproex sodium in autism spectrum disorders. *Journal of Clinical Psychiatry, 62,* 530–534.

Hollander, E., Kaplan, A., Cartwright, C., & Reichman, D. (2000). Venlafaxine in children, adolescents, and young adults with autism spectrum disorders: An open retrospective clinical report. *15,* 132–135.

Institute of Medicine. (2010). The future of nursing: Leading change, advancing health. Retrieved from http://www.iom.edu/Reports/2010/The-Future-of-Nursing Leading-Change-Advancing-Health.aspx

Iwata, B. A., Pace, G., Dorsey, M., Zarcone, J. R., Vollmer, T. R., Smith, R. G., ... Willis, K. D. (1994). The functions of self-injurious behavior: An experimental-epidemiological analysis. *Journal of Applied Behavioral Analysis, 27,* 215–240.

Iwata, B. A., Vollmer, T. R., Zarcone, J. R., & Rodgers, T. A. (1993). Treatment classification and selection based on behavioral function. In R. Van Houten & S. Axelrod (Eds.), *Behavior analysis and treatment* (pp. 101–125). New York: Plenum.

Jaselskis, C. A., Cook, E. H., & Fletcher, K. E. (1992). Clonidine treatment of hyperactive and impulsive children with autistic disorder. *Journal of Clinical Psychopharmacology, 12,* 322–237.

Kaplan, R. M. (1991). Health-related quality of life in patient decision making. *Journal of Social Issues, 47,* 69–90.

Kerbeshian, J., Burd, L., & Fisher, W. (1987). Lithium carbonate in the treatment of two patients with infantile autism and atypical bipolar symptomatology. *Journal of Clinical Psychopharmacology, 7,* 401–405.

Kilo, C. M., & Wasson, J. H. (2010). Practice redesign and the patient-centered medical home: History, promises, and challenges. *Health Affairs, 29*(5), 773–778.

Kodner, D. L., & Spreeuwenberg, C. (2002). Integrated care: Meaning, logic, applications, and implications: A discussion paper. *International Journal of Integrated Care, 2,* 14.

Larson, E. B., & Reid, R. (2010). The patient-centered medical home movement: Why now? *Journal of the American Medical Association, 303*(16), 1644–1645.

Leader, G., Healy, O., & O'Connor, J. (2009). Early intensive behavioral intervention in the treatment of autistic spectrum disorder. In P. Reed (Ed.), *Behavioral theories and interventions for autism* (pp. 103–131). New York: Nova Science Publishers.

Lewis, M. A., Lewis, C. E., Leake, B., King, B. H., & Lindemann, R. (2002). The quality of health care for adults with developmental disabilities. *Public Health Reports, 117,* 174–184.

Lord, C., & Schopler, E. (1994). TEACCH services for preschool children. In S. L. Harris & J. S. Handleman (Eds.), *Preschool education programs for children with autism* (pp. 87–106). Austin, TX: PRO-ED.

Lovaas, O. J. (1987). Behavioral treatment and normal educational and intellectual functioning in young autistic children. *Journal of Consultant Clinical Psychology, 55,* 3–9.

Lovaas, O. J., Newsom, C., & Hickman, C. (1987). Self-stimulatory behavior and perceptual reinforcement. *Journal of Applied Behavioral Analysis, 20,* 45–68.

Lubetsky, M. J., & Handen, B. L. (2008). Medication treatment in autism spectrum disorder. *Speaker's Journal, 8,* 97–107.

Magiati, I., Charman, T., & Howlin, P. (2007). A two-year prospective follow-up study of community-based early intensive behavioural intervention and specialist nursery provision for children with autism spectrum disorder. *Journal of Child Psychology and Psychiatry, 48*(8), 803–812.

Mandell, D. S., Morales, K. H., Marcus, S. C., Stahmer, A. C., Doshi, J., & Polsky, D. E. (2008). Psychotropic medication use among medicaid-enrolled children with autism spectrum disorders. *Pediatrics, 121*(3), e441–e448.

Maurice, C., Green, G., & Foxx, R. M. (Eds.). (2001). *Making a difference: Behavioral intervention for autism.* Austin, TX: PRO-ED.

May, C. (2010). Retheorizing the clinical encounter: Normalization processes and the corporate ecology of care. In G. Scambler & S. Scambler (Eds.), *Assaults on the lifeworld: New directions in the sociology of chronic and disabling conditions* (pp. 129–145). New York: Palgrave Macmillan.

McDougle, C. J., Brodkin, E. S., Naylor, S. T., Carlson, D. C., Cohen, D. J., & Price, L. H. (1998). Sertraline in adults with pervasive developmental disorders: A prospective open-label investigation. *Journal of Clinical Psychopharmacology, 18,* 62–66.

McDougle, C. J., Naylor, T., Cohen, D., Volkmar, F. R., Heninger, G. R., & Price, L. H. (1996). A double-blind, placebo-controlled study of fluvoxamine in adults with autistic disorder. *Archives of General Psychiatry., 53,* 1001–1008.

McDonough, J. T., & Revell, G. (2010). Accessing employment supports in the adult system for transitioning youth with autism spectrum disorders. *Journal of Vocational Rehabilitation, 32*(2), 89–100.

Medical Home Initiatives for Children with Special Needs Project Advisory Committee. American Academy of Pediatrics. (2002). The medical home. *Pediatrics, 110*(1), 184–186.

O'Neill, R. E., Horner, R. H., Albin, R. W., Storey, D., & Sprague, J. R. (1997). *Functional assessment and program development for problem behavior: A practical handbook.* Pacific Grove, CA: Brooks/Cole.

Ozonoff, S., & Cathcart, K. (1998). Effectiveness of a home intervention program for young children with autism. *Journal of Autism and Developmental Disorders, 28,* 25–32.

Parsons, T. (1965). *Social structure and personality.* New York: Free Press.

Posey, D. J., & McDougle, C. J. (2003). Use of atypical antipsychotics in autism. In E. Hollander (Ed.), *Autism spectrum disorders* (pp. 247–264). New York: Marcel Dekker.

Posey, D. J., Puntney, J. I., Sasher, T. M., Kem, D. L., Kohn, A., & McDougle, C. J. (2004). Guanfacine treatment of hyperactivity and inattention in pervasive developmental disorders: A retrospective analysis of 80 cases. *Journal of Child and Adolescent Psychopharmacology, 14,* 233–242.

Quintana, H., Birmaher, B., Stedge, D., Lennon, S., Freed, J., Bridge, J., & Greenhill, L. (1995). Use of methylphenidate in the treatment of children with autistic disorder. *Journal of Autism and Developmental Disorders, 25,* 283–294.

Rivers, J. W., & Stoneman, Z. (2003). Sibling relationships when a child has autism: Marital stress and support coping. *Journal of Autism & Developmental Disorders, 33*(4), 383–394.

Robinson, C. (2009). What nurses need to know about the "other ASD." *Journal of Specialists in Pediatric Nursing, 14*(3), 155–156.

Sallows, G., & Graupner, G. (2005). Intensive behavioral treatment for children with autism. *American Journal of Mental Retardation, 110,* 417–438.

Scarpinato, N., Bradley, J., Batemen, X., Kurbjun, K., Holtzer, B., & Ely, B. (2010). Caring for the child with an autism spectrum disorder in the acute care setting. *Journal for Specialists in Pediatric Nursing, 15*(3), 1–11.

Schreck, K. A., Williams, K., & Smith, A. F. (2004). A comparison of eating behaviors between children with and without autism. *Journal of Autism & Developmental Disorders, 34*(4), 433–438.

Shortell, S., Gillies, R., Anderson, D., Mitchell, J., & Morgan, K. L. (1993). Creating organized delivery systems: The barriers and facilitators. *Hospital and Health Services Administration, 38*(4), 447–466.

Skinner, B. F. (1953). *Science and human behavior.* New York: Macmillan.

State Board of Nursing of the Commonwealth of Pennsylvania (1977). Pennsylvania State Board of Nursing, Nurse Practice Acts. Retrieved from http://www.samhsa.gov/legislate/Sept01/childhealth_Title31.htm

Steingard, R., & Biederman, J. (1987). Lithium responsive manic-like symptoms in two individuals with autism and mental retardation. *Journal of the American Academy of Child & Adolescent Psychiatry, 26,* 932–935.

Steingard, R. J., Zimnitzky, B., DeMaso, D. R., Bauman, M. L., & Bucci, J. P. (1997). Sertraline treatment of transition-associated anxiety and agitation in children with autistic disorder. *Journal of Child and Adolescent Psychopharmacology, 7,* 9–15.

Stull, A., & Ladew, P. (2010). Safety first for children with autism spectrum disorders. *Exceptional Parent, 40*(4), 54–57.

Testa, M. A., & Simonson, D. C. (1996). Assessment of quality-of-life outcomes. *New England Journal of Medicine, 334,* 835–840.

Timmermans, S., & Haas, S. (2008). Towards a sociology of disease. *Sociology of Health and Illness, 30,* 659–676.

Twoy, R., Connolly, P. M., & Novak, J. M. (2007). Coping strategies used by parents of children with autism. *Journal of the American Academy of Nurse Practitioners, 19*(5), 251–260.

Van Bourgondien, M. E., Reichle, N. C., & Schopler, E. (2003). Effects of a model treatment approach on adults with autism. *Journal of Autism & Developmental Disorders, 33,* 131–140.

Walsh, K. K., & Kastner, T. A. (1999). Quality of health care for people with developmental disabilities: The challenge of managed care. *Mental Retardation, 37*(1), 1–15.

第 1 篇
問題討論

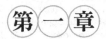

1. 請總結基因—環境交互作用造成泛自閉症之論點。

2. 請比較不同類型泛自閉症的核心特徵相似與相異之處。

3. 請說明泛自閉症在神經行為上的根據，並提供三個支持該理論之研究案例。

4. 評估泛自閉症兒童時，醫學與神經學的考量為何？請構思一系列詢問父母的問題，以取得有利診斷之訊息。

5. 請說明護理人員可如何區辨局部性發作的癲癇／突發性雙眼凝視與泛自閉症患者缺乏眼神接觸之差別。

6. 在你的臨床實務中，找出一個案，運用自閉症和亞斯伯格症 DSM-IV 診斷標準，判斷其具有泛自閉症診斷的可能性。當使用 DSM-5 診斷標準時，評估內容有否改變？

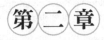

1. 請為護理人員設計泛自閉症多重用藥之持續教育課程。

2. 請問何時需進行發展篩檢？幼兒在 6、9、12、24 個月時應依序進行何項評估？

3. 請問可作為泛自閉症診斷依據的檢驗內容為何？應何時進行？

4. 請比較發展障礙篩檢工具之信效度。

5. 請為父母準備一教學課程，為其介紹泛自閉症的原因與危險因子。

6. 請評值你在泛自閉症環境因素中的職責角色。

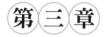

第三章

1. 請描述護理人員在泛自閉症照護中的角色轉變。

2. 請提出你對泛自閉症照護的護理理念。

3. 請分析在你的臨床工作環境內，泛自閉症患者可能遭遇的安全議題。

4. 觀察臨床情境，並應用自閉症與溝通障礙兒童之治療與教育（TEACCH）準則，進行環境的修正，提供視覺輔助的建議，以因應患者的障礙、視覺一動作活動、重複行為，並給予視覺提示。

5. 為促進泛自閉症照護領域的實質進步，不能僅聚焦於泛自閉症患者，同時需處理那些造成他們失能的社會層面因子。請提出會加強泛自閉症患者殘障觀點的臨床環境。

6. 請討論泛自閉症與兒童期精神分裂兩者鑑別診斷之過程。

7. 根據發生在泛自閉症患者身上的可能相關特徵，將護理處置依輕重緩急作排序。

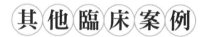

一、YouTube 影片

（一）Dave Spicer 解釋自閉症的方式

簡介：此影片以不同類型的石頭作比擬，來描述自閉症患者的不同特徵。

影片長度：3:37 分鐘。

連結：https://www.youtube.com/watch? v=ic-zA4YfW-U&feature=related

問題討論

1. 請討論健康照護機構／環境試圖對所有人一視同仁的方式。

2. 你是否曾接觸過影片中具不同特徵的病患？若有，請描述這些病患的狀況。

3. 請透過你自己的比喻，描述曾接觸過的泛自閉症患者的不同特徵。

4. 請回答下列問題。請想一想你認識的泛自閉症患者及其獨特特徵：這些特徵是才能或缺點？可獲他人的欣賞和喜愛嗎？抑或是個阻礙？對其而言，具備此特徵或是不具此特徵，何者較好呢？

(二) 13 個月幼兒的面部抽搐

簡介：當母親打開抽屜時，一位 13 個月大的男孩出現面部抽搐及拍打手臂的行為。

影片長度：1:05 分鐘。

連結：https://www.youtube.com/watch?v=MLBOZ-MgUuY&NR=1

問題討論

1. 請描述該幼兒的行為。在這影片中，有何證據可支持泛自閉症診斷？

2. 哪些環境因素導致其行為？

3. 哪些進一步之觀察或測驗可協助確立該幼兒的診斷？

4. 根據此影片，隨著該幼兒的發展，你預期他可能會出現其他哪些行為？

5. 請為護理人員設計關於泛自閉症早期徵兆與診斷的教育課程。

第 **2** 篇

簡介：
兒童早期與青春期之
護理照護

● *Marcia R. Gardner*

　　泛自閉症在世界各地不分種族皆對個人及家庭造成影響，且持續終生。美國疾病管制與預防中心指出，在 2006 年，美國每 110 位兒童中，即有一位被診斷為泛自閉症，盛行率約為 1%（Rice, 2009）。被診斷為泛自閉症的兒童與成人日益增加，即使在 2002 年至 2006 年短時間內，自閉症盛行率亦有所攀升（CDC, 2010）。研究人員發現，各國的自閉症盛行率各異，有些則是出乎意料地高（CDC, 2011）。儘管使用的人口學資料不一，估計母群體大小的方法也相異，無論護理人員的科別、工作場所、教育程度或執業場所為何，從這些資料仍可看出，護理人員皆有機會接觸泛自閉症患者，且需為此族群及其家屬的照護做好準備。

　　泛自閉症兒童人數的增加，必促使泛自閉症成人患者及老年照顧者人數提升，進而需要特殊的健康照護及社會支持性服務。護理人員為美國健康照護專業者中為數最多的一群，且專業服務範圍唯一橫跨急性照護、長期照護、社區與居家照護、學校等健康照護服務體系，必須帶頭發展與提供有效、整體且個別化之自閉症終生健康服務。篩檢、診斷、轉介、預防保健及健康促進、醫療處置、照護協調／個案管理、家庭衛教、諮詢以及直接照護，僅為自閉症患者及其家屬所需之健康照護服務的部分（Aylott, 2010; Carbone, Behl, Azore, & Murphy, 2009; Elder & D'Alessandro, 2009; Minnes & Steiner, 2009; Siklos & Kerns, 2006）。相較於其他具特殊健康照護需求兒童的家庭，泛自閉症家庭的特殊服務需求未被滿足，且少有機會取得個別化及以家庭為中心的健康照護服務（Kogan et al., 2008）。進階護理人員若具備泛自閉症兒童照護相關的實證知識，將可有效協助填補此差距。

　　真正「個別化」的泛自閉症照護，需考量每位患者的獨特特徵、行為模式與需求。然而，這並不容易。泛自閉症患者所經驗到的世界與我們大不相同，他們常無法了解行為、互動與社會習俗。多數人並不特別覺得困擾、痛苦的某些感覺或情境，卻可能會使泛自閉症患者出現退縮、混亂或情緒激烈迸發等反應。

　　一位罹患亞斯伯格症的年輕人，在電子郵件中以下列文字來描述自己的經驗。

想像你是世界上唯一使用英文的人，而且不會其他語言。你的生活將會是如何？該如何適應外面的世界，並學習與他人溝通？其他人會怎麼看你，他們會對你做出什麼反應？……對於罹患泛自閉症的人來說，這個描述能深刻反映出我們所經歷到的真實。（M. J. Gardner, personal communication, April 30, 2011）

泛自閉症的核心特徵為溝通障礙、社交障礙，以及侷限的興趣和（或）行為，同時具有特殊的感覺失調，這些使得照護充滿挑戰（Coplan, 2010; Johnson, Myers, & Council on Children with Disabilities, 2007; Myers, Johnson, & Council on Children with Disabilities, 2007）。許多泛自閉症患者的破壞、干擾或其他不適應的行為模式，可能是由父母、教師、照顧者與健康照護專業人員不經意地引起或強化（Myers et al., 2007）。雖出於好意，但卻未覺察到可協助減輕患者痛苦、困難或自我傷害行為之方式。他們在健康照護機構中的許多負面經驗，是因健康照護人員未採取最佳實務照護，或未依泛自閉症患者需求，來調整健康照護的環境。

對護理人員而言，整合發展快速的自閉症相關研究，有其挑戰性。他們需了解與基因和產前因素相關的病因；早期徵兆；環境影響和遺傳脆弱性；持續進展的藥物治療；家庭負荷、需求和支持；以及社會責任。最佳護理實務包括將行為管理策略應用至醫療體系內，以提供泛自閉症患者及其家屬與照顧者，具整體、不傷害且以實證為基礎的個別化健康照護。

長久以來，家屬為泛自閉症兒童健康照護之重要關鍵，他們應被平等地視為醫療團隊成員，以及決策時的重要依據（Powell, Hecimovic, & Christensen, 1992）。

你是否已準備好要照護泛自閉症兒童（Thorne, 2007）？本書的第二篇將透過案例來探討護理照護。我們將檢視泛自閉症兒童與青少年特定的健康照護需求，且各章之間具關聯性。從產前議題開始，評值泛自閉症的功能缺陷如何使兒童期與青春期的健康評估與照護變得複雜。臨床情境包括兒科診所、住院手術和青少年精神衛生服務。四至九章將介紹如何照護在感覺處理和溝通上有障

礙的病人，並著重在產前階段、兒童早期與學齡期。

　　各章將以案例，說明在各種健康照護情境下的泛自閉症進階護理實務範圍。第四章著重在產前階段，將概述泛自閉症遺傳因子的相關實證，檢視目前高危險與低危險妊娠之遺傳檢測和產前檢查的臨床標準，以及為具發展障礙家族史的女性（及其伴侶）提供最佳的產前實務照護。藉由整合家庭動力理論、衛教和支持性諮商，針對可能產下發展障礙嬰兒的懷孕婦女及其家人，架構出合適的照護。第五章以一位疑似耳聾的學步期幼兒為例，歸納整理泛自閉症案例的發現與篩檢。本章提及基層照護環境中泛自閉症的家長充權、發展監測、照護準則、實務指引、風險辨識評估工具、警訊辨識與有效精確之篩檢，並探討發展、診斷、家庭等相關議題。第六章討論進階護理人員在跨專業團隊中的角色，並以一位罹患染色體 22q11.2 缺損症候群、伴隨癲癇之複雜性自閉症，且長期具有自傷與干擾行為的 8 歲兒童為例，描述診斷過程與治療方式，並檢視與自閉症及染色體 22q11.2 缺損症候群兩者皆相關之潛在基因、特徵和發病率。在此極具複雜與挑戰性的案例中，亦列出醫療與行為處理的最佳實務。第七與第八章透過案例的呈現，探究學齡期兒童與青少年的照護議題。第七章針對一位住院接受扁桃腺切除術的兒童，提出促進高品質照護的護理策略。第八章則以中學生為例，介紹學校環境內的泛自閉症照護。依據《身心障礙者教育法案》而產生的法律與教育考量（Turnbull, Wilcox, & Stow, 2002）、學校內藥物使用的實證、學校健康照護所需之行為管理實證措施、替代療法以及家庭考量，皆以最佳實務的方式於本章內加以討論。

　　本書第二篇的目標為，協助讀者對新興泛自閉症科學知識、診斷議題、疾病表徵與治療措施有更深入的了解。隨著對泛自閉症相關知識的累積與擴展，護理人員將會發現自己更有能力提供家庭、兒童與青少年以實證為基礎之整體性照護。

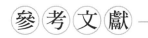
參考文獻

Aylott, J. (2010). Improving access to health and social care for people with autism. *Nursing Standard*, *24*(27), 47–56.

Carbone, P. S., Behl, D. D., Azor, V., & Murphy, N. A. (2010). The medical home for children with autism spectrum disorders: Parent and pediatrician perspectives. *Journal of Autism and Developmental Disorders*, *40*(3), 317–324.

Centers for Disease Control and Prevention. (2010). Data and statistics: Prevalence. Retrieved from http://www.cdc.gov/ncbddd/autism/data.html

Centers for Disease Control and Prevention. (2011). Autism prevalence summary table. Retrieved from http://www.cdc.gov/ncbddd/autism/documents/Autism_PrevalenceSummaryTable_2011.pdf

Coplan, J. (2010). *Making sense of autistic spectrum disorders*. New York: Bantam.

Elder, J. H., & D'Alessandro, T. (2009). Supporting families of children with autism spectrum disorders: Questions parents ask and what nurses need to know. *Pediatric Nursing*, *35*(4), 240–253.

Johnson, C. P., Myers, S. M., & the Council on Children with Disabilities (2007). Identification and evaluation of children with autism spectrum disorder. *Pediatrics*, *120*(5), 1183–1215.

Kim, Y. S., Leventhal, B. L., Koh, Y., Fombonne, E., Laska, E., Lim, E., ... Grinker, R. R. (2011). Prevalence of autism spectrum disorders in a total population sample. *American Journal of Psychiatry*, *168*(9), 904–912. Retrieved from http://ajp.psychiatryonline.org/cgi/reprint/appi.ajp.2011.10101532v1

Kogan, M. D., Strickland, B. B., Blumberg, S. J., Singh, G. K., Perrin, J. M., & van Syk, P. C. (2008). A national profile of the health care experiences and family impact of autism spectrum disorder among children in the United States, 2005–2006. *Pediatrics*, *122*(6), e1149–e1158. Retrieved from http://pediatrics.aappublications.org/content/122/6/e1149.full.html

Minnes, P., & Steiner, K. (2009). Parent views on enhancing the quality of health care for their children with fragile X syndrome, autism or Down syndrome. *Child: Care, Health and Development*, *35*(2), 250–256.

Myers, S. M., Johnson, C. P., & the Council on Children with Disabilities (2007). Management of children with autism spectrum disorders. *Pediatrics*, *120*(5), 1162–1182.

Powell, T. H., Hecimovic, A., & Christensen, L. (1992). Meeting the unique need of families. In D. E. Berkell (Ed.), *Autism: Identification, education, and treatment*. Hillsdale, NJ: Lawrence Erlbaum.

Rice, C. (2009). Prevalence of autism spectrum disorders—Autism and Developmental Disabilities Monitoring Network, United States, 2006. *MMWR Surveillance Summaries*, *58*(SS10), 1–20. Retrieved from http://www.cdc.gov/mmwr/preview/mmwrhtml/ss5810a1.htm

Siklos, S., & Kerns, K. (2006). Assessing need for social support in parents of children with autism and Down syndrome. *Journal of Autism and Developmental Disorders*, *36*(7), 931–933.

Thorne, A. (2007). Are you ready to give care to a child with autism? *Nursing*, *37*(5), 59–61.

Turnbull, H. R., Wilcox, B. L., & Stowe, M. J. (2002). A brief overview of special education law with focus on autism. *Journal of Autism and Developmental Disorders*, *32*(5), 479–493.

照護具認知／發展障礙 家族病史之懷孕婦女 *4*

Kimberly K. Trout、*Karen Blake*、
Heather Marozsan

　　認知／發展障礙家族病史帶給懷孕婦女及其家人特殊的挑戰。不論孕婦正懷著第一胎或第四胎，該家族病史皆會造成她們極大的焦慮和擔憂。在某些情況下，基因檢測有助於孕婦及其家屬減輕憂慮；但基因檢測往往無法提供任何決定性的結果。產前照護人員應提供這些家庭最新的產前照護、遺傳篩檢和醫學檢查等資訊，給予情緒支持與諮商，以協助胎兒父母因應所面臨的特殊挑戰。倘若基因檢測結果為陽性，醫師則必須以關懷的態度和父母溝通檢驗結果，向他們介紹並討論可行的治療選項。

　　本章闡述具認知／發展障礙家族史的孕婦之產前評估、產前檢查與臨床照護等相關議題，並以具發展疾患家族史之懷孕婦女為案例，特別著重於泛自閉症，加深讀者的理解。

｜ 家庭考量 ｜

　　如果家中曾有孩子被診斷為發展障礙（如泛自閉症），當再次懷孕時，父母會相當害怕與擔憂。父母可能質疑自身撫養孩子以及處理附加責任的能力；也可能懷疑自己尚未做好生產或為人父母的準備，擔心懷孕的風險，以及胎兒健康與發展障礙的可能性。假如新生兒有發展障礙，是否比年紀長的手足更為嚴重？假如新生兒是健康的，父母又該如何在障礙孩童與健康孩子的需求之間取得平衡？

擴展式家庭的壓力

　　重大生活改變會帶給泛自閉症患者極大壓力與動盪，特別是當家中有新手足誕生時。泛自閉症患者在這段時期會感到無比的壓力，已建立的生活常規與家庭動力將受到衝擊或破壞。家中有泛自閉症孩童的家庭，不管他們是否正考慮再生一胎或已懷孕，護理人員都應協助家庭做好各式狀況與結果的準備，包括提供資訊與指引、促進資訊連結、教育、宣導、提供臨床照護和支持（Cole, 2008）。

擴展式家庭的議題

　　照顧具有特殊需求孩童的父母通常需要更多的支持。許多父母表示，他們缺乏支持的社群，特別是對家庭其他成員的支持（Seltzer, Krauss, Orsmond, & Vestal, 2001）。照顧特殊孩子所帶來的龐大需求與責任，讓這些父母感到被孤立；而擴展式家庭的成員可能被排斥、不安、未受教育或被誤導，亦覺得無助和緊張，或單純只是不知該如何是好。擴展式家庭成員亦需接收資訊與資源。研究指出，當父母擁有充足的支持網絡時，壓力與焦慮程度將減輕（Barker et al., 2010; Seltzer et al., 2001）。總之，透過孕期及之後的臨床課程（在孕婦及其伴侶的同意下），支持並教育家庭成員，能促使擴展式家庭成員成為具特殊需求的孩子及其父母更堅強且更具支持性的後盾。

文化議題與產前基因檢測

　　許多研究探討文化、性別與社經地位如何影響人們對基因檢測的看法；或探討不同族群（包括非裔美國人、拉丁人和猶太人）進行遺傳諮詢的情形（Browner, Preloran, Casado, Bass, & Walker, 2003; Ellington et al., 2006; Kinney, Gammon, Coxworth, Simonsen, & Arce-Laretta, 2010; Raz & Atar, 2003）。Kinney

等人（2010）指出，人們尋求基因檢測的決定，可能受到知識、認知、情緒、家庭溝通、社會人口學特性，以及臨床特徵的影響。為提升不同族群對遺傳諮詢或檢測的知情決策，必須先了解可能影響健康服務使用與遺傳資訊溝通有關的文化、可及性與心理社會等議題。特別是遺傳疾病相關的文化議題，包括疾病遺傳給下一代兒孫風險的烙印、遺傳疾病的恥辱，這些將會阻礙家庭尋求遺傳諮詢服務。因此，護理人員對不同種族、文化的個體進行遺傳諮詢時，必須注意個案的社會結構、溝通模式、對權威的態度、情緒表達的方式、健康照護信念、移民模式以及歧視經驗（Raz & Atar, 2003）。此外，醫師需以簡單的描述與清楚的定義作為解讀的資料（Kinney et al., 2010）。

案例

　　艾莉絲・馬丁尼茲是名 27 歲女性，目前懷孕 11 週，為第二胎，比一般準父母多了一份焦慮。由於艾莉絲的 5 歲兒子和她 35 歲的哥哥都是特發性自閉症，所以她自覺肚中的胎兒有可能再受到遺傳的影響。艾莉絲說道：「我愛我的兒子，但我不知自己是否能夠同時照顧兩個特殊需求的小孩。我無法像我媽媽那樣，她一生都在照顧我哥哥。」艾莉絲表示母親因龐大壓力而罹患許多慢性疾病。

｜潛在遺傳風險｜

　　當父母表達自己孩子已罹患或可能罹患某遺傳疾病的憂慮時，我們應先了解遺傳的可能機轉。倘若父母或任一方確認罹患遺傳疾病，那麼遺傳模式可能為：(1)體染色體顯性遺傳；(2)體染色體隱性遺傳；(3)性聯顯性遺傳；或(4)性聯隱性遺傳（Hartl & Jones, 2009）。當單一基因特徵符合其中任何一個遺傳模式時，則可頗為明確地預估孩童的遺傳風險，除非該疾病的外顯率具變異程度。外顯率係指個體的基因型和表現型的相關性程度。舉例來說，某些外顯率極高

的疾病代表每位患者皆有該疾病基因型（如亨丁頓舞蹈症）；反之，若疾病的外顯率具變異，那麼該疾病的表現則需由其他基因或環境共同影響〔如苯酮尿症（PKU）〕（Davidson, London, & Ladewig, 2011; Zlotogora, 2003）。

　　許多疾病並未依循典型的孟德爾遺傳模式（Mendel, 1866, 1965），而是多基因聯合效應所致，當這些基因各自出現時，對人體的影響力相對地小。泛自閉症可能就是其中一種。雖然有些單一基因與泛自閉症發生率升高有關，但僅5%至10%泛自閉症患者是因單基因遺傳疾病所致（Autism Genome Project Consortium, 2007; Johnson & Myers, 2007），例如 X 染色體脆折症。而絕大部分的泛自閉症案例是特發性的，流行病學證據支持特發性自閉症遺傳病因的主張，且在早期研究即證實同卵雙胞胎罹病一致性高（Bailey et al., 1995; Folstein & Rutter, 1977）。進一步的研究也證實，泛自閉症患者的手足罹患泛自閉症的風險比一般族群高。父母生下泛自閉兒後，接續所生的孩子罹患泛自閉症的再發風險為 2%至 8%，同卵雙胞胎則高達 60%至 90%（Johnson & Myers, 2007; Muhle, Trentacoste, & Rapin, 2004）。

　　護理人員在提供具遺傳疾病家族史的家庭諮詢或照護前，應具備遺傳風險因子相關知識，並整合於懷孕諮詢中。

連鎖研究證據

　　連鎖研究（linkage study）涉及患者家庭之基因體分析。一些研究指出泛自閉症在染色體區域有許多連鎖的證據（請參見表 4.1；Liu, Paterson, Szatmari, & the Autism Genome Project Consortium, 2008）。染色體微序分析可偵測超微基因複製數變異。超過 10%發展障礙的病患具明顯的基因複製數變異（Sagoo et al., 2009）；但目前基因複製數變異的精確性尚不足，無法運用在臨床上預測泛自閉症。

表 4.1 ■ 連鎖研究與全基因體關聯分析研究認定與泛自閉症相關之染色體

染色體	兩臂	帶／子帶	常見變異
2	q	24	*SLC25A12*：攜帶粒線體／麩胺酸基因
3	p、q	24-26	*OXTR*：催產素受體基因
4	p	12	GABA-A 受體基因
5	P	14.1-15	單核苷酸多型性（SNP）變異
6	NS	NS	*GluR6*：麩胺酸受體-6 基因
7	q	22-36	*RELN*：對突觸新生、皮層生成相當重要的信號蛋白遺傳碼
10	q	23.3	*PTEN*：抑癌基因
15	q	11-13	GABA 受體基因；2 缺失、2 重複
16	P	11.2	4 缺失、2 重複
17	q	NS	*SLC6A4*：血清素轉運子基因
22	q	13.3	*SHANK3*：突觸蛋白基因
X	p、q	22.13	*NLGN3*、*NLGN4*：對突觸新生相當重要的神經原蛋白基因
Y	NS	NS	*NLGN4Y*：單核苷酸多型性變異

q＝染色體長臂
p＝染色體短臂
NS＝研究結果未標明
基因座是由下列三項所辨別：(1)染色體數目；(2)染色體臂；與(3)染色體帶型／子帶型，如 3p24-26 代表催產素受體基因。
資料來源：Freitag et al., 2010; Shen et al., 2010.

全基因體關聯分析研究

尋找特定疾病相關基因體時，全基因體關聯分析（genome-wide association study, GWAS）涉及大群體樣本（相對於限定在特定疾病家庭的研究）中多重基因變異的基因檢測。透過此方式可降低固有的偏差。當家庭研究依據特質做自我選取的樣本時，確認個案偏差與取樣偏誤會擴大遺傳率預估值的錯誤（Guo, 1998; Rao, Wette, & Ewens, 1988）。兩項獨立調查泛自閉症遺傳標記的 GWAS

發現，基因座 5p14.1 與基因座 5p15 上具有單核苷酸多型性；其中，基因座 5p14.1 小幅增加泛自閉症風險（勝算比為 1.2），基因座 5p15 則有對抗泛自閉症的保護作用（勝算比為 0.6）（Freitag et al., 2010）。

粒線體 DNA

粒線體 DNA 有別於細胞核 DNA，僅可從母體細胞中獲得。而粒線體 DNA 遺傳與粒線體肌病、腦病變、乳酸中毒、中風，以及雷伯氏遺傳性視神經萎縮症等疾病相關（Blakely et al., 2005）。粒線體 DNA 突變會改變腦部提供重要能量需求的功能，且與思覺失調症、雙極性情感疾患及重度憂鬱症相關（Rollins et al., 2009）。

近期研究發現，粒線體 DNA 亦與泛自閉症相關（Giulivi et al., 2010）。美國加州 2 至 5 歲孩童自閉症風險之基因與環境觀察研究，在 10 位自閉兒與 10 位對照組孩童中發現兩大顯著差異：(1)相較於 10 位對照組兒童，自閉兒淋巴球性粒線體內的菸鹼醯胺腺嘌呤二核苷酸氧化酶活性降低（$p = .001$）；(2)相較於對照組，自閉兒的過氧化氫產物的粒線體比例較高（$p = .01$; Giulivi et al., 2010）。然而，該研究並未確切說明粒線體的差異是否源自基因變異或其他因素，例如環境條件所致的氧化壓力。因此，該領域需進一步研究，以獲了解。

潛在環境風險

胎兒酒精症候群是最常見的可預防性智能障礙；婦女懷孕期間避免飲用酒精即可避免胎兒罹患此疾病（CDC, 2005）。其中，胎兒酒精症候群與部分泛自閉症患者相關（Aronson, Hagberg, & Gillberg, 1997）。由於許多婦女懷孕的前三個月並未進行第一次產前檢查（已經超過胎兒器官形成的關鍵期），因此護理人員應提醒所有育齡期婦女避免使用酒精等畸胎原物質（teratogen，可能導致畸胎的物質）。

流行病學研究正著手研究其他可能會導致泛自閉症的環境風險，包括父母

年齡、環境毒素與早期早產兒等（Croen et al., 2008; Mercer, Creighton, Holden, & Lewis, 2006; Price et al., 2010）。近期研究發現，與懷孕間隔≧36個月所生的幼兒相比，懷孕間隔＜12個月所生的幼兒罹患泛自閉症的勝算比較高（勝算比3.39）（Cheslack-Postava, Liu, & Bearman, 2011）。研究者認為懷孕間距密集所造成的母親營養缺乏，可能如同葉酸缺乏與神經管缺陷，亦為泛自閉症風險提升的原因（Blom, 2009）。鑑此，進一步研究以釐清環境風險可能性是必要的。

　　研究人員同時也考慮到基因與環境風險的交互作用。大規模雙胞胎流行病學研究指出，異卵雙胞胎的泛自閉症一致罹病率相當高，男性雙胞胎佔31%（$n=45$），女雙胞胎佔36%（$n=13$）（Hallmyer et al., 2011）。異卵雙胞胎一致罹病率雖高於一般手足，但仍低於同卵雙胞胎。研究結果指出，雙胞胎共享子宮內環境為導致泛自閉症的重要因素。該研究更進一步探究許多神經發展疾患，支持胎兒源起（fetal origins）假說之實證（Bale et al., 2010）。

｜臨床實務｜

　　所有打算懷孕的婦女皆應接受優生保健諮詢，特別是具認知╱發展障礙家族史的女性，孕前優生保健諮詢顯得更為重要。另外，具遺傳疾患高危險家族的婦女，在孕前優生保健諮詢前應與遺傳諮詢專家討論特定遺傳風險、可用的檢測方法以及照護選擇。

初次產前諮詢與遺傳風險評估

　　雖然具高風險的家庭理當接受優生保健諮詢，但僅10%泛自閉兒家庭在下次懷孕時尋求遺傳諮詢（Selkirk, Veach, Lian, Schimmenti, & LeRoy, 2009）。首次遺傳評估通常是在婦女發現懷孕後，初次產檢時所進行的。產前評估應先從家族史開始進行評估，了解該孕婦家族的遺傳譜系狀況，包括詢問其父系與母系的第一代或第二代親屬是否具任何遺傳疾患、出生缺陷、智能或發展障礙、

夭折或死胎等問題。建立三代的家庭譜系圖有利於辨識疾病，並建立疾病檔案（請參見圖 4.1）。

有些婦女可能礙於居住在偏遠地區或資源貧乏的環境，而無法獲得遺傳諮詢服務。因此，所有提供產前照護的護理人員應要熟悉目前可供選擇的基因篩檢與檢查項目。表 4.2 描述可供一般婦女（即無家族史且生產年齡小於 35 歲者）選擇的篩檢項目。表 4.3 則列出具遺傳疾患高風險婦女（即具有家族史或生產年齡≧35 歲者）的照護標準程序。

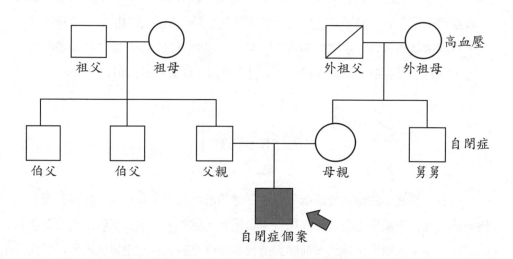

圖 4.1 ■ 三代家庭譜系圖範例

表 4.2 ■ 妊娠期篩檢

檢查	檢查時間	檢查結果	情況	與認知障礙／泛自閉症有關
德國麻疹	計畫懷孕或初次產前檢查	陽性、陰性或未確定：若無免疫性，應避免產前暴露；若遭受暴露，則需確認病毒含量；孕前或產後注射疫苗	胎兒德國麻疹	是
貫序篩檢**或**多樣標記篩檢	妊娠期 10 至 13 週	三染色體 18 或 21 症，以及神經管缺陷之風險		是
	妊娠期 15 至 20 週	三染色體 18 或 21 症，以及神經管缺陷之風險		是
超音波檢查	妊娠期 19 至 21 週	陽性、陰性或不確定性	無腦畸形、神經管缺陷之風險、某些疾病的顯性表徵（如三染色體病症）	是

案例續述

　　前述馬丁尼茲女士在優生保健諮詢時，提及許多對於家族史的潛在憂慮，除了擔心 5 歲兒子與 35 歲的哥哥都是泛自閉症患者，還包括舅舅曾有診斷不明的出血病史、爺爺是第二型糖尿病患者、母親有慢性高血壓，而丈夫的表弟有地中海型貧血。馬丁尼茲女士為波多黎各拉丁白人，她的丈夫為墨西哥拉丁、義大利及非裔的美國人（白人與黑人混血）。

（續下頁）

案例續述（續）

遺傳諮詢報告

馬丁尼茲女士的染色體正常，總數 46，性染色體為 XX。其 5 歲兒子的染色體正常，總數 46，性染色體 XY，無結節性硬化症或 X 染色體脆折症。馬丁尼茲女士亦非 X 染色體脆折症帶原者。母子的染色體微陣列分析結果皆正常。而該染色體微陣列分析可辨別有無 15q13.2q13.3 或 16p11.2 缺損或重複（二者皆與泛自閉症相關）。微陣列分析也可辨別有無 Xq28 微缺失（此與血友病相關）。馬丁尼茲女士檢查有關囊狀纖維化的 32 個共同突變，篩檢結果為陰性。德國麻疹免疫球蛋白 G 效價為 3.42，顯示對德國麻疹免疫。血液常規檢查之平均紅血球容積（MCV）結果無異（92.1）；馬丁尼茲女士不是血友病帶原者。

基因檢測結果之告知

告知病人檢查結果是進行遺傳檢查過程中最重要的事情之一（Daly et al., 2001; Gaff et al., 2007; Kasparian, Meiser, Butow, Job, & Mann, 2006）。護理人員和病患針對正確的訊息共同討論，是有效溝通的必要條件，病患不僅可接收正確無誤的訊息，並持續定期追蹤與接受可能的治療方法。告知患者基因檢測相關風險或可能性，對健康照護專業人員與病患雙方，皆為持續性的挑戰。遺傳風險的誤解可能導致患者及其家屬心理社會的傷害，抑或嚴重影響其決定（Kasparian et al., 2006）。不熟悉遺傳概念與專業術語，以及對個人與家庭風險的先入為主觀念，都可能阻礙他們對基因檢測結果的理解。健康專業人員與病患溝通檢查結果的過程中，必須清楚病患的反應，釐清結果對病患個人的意義是否受任何個人、家庭或社會之種族、文化、宗教等情境脈絡影響。

當家屬失去心目中預期孩子的模樣而感到悲慟時，遺傳諮詢人員需懂得如

表 4.3 ■ 高風險個體之檢測

檢測	時機	結果	疾患	與認知障礙／泛自閉症相關
基因帶原者檢測	孕前或初次產前檢查	陽性或陰性（若雙方家長皆為帶原者，孩子罹患體染色體隱性遺傳病的可能性為 25%）	囊性纖維化、戴—薩克斯症、鐮刀型貧血症、地中海型貧血、卡那文症、布隆氏症候群、家族遺傳性自主神經機能障礙、黏脂症第四型、尼曼匹克症、X 染色體脆折症	所列之某些疾患
絨毛取樣	10 至 11 週	陽性或陰性		
羊膜穿刺術	15 至 20 週	陽性或陰性		
母體血清甲種蛋白篩檢（如病患的絨毛取樣結果為陽性，則需進行此篩檢）	15 至 20 週	神經管缺陷風險	神經管缺陷	是

何處理其感受（Gettig, 2010）。我們必須清楚了解悲傷歷程，具備預期指導、辨別哀傷家庭，以及確認個案是否尚有解決悲傷之能力。

　　另外，諮詢人員也必須理解悲傷是人類對任何失落的正常情緒反應，失去預期中的「完美孩子」亦為失落之一。哀傷過程包羅萬象，但最廣為熟知的是 Elisabeth Kübler-Ross（2005）提出的「五大哀傷階段」：

- 否認：「這不可能發生在我身上。」
- 憤怒：「為什麼會發生在我身上？」
- 討價還價：「求求你，我願意用任何東西交換。」

- 沮喪：「一切都無所謂了。」
- 接受：「事情會變得越來越好的。」

當遺傳檢測結果為陽性時，了解哀傷階段可幫助諮詢人員察覺患者的反應。此外，哀傷過程並沒有所謂的時間表，無法事先預期病患反應模式。每位病患的哀傷過程都是獨特的，但倘若哀傷持續一至兩年，或甚至更久，則非尋常（Kübler-Ross, 2005）。

● 避免會令人產生誤解的訊息傳遞

研究顯示，告知病患遺傳檢測結果的方式會嚴重影響他們初次的反應、焦慮程度，以及理解與調適檢查結果的能力（La Pean & Farrell, 2005; Marteau et al., 2000; Yoshino, Takahashi, & Kai, 2008）。有研究發現父母遺傳檢查和後續遺傳諮詢皆與焦慮相關，而 Ng、Lai 與 Yeo（2004）認為傳達檢測結果並不會增加父母的焦慮。相反地，適當的溝通與追蹤可有效降低焦慮感。

La Pean 與 Farrell（2005）針對住院醫師初次告知父母新生兒檢查結果進行探討，發現初次傳達訊息予父母對父母的理解扮演相當關鍵的作用，亦為促成其觀念的「初始效應」。由於當事者需花費大量時間去消化初次接收到的第一筆訊息，該訊息會深深地儲存於長期記憶中。另外，該研究亦發現告知結果時，一開始提供的資訊通常都是模糊的陳腔濫調（像是「我有個好消息，同時也有個壞消息」），五分之一後的內容才開始為清楚的資訊。模糊不清的內容傳遞與時間遲滯的訊息澄清，皆可能複雜父母對報告的理解，並加深其焦慮程度。

告知風險之方式

風險闡釋乃決定是否接受產前遺傳檢測與相關追蹤照護之重要元素。美國婦產科學會（American College of Obstetricians and Gynecologists, ACOG）所制定的全國實務標準，包括提供所有各年齡層孕婦進行唐氏症、三染色體 18 症和神經管缺陷之篩檢（ACOG, 2007）。而個別風險之評估篩檢結果通常會受母親

年齡、頸部透明帶測量、分析物程度（如甲型胎兒蛋白、雌三醇、乙型人類絨毛膜性腺激素，和妊娠性血漿蛋白 A）等因素影響（Gates, 2004）。

英格蘭與威爾斯的產前門診調查結果顯示，告知接受唐氏症血清檢查的孕婦關於檢查結果之最常見且最有效的方法是僅透過一句話（譬如低風險、風險較低），以數句話來說明該檢查結果反而效果不彰（Nagle, Hodges, Wofe, & Wallace, 2009）。Edwards 等人（2006）亦認為，關於個別風險評估結果能促進或改善知情決策的實證僅佔少數。過去對於產前風險說明之研究指出，不到三分之二的婦女可正確分辨檢查數值結果（Edwards et al., 2006; Nagle et al., 2009）。日本一質性研究從 15 名婦女中發現，有些婦女並不了解母血篩檢，她們甚至對檢查比率和統計資料感到困惑，造成壓力（Yoshino, Takahashi, & Kai, 2008）。這些差異以及病患識字與算術能力，皆對遺傳諮詢有效性產生大幅影響。此外，Eichmeyer 等人（2005）研究發現，相較於非西班牙裔的白人，西班牙婦女對風險數值的理解力較低；而質性的陳述可改善風險傳遞的有效性。藉由圖解描述風險可能性亦可提升對檢查結果的理解（Elder, Ayala, Parra-Medina, & Talavera, 2009）。

相反地，研究指出，為協助接受羊膜穿刺術孕婦做出知情決定，精確、詳盡且客觀地告知風險評估結果及其他訊息是必要的，告知並不會導致長期的焦慮（Ng et al., 2004）。

● 訊息規範

Buckman（1992）對於醫護人員如何告知壞消息曾提出了六大步驟，Daly 等人（2001）將之整理為告知家庭遺傳檢查結果之實證規範指引。護理人員可透過同理，有效地傳達遺傳檢查結果。該指引含括案主、案主反應，以及適當反應與措施，請參見延伸說明 4.1。

任何健康議題討論的第一步為溝通準備期。護理人員需確定環境（地點、隱私性、舒適性）、方式（面對面、支持者在場）與討論時間長度，並提供支持性諮詢。第二步為評估案主對該健康議題或疾病的了解。護理人員在過程中，需有規劃且專注、主動傾聽。透過仔細傾聽與敏銳觀察案主的行為後，所提出

延 伸 說 明 4.1

告知遺傳檢測結果

創造良好溝通之六大要點

第一步：準備開始

- 思考溝通模式。
- 選擇合適環境。
- 提供足夠的討論與詢問時間。

第二步：案主對泛自閉症的了解有多少？

- 你對自閉症的了解為何？
- 你是否有任何泛自閉症的疑問？

第三步：案主希望了解多少？

- 詢問清楚對方的期盼，以利訊息告知。

第四步：分享遺傳檢測訊息

- 以謹慎且明確、肯定的態度，解釋檢測結果的意思。
- 避免醫學專業術語或婉轉的說法。
- 偶中斷談話，讓對方可擁有充分時間去理解含意或提出詢問。
- 說明不可減輕病情程度。
- 避免說「我很抱歉」。

第五步：回應感受

- 確認情緒與反應，且這些感受可能是充滿變化的。
- 支持與提醒對方其反應是正常的。

第六步：計畫與追蹤

- 將家庭成員轉介至當地遺傳諮詢人員。
- 擬定兼具情緒與實務支持之計畫。

資料來源：Daly, M. B, Barsevick, A., Miller, S. M., Buckman, R., Costalas, J., Montgomery, S. & Bingler, R. (2001). Communicating genetic test results to the family: A six-step skills-building strategy. *Family & Community Health, 24*(3), 13-26.

的適當問題可協助護理人員察知其對該處境的理解與目前情緒狀態，甚至引導更深一層的討論。接著，護理人員應評估案主希望獲得或其可接受的資訊量與複雜性。在某些案例中，案主當下或許不希望聽到任何所有訊息，或他們尚未準備好接受檢查結果，而此即為案主此刻所需的訊息「程度」。為促進其對數據的理解，以及檢查結果與患者立即和未來風險之間的關係，第四步注重於如何有效地告知遺傳檢查結果，包括依據他們現有知識進行衛教。而有效傳達訊息的方式包括：使用非醫學用語、提供少量資訊、固定時間評值患者對訊息的了解、增加補充、再次說明，以及澄清訊息。同時，請案主大略描述護理人員先前所說明或書面資料之內容，亦為了解病患理解程度的重要方法。

　　接下來，要思考個案對訊息的反應是否有過度悲痛的跡象。Daly 等人（2001）評估這類反應的重要準則，包括社會可接受性（反應是否屬於文化與社會規範下？）、適應性（反應是否增加或減輕其憂傷？）、「彈性」（倘若該反應加深憂傷，護理人員是否能夠介入？）。最後，協助個案制訂計畫。當個案離開檢查室後，需確保他們清楚遺傳諮詢人員、情緒支持團體和網站等可運用的資源，並要評值未來病患的照護資源。

｜家庭動力與支持系統之評估｜

　　撫養泛自閉症兒是艱難且終生的事務。泛自閉症兒具溝通與社交互動障礙、固著行為模式與侷限的興趣（American Psychiatric Association, 2000）。因此，接受診斷、理解患童的每日需求，對家庭是痛苦的旅途。許多兒童將需終生的醫療、心理、行為、教育和照護需求。進入成年期後，需求也會隨著成長而改變（Johnson & Myers, 2007）。因此，這些兒童與成人患者特殊且複雜的需求，將增強照護的壓力。儘管泛自閉症兒與成人患者會帶來排山倒海的艱鉅挑戰，他們仍有自己擅長的優點，亦可帶給家庭與社會極獨特的貢獻與歡樂。

妊娠期相關家庭動力

在新生兒出生前，從看到或聽到胎心音、感受到胎動的那刻起，或甚至更早前，家庭即開始對胎兒產生情感依附。一般而言，倘若胎兒的父母具認知障礙或泛自閉症家族史時，其對胎兒的依附過程將會有所延遲或阻礙，尤其是當產前診斷檢查結果為無法確認診斷或異常時。新手爸媽通常認為能夠獲取越多產前檢查資訊越好，但如果發現胎兒異常時，則會出現矛盾的感受（Hedrick, 2005）。因此，產前護理人員可鼓勵孕婦及其家人一同公開討論產前檢查過程中可能會出現的任何害怕或擔憂。傾聽、關懷、讓家庭成員表達感受為整體性護理照護之關鍵要素。

家庭需求與需要

某些研究認為撫養泛自閉兒的壓力遠大於照顧其他一般疾病或發展障礙的兒童（Bouma & Schweitzer, 1990; Myers & Johnson, 2007; Seltzer et al., 2001, 2009）。缺乏互惠情緒、不當反應與發展關係障礙，皆會在養育上更加困難（Bouma & Schweitzer, 1990; Davis & Carter, 2008）。當患兒病情複雜且（或）具行為困難或破壞性行為時，父母身體的疲憊會增加壓力。泛自閉兒父母的精神健康狀況較差，且較焦慮與憂鬱，甚至因撫養患兒的問題而導致離婚（Hartley et al., 2010; Herring, Gray, Taffe, Tonge, Sweeney, & Einfeld, 2006; Montes & Halterman, 2007; Seltzer et al., 2009）。照顧具有複雜性問題的兒童所產生的慢性壓力與照顧需求亦會影響照顧者的身體健康，特別是母親（Hartley et al., 2010; Seltzer et al., 2001, 2009）。孕期的慢性壓力會造成早產兒和新生兒低出生體重等妊娠合併症。倘若護理人員了解家庭動力，那麼在照護孕婦及其家庭上有著極大幫助。護理人員應謹慎評估家庭狀況，並特別注意以下等議題：

- 具特殊需求的兒童是否為近期之診斷？
- 家庭協助兒童的進程為何？
- 家庭對兒童特殊照護的感受為何？
- 有哪些支持可協助孕婦、伴侶／配偶和具特殊需求的兒童？

　　我們雖知道泛自閉症的核心症狀，但每個患兒都是獨一無二的，具獨特泛自閉症表徵。而此疾病特性會引起家庭對未來的不確定感，且隨時間的演進，各種不同挑戰將逐漸而生，並受生活環境、家庭動力和年齡影響，進而可能惡化病情或導致新議題的出現。因此，護理人員必須確保父母獲得可及性的支持服務。

手足考量

　　即使在最佳環境下，照顧新生兒也是一種挑戰，更遑論泛自閉兒。縱使環境變化程度極微，泛自閉兒仍難以調適之。當家庭原已有小孩時，所產下的另名泛自閉兒將會造成父母繁多壓力，因而需額外資源與支持。父母或許亦會尋求關於發展障礙兒童對正常發展手足的可能影響之資訊。當家中有位孩子具認知、身體或發展障礙時，父母可能會因而增加額外的擔憂，但也許亦會為家庭、父母與手足帶來許多好處（Orsmond & Seltzer, 2007）。手足間的關係是很微妙的，且扮演增進與他人交際相處能力之作用。手足關係雖會隨著兒童的成長而有所發展，但同時也會受家庭動力之影響。手足關係可能係家庭內影響最為深遠的因素之一。我們必須謹記，相較於其他任何人，特殊需求患者的手足參與其人生的時間可能最為長久；因父母和長輩親屬過世後，手足仍可能需陪伴患者。許多研究顯示，具特殊需求兒童的手足為罹患精神社會疾病、適應障礙、內化問題以及憂鬱症的高危險族群（Orsmond & Seltzer, 2007）。另外，亦可察覺患者手足會出現困惑、憤怒、怨恨和孤立感（Bagenholm & Gillberg, 1991），但是患者手足的同理心、容忍力和保護性卻也高於一般正常發展兒童的手足（Bagenholm & Gillberg, 1991）。他們可能會成為討喜的人、高成就者或衝突

迴避者（Winter, 2006）。但隨著手足的年紀增長，其需求、感受與關係將會有所變化。幼兒手足與青少年或成人手足對患者的表現反應具差異性。護理人員應提醒父母，關於其發展正常與泛自閉症孩子在各發展階段中的發展考量、需求與議題。某些組織提供特殊需求手足工作坊等課程方案，來支持特殊需求兒童的家庭與手足（Sibling Support Project of the Arc of the United States, 2011）。護理人員可以符合手足年齡之措施來協助父母：

- 確保資訊是真實、最新且符合手足發展程度。
- 提供與其他具相同需求手足的互動機會。
- 鼓勵增加家庭時間與舉辦家庭旅行。
- 鼓勵表達真實的感受。讓小孩知道，對手足發展障礙而需特殊需求的情況感到傷心與怨恨，甚至憤怒，是可被接受的，不需隱藏自己的感受。
- 提供機會讓手足表達對家庭決策的意見。在討論與計畫當中，納入他們的意見。
- 確保與發展正常的孩子有單獨相處的時間，讓兒童在該時刻可獲得父母的關注，以促進溝通，提升家庭關係。
- 不可期待正常的兒童或青少年作為泛自閉兒未來的主要照顧者。以他們的年齡，通常是協助父母監看或照顧，抑或幫忙做家事。當考量患兒或正常手足的發展需求時，必須確保家庭責任發展合宜性之平衡。
- 了解他們的需求將隨年齡、壓力或家庭變動而有所不同。
- 別害怕向外界求助或尋求專業支援（Winter, 2006）。

｜最佳實務：照護護理計畫｜

案例續述

　　婦產科專科護理師在產前檢查中，初次與馬丁尼茲夫妻見面。他們表達對於遺傳諮詢人員所說明的遺傳檢測結果感到相當困惑。他們想再次了解這些檢查結果為何、其意義所在，以及在往後的周產期內會採取哪些做法。

基層照護／產科實務

　　護理人員向馬丁尼茲夫妻解釋遺傳檢測的結果，並告知檢查結果為陰性，無自閉症遺傳標記存在。然而，並不代表排除胎兒不具自閉症的可能性，因為遺傳標記通常不會出現在特發性自閉症。此外，縱使結節性硬化症為體染色體隱性遺傳病，但75%案例為自然突變（Simonoff, 1998），因而無法在孕期立即排除罹病可能性。護理人員告知馬丁尼茲女士，胎兒染色體異常可經由絨毛取樣或羊膜穿刺術進行產前診斷。但此亦引發許多絨毛取樣與羊膜穿刺術風險、好處、替代方式和限制之討論。由於經腹部進行絨毛取樣或羊膜穿刺時，流產的風險為 1:100 至 1:300（Cunningham et al., 2010），因此，馬丁尼茲女士選擇不做這些檢查程序。

　　告知馬丁尼茲家庭其他額外的遺傳檢測後，馬丁尼茲女士決定選擇檢測唐氏症、三染色體18症，以及開放性神經管缺陷之貫序篩檢。並已安排超音波篩檢胎兒頸部透明帶，和進行初次抽血。第二次抽血於妊娠期第16至第18週。另外，馬丁尼茲女士在妊娠期第20週時，接受高層次超音波，了解胎兒解剖評估；接受血紅素電泳檢驗，確認是否具遺傳性血紅素病變。如果檢查報告顯示馬丁尼茲女士為地中海型貧血患者，其丈夫則必須一同接受檢查。由於該疾病

具體染色體隱性遺傳，當父母皆為該基因缺陷帶原者，小孩將罹患該疾病。

　　護理人員日常照護計畫之一為建議父母避免畸胎原，提供潛在風險與暴露之相關訊息，並鼓勵準媽媽持續補充懷孕專用維他命，特別是當無法攝入大量蔬果時。

其他臨床議題

　　由於考量配偶關係、情緒支持程度與家庭議題等，護理人員可建議父母接受額外的心理治療諮詢。父母可能會擔心新生兒與泛自閉症手足間的複雜需求難以取得平衡。護理人員可準備相關資料協助迎接新手足的生命到來，並提供父母發展里程碑清單作為指引，告知發展篩檢為辨別問題的有效方式，以利進行早期治療，進而改善。文化議題亦會影響父母尋求協助與接受支援的意願。

｜ 總結 ｜

　　當家族具有泛自閉症或其他發展疾病史時，該家庭將面臨許多困難與挑戰，且隨著預產期的接近，挑戰將有增無減。而準父母或父母可從護理人員、同事、朋友與家族成員等有效支持系統中獲得幫助。轉介父母進行遺傳檢測等其他產前檢查，並提供詳細的遺傳風險相關資訊是護理人員職責所在。讓家庭獲得合法來源的資訊與服務極為重要，可協助降低其壓力與焦慮程度。護理人員必須同時將家庭溝通模式、家族議題、文化，以及發展正常手足和家庭成員的需求納入考量。透過產前照護、轉介、諮商、衛教和有效溝通等以實證為基礎的臨床處置，強化父母與家庭強度，協助他們做好迎接新生命、新家庭成員的準備，並提供具特殊需求兒童持續性的照顧。

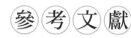

American College of Obstetricians and Gynecologists. (2007). Screening for fetal chromosomal abnormalities. In: *Practice Bulletin No.77*. Washington, DC: Author.

American Psychiatric Association. (2000). *Diagnostic and Statistical Manual of Mental Disorders* (4 ed.). Washington, DC: Author.

Aronson, M., Hagberg, B., & Gillberg, C. (1997). Attention deficits and autistic spectrum problems in children exposed to alcohol during gestation: A follow-up study. *Developmental Medicine and Child Neurology*, *39*(9), 583–587.

Autism Genome Project Consortium. (2007). Mapping autism risk loci using genetic linkage and chromosomal rearrangements. *Nature Genetics*, *39*(3), 319–328.

Bagenholm, A., & Gillberg, C. (1991). Psychosocial effects on siblings of children with autism and mental retardation: A population based study. *Journal of Mental Deficiency Research*, *35*, 291–307.

Bailey, A., LeCouteur, A., Gottesman, I., Bolton, P., Simonoff, E., Yuzda, E., & Rutter, M. (1995). Autism is a strongly genetic disorder: Evidence from a British twin study. *Psychological Medicine*, *25*, 63–77.

Bale, T. L., Baram, T. Z., Brown, A. S., Goldstein, J. M., Insel, T. R., . . . Nestler, E. J. (2010). Early life programming and neurodevelopmental disorders. *Biological Psychiatry*, *68*, 314–319.

Barker, E. T., Hartley, S. L., Seltzer, M. M., Floyd, F. J., Greenberg, J. S., & Orsmond, G. I. (2010). Trajectories of emotional well-being in mothers of adolescents and adults with autism. *Developmental Psychology*, December 20 [online]. doi: 10.1037/a0021268

Blakely, E. L., de Silva, R., King, A., Schwarzer, V., Harrower, T., Dawidek, G., Turnbull, D. M., & Taylor, R. W. (2005). LHON/MELAS overlap syndrome associated with a mitochondrial MTND1 gene mutation. *European Journal of Human Genetics*, *13*, 623–627.

Blom, H. J. (2009). Folic acid, methylation and neural tube closure in humans. *Birth Defects Research*, *85*(4), 295–302.

Bouma, R., & Schweitzer, R. (1990). The impact of chronic childhood illness on family stress: A comparison between autism and cystic fibrosis. *Journal of Clinical Psychology*, *46*(6), 722–730.

Browner, C. H., Preloran, H. M., Casado, M. C., Bass, H. N., & Walker, A. P. (2003). Genetic counseling gone awry: Miscommunication between prenatal genetic service providers and Mexican-origin clients. *Social Science & Medicine*, *56*, 1933–1946.

Buckman, R. (1992). *How to break bad news: A guide for health care professionals* (pp. 65–97). Baltimore, MD: Johns Hopkins University Press.

Centers for Disease Control and Prevention. (2005). Surgeon General's advisory on alcohol use in pregnancy. *Morbidity and Mortality Weekly Report*, *54*, 229.

Cheslack-Postava, K., Liu, K., & Bearman, P. S. (2011). Closely spaced pregnancies are associated with increasing odds of autism in California sibling births. *Pediatrics*, *127*(2), 246–253.

Cole, L. L. (2008). Autism in school- age children. *Advance for Nurse Practitioners*, *16*(3), 38–47.

Croen, L. A., Goines, P., Braunschweig, D., Yolken, C. K., Yoshida, C. K., Grether, J. K., & . . . Van de Water, J. (2008). Brain-derived neurotrophic factor and autism: Maternal and infant peripheral blood levels in the Early Markers for Autism (EMA) Study. *Autism Research*, *1*(2), 130–137.

Cunningham, F. G., Leveno, K. J., Bloom, S. L., Hauth, J. C., Rouse, D. J., & Spong, C. Y. (2010). Prenatal diagnosis and fetal therapy. In *Williams Obstetrics* (23 ed., chap. 13). Retrieved 05/28/11 from http://www.accessmedicine.com/content.aspx?aID=6021591

Daly, M. B., Barsevick, A., Miller, S. M., Buckman, R., Costalas, J., Montgomery, S., & Bingler, R. (2001). Communicating genetic test results to the family: A six-step, skills-building strategy. *Family & Community Health*, *24*(3), 13–26.

Davidson, M. R., London, M. L., & Ladewig, P. A. (2011). Special reproductive concerns: Infertility and genetics. In M. R. Davidson, M. L. London, & P. A. Ladewig , *Olds' Maternal-Newborn Nursing & Women's Health Across the Lifespan* (9 ed., pp. 242–276). Upper Saddle River, NJ: Pearson Prentice Hall.

Davis, N. O., & Carter, A. S. (2008) Parenting stress in mothers and fathers of toddlers with autism spectrum disorders: Associations with child characteristics. *Journal of Autism and Developmental Disabilities*, *38*, 1278–1291.

Edwards, A. G., Evans, R., Dundon, J., Haigh, S., Hood, K., & Elwyn, G. J. (2006). Personalised risk communication for informed decision making about entering screening programs. *Cochrane Database of Systematic Reviews*, *4*, 1–8.

Eichmeyer, J. N., Northrup, H., Assel, M. A., Goka, T. J., Johnston, D. A., & Williams, A. T. (2005). An assessment of risk understanding in Hispanic genetic counseling patients. *Journal of Genetic Counseling*, *14*, 319–328.

Elder, J. P., Ayala, G. X., Parra-Medina, O., & Talavera, G. A. (2009). Health communication in the Latino community: Issues and approaches. *Annual Review of Public Health*, *30*, 227–251.

Ellington, L., Baty, B. J., McDonald, J., Venne, V., Musters, A., Roter, D., . . . Croyle, R. T. (2006). Exploring genetic counseling communication patterns: The role of teaching and counseling approaches. *Journal of Genetic Counseling*, *15*(3), 179–189.

Folstein, S., & Rutter, M. (1977). Infantile autism: A genetic study of 21 twin pairs. *Journal of Child Psychology and Psychiatry*, *18*(4), 297–321.

Freitag, C. M., Staal, W., Klauck, S. M., Duketis, E., & Waltes, R. (2010). Genetics of autism disorders: Review and clinical implications. *European Child & Adolescent Psychiatry*, *19*, 169–178.

Gaff, C. L., Clarke, A. J., Atkinson, P., Sivell, S., Elwyn, G., Iredale, R., Thornton, H., Dundon, J., Shaw, C., & Edwards, A. (2007). Process and outcome in communication of genetic information within families: A systematic review. *European Journal of Human Genetics*, *15*(10), 999–1011.

Gates, E. A. (2004). Communicating risk in prenatal genetic testing. *Journal of Midwifery & Women's Health*, *49*(3), 220–227.

Gettig, E. (2010). Grieving: An inevitable journey. In B. S. LeRoy, P. M. Veach, & D. M. Bartels (Eds.), *Genetic counseling practice: Advanced concepts and skills* (pp. 95–124). Hoboken, NJ: Wiley-Blackwell.

Giulivi, C., Zhang, Y.-F., Omanska-Klusek, A., Ross-Inta, C., Wong, S., Hertz-Picciotto, I., Tassone, F., & Pessah, I. N. (2010). Mitochondrial dysfunction in autism. *JAMA*, *304*(21), 2389–2396.

Guo, S-.W. (1998). Inflation of sibling recurrence-risk ratio, due to ascertainment bias and/or overreporting. *American Journal of Human Genetics*, *63*, 252–258.

Hallmyer, J., Cleveland, S., Torres, A., Phillips, J., Cohen, B., Torigoe, T., . . . Risch, N. (2011). Genetic heritability and shared environmental factors among twin pairs with autism. *Archives of General Psychiatry* [Advance online publication]. doi: 10.1001/Archgenpsychitry.2011.76

Hartl, D. L., & Jones, E. W. (2009).Transmission genetic: The principle of segregation. In D. L. Hartl, & E. W. Jones , *Genetics: Analysis of genes and genomes* (7 ed., pp. 77–112). Boston, MA: Jones and Bartlett.

Hartley, S. L., Barker, E. T., Seltzer, M. M., Floyd, F., Greenberg, J., Orsmond, G., & Bolt, D. (2010). The relative risk and timing of divorce in families of children with an autism spectrum disorder. *Journal of Family Psychology*, *24(4)*, 449–457.

Hedrick, J. (2005). The lived experience of pregnancy while carrying a child with a known, nonlethal congenital abnormality. *JOGNN*, *34*(6),732–739.

Herring, S., Gray, K., Taffe, J., Tonge, B., Sweeney, D., & Einfeld, S. (2006). Behaviour and emotional problems in toddlers with pervasive developmental disorders and developmental delay: Associations with parental mental health and family functioning. *Journal of Intellectual Disability Research*, *50*(12), 874–882.

Johnson, C. P., & Myers, S. M. (2007). Identification and evaluation of children with autism spectrum disorders. *Pediatrics*, *120*(5), 1183–1215.

Kasparian, N. A., Meiser, B., Butow, P. N., Job, R. F., & Mann, G. J. (2006). Better the devil you know: High-risk individuals' anticipated psychological responses to genetic testing for melanoma susceptibility. *Journal of Genetic Counseling*, *15*(6), 433–447.

Kinney, A. Y., Gammon, A., Coxworth, J., Simonsen, S. E., & Arce-Laretta, M. (2010). Exploring attitudes, beliefs, and communication preferences of Latino community members regarding BRCA $\frac{1}{2}$ mutation testing and preventative strategies. *Genetics in Medicine*, *12*(2), 105–115.

Kübler-Ross, E. (2005). *On grief and grieving: Finding the meaning of grief through the five stages of loss*. New York: Simon & Schuster.

La Pean, A., & Farrell, M. H. (2005). Initially misleading communication of carrier results after newborn genetic screening. *Pediatrics*, *116*, 1499–1505.

Liu, X.-Q., Paterson, A. D., Szatmari, P., the Autism Genome Project Consortium (2008). Genome-wide linkage analyses of quantitative and categorical autism subphenotypes. *Biological Psychiatry, 64*, 561–570.

Marteau, T. M., Saidi, G., Goodburn, S., Lawton, J., Michie, S., & Bobrow, M. (2000). Numbers or words? A randomized controlled trial of presenting screen negative results to pregnant women. *Prenatal Diagnosis, 20*, 714–718.

McMahon, W. M., Baty, B. J., & Botkin, J. (2006). Genetic counseling and ethical issues for autism. *American Journal of Medical Genetics, 142C*, 52–57.

Mendel, G. (1866). Versuche uber Pflanzen-Hybriden. *Verhandlungen des naturforschenden Vereines in Brünn, 4*(1), 3–47.

Mendel, G. (1965). *Experiments in plant hybridization. (Translation made by the Royal Horticultural Society of London)*. Cambridge: Harvard University Press.

Mercer, L., Creighton, S., Holden, J. J. A., & Lewis, M. E. S. (2006). Parental perspectives on the causes of an autism spectrum disorder in their children. *Journal of Genetic Counseling, 15*(1), 41–50.

Montes, G., & Halterman, J. S. (2007). Psychological functioning and coping among mothers of children with autism: A population-based study. *Pediatrics, 119*(5), 1040–1046.

Muhle, R., Trentacoste, S. V., & Rapin, I. (2004). The genetics of autism. *Pediatrics, 113*(5), e472–e486.

Myers, S. M., & Johnson, C. P. (2007). Management of children with autism spectrum disorders. *Pediatrics, 120*(5), 1162–1182.

Nagle, C., Hodges, R., Wofe, R., & Wallace, E. M. (2009). Reporting down syndrome screening results: Women's understanding of risk. *Prenatal Diagnosis, 29*, 234–239.

Ng, C. C. M., Lai, F. M., & Yeo, G. S. H. (2004). Assessment of maternal anxiety levels before and after amniocentesis. *Singapore Medical Journal, 24*(8), 370–374.

Orsmond, G. I., & Seltzer, M. M. (2007). Siblings of individuals with autism spectrum disorders across the life course. *Mental Retardation and Developmental Disabilities Research Reviews, 13*, 313–320.

Price, C. S., Thompson, W. W., Goodson, B., Weintraub, E. S., Croen, L. A., Hinrichsen, V. L., . . . DeStefano, F. (2010). Prenatal and infant exposure to thimerosal from vaccines and immunoglobulins and risk of autism. *Pediatrics, 126*(4), 656–664.

Rao, D. C., Wette, R., & Ewens, W. J. (1988). Multifactorial analysis of family data ascertained through truncation: A comparative evaluation of two methods of statistical inference. *American Journal of Human Genetics, 42*, 506–515.

Raz, A. E., & Atar, M. (2003). Nondirectiveness and its lay interpretations: The effect of counseling style, ethnicity and culture on attitudes towards genetic counseling among Jewish and Bedouin respondents in Israel. *Journal of Genetic Counseling, 12*(4), 313–332.

Rollins, B., Martin, M. V., Sequeira, A., Moon, E. A., Morgan, L. Z., Watson, S. J., . . . Vawter, M. P. (2009). Mitochondrial variants in schizophrenia, bipolar disorder, and major depressive disorder. *PLoS One, 4*(3), e4913.

Sagoo, G. S., Butterworth, A. S., Sanderson, S., Shaw-Smith, C., Higgins, J. P., & Burton, H. (2009). Array CGH in patients with learning disability (mental retardation) and congenital anomalies: Updated systematic review and meta-analysis of 19 studies and 13, 926 subjects. *Genetics in Medicine, 11*(3), 139–146.

Schetter, C. D. (2011). Psychological science on pregnancy: Stress processes, biopsychosocial models, and emerging research issues. *Annual Review of Psychology, 62*, 531–538.

Selkirk, C. G., Veach, P. M., Lian, F., Schimmenti, L., & LeRoy, B. S. (2009). Parents' perceptions of autism spectrum disorder etiology and recurrence risk and effects of their perceptions on family planning: recommendations for genetic counselors. *Journal of Genetic Counseling, 18*, 507–519.

Seltzer, M. M., Greenberg, J. S., Hong, J., Smith, L. E., Almeida, D. M., Coe, C., & Stawski, R. S. (2009). Maternal cortisol levels and behavior problems in adolescents and adults with ASD. *Journal of Developmental Disorders*, November 5 [Online] doi: 10.1007/s10803-009-0887-0

Seltzer, M. M., Krauss, M. W., Orsmond, G. I., & Vestal, C. (2001). Families of adolescents and adults with autism: Uncharted territory. *International Review of Research on Mental Retardation, 23*, 267–294.

Shen, Y., Dies, K. A., Holm, I. A., Bridgemohan, M. D., Sobeih, M. M., Caronna, M. D., . . . Autism Consortium Clinical Genetics/DNA Diagnostics Collaboration. (2010). Clinical genetic testing for patients with autism spectrum disorders. *Pediatrics, 125*(4), e727–e735.

Sibling Support Project of the Arc of the United States. (2011). Sibshops. Retrieved from http://www.thearc.org/siblingssupport

Simonoff, E. (1998). Genetic counseling in autism and pervasive developmental disorders. *Journal of Autism and Developmental Disorders, 28*(5), 447–456.

Winter, J. (2006). *Breakthrough parenting for children with special needs: Raising the bar of expectations.* San Francisco, CA: Jossey-Bass.

Yoshino, M. A., Takahashi, M., & Kai, I. (2008). The trick of probabilities: Pregnant women's interpretations of maternal serum screening results in Japan. *Nursing and Health Sciences, 10*(1), 23–30.

Zlotogora, J. (2003). Penetrance and expressivity in the molecular age. *Genetics in Medicine, 5*(5), 347–352.

以實證為基礎之泛自閉兒 早期辨識與照護　5

Marcia R. Gardner

　　過去幾十年來，泛自閉症受到媒體與專業文獻的關注。家庭、教育學者、治療師、精神衛生工作者以及來自各學科和國家的醫療照護專業人員對下列相關領域的敏感度已增加許多，包含自閉症風險因子、兒童早期和精確診斷的關鍵、自閉症特徵與相關合併症、行為與醫學治療的風險與益處，以及每天與自閉症一同「生活」的患者與家屬之需求等。自閉症倡議團體對醫療照護研究基金與醫療照護指南已具影響（Autism Speaks, 2010; Johnson & Myers, 2008; Interagency Autism Coordinating Committee, 2011）。泛自閉症風險評估工具越漸增多，有助診斷之精確。網路亦可搜尋自閉症傾向篩檢的免費「自我評估」工具〔例如線上自閉症量表（http://aq.server8.org/）；Baron-Cohen, Wheelwright, Skinner, Martin, & Clubley, 2001〕。兒科醫師與研究人員越趨著重早期診斷與早期密集治療。倘若未對患者施以密切且細緻的觀察，其症狀與需求將可能不被覺察，因而失去促進發展的重要機會。

　　本章主要目的為強化基礎照護和臨床護理人員能力，包含評估幼兒的自閉症風險、確認幼兒具高度自閉症的可能性、增進執行篩檢與診斷工具的熟悉度，以及當患者被診斷為自閉症後盡早施行措施等各項能力。除了自閉症相關實證基礎外，護理人員必須具備以家庭為中心的照護方法，以利教育、支持、轉介以及直接照護泛自閉症患童與家屬。可以下文中小明的案例來說明這些過程。

｜背景｜

　　二十一世紀，美國兒科醫學會（AAP）、美國神經學會（AAN）和小兒神經醫學會（CNS）建立與發展兩套篩檢自閉症風險兒童的實務標準（AAP, 2001; Filipek et al., 2000; Johnson & Myers, 2008）。2006年美國兒科醫學會發展的最新基層照護實務標準含括泛自閉症患者的持續監測、特定年紀的發展篩檢（年齡9、18、24至30個月）以及所有18和24個月大的泛自閉症幼兒的全面篩檢（Johnson & Myers, 2008; Johnson, Myers, & the Council on Children with Disabilities, 2007）。實務標準尚包括對父母的教育與支持，以及為泛自閉兒所提供的實證基礎處置。此外，另提供臨床醫師手冊以執行該照護標準（AAP, 2007; Johnson & Myers, 2008; Johnson, Myers, & the Council on Children with Disabilities, 2007; Myers, Johnson, & the Council on Children with Disabilities, 2007）。

　　一般幼兒風險篩檢雖可及早發現自閉兒案例，但實務標準全面建立後，更可一窺全貌。然而因篩檢工具的限制，有些泛自閉兒童仍無法於篩檢過程中鑑別出來，譬如橫斷性篩檢只在兩個年齡點偵測，以及高功能兒童細微指標的難以辨認（Fombonne, 2009）。發展問題之基層照護監測與泛自閉症風險篩檢在兒童時期仍應持續進行。教師、校護和與學童有密切接觸的人士，常可辨識出具泛自閉症特徵的學生，並可協助進行診斷與提供適當轉介。Hepburn等人（2008）指出，老師認為具泛自閉症相關特徵的孩童，在自閉症篩檢工具的分數一致性為93%至95%。

　　縱然一般篩檢在目前基層照護中逐漸普及，且對罹病風險的行為表徵亦更加關注，但某些兒童已逾診斷泛自閉症的最佳幼兒時期。Shattuck等人（2009）於2002年發現，與泛自閉症診斷標準相符的2,500位兒童當中，未經矯正的兒童診斷年齡中位數為5.7歲（矯正年齡：大於6歲），而診斷年齡隨性別、認知程度和發展性退化，有所不同。四分之一符合泛自閉症診斷的學生中，於8歲時仍未被診斷。研究者指出，診斷年齡與盛行率的差異受到種族、民族和社經地位的影響（Durkin et al., 2010; Mandell et al., 2010）。Mandell等人（2010）

提到診斷年齡有下降的趨勢。

及早治療可改善社交、溝通與認知功能，因此，必須盡早辨別和轉介自閉兒，以利進行密集治療（Wetherby et al., 2008）。儘管自閉症是監測與篩檢所著重的焦點，另外的好處是，透過這些已修正且更具結構之兒童照護方法，具有其他發展障礙的兒童亦可被辨別出，並轉介至適當醫療服務。

案例

　　小明 18 個月大時，第一次被母親送至兒科診所。由於小明父親工作的關係，小明在六個月前全家搬至新家。在搬家前，約莫 12 個月大時，他接受最後一次健康檢查，並接種常規疫苗。他的母親提供了懷孕與出生醫療紀錄及疫苗接種紀錄，卻沒有任何兒科病歷。母親向醫師轉述，搬家後小明狀況一切良好。但實際上，她告訴專科護理師，她很擔心小明，因為「我和小明說話時，他好像聽不到我的聲音。他完全不說話，叫他的名字時，他連看也不看，根本沒注意到我。很擔心他是不是有聽力或耳聾的問題。托兒所的老師請我帶小明去做檢查，因為在托兒所裡，他表現也是一樣，所以老師建議小明需要做聽力檢查。」

家庭組成／社會史

　　小明是家中老大。家裡只有他與 39 歲的生父與 38 歲的生母。外公、外婆、爺爺、奶奶和其他親戚則住在別處。小明母親有兼職工作，小明平日被送至母親公司附屬的托兒所。這個家庭有醫療保險。

相關家族史

　　小明父母健康無任何異常。母親不清楚其父系與母系雙邊是否有親戚罹患泛自閉症障礙、注意力不足過動症、認知缺失、學習障礙、癲癇，或其他神經疾患。

（續下頁）

案例（續）

出生與新生兒史

　　小明母親在懷孕 38 週時，順利產下小明。父母皆無任何病史。懷孕紀錄中的藥物使用，只有維他命與幫助睡眠的自泡茶葉。懷孕紀錄亦顯示，因胎兒窘迫和羊水胎便染色，小明以剖腹產的形式出生。愛普伽新生兒評分（APGAR score）出生後第一分鐘 7 分，第五分鐘 9 分。氣道抽吸與氧氣吹入皆於產房進行。出生體重 3,200 克（第 25 百分位）；身高和頭圍皆為生長曲線第 25 百分位。出生後四天，小明和母親即出院。母親表示，小明是個「易養型」的嬰兒。其餘新生兒史無其他異常。

醫療史

　　小明母親表示小明 1 歲內常有「耳朵感染」的情形，並予以抗生素治療。除此之外，並無癲癇發作、震顫、凝視或抽搐痙攣之病史，無服用任何藥物或維生素，並準時接種疫苗。

發展史

　　小明 4 個月大時可翻身、8 個月可自己坐著、14.5 個月時可自行走路。但並無發出任何咿呀聲或單字；只會哭泣、尖叫和咕嚕聲（「哼哼哼」）。他不會揮手「再見」或玩「躲貓貓」親子遊戲。小明目前會使用的手勢極少，但有時會試著拉母親到他想要的物品之處。他通常都和自己玩耍，很少找媽媽或學校照顧者一同玩耍。他睡在嬰兒床內，沒有心愛的物品，此外，他喜歡拿著廚房內特定一支鍋鏟。

營養

　　小明可以用手拿東西吃、用瓶子喝水，但還無法獨自使用湯匙，也不

案例（續）

想改用杯子喝東西。他的飲食內容大多侷限於飯、雞肉塊、餅乾和蘋果醬，且對豆腐、香蕉、蛋、熱的玉米片或優格等軟質食物容易噎住而吐出來。雖然他坐得很好，但當坐在嬰兒座椅時，則會大哭，直到讓他坐回餐椅上。

相關身體檢查結果

小明目前身高體重位於第 50 百分位；頭圍在第 75 至第 90 百分位之間。有上顎高拱、雙耳輕微後傾、輕度唇炎的情形。頭／耳／眼／鼻／喉無異常。輕微尿布疹，但無其他皮膚損害。心血管、呼吸、腸胃、泌尿生殖系統和神經功能檢查皆正常。社交與溝通能力則明顯異常：情感淡漠、語言延滯、與母親的互動和眼神接觸極少、對自己姓名無反應——雖然他會停下手邊動作，注意到檢查室外的血壓計測量聲音。小明母親和專科護理師輕拍小明的手臂，對他說「小明，看這個！」，但仍徒勞無效。

｜ 重要臨床議題 ｜

目前尚無任何生物檢測或身體檢查可診斷出泛自閉症，因此行為特徵的觀察是確認診斷的基礎。若家長、教師或照顧者的觀察力敏銳，通常會察覺孩童的異常行為，並將此擔憂告知基層照護人員。當家長主訴擔心小孩的發展，或他們發現孩童有行為、溝通、社交等發展異常情形時，醫師必須對孩童的發展抱持高度存疑。

發展因素

　　大部分的兒科醫師相當了解生長與發展理論，譬如細胞形成、生理狀況、環境與發展之間的交互影響等。產前因素、基因、本身的健康、環境和家庭因素會干擾兒童發展，甚至造成發展遲緩。許多狀況（例如腦性麻痺、神經傷害、認知受損或早產）說明兒童發展變異的原因，但某些情況（例如結節性硬化症、X染色體脆折症）則與自閉症有直接關聯（請參見第125頁「相關疾病與徵狀」與第六章）。臨床醫師需全面評估幼兒產前、出生與健康史；另除現存疾病外，亦需考量過去病史，以了解是否有併發症，以及身體、社交、家庭環境在兒童發展階段中的狀況。醫師不可僅以其他疾病影響兒童的發展或說明其現存的發展遲滯，而自行排除疑似泛自閉症的診斷。

　　基層醫療機構的兒科醫師除應熟悉兒童發展，尚需具熟練的技能以評估孩童的發展里程碑。而使用具效度工具之標準化方法來增進評估的精確度，可避免錯失發現兒童發展或其他相關疾病的重要徵兆。Glascoe與Dworkin（1993）認為使用非標準化工具時，會造成臨床判斷的偏誤與不精準的可能性較高。詳細的發展監測內容請參見本章第133頁「發展監測」。

　　泛自閉症特徵通常在嬰兒期時即顯現，譬如反應異常、姿勢和臉部表情不尋常、非典型遊戲類型、凝視、缺乏眼神交集、厭惡身體接觸等（Baranek, 1999; Clifford, Young, & Williamson, 2007）。泛自閉兒父母通常在診斷確立後，才回想起當初他們的孩子有這些早期徵兆。研究發現許多泛自閉症在兩歲時即出現父母易察覺的徵兆（De Giacomo & Fombonne, 1998; Ozonoff et al., 2010）。

　　但是否所有泛自閉症兒童在嬰兒時期即出現自閉症徵兆仍待商榷。無論如何，學步期乃嬰幼兒語言和社會發展的重要階段。學步期幼兒的發展任務含括溝通傳遞的熟練、動作技能的鞏固，以及人際互動與情緒相關技能之強化。泛自閉症兒童社交與溝通能力的缺損將會影響這些發展進程，同時，該發展進程為心智理論（theory of mind, TOM）評值的重要層面（Broderick & Blewitt, 2010）。社會一認知能力讓孩童了解每個人有不同的思維、觀念、情緒和經歷

（Korkmaz, 2011）。心智理論雖尚為初步階段，但已被認定從 13 到 15 個月開始，並發生在學齡前期。研究假定 18 至 24 個月大的學步期幼兒透過共享式注意力的行為以及假想或裝扮遊戲，開始逐漸了解他人與自己的區隔（Korkmaz, 2011）。從該結果觀點來看，心智理論的熟悉可讓護理人員更加了解學步期兒童的發展特徵。請見表 5.1，與泛自閉症核心問題相關之學步期兒童發展里程碑。

表 5.1 ■ 18 及 24 個月幼兒之典型發展結果

核心指標	18 個月	24 個月
社會性	對名字有反應。 具共享式注意力。 會跟隨指示並注視著（「看那裡！」）。 會拿起物品給他人觀看。 會分享喜悅和快樂。 可被照顧者安撫。 有情緒表達。	會與年齡相近的同儕玩耍。 會試著參與其他孩童（給玩具）。
溝通／語言	能使用和了解 8 至 10 個單字（接受性語言多於表達）。 有許多手勢。 能表示需要。 能模仿單字與動作。 唸出物品名的同時，會指向物品。	能使用和了解 50 個單字（或更多）。 能使用簡短片語和雙字問題。 能說「我的」，用名字稱呼自己。 能遵循 1 至 2 個指令。 知道身體部位。
精細動作	會用湯匙自己吃飯。 會堆疊 3 至 4 塊積木。 會亂畫並看著紙張。	慣用手的確認。 會堆疊 6 至 8 塊積木。 會畫直線、試著畫圓。 能舉手過肩擲球。
粗動作	走得穩。 會跑。 仍會跌倒。	會向前踢球。 會上樓梯。 身體協調進步，不會跌倒。
遊戲	模仿。 單一動作的象徵性遊戲。 扮家家酒（給娃娃奶瓶）。 和照顧者玩耍。	象徵性、聯想假扮遊戲。 和照顧者玩耍。 喜歡和其他孩童玩耍。

資料來源：Ball, Bindler, & Cowen (2010); Boyd & Bee (2012); Kyle (2008); Wilson (2011).

自閉症幼兒的重要指標

嬰兒到了 12 個月大尚未開始牙牙學語或以動作表示需求，16 個月時還不會說話，或喪失語言能力等，則應考慮是否具發展障礙之可能，需立即轉介至醫療團隊做進一步評估（Johnson, Myers, & the Council on Children with Disabilities, 2007；請參見延伸說明 5.1）。

延伸說明 5.1

發展障礙的重要指標

至 12 個月仍無法牙牙學語。

至 12 個月仍無法做出手勢。

至 16 個月仍缺乏字彙。

至 24 個月仍無法將兩個不同單字組合成一個句子。

語言或技能退化。

資料來源：Filipek et al. (2000); Wetherby et al. (2004).

幼兒泛自閉症診斷的風險指標包含社交互動缺乏；相互注意協調能力缺失；語言能力遲緩、異常或缺失，如說話韻律怪異；反覆或不尋常的動作；特定姿勢；動作技能異常；以及非典型遊戲方式等（參見延伸說明 5.2）。小明母親指出的語言缺失和聽力問題，通常為發展遲緩首要擔心的狀況（Chawarska et al., 2007）。早期語言發展里程碑量表（Early Language Milestone Scale-2; Coplan, 2010）可評估至 3 歲的嬰幼兒語言發展程度。此評量工具非作為診斷，而是協助基層保健與社區醫療照護者快速確認語言發展之設計（Coplan, 2010）。

共享式注意力缺失是個重要的風險指標。共享式注意力為與他人分享有興趣的物品或情境之行為，被認為是溝通和語言發展的重要關鍵。共享式注意力

延伸說明 5.2

嬰幼兒泛自閉症風險指標

共享式注意力缺失或異常。

眼神凝視異常。

對自己姓名無反應或異常。

缺乏愉悅與正面情緒的表現。

社交性微笑次數減少。

缺乏社交互動或社交興趣。

語言遲緩或缺損（接受與表達）、語言退化（或遲滯、極微的牙牙學語、
　缺乏交流）。

說話韻律怪異。

做手勢的頻率低且類型受限。

對聲音缺乏反應。

動作里程碑發展遲滯，和（或）異常動作（亦有反覆性動作、刻板行為，
　但通常較晚發生）。

反覆性動作及（或）姿勢。

異常的玩玩具方式。

對特別的物體產生依附。

有泛自閉症的手足。

資料來源：Esposito, Venuti, Apicella, & Muratori (2010); Johnson, Myers, & the
　　　　　Council on Children with Disabilities (2007); Matson, Mahan, Kozlow-
　　　　　ski, & Shoemaker (2010); Naber et al. (2008); Ozonoff et al. (2010); Sul-
　　　　　livan et al. (2007); Weismer, Lord, & Esler (2010); Wetherby et al.
　　　　　(2004); Zwaigenbaum et al. (2009).

異常與泛自閉症診斷相關，且伴隨著較弱的語言能力（Delinicolis & Young, 2007; Sullivan et al., 2007）。嬰幼兒持續注視著父母或其他大人手指指向之處，視線在物品與父母臉上遊走（例如，上述案例中的「小明，看這個！」），即所謂的共享式注意力的接受性關注或反應。

約 8 個月大的嬰兒可跟隨父母目光（眼神交替）。眼神跟隨指示的能力則於 10 到 12 個月出現。共享式注意力需透過此能力，使嬰幼兒了解其他人的意圖（譬如，需往特定方向看才能看見某事物）。因此，幼兒逐漸發展出表達性共享式注意力（共享式注意力的開始）。首先，他們會指向需要的東西。14 至 16 個月大時，則開始以陳述性的手勢與他人分享愛好或喜悅（Johnson, Myers, & the Council on Children with Disabilities, 2007; Sullivan et al., 2007）。例如，小朋友看到公園裡的小鳥會感到特別興奮，因此會指向小鳥，讓母親也注意到小鳥的存在，與其一同分享喜悅，並同時觀察母親的反應。過程中可能會伴隨語言的出現。共享式注意力缺失或異常，是嬰幼兒泛自閉症風險的重要指標（Johnson, Myers, & the Council on Children with Disabilities, 2007; Sullivan et al., 2007; Naber et al., 2008）。嬰幼兒自閉症檢核表修訂版（M-CHAT; Robins, Fein, Barton, & Green, 2001）共 23 個題項，透過家長的陳述來檢視 16 至 30 個月大的孩童是否有共享式注意力的問題（若無達成其中 2 至 3 個題項，則需進一步評估泛自閉症）。

仿說（逐字逐句地重述他人的話語）常見於泛自閉兒。例如，詢問具仿說現象的幼兒「你喜歡餅乾嗎？」，其回應可能為重述完整或大部分的字句，像是「喜歡餅乾嗎？」，並持續幾小時或甚至幾天（延宕性仿語）。患兒可能會重複述說影片、電視或歌曲中的句子、對話或交談，無法自發性表達字句為泛自閉症語言發展異常的徵兆。某些研究認為自閉兒仿說現象與接受性語言能力程度低弱相關（Roberts, 1989）。醫師應了解，由於嬰幼兒正處於語言與語法發展階段，仿說通常發生在此時期，但狀況會隨著時間逐漸消失（Johnson, Myers, & the Council on Children with Disabilities, 2007）。至 24 個月時，兒童可清楚運用簡短語句（請參見表 5.1）。其他與泛自閉症相關的行為模式包括：嚴守常規、固著行為、自傷行為、對移動或旋轉中的物品全神貫注、具攻擊性且暴

躁易怒、過度敏感或感覺遲鈍與過動（Johnson & Myers, 2008）。

家長的觀察、印象與關切之重要性

　　由於家長非常了解自己小孩的發展狀況與行為，因此，他們為主要資訊提供者。為協助父母及早辨別自閉症相關發展偏差（並促進家長的信心與能力），他們必須實際了解典型與正常的幼兒前期行為模式與發展里程碑（Bethell, Peck, & Schor, 2001; De Giacomo & Fombonne, 1998; Rowe, 2006）。

　　Combs-Orme、Nixon與Herrod（2011）表示，六家基層醫療照護機構中，僅11%的父母或照顧者記得兒童發展之預期指引。研究更指出，健康照護體系較為注重預期指引。有些篩檢需請家長描述小孩的行為，因此家長對小孩的行為與發展觀察為泛自閉症篩檢過程的重要一環。基層健康照護應時時運用健康、生長和發展之指引，並鼓勵家長多詢問孩童發展相關的問題，將發展的支持性活動納入家庭生活中，並觀察小孩的反應及行為。許多資源可協助家長或其他主要照顧者了解兒童各階段所預期的發展里程碑。家長的衛教資源請參見延伸說明5.3。

延伸說明 5.3

供家長參考之兒童早期發展資源

- www.cdc.gov/ncbddd/actearly/milestones/index.html
  衛教家長發展里程碑之互動性網站。
- www.firstsigns.org
  由泛自閉症初期徵兆倡議團體所創立，提供父母及健康照護者泛自閉症發展、篩檢及早期症狀等資訊。
- http://www.healthychildren.org
  美國兒科醫學會給家長的網站。

（續下頁）

延伸說明 5.3（續）

- http://www.cdc.gov/ncbddd/index.html
  美國天生缺陷和發展障礙中心（National Center on Birth Defects and De-velopmental Disabilities）。
- http://www.asha.org/public/speech/development/chart.htm
  美國語言聽力學會（American Speech-Language-Hearing Association）之語言發展里程碑。
- http://www.reachoutandread.org/parents/milestones/
  兒童閱讀推廣計畫（Reach Out and Read）之識字能力發展家長篇。

● 確認年齡

　　家長初次發現小孩具泛自閉症行為模式至開立泛自閉症診斷的過程之間有顯著的延遲。Noterdaeme 與 Hutzelmeyer-Nickels（2010）從 601 位泛自閉兒研究中發現，約四分之一的家長在小孩 1 歲時察覺異常；但確認發展異常的平均年齡為 15 個月，確認自閉症診斷的平均年齡為 76 個月。而亞斯伯格症兒童的行為狀況則更晚發現，診斷通常於 9 歲確立。美國兒科醫學會的篩檢標準對風險與診斷確立間的時間延遲之影響仍尚未有定論（Fombonne, 2009）。Johnson 與 Myers（2008）強調，治療其實不需等到最終診斷確立才開始，醫師也不應延遲任何醫療服務之轉介。許多早期治療計畫亦提供全面的評估，不僅含括聽力、視力、語言、動作和社會發展層面，更有精神科與醫療照護者的專業診斷服務。

　　泛自閉症兒童研究結果指出，家長可在患童年紀很小時敏銳地觀察其行為舉止，辨別有否任何與泛自閉症相關的行為模式（Fombonne, 2009）。語言遲緩、發展遲滯、無法完成主要發展里程碑、不尋常的社交反應，以及技能缺失或退化等，皆為最常由家長發現且擔憂的行為模式（Chawarska et al., 2007）。De Giacomo 與 Fombonne（1998）發現，大多數泛自閉兒父母約在孩子 19 個月

時，發現泛自閉症相關行為，並在 2 歲時就診。該研究最常見的異常報告為語言問題。Baghdadli 等人（2003）發現，當小孩 17 個月大時，家長開始關注相關問題，超過三分之一的受試者則在 1 歲前發現異常行為。而其他的醫療問題中，則以神經疾患、感染和周產期狀況以及認知能力低弱，為早期辨別的重點。Chawarska 等人（2007）描述，75 位自閉症個案的家長平均在小孩 14.7 個月大時，開始擔憂小孩的發展狀況。

有些研究致力於家長辨別小孩徵狀發生的年齡，但許多這類研究皆屬回溯性研究，可能有回憶偏差。雖然如此，仍有證據顯示家長可辨別嬰幼兒時期泛自閉症等其他發展障礙之相關指標，以及表達對後續診斷相關之擔憂（Glascoe, 1999）。他們的印象是可信的，且應詳細告知醫護人員。在醫療照護環境中，醫師應強調家長對小孩發展印象的重要性，引導談論他們的擔心；需要時，指引他們進一步追蹤檢查，確認是否有發展障礙等其他異常狀況。

開放式問題可促進家長談論對小孩的擔心，譬如「對於小明的發展或行為，你此時的擔憂為何？」。篩檢工具可協助父母分享他們的擔憂，而提供家長毫無根據的安慰與保證（「你只是因為第一次當媽媽……」）則不適當。「靜觀其變」的照護方法可能會造成患童延誤黃金治療期，也已不再是照護標準。當診斷確立，照護計畫開始著手後，家長與孩童皆將受益（Noterdaeme & Hutzelmeyer-Nickels, 2010; Zwaigenbaum et al., 2009）。

相關疾病與徵狀

雖然環境因子對自閉症的影響程度尚未有定論，但可確定的是，基因為病因之一。若家中已有一位泛自閉症兒童，那麼另一位小孩患有相同疾病的機率為 2%至 8%（Muhle, Trentacoste, & Rapin, 2004）。若家族中有其他小孩患有泛自閉症，則其亦較有可能發生語言遲滯、自閉症特徵、注意力不足過動症和精神疾患（Constantino et al., 2010）。當確定泛自閉症風險後，應追蹤三代家族譜系。

基因檢測技術讓醫學了解更多泛自閉症的基因位置，但大部分發生泛自閉

症的原因皆不明。自閉症模式可見於某些基因疾患中，例如結節性硬化症、X染色體脆折症、CHARGE聯合畸形和染色體22q11.2缺損症候群。5%泛自閉兒有先天性代謝異常，譬如苯酮尿症（因苯酮尿症篩檢的普遍，目前極為少見）（Manzi, Liozzo, Giana, & Curatolo, 2008）。有基因疾患的孩童應進一步詳細檢查，確認有否泛自閉症的風險，反之，有泛自閉症徵狀的孩童也應詳細檢查基因或染色體異常等問題。不尋常或異常的特徵代表基因疾患的可能性。

泛自閉兒先天畸形的盛行率甚高。人口研究發現，多達13%泛自閉症與廣泛性發展障礙的患者，以及3%亞斯伯格症兒童有出生缺陷的情形，且機率明顯高於一般大眾（Chen, Chen, Liu, Huang, & Lin, 2009; Dawson, Glasson, Dixon, & Bower, 2009; Ozgen et al., 2011）。全身系統皆可能有問題，特別是耳朵、臉部、頸部、神經和泌尿生殖器系統的異常尤為常見（Dawson, Glasson, Dixon, & Bower, 2009）。泛自閉症兒童亦有較高的機率罹患大頭畸形、癲癇，以及輕微先天異常，但也可能不會出現疾病表徵。輕微先天異常通常包含耳朵異常，譬如後旋（Rodier, Bryson, & Welch, 1997）。

因此，泛自閉兒童應接受全面性身體檢查，並注意現存外觀異常，嚴重或輕微先天異常，以及全身性疾病。依照身體狀況與相關發展標記，來決定進行X染色體脆折症的染色體核型（karyotype）與聚合酶連鎖反應（polymerase chain reaction, PCR）分析，或其他疾病之基因分析（Johnson, Myers, & the Council on Children with Disabilities, 2007）。複雜且具疾病表徵之泛自閉症的討論請參見第六章。

● 大頭畸形

25%泛自閉兒為大頭畸形患者（AAP, 2001）。這些患童在新生兒與嬰兒時期的頭圍通常是正常的，直到6個月大時，頭圍逐漸增大且與泛自閉症相關（Courchesne, Carper, & Akshoomoff, 2003）。研究指出，泛自閉兒手足在12個月大時，頭圍快速增加，最後成為大頭畸形，後續更可能診斷為泛自閉症（Elder, Dawson, Toth, Fein, & Munson, 2008）。由於頭圍快速成長期通常不超過2歲，所以在幼兒園階段時，頭圍通常是正常的。

● 癲癇

　　估計約三分之一的泛自閉兒將有癲癇問題（Trevathan, 2004; Tuchman, Alessandri, & Cuccaro, 2010）。倘若泛自閉兒同時伴隨認知缺損，將更可能有癲癇情形。因此當癲癇或癲癇病史為臨床表徵之一時，則必須進行腦波圖檢查，但並非一般泛自閉症患童之醫療常規建議（Johnson, Myers, & the Council on Children with Disabilities, 2007）。在每次的基層照護看診中，神經狀態與癲癇發作的密切觀察很重要。應衛教家長各種凝視、特定姿勢、張力缺乏和重複性動作等癲癇表現，讓家長更清楚了解強直痙攣發作之表現形式。對泛自閉症家長而言，較難以區別注意力不集中與癲癇發作的差異。

● 結節性硬化症

　　結節性硬化症是一種微小染色體缺失症候群，導致皮膚、心臟、神經與腎臟系統等身體機能之損害。90%結節性硬化症患者的大腦亦受影響，產生癲癇、智力障礙和精神疾患。自閉症患者罹患結節性硬化症的盛行率估計約 16%至65%；泛自閉症患者同時罹患結節性硬化症和癲癇之盛行率為 14%，約 4%無癲癇症狀（Zafeiriou, Ververi, & Vargiami, 2007）。色素減退性皮膚病變為結節性硬化症之常見徵狀。因此全面性檢查與伍氏燈檢查（Wood's lamp examination）為結節性硬化症之常規檢查，具有泛自閉症風險的孩童亦必須進行上述檢查。

● X 染色體脆折症

　　X 染色體脆折症為智能障礙最常見的遺傳疾患，乃因 X 染色體重複不正常擴增所致。25%至 33%泛自閉兒同時患有 X 染色體脆折症（Zafeiriou, Ververi, & Vargiami, 2007）。智能障礙主要發生於X染色體脆折症男性患者；約莫 70%女性患者的智能正常（Bay & Steel, 2002）。有時 X 染色體脆折症的身體徵狀在青春期前較不明顯，護理人員應檢查兒童是否耳朵偏大、臉型瘦長、鼻梁寬、下巴突出、關節過度伸展、皮膚光滑、二尖瓣脫垂和心雜音。男性青春期後，出現睪丸巨大症（Bay & Steel, 2002; Zafeiriou, Ververi, & Vargiami, 2007）。基

因檢測（聚合酶連鎖反應）可分辨出 X 染色體脆折症。

● CHARGE 聯合畸形

CHARGE 聯合畸形為合併眼組織缺損、心臟缺損、後鼻孔閉鎖、生長與發展遲緩、生殖器發育不良與耳朵異常的症候群（Bay & Steel, 2002, p. 22）。高達 45% CHARGE 聯合畸形患童具有泛自閉症特徵（Zafeiriou, Ververi, & Vargiami, 2007）。

● 染色體 22q11.2 缺損

染色體 22q11.2 缺損又名狄喬治症候群（DiGeorge syndrome）。如同大部分的遺傳疾病，並非所有疾病症狀都會出現在每個患者身上。染色體 22q11.2 缺損兒童有耳朵異常、鼻梁寬大、鼻尖朝上，以及上顎高拱或顎裂的症狀。胸腺與副甲狀腺發育不良將造成免疫功能異常與低血鈣。75% 染色體 22q11.2 缺損患者有心臟缺損的問題（Gentile, Michaels, & Skoner, 2002; Park & Beerman, 2002）。20% 至 30% 的患者則有泛自閉症（Zafeiriou, Ververi, & Vargiami, 2007）。其他泛自閉症遺傳決定因素之討論請參見第二章。

● 其他議題

鉛中毒為泛自閉症的風險因子，過量的鉛可能會造成異常行為。而異食症、口不擇食、其他重複行為症狀可能亦為鉛中毒的導因。因此，泛自閉兒的初步評估應包括鉛測量（Johnson, Myers, & the Council on Children with Disabilities, 2007）。任何有語言遲緩的兒童應進行聽力評估。聽力受損所致的行為與泛自閉症症狀極相似。

基層醫療之聽力檢查通常包含篩檢傳導性聽損之鼓室聽力檢查，或其他聽力檢定等。但泛自閉症兒童較難配合進行與完成這些檢測，這時，常運用於新生兒篩檢的誘發性耳聲傳射檢查（evoked otoacoustic emission）和腦幹聽性反應檢查（auditory brain stem response, ABR）即為替代選項之一。當兒童在睡眠當中，腦幹聽性反應檢查結果最為準確。但這類型篩檢有可能需使用鎮靜劑，而

有些泛自閉兒對鎮靜劑則有過度活躍等逆向反應（AAP, 2009; Johnson, Myers, & the Council on Children with Disabilities, 2007）。若欲取得精確的檢查結果，有必要轉介至擁有評估發展障礙兒童相關經驗的聽力師。

｜臨床實務｜

　　發展障礙的全面性評估包含泛自閉症發展監測、篩檢和具自閉症風險全面評估等程序。當診斷確立後，醫護人員應抱持憐憫之心，並運用實證基礎的處置來協助泛自閉兒，後續章節將仔細描述這部分。護理人員的教育、專業實踐哲學和實務範疇格外適合進階的角色，並提供患童與家屬之發展性視導、篩檢、處置和支持。進階護理人員應著力於生物醫學與護理概念之整合，而護理概念中又包含合作關係、整體性、健康和預防性照護、以病患和家庭為中心的照護，以及促進生命過渡期的適應等（Gardner, Posmontier, & Conti, 2011）。同時，此亦為奠定兒科護理的基石。

家庭的考量

　　小孩的發展狀況是家庭關心的事務。當父母與其他家庭成員聽到自己的小孩罹患泛自閉症障礙，可能會情緒崩潰，需要支持與各項服務轉介。當泛自閉兒父母聽到自己最親愛的孩子可能終生將持續如此嚴重的殘疾狀況，將經歷巨大悲痛。當他們清楚小孩行為的原因，並相信有可行方法能幫助小孩後，心情可獲緩解（Bloch & Gardner, 2007; Elder & D'Alessandro, 2009）。若泛自閉兒父母與醫療照護人員成功建立合作關係，家人與小孩皆可受益。當泛自閉兒父母了解自身的看法、擔憂與感受具有價值性，且對照護計畫發展產生重要性時，他們將充滿自信。持續性照護包含行為控制、睡眠中斷、家庭環境適應、藥物治療、各種醫療照護、治療和衛教服務醫療人員的接觸等照護活動，若這些照護活動超時，將會帶來極大壓力。不論家長所照顧的自閉症患者是兒童、青少

年或成人，都是充滿著壓力與憂鬱，身體狀況亦日趨退化（Boyd, 2002; Phetra-suwan & Miles, 2009; Seltzer et al., 2009; Seltzer, Krauss, Orsmond, & Vestal, 2001; Twoy, Connolly, & Novak, 2007）。

　　家長是孩子獲取健康福祉的中心，因此父母與家庭狀況、調適、需求的評估是必需的。護理照護應運用同理、強調家庭優勢，並提供社區服務、喘息照護和諮商轉介之支持。簡短的詢問「此時此刻你的感受為何？」可幫助家長談論他們的需求。家庭處理型態（family management style, FMS）的評估亦可協助醫師了解家庭模式，提供合適的處置方式（Deatrick et al., 2006; Knafl, Breit-meyer, Gallo, & Zoeller, 1996; Knafl & Deatrick, 2003）。Deatrick 等人（2006）發現，家人對生命變化的各式反應與患童的慢性疾病相關。有些家庭將這些改變納入日常生活中，並有效地調適、正常化這些經歷感受，但有些家庭最後則潰散。這些反應模式可透過家庭處理型態來分類（Deatrick et al., 2006, p. 20）。而家庭處理型態有五種類型：茁壯（thriving）、調適（accommodating）、忍受（enduring）、掙扎（struggling）或張皇失措（floundering）（Deatrick et al., 2006; Knafl & Deatrick, 2003）。

　　家庭處理型態的研究正持續發展中，但在家庭應用方面仍具挑戰性。與泛自閉症患者一同生活的家人，可幫助護理人員了解患者行為，安排最恰當之介入措施。家庭處理型態理論亦可作為泛自閉症照護相關研究的組織架構，例如家庭議題或家庭措施之效能層面。家庭處理測量量表（Family Management Me-asure; Knafl et al., 2011）可評估家庭是否成功將慢性疾病融入至家庭日常生活中。有效的家庭照護同時包括與神經科、精神科、小兒發展科、營養科、遺傳科、職能治療和語言病理科醫師有效且通力的合作，以及和學校醫療人員保持聯繫。

風險辨識的篩檢

　　早期社交、行為與溝通方面的密集治療為促進泛自閉兒發展、教育及功能的重要關鍵。為了得以盡快進行早期治療，早期風險辨識與診斷是必需的。如

同上述，當發現有泛自閉症風險時，需進行發展監測泛自閉症風險與一般篩檢、泛自閉症特定篩檢與診斷，並關注家長的憂慮與其孩子發展史，以確認泛自閉症診斷（Chakrabarti, Haubus, Dugmore, Orgill, & Devine, 2005; Filipek et al., 2000; Johnson, Myers, & the Council on Children with Disabilities, 2007; Johnson et al., 2008; Pinto-Martin et al., 2008）。持續評估發展進程為目前指引之一：運用第一級篩檢工具來評估所有 18 及 24 個月的幼兒是否具泛自閉症障礙風險，檢查結果具有風險者，則繼續進行第二級篩檢（AAP, 2007; Johnson et al., 2007; Robins, 2008）。

發展篩檢測驗的精確考量

所有篩檢工具都有各自的限制。Pinto-Martin 等人（2008）指出，家長自評兒童發展篩檢表（Parents' Evaluation of Developmental Status, PEDS; Glascoe, 2010）無法確認具泛自閉症障礙風險的兒童數量比例，因而建議家長自評兒童發展篩檢表納入其他兒童發展障礙類型之範疇。Miller 等人（2011）認為，不論是嬰幼兒檢核表（Infant-Toddler Checklist, ITC）或嬰幼兒自閉症檢核表修訂版（M-CHAT），都無法從廣泛的兒科領域中發現所有泛自閉症嬰幼兒。Sices、Stancin、Kirchner 與 Bauchner（2008）發現，同時進行家長自評兒童發展篩檢表與自閉症篩檢問卷之結果不符，並推測二者各自屬於不同發展範圍，因此該研究結果指出，除必須了解檢測工具的優點與限制，更需清楚檢測之目的。

整合模式包含監測與篩檢，並著重醫師與家長對發展模式的印象。臨床醫師應牢記，篩檢是為了確認風險，而非診斷。有些兒童篩檢結果為陽性，但並無泛自閉症障礙；有些患有泛自閉症的孩童則未被檢測出來。辨別兒童是否罹患泛自閉症的重點在於檢測工具的敏感性與特異性。敏感性反映所有罹病群體中，檢測結果呈陽性者；特異性則是辨別未罹病群體中，檢測結果是陰性者。當兩者數值甚高時，罹病案例遺漏情形佔極少數，將未罹病誤判為罹病的情形亦為少數。敏感性或特異性分數介於.70 至.80 之間時，即適用於泛自閉症篩檢（Norris & Lecavalier, 2010）。預測值與敏感性及特異性相關，同時亦可解釋

疾病盛行率；陽性預測值代表篩檢為陽性者中，實際患病的比率；陰性預測值則指在陰性診斷結果下，未罹患疾病的比率（Kirton, 2010; Norris & Lecavalier, 2010）。

檢測泛自閉症風險工具的精確度會隨年齡、泛自閉症變異性等因素而有所差異。例如，檢測工具可能對高功能或亞斯伯格症兒童的精確度稍低。許多篩檢工具（如泛自閉症篩檢問卷）的檢測對象為兒童族群；但研究指出，某些篩檢工具的使用次數逐漸減少，使之難以了解其精確度。

大多數的泛自閉症篩檢與診斷工具適用於學步期以上的兒童。學步期自閉兒診斷觀察量表（Autism Diagnostic Observation Schedule-Toddler Module, ADOS-T）的年齡限制較低，為 12 個月大；但這些幼兒必須符合動作與認知的標準（Luyster et al., 2009）。目前泛自閉症篩檢診斷工具有專門供 6 至 18 個月大的嬰兒版本，且正快速擴展與進行測試中，如自閉症嬰兒觀察量表（Autism Observation Scale for Infants, AOSI; Bryson, Zwaigenbaum, McDermott, Rombough, & Brian, 2008）。年紀更小的嬰幼兒所使用的篩檢工具雖非專門用來檢測泛自閉症，但仍包含溝通與社交的檢查項目，譬如 ITC（請見第 134 頁「泛自閉症風險的篩檢」段落），故仍適用於辨識此族群之泛自閉症風險。

案例續述

　　小明 18 個月大時，其母親在進入檢查室前，在診所等候室完成了嬰幼兒自閉症檢核表修訂版（M-CHAT; Robins, Fein, Barton, & Green, 2001）。結果顯示，小明未通過 14 個項目，其中未通過的關鍵性項目包含對其他孩子無興趣、不曾指著某物、不曾向家長表示對某物感興趣、不會模仿、當聽到他人叫自己時未有回應、不會設法吸引家長看他有興趣的事物或活動。若此自閉症評估的關鍵性項目中有兩項或兩項以上未通過，抑或所有項目中有任何三項未通過，即評定為未通過。

　　而小明的分數遠遠超離標準。此外，小明的總分為 3 分，須立即進一步做泛自閉症評估，必須進行完整的身體檢查，尤其要特別注意有否外觀異常。血液常規檢查，以及 X 染色體脆折症之鉛濃度、核型、聚合酶連鎖

案例續述（續）

反應皆需送檢。小明立即被轉介至整合性自閉症中心，進行早療計畫。上溯小明三個世代的家族譜系，父母兩系皆有高血壓、心臟病的家族病史，但無任何神經或精神疾患、聽力障礙、注意力不足過動症、遺傳疾患或先天畸形。而其父親印象中有位叔叔「行為表現怪異。無時無刻都在談論運動統計數據，聽不進去他人講的話；說話方式也很古怪」。

　　小明的血液檢查無異常，未發現任何病徵標誌。聽力在正常範圍內。依據評估結果，自閉症中心初步診斷小明為自閉症。已與其母親排定後續追蹤就診，以進一步評估需求、提供支持，轉介至其他社區服務。

　　縱使泛自閉症與其他發展障礙的缺陷部分重疊，嬰幼兒自閉症檢核表修訂版等泛自閉症特定篩檢工具仍非確認風險、診斷或其他發展障礙之用途（Ventola et al., 2006）。一旦發現幼兒具泛自閉症風險，即需進行診斷，過程包含家族史評估；遺傳風險；精神疾患；泛自閉症相關社交、情緒、溝通、認知和行為表徵；以及結構化的診斷措施等。雖然難以為極幼小的嬰兒確立泛自閉症診斷，但到了 2 歲以上，診斷之確立將漸趨平穩（Robins, 2008）。

發展監測

　　美國兒科醫學會將監測（surveillance）定義為持續、縱貫性的健康監督過程，以識別嬰幼兒的發展模式與發展風險，其中包含維持發展等保護因子的評估，譬如豐富的環境、照顧者的投入和養育，以及適當的營養（Council on Children with Disabilities, 2006）。各基層醫療照護都需發展監測，特別是對泛自閉症徵兆的關注。監測內容應含括對家庭的觀察、出生與健康史中與發展障礙和泛自閉症相關的因素、引起家長對發展進展異常的印象、家庭環境評估（保護因子），特別是需詢問家長的顧慮。此外，觀察、身體評估，以及標準化的發展工具或檢核表的填寫，亦為監測內容，如此，可更加清楚了解發展模式

（Council on Children with Disabilities, 2006）。對一般兒童行為與模式的臨床印象是非常重要的。而格式化的發展檢核表對精準的發展進程評估亦是有所幫助的，更具體來說，是促進泛自閉症風險之辨識。

美國兒科醫學會指引中，有各層級的系列篩檢工具。醫師應檢視篩檢工具的執行統計資料，尋找合適的檢測或篩檢工具。特定篩檢的選擇需考慮篩檢執行時間、語言、閱讀程度、進行篩檢與評分之經費與人力時間耗費，以及受檢兒童人口等影響因素。家長自評兒童發展里程碑篩檢表（PEDS: Developmental Milestones, PEDS: DM）即為發展監測檢核表之一。Brothers、Glascoe與Robertshaw（2008）表示，家長自評兒童發展里程碑篩檢表在許多發展範疇內的敏感性為83%、特異性為84%，信度高，閱讀程度為1.8年級，專為出生至8歲的兒童所設計；而量表的完成需透過家長觀察，並描述孩子的發展技能，過程只需幾分鐘即可（Brothers, Glascoe, & Robertshaw, 2008）。這些檢測工具為孩子的發展進程做了縱向紀錄，因此隨著時間的變化，家長與醫療人士可更加了解其行為發展模式。

年齡與階段問卷第三版（Ages and Stages Questionnaire, Third Edition, ASQ-3; Squires & Bricker, 2009）為另一針對1個月至5.5歲孩子的父母自陳量表。年齡與階段問卷第三版如同家長自評兒童發展里程碑篩檢表，家長需觀察回報孩子年齡特定技能的完成度，填寫過程與評分可迅速完成。敏感性與特異性分別為86%和85%（Squires, Twombly, Bricker, & Potter, 2009）。該發展篩檢工具的信效度、敏感性與特異性佳（AAP, 2001; Sices, Stancin, Kirchner, & Bauchner, 2009）。調查發現年齡與階段問卷最適合提供予社區醫療人士，作為發展篩檢工具（Pizur-Barnekow et al., 2010）。

泛自閉症風險的篩檢

嬰幼兒在9個月、18個月，以及24至30個月大時所做的健康檢查過程中，應使用泛自閉症風險信效度佳的篩檢工具；此外，若家長或基層醫療人員認為孩子有發展狀況，亦需進行篩檢（Johnson, Myers, & the Council on Children with Disabilities, 2007）。雖然嬰幼兒檢核表（ITC）或溝通及象徵性行為發展量表（Communication and Symbolic Developmental Scales—Behavior Profile, CSDS-BP）非泛自閉症篩檢工具，但仍可辨別18個月以下嬰幼兒的泛自閉症風險（Luyster et al., 2009; Johnson, Myers, & the Council on Children with Disabilities, 2007; Wetherby, Brosnan-Maddox, Pearce, & Newton, 2008; Zwaigenbaum et al., 2009）。美國兒科醫學會建議，泛自閉症特定篩檢應納入18個月和24個月嬰幼兒的常規健康檢查中。相關方法、決定點與行動的詳細內容正逐漸發展中，以概述過程和指引臨床實務（請參見圖5.1）。

　　目前有許多泛自閉症篩檢診斷工具，但這些工具的檢視並非本章主要談論內容。Johnson 與 Myers（2007, pp. 1200-1201）描述，美國兒科醫學會整理一表格，以利辨別適用於第一級或第二級篩檢的各式工具。而這些關於評估工具之敏感性、特異性資料和設置，以及其他資訊之總結，是非常有幫助的。同時，必須謹記，由於這些工具已開始被使用與檢測，數據將逐漸更新（請參見表5.2與表5.3）。

學步兒一般篩檢工具

　　嬰幼兒自閉症檢核表（CHAT）與嬰幼兒自閉症檢核表修訂版（M-CHAT）等篩檢工具是專門為自閉症風險所設計的。而家長自評兒童發展篩檢表（PEDS; Glascoe, 2010）及嬰幼兒檢核表（ITC）則廣泛用於各發展遲緩風險。研究顯示，家長自評兒童發展篩檢表與嬰幼兒自閉症檢核表修訂版，對自閉症風險篩檢之效能不同（Glascoe, Macias, Wegner, & Robertshaw, 2007; Pinto-Martin et al., 2008）。家長自評兒童發展篩檢表為家長填寫的問卷，為的是引導家長表達對孩子特定發展的憂慮。嬰幼兒自閉症檢核表（Baron-Cohen, Allen, & Gillberg, 1992）的 14 題泛自閉症風險篩檢問題內容包含家長論述與醫師互動／觀察項目。嬰幼兒自閉症檢核表-23 題項（CHAT-23），為從嬰幼兒自閉症檢核表與嬰幼兒自閉症檢核表修訂版發展而來之中文量表（Wong et al., 2004）。嬰幼兒自閉症檢核表修訂版（請參見延伸說明5.4）共有 23 題由家長勾選之項目，以辨

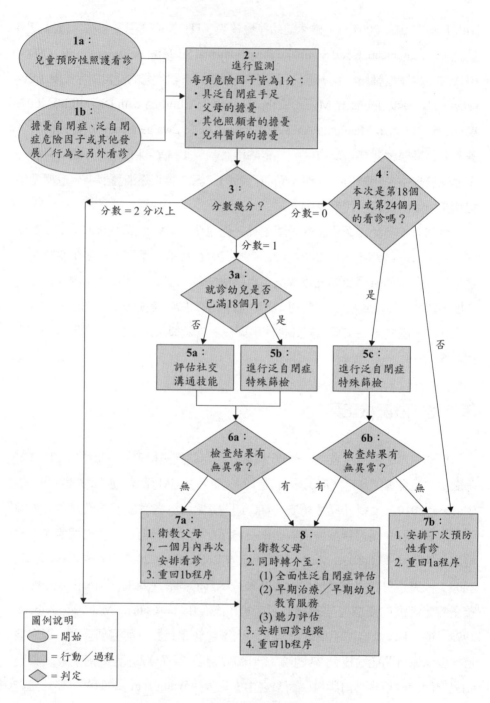

圖 5.1 ■ 泛自閉症監測與篩檢流程

1a： 兒童預防性 照護看診	**1a**：社交技能衝突等發展擔憂皆應在 5 歲前的每次兒科預防性照護看診時提及。 （前往步驟 2）

1b：基於父母要求或先前看診所發現的擔憂，可能會再安排兒童針對該泛自閉症相關問題看診。父母的擔憂可能來自對兒童行為、社交或語言缺陷的觀察，以及其他照顧者所發現的問題，或是對泛自閉症保險的焦慮。

1b：
擔憂自閉症、泛自閉症危險因子或其他發展／行為之另外看診

2：
進行監測
每項危險因子皆為 1 分：
・具泛自閉症手足
・父母的擔憂
・其他照顧者的擔憂
・兒科醫師的擔憂

2：發展監測是個彈性、縱貫式且持續累積的過程，健康照護人員可藉此確認兒童是否具發展問題。發展監測有五大要素：引導與傾聽父母對其子女發展的擔憂、記錄與保留發展史、精確的觀察、辨識保護因子與危險因子，以及保持精確紀錄與過程和結果之詳載。父母、其他照顧者與兒科醫師的擔憂皆應納入兒童是否具泛自閉症風險之判定。另外，泛自閉症兒童的手足具泛自閉症症狀的機率為一般兒童的 10 倍，故亦須考量其是否具泛自閉症風險。危險因子的計分將決定下個步驟。（前往步驟 3）

3：
分數幾分？

3：危險因子評分：
● 若兒童無泛自閉症手足，父母、其他照顧者與兒科醫師無擔憂：分數 0 分。（前往步驟 4）。
● 若兒童具一項危險因子，且有泛自閉症手足或父母、其他照顧者與兒科醫師有擔憂：分數 1 分。（前往步驟 3a）
● 若兒童具兩項以上的危險因子：分數 2 分。（前往步驟 8）

3a：
就診幼兒是否已滿 18 個月？

3a：
● 若幼兒年紀小於 18 個月，前往步驟 5a。
● 若幼兒年紀為 18 個月以上，前往步驟 5b。

4：
本次是第 18 個月或第 24 個月的看診嗎？

4：若兒童無危險因子且父母與照顧者亦無擔憂（0 分），則應於其第 18 個月與 24 個月看診時，進行第一層級泛自閉症特殊篩檢。（前往步驟 5c）若此非兒童第 18 個月與 24 個月的看診時間，前往步驟 7b。
注意：美國兒科醫學會的「醫療之家辨別具發展障礙的嬰兒與幼兒：發展監測與篩檢流程」方針中，建議於第 9、18，以及 24 或 30 個月時，進行一般發展篩檢；並於第 18 個月進行泛自閉症篩檢。臨床報告亦建議在第 24 個月看診時，進行泛自閉症篩檢，以確認兒童是否在第 18 個月後具退化行為。

圖 5.1 ■ 泛自閉症監測與篩檢流程（續）

5a： 評估社交 溝通技能	5a：若兒童年紀小於 18 個月，兒科醫師應採用特殊測量工具（如針對社交溝通技能之工具），辨別其有否泛自閉症臨床特徵。（前往步驟 6a）	**5b：** 進行泛自閉症特殊篩檢	5b：若兒童年紀為 18 個月以上，兒科醫師應使用泛自閉症特殊篩檢工具。（前往步驟 6a）

5c： 進行泛自閉症特殊篩檢	5c：針對所有 18 個月或 24 個月以上的兒童，兒科醫師應使用泛自閉症特殊篩檢工具。（前往步驟 6b）

6a：
檢查結果有無異常？　　6a：若檢測結果無異常，前往步驟 7a。若檢測結果異常，前往步驟 8。

6b：
檢查結果有無異常？　　6b：若在第 18 個月與第 24 個月回診時的泛自閉症檢測結果無異常，前往步驟 7b。若檢測結果異常，前往步驟 8。

7a：
1. 衛教父母
2. 一個月內再次安排看診
3. 重回 1b 程序

7a：若兒童具泛自閉症危險因子，但篩檢結果無異常，則需告知兒童父母有關泛自閉症的資訊。兒科醫師需安排兒童於一個月內回診，以確認有否任何泛自閉症的擔憂或其他發展／行為問題。兒童接著將重回 1b 流程。我們不鼓勵採觀望態度。若危險因子為具泛自閉兒手足，兒科醫師應保持高度懷疑，並於每次預防性照護看診時，說明泛自閉症症狀，但須一個月內回診追蹤，除非父母同時表達對此之擔憂。

7b：
1. 安排下次預防性看診
2. 重回 1a 程序

7b：若本次看診非於第 18 個月或第 24 個月，或泛自閉症篩檢結果無異常，兒科醫師可告知父母安排下次例行預防性看診。而兒童將重返步驟 1a。

8：
1. 衛教父母
2. 同時轉介至：
   (1) 全面性泛自閉症評估
   (2) 早期治療／早期幼兒教育服務
   (3) 聽力評估
3. 安排回診追蹤
4. 重回 1b 程序

8：若步驟 6a 或 6b 發現篩檢結果為具泛自閉症可能性，兒科醫師應提供同儕審查和（或）具共識之泛自閉症資料。由於陽性篩檢結果並非即決定為泛自閉症診斷，因此應讓兒童再進行全面性泛自閉症評估、接受早期治療／早期幼兒教育服務（視兒童年齡），以及聽力評估。類別診斷並非取得介入服務的必要條件。甚至在完成醫療評估前，此監測流程即已提供評估與其他服務。即使泛自閉症篩檢結果為陰性，但只要具有其他發展／行為問題時，則需提供介入措施或學校的轉介。兒童將需進行追蹤回診，並返回 1b 流程。轉介資源與兒科醫師間的所有溝通，皆應有所協調。

圖 5.1 ■ 泛自閉症監測與篩檢流程（續）

資料來源：Johnson et al. (2007). © 2007 by the American Academy of Pediatrics

表 5.2 ■ 各年齡適用之泛自閉症篩檢診斷工具

年齡範圍	篩檢：第一級、第二級	診斷工具
嬰幼兒／兒童	嬰幼兒自閉症檢核表（CHAT）（18～24 個月以上） 嬰幼兒檢核表（ITC）（6～24 個月） 嬰幼兒自閉症檢核表修訂版（M-CHAT）（16～30 個月） 家長自評兒童發展篩檢表（PEDS）（出生～8 歲） 兩歲期自閉症篩檢工具（STAT）（24～35 個月）	自閉症診斷會談修訂版（ADI-R） 自閉症診斷觀察量表（ADOS-T）（12～30 個月） 自閉症診斷觀察一般性量表（ADOS-G）（＞30 個月） 兒童自閉症量表（CARS）[a]
兒童／青少年	泛自閉症篩檢問卷（ASSQ）（7～16 歲） 自閉症光譜量表青少年版（AQ-Adolescent version）（10～16 歲） 自閉症光譜量表（AQ）（＞16 歲） 兒童自閉症量表（CARS）[a]（＞24 個月） 年齡與階段問卷（ASQ）（＞4 歲）	自閉症診斷會談修訂版（ADI-R） 自閉症診斷觀察一般性量表（ADOS-G） 兒童自閉症量表（CARS）

[a] 兒童自閉症量表可同時作為篩檢與診斷工具。

別泛自閉症風險（Robins, 2008; Robins et al., 2001）。該篩檢工具將原有的嬰幼兒自閉症檢核表題目與其他評估項目合併。嬰幼兒自閉症檢核表修訂版其中 6 個題項為關鍵項目。嬰幼兒檢核表（Wetherby & Prizant, 2002）為另一家長自陳篩檢工具，但並非泛自閉症特定篩檢，而是屬於社會—溝通領域；內含 25 個題目，引導家長表達擔憂，以了解孩子社會、語言、象徵性功能綜合分數。

兒童與青少年之泛自閉症篩檢

　　Norris 與 Lecavalier（2010）重新審核適用於 3 歲以上兒童之篩檢工具，包

表 5.3 ■ 篩檢工具選擇

工具	方法	意見評論
嬰幼兒自閉症檢核表（CHAT）（18～24 個月）	病患訪談或家長自陳（九個項目），加上醫師的觀察（五個項目）。 具泛自閉症特定題項。	源自英國。 幾種修訂版為： 嬰幼兒自閉症篩檢量表丹佛修正版、嬰幼兒自閉症檢核表中文版-23 題項。
嬰幼兒自閉症檢核表修訂版（M-CHAT）（16～30 個月）	家長自陳。 具泛自閉症特定題項。 六項關鍵題項，總題數23 項。	高敏感性與偽陽性率排除案例的錯失。 建立組織性的追蹤訪談，以確認結果[a]。 敏感度範圍：.77-.93。 追蹤訪談陽性預測值65%。 關鍵題項與整體診斷工具之內部一致性佳。 具多國語言版本。 閱讀程度 6 年級。
家長自評兒童發展篩檢表（PEDS）（出生～8 歲）	家長訪談或自陳。 亦可合併其他篩檢與決策程序，並藉由網路執行。 引導家長表達擔憂。 非自閉症特定篩檢。	閱讀程度 1.8 年級。 在M-CHAT 內的泛自閉症障礙敏感性：.78。 在M-CHAT 內的泛自閉症障礙特異性：.26。
嬰幼兒檢核表（ITC）（6～24 個月）	內容含括25 題由家長勾選之嬰幼兒溝通及象徵性行為發展量表。 題項屬溝通與社交範疇。 引導家長表達擔憂。 非自閉症特定篩檢。	已運用於＜18 個月的兒童。 9～24 個月受試兒童的陽性預測值與陰性預測值＞70%。

[a] Robins (n.d.). http://www2.gsu.edu/~psydlr/DianaLRobins/Official_M-CHAT_Website_files/M-CHAT_header.pdf

資料來源：Glascoe (2010); Glascoe, Macias, Wegner, & Robertshaw (2007); Kleinman et al. (2008); Pandey et al. (2008); Robins (2008); Wetherby et al. (2008); Zwaigenbaum et al. (2009).

延伸說明 5.4

嬰幼兒自閉症檢核表修訂版（M-CHAT）

幼兒姓名：_____　幼兒出生年月日：_____　病歷號：_____

填寫量表者：_____　與幼兒的關係：_____

填寫日期：_____

請根據您的孩子平日的表現回答以下問題，盡量每題都作答，如果該項行為出現的頻率極少（1～2 次），視同孩童未曾出現此項行為。

1. 你的孩子喜歡被擺盪、在你膝上彈跳等活動嗎？	是	否
2. 你的孩子對其他小孩感興趣嗎？	是	否
3. 你的孩子喜歡攀爬物體，如攀爬樓梯嗎？	是	否
4. 你的孩子喜歡玩躲貓貓或捉迷藏的遊戲嗎？	是	否
5. 你的孩子曾嘗試過角色扮演的遊戲如：假裝講電話、照顧洋娃娃或其他類似的角色扮演等？	是	否
6. 你的孩子曾用食指指著東西，並表達他想要此物嗎？	是	否
7. 你的孩子曾用食指指出令他感興趣的事嗎？	是	否
8. 你的孩子能適切地玩小玩具（如：小汽車或積木），而不只是將玩具放在嘴巴裡或隨便玩耍，或是摔它等。	是	否
9. 你的孩子曾拿東西到你面前展示給你看嗎？	是	否
10. 你的孩子會注視你的眼睛超過一、兩秒嗎？	是	否
11. 你的孩子曾對噪音過度敏感（如蓋住耳朵）嗎？	是	否
12. 你的孩子會以微笑回應你的微笑或表情嗎？	是	否
13. 你的孩子會模仿你嗎？（例如模仿你扮鬼臉）	是	否
14. 當你叫孩子時，孩子對自己的名字會有反應嗎？	是	否
15. 當你指著遠在房間另一端的玩具時，孩子會注視著它嗎？	是	否
16. 你的孩子會走路嗎？	是	否
17. 你的孩子會注視你正在注視的東西嗎？	是	否
18. 你的孩子會在自己的臉部附近做不尋常的手指動作嗎？	是	否
19. 你的孩子會嘗試吸引你去注意到他正在做的事嗎？	是	否
20. 你曾懷疑自己的孩子是耳聾了嗎？	是	否
21. 你的孩子能理解其他人說的話嗎？	是	否
22. 你的孩子有時候會漫無目標地注視或遊走嗎？	是	否
23. 當你的孩子遇見不熟悉的情境時，他會注視著你的臉並觀察你的表情變化嗎？	是	否

©1999 Diana Robins, Deborah Fein, & Marianne Barton，經許可轉載

（續下頁）

延伸說明 5.4（續）

嬰幼兒自閉症檢核表修訂版用法說明

　　經證實，嬰幼兒自閉症檢核表修訂版（M-CHAT）適用於評估 16 至 30 個月幼兒的泛自閉症風險。嬰幼兒自閉症檢核表修訂版可作為兒童健康檢查項目之一，亦可作為專科醫師或其他醫療專業人員評估泛自閉症之工具。嬰幼兒自閉症檢核表修訂版的主要目的為提升量表敏感性，盡可能偵測到許多泛自閉症案例。因此，該量表偽陽性比率高，造成並非所有評分具泛自閉症風險的孩子都被診斷為泛自閉症。為解決此狀況，我們發展結構性追蹤訪談；該訪談內容可見於下列二網站中。量表使用者必須注意，即使使用追蹤訪談，仍有大量未通過嬰幼兒自閉症檢核表修訂版的孩童並無泛自閉症診斷；然而，根據未通過篩檢的結果，這些孩童仍具有其他發展疾患或發展遲緩的風險。

　　嬰幼兒自閉症檢核表修訂版於兩分鐘內即可評分完成。評分方式可至 http://www.mchatscreen.com 或 www.firstsigns.org 下載。同時，我們亦發展計分模板，也可於網站中找到資訊；將計分模板印製於透明卡，並放置於已完成的量表上，即可清楚知道計分結果。另外，需注意的一點是，印表機些微的不同可能會造成模板無法精確地與量表對齊。

　　未通過總題數三項以上或者兩個以上重要題目的兒童（特別是在後續追蹤訪談後，分數增高者），應轉介至受過特別訓練的專科醫師，做更進一步的診斷評估。此外，當醫師、家長或其他專業醫療人員認為孩童有泛自閉症的疑慮，亦需轉介進行評估。任何篩檢工具的敏感度皆無法達到 100%。

括社會溝通問卷（Social Communication Questionnaire, SCQ）、自閉症行為量表第二版（Gilliam Autism Rating Scale, Second Edition, GARS-2）、泛自閉症篩檢問卷（ASSQ）以及亞斯伯格症診斷量表（Asperger Syndrome Diagnostic Scale, ASDS）。社會溝通問卷適用於 7 歲以上的孩童。雖然此篩檢工具本設計予 4 歲

以上的兒童所使用，但學者發現，年紀較小的孩童使用時，辨識泛自閉症的效用較差。該研究雖未發現任何使用自閉症行為量表第二版的研究，但 Norris 與 Lecavalier（2010）發現，自閉症行為量表與自閉症行為量表第二版相當相似，且自閉症行為量表在所有年齡群中的敏感度較低。泛自閉症篩檢問卷（Ehlers, Gillberg, & Wing, 1999）為由家長或照顧者填寫的 6 至 17 歲兒童高功能自閉症與亞斯伯格症篩檢工具，內含 27 題，每題評估分數為 0 至 2 分，10 分鐘左右即可完成。審視後發現，亞斯伯格症診斷量表的證據不足以支持泛自閉症篩檢之使用。

自閉症光譜量表青少年版（Autism Quotient [AQ]−Adolescent Version; Baron-Cohen, Wheelwright, Hoekstra, & Knickmayer, 2006）為篩檢 11 至 16 歲青少年有否自閉症特徵。年齡大於 16 歲的青少年則使用自陳自閉症光譜量表（Baron-Cohen, Wheelwright, Skinner, Martin, & Clubley, 2001）。自閉症光譜量表的臨床試驗敏感性與特異性佳，且在許多網站中即可使用。自閉症光譜量表青少年版共 50 題家長自陳題項，評估青少年五大領域中與泛自閉症相關之行為（Johnson, Myers, & the Council on Children with Disabilities, 2007）。

診斷工具

因聽力和語言疾患、智能障礙和神經疾患皆可能與泛自閉症同時共存，因此，這些疾患亦包含在泛自閉症鑑別診斷工具內。診斷過程中，涵蓋語言、智力、身體功能、行為、社會技能和溝通之全面性評估（Zwaigenbaum et al., 2009）。而兒童自閉症量表（CARS）、自閉症診斷會談修訂版（ADI-R）或所附幼兒表格、自閉症診斷觀察量表（Autism Diagnostic Observation Schedule-Generic, ADOS-G），以及嬰幼兒自閉症診斷觀察量表（ADOS-T）皆為診斷工具（Luyster et al., 2009），參見表 5.2。由於診斷工具的題項與觀察項目較篩檢工具多，且執行與評分過程較為耗時，故診斷工具的執行通常需經專業訓練。診斷方法常與全面性評估一同進行。

兒童自閉症量表（CARS）臨界分數經調整（即修正敏感性與特異性）後，

即可同時作為第二層級篩檢與診斷工具。兒童自閉症量表項目符合《精神疾病診斷與統計手冊第四版》之自閉症標準。診斷工具乃由 14 項泛自閉症相關行為項目與 1 題一般印象所組成，每題分數為 1 至 4 分，總分介於 15 至 60 分之間；分數越高，損傷情形越嚴重；超過 30 分，則判定為自閉症（Chlebowski, Green, Barton, & Fein, 2010）。

　　自閉症診斷觀察量表（ADOS）內容包含觀察與溝通、社交與遊戲相關技能之評分，幼兒至成人族群皆適用。該量表有四個模組和一個幼兒模組。而模組的選擇將由受試者的語言能力與年齡來決定。通常會讓受測兒童進行一系列活動，以製造觀察的機會，來評分兒童溝通、社交、社會關聯（social related-ness）和象徵性遊戲。社會與溝通，以及社會─溝通的結合皆以評分的方式來進行。每個分數將與臨界值相比，以確認受試兒童罹患亞斯伯格或泛自閉症的嚴重程度，或無異常（Lord, Rutter, DiLavore, & Risi, n.d.; Ventola et al., 2006）。

　　自閉症診斷會談修訂版（ADI-R）與所附幼兒表格乃以結構性家長訪談之方式進行，內含 100 題溝通、社會化、遊戲，以及受限行為和固著行為程度之層面項目。每題分數由 0 到 3 分，分數越高，自閉症相關行為越趨嚴重。每個領域皆超過臨界值，始可判定為自閉症（Rutter, Le Couteur, & Lord, n.d.; Ventola et al., 2006）。

案例續述

　　如果小明的嬰幼兒自閉症檢核表修訂版（M-CHAT）結果並無泛自閉症風險，於 2 歲再進行下一次的追蹤檢查即可。小明與母親在第一次就診後六週回診進行全面性發展評估後發現，嬰幼兒自閉症診斷觀察量表（ADOS-T）結果顯示小明符合自閉症標準；同時亦被診斷有嚴重的語言遲滯和智力障礙（心智年齡 13 個月）。自此後，他開始進行 0 至 3 歲早期療育計畫，包括在治療中心與家中的語言、職能治療，以及社工師等醫療人員的家訪。小明的母親表示，她和丈夫對診斷結果感到「相當震驚」。小明的雙親尚未將他的疾病狀況告訴他們的家人，只告訴一位鄰居。而小明的身體檢查無任何改變。

│最佳實務：照護計畫│

　　長遠來看，將社會經濟層面納入，可協助基層醫療照護提升家庭優勢與需求、適當治療資源與限制的敏感度。社經模式解釋個體在家庭、社會，甚至更廣的社交系統間的關係，並協助思考各系統或層面中，影響個人健康狀態的因素。社經觀點強調，從社會至里鄰、家庭與個人，個體處理健康需求以及促進對各層級健康議題、需求與資源關心之脈絡（Bronfenbrenner, 1989）。該觀點需以整個照護的大環境來看，而非從各患者的醫療需求（請參見圖5.2）。辨別與照護泛自閉症兒童的最佳實務，是從家庭、社區和更廣泛的社會系統的研究實證基礎逐漸發展而來。

│總結│

　　本章一再強調泛自閉症早期發現的重要性，此對幼兒更是重要。研究證實，早期的密集發展治療可協助泛自閉症患者擁有更良好的社交、溝通、語言、認知、行為和功能。然而，隨著泛自閉症患者與其家庭人口數量增加，患者終生社會與教育服務的困境將可能因此浮現。為了治療更多泛自閉症患者，將需更多的經費支出；反之，社會若無額外的經費補助，患者及其家人則無法獲取服務。由此可知，個人、家庭、社會與國家水平會影響患者經濟與醫療服務的取得。然而，泛自閉症相關治療、研究、教育與社區服務雖極為重要，卻也相當昂貴，因此政府經費補助始終難以定案。但若提供幼兒早期治療，強化其社交、溝通與行為之核心能力，將可減輕社會負擔。我們推測，若泛自閉兒的功能進步，未來相關服務需求則將逐漸減少。因此，不論是對患兒本身與其家庭，或甚至整個社會而言，皆能達到雙贏。

　　為了盡早發現與治療泛自閉症，初級照護機構、學校及其他社區場所內的護理人員和其他醫療人員必須提供完整且具組織性的發展監測、有效篩檢和適

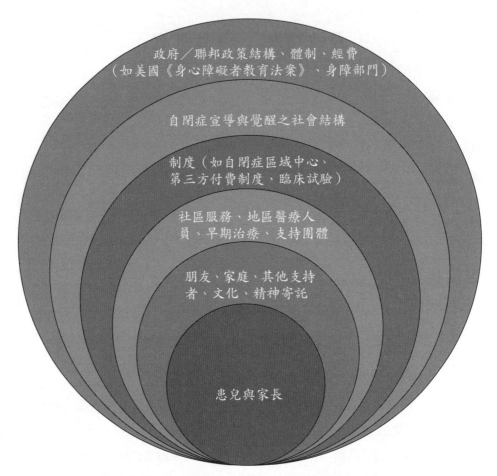

政府／聯邦政策結構、體制、經費
（如美國《身心障礙者教育法案》、身障部門）

自閉症宣導與覺醒之社會結構

制度（如自閉症區域中心、
第三方付費制度、臨床試驗）

社區服務、地區醫療人
員、早期治療、支持團體

朋友、家庭、其他支持
者、文化、精神寄託

患兒與家長

圖 5.2 ■ 自閉兒之家庭、社區及系統觀點

當管理之實證照護方式。篩檢與治療需考量廣泛的社會環境脈絡，並以兒童和
家庭的個別模式、類型、優勢與需求為主；此外，需特別注意篩檢與治療之可
行性、可及性、家庭支持資源和服務。密切觀察這些影響因素，即為泛自閉症
早期發現與治療之最佳實務。

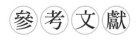

American Academy of Pediatrics. (2001). Developmental surveillance and screening of infants and young children. *Pediatrics*, *108*(1), 192–196.

American Academy of Pediatrics. (2007). *Autism: Caring for children with autism spectrum disorders: A resource toolkit for clinicians*. Elk Grove Village, IL: Author.

American Academy of Pediatrics. (2009). Clinical report—hearing assessment in infants and children: Recommendations beyond neonatal screening. *Pediatrics*, *124*(4), 1252–1263.

American Psychiatric Association. (2000). *Diagnostic and statistical manual of mental disorders* (4 ed. text revision). Washington, DC: Author.

Autism Speaks. (2010). *Forging a Path of Progress and Hope* [Annual Report]. Retrieved from http://www.autism-speaks.org/sites/default/files/documents/as_annual_report_2010-web_01.pdf

Baghdadli, A., Picot, M. C., Pascal, C., Pry, R., & Aussilloux, C. (2003). Relationship between age of recognition of first disturbances and severity in young children with autism. *European Child & Adolescent Psychiatry*, *12*(3), 122–127.

Ball, J. W., Bindler, R. C., & Cowen, K. J. (2010). *Child health nursing: Partnering with children and families* (2 ed.). New York: Pearson.

Baranek, G. T. (1999). Autism during infancy: A retrospective video analysis of sensory-motor and social behaviors at 9–12 months of age. *Journal of Autism and Developmental Disorders*, *29*(3), 213–224.

Baron-Cohen, S., Allen, J., & Gillberg, C. (1992). Can autism be detected at 18 months? The needle, the haystack, and the CHAT. *British Journal of Psychiatry*, *161*, 839–843.

Baron-Cohen, S., Wheelwright, S., Hoekstra, R. A., & Knickmeyer, R. (2006). The Autism Spectrum Quotient–Adolescent Version. *Journal of Autism and Developmental Disorders*, *36*(3), 343–350.

Baron-Cohen, S., Wheelwright, S., Skinner, R., Martin, J., & Clubley, E. (2001). The Autism-Spectrum Quotient (AQ): Evidence from Asperger syndrome/high-functioning autism, males and females, scientists and mathematicians. *Journal of Autism and Developmental Disorders*, *31*(1), 5–17.

Bay, C. A., & Steele, M. W. (2002). Genetic disorders and dysmorphic conditions. In B. J. Zitelli, & H. W. Davis (Eds.), *Atlas of Pediatric Physical Diagnosis* (4 ed., pp. 1–28). St. Louis, MO: Mosby.

Bethell, C., Peck, C., & Schor, E. (2001). Assessing health system provision of well child care: The promoting healthy development survey. *Pediatrics*, *107*(5), 1084–1094.

Bloch, J., & Gardner, M. (2007). Accessing a diagnosis for a child with autism spectrum disorder: The burden is on the caregiver. *Journal for Nurse Practitioners*, *11*(8), 10–17.

Boyd, B. A. (2002). Examining the relationship between stress and lack of social support in mothers of children with autism. *Focus on Autism & Other Developmental Disabilities*, *17*(4), 208–216.

Boyd, D., & Bee, H. (2012). *Lifespan development* (6 ed.). Boston: Pearson-Allyn & Bacon.

Broderick, P., & Blewitt, P. (2010). The lifespan: Human development for helping professionals (3 ed.). Upper Saddle River, N.J.: Pearson.

Bronfenbrenner, U. (1989). Ecological systems theory. *Annals of Child Development* (6), 198–249.

Brothers, K. B., Glascoe, F. P., & Robertshaw, N. S. (2008). PEDS: Developmental Milestones—An accurate brief tool for surveillance and screening. *Clinical Pediatrics*, *47*(3), 271–279.

Bryson, S. E., Zwaigenbaum, L., McDermott, C., Rambough, V., & Brain, J. (2008). The autism observation scale for infants: Scale development and reliability data. *Journal of Autism and Developmental Disorders*, *38*(4), 731–738.

Cbakraharti, S., Haubus, C., Dugmore, S., Orgill, G., & Devine, F. (2005). A model of early detection and diagnosis of autism spectrum disorder in young children. *Infants and Young Children*, *18*(3), 200–211.

Chawarska, K., Paul, R., Klin, A., Hannigan, S., Dichtel, L. E., & Volkmar, F. (2007). Parental recognition of developmental problems in toddlers with autism spectrum disorders. *Journal of Autism and Developmental Disorders*, *37*, 62–72.

Chen, C., Chen, K., Liu, C., Huang, S., & Lin, K. (2009). Increased risks of congenital, neurologic, and endocrine disorders associated with autism in preschool children: Cognitive ability differences. *Journal of Pediatrics*, *154*(3), 345–350e1.

Chlebowski, C., Green, J. A., Barton, M. L., & Fein, D. (2010). Using the Childhood Autism Rating Scale to diagnose autism spectrum disorders. *Journal of Autism and Developmental Disorders, 40*, 787–799.

Clifford, S., Young, R., & Williamson, P. (2007). Assessing the early characteristics of autistic disorder using video analysis. *Journal of Autism and Developmental Disorders, 37*(2), 301–313.

Cohen, D., Pichard, N., Tordjman, S., Baumann, C., Burglen, L., Excoffier, E., ... Heron, D. (2005). Specific genetic disorders and autism: Clinical contribution towards their identification. *Journal of Autism and Developmental Disabilities, 35*(1), 103–116.

Combs-Orme, T., Nixon, B. H., & Herrod, H. G. (2011). Anticipatory guidance and early child development: Pediatrician advice, parent behaviors, and unmet needs as reported by parents from different backgrounds. *Clinical Pediatrics, 50*(8), 729–737.

Constantino, J., Zhang, Y., Frazier, T., Abbacchi, A., & Law, P. (2010). Sibling recurrence and the genetic epidemiology of autism. *American Journal of Psychiatry, 167*(11), 1349–1356.

Coplan, J. (2010). Early language milestone scale-2. Retrieved from http://www.drcoplan.com/early-language-milestone-scale-2

Council on Children with Disabilities. (2006). Identifying infants and young children with developmental disorders in the medical home: An algorithm for developmental surveillance and screening. *Pediatrics, 118*(1), 405–420.

Courchesne, E., Carper, R., & Akshoomoff, N. (2003). Evidence of brain overgrowth in the first year of life in autism. *Journal of the American Medical Association, 290*, 337–344.

Dawson, S., Glasson, E. J., Dixon, G., & Bower, C. (2009). Birth defects in children with autism spectrum disorders: A population-based, nested case-control study. *American Journal of Epidemiology, 169*(11), 1296–1303.

Deatrick, J. A., Thibodeaux, A., Mooney, K., Schmus, C., Pollack, R., & Davey, B. H. (2006). Family management style framework: A new tool to assess families who have children with brain tumors. *Journal of Pediatric Oncology Nursing, 23*(1), 19–27.

De Giacomo, A., & Fombonne, E. (1998). Parental recognition of developmental abnormalities in autism. *European Child and Adolescent Psychiatry, 7*, 131–136.

Delinicolas, E. K., & Young, R. L. (2007). Joint attention, language, social relating, and stereotypical behaviours in children with autistic disorder. *Autism, 11*(5), 425–436.

Durkin, M. S., Maenner, M. J., Meaney, F. J., Levy, S. E., DiGuiseppi, C., Nicholas, J. S., ... Schieve, L. A. (2010). Socioeconomic inequality in the prevalence of autism spectrum disorder: Evidence from a U.S. cross-sectional study. *PLoS One, 5*(7), 1–8. Retrieved from http://www.plosone

Ehlers, S., Gillberg, C., & Wing, L. (1999). A screening questionnaire for Asperger syndrome and other high-functioning autism spectrum disorders in school age children. *Journal of Autism and Developmental Disorders, 29*(2), 129–141.

Elder, J. H., & D'Alessandro, T. (2009). Supporting families of children with autism spectrum disorders: Questions parents ask and what nurses need to know. *Pediatric Nursing, 35*(4), 240–253.

Elder, L. M., Dawson, G., Toth, K., Fein, D., & Munson, J. (2008). Head circumference as an early predictor of autism symptoms in younger siblings of children with autism spectrum disorder. *Journal of Autism and Developmental Disorders, 38*(3), 1104–1111.

Esposito, G., Venuti, P., Apicella, F., & Muratori, F. (2010). Analysis of unsupported gait in toddlers with autism. *Brain and Development, 33*, 367–373.

Family Management Measure. (2011). Retrieved from http://nursing.unc.edu/research/rsc/resources/famm/index.htm

Filipek, P. A., Accardo, P. J., Ashwal, S., Baranek, G. T., Cook, E. H., Dawson, G., ... Volkmar, F. R. (2000). Practice parameter: Screening and diagnosis of autism. Report of the Quality Standards Subcommittee of the American Academy of Neurology and the Child Neurology Society *Neurology, 55*(4), 468–479.

Fombonne, E. (2009). A wrinkle in time: From early signs to a diagnosis of autism [Editorial]. *Journal of the American Academy of Child and Adolescent Psychiatry, 48*(5), 463–464.

Gardner, M. R., Posmontier, B., & Conti, M. (2011). The evolution of advanced practice nursing roles. In H. M. Dreher, & M. E. Glasgow (Eds.), *Role Development for Doctoral Advanced Nursing Practice* (pp. 69–90). New York: Springer.

Gentile, D. A., Michaels, M. G., & Skoner, D. P. (2002). Allergy and immunology. In B. J. Zitelli, & H. W. Davis (Eds.), *Atlas of Pediatric Physical Diagnosis* (4 ed., pp. 87–126). St. Louis, MO: Mosby.

Glascoe, F. P. (1999). The value of parents' concerns to detect and address developmental and behavioural problems. *Journal of Paediatric and Child Health, 35*(1), 1–8.

Glascoe, F. P. (2010). *Parents' Evaluation of Developmental Status (PEDS)*. Nolensville, TN: PEDSTest.com.

Glascoe, F. P., & Dworkin, P. H. (1993). Obstacles to effective developmental surveillance: Errors in clinical reasoning. *Journal of Developmental & Behavioral Pediatrics*, *14*(5), 344–349.

Glascoe, F. P., Macias, M. M., Wegner, L. M., & Robertshaw, N. S. (2007). Can a broadband developmental-behavioral screening test identify children likely to have autism spectrum disorder? *Clinical Pediatrics*, *46*(9), 801–805.

Hepburn, S. L., DiGuiseppi, C., Rosenberg, S., Kaparich, K., Robinson, C., & Miller, L. (2008). Use of a teacher nomination strategy to screen for autism spectrum disorders in general education classrooms: A pilot study. *Journal of Autism and Developmental Disorders*, *38*, 373–382.

Interagency Autism Coordinating Committee. (2011). 2009 IACC autism spectrum disorder research portfolio analysis report. Retrieved from http://iacc.hhs.gov/portfolio-analysis/2009/index.shtml

Johnson, C. P., & Myers, S. M. (2008). The 2007 AAP autism spectrum guidelines and toolkit: What's the bottom line? *Contemporary Pediatrics*, *25*(10), 43–67.

Johnson, C. P., Myers, S. M., & the Council on Children with Disabilities. (2007). Identification and evaluation of children with autism spectrum disorders. *Pediatrics*, *120*(5), 1183–1215.

Kirton, C. A. (2010). Tools for applying evidence to practice. In G. LoBiodo-Wood, & J. Haber (Eds.), *Nursing research: Methods and critical appraisal for evidence-based practice* (7 ed., pp. 438–463). St. Louis, MO: Mosby.

Kleinman, J., Robins, D. L., Ventola, P. E., Pandey, J., Boorstein, H. C., Esser, E. L., & . . .Fein, D. (2008). The modified checklist for autism in toddlers: A follow-up study investigating the early detection of autism spectrum disorder. *Journal of Autism and Developmental Disorders*, *38*, 827–839.

Knafl, K., Breitmeyer, B., Gallo, A., & Zoeller, L. (1996). Family response to childhood chronic illness: Description of management styles. *Journal of Pediatric Nursing*, *11*(5), 315–326.

Knafl, K., & Deatrick, J. A. (2003). Further refinement of the family management style framework. *Journal of Family Nursing*, *9*(3), 252–256.

Knafl, K., Deatrick, J., Gallo, A., Dixon, J., Grey, M., Knafl, G., & O'Malley, J. (2011). Assessment of the psychometric properties of the Family Management Measure. *Journal of Pediatric Psychology*, *36*(5), 494–505.

Korkmaz, B. (2011). Theory of mind and neurodevelopmental disorders of childhood. *Pediatric Research*, *69*(5, part 2), 101R–108R.

Kyle, T. (2008). *Essentials of pediatric nursing*. Philadelphia, PA: Lippincott, Williams and Wilkins.

Lord, C., Rutter, M., DiLavore, P. C., & Risi, S. Autism Diagnostic Observation Schedule (ADOS). Retrieved from http://portal.wpspublish.com/portal/page?_pageid=53,70384&_dad=portal&_schema=PO RTAL

Lubbock, J. (1892). *The beauties of nature and the wonders of the world we live in*. London: McMillan & Company.

Luyster, R., Gotham, K., Whitney, G., Coffing, M., Petrak, R., Pierce, K., & . . . Lord, C. (2009). The Autism Diagnostic Observation Schedule—Toddler Module: A new module of a standardized diagnostic measure for autism spectrum disorders *Journal of Autism and Developmental Disorders*, *39*, 1305–1320.

Mandell, D. S., Morales, K. H., Xie, M., Lawer, L. J., & Stahmer, A. C. Age of diagnosis among Medicaid-enrolled children with autism, 2001–2004. *Psychiatric Services*, *61*(8), 822–829.

Matson, J. L., Mahan, S., Kozlowski, A. M., & Shoemaker, M. (2010). Developmental milestones in toddlers with autistic disorder, pervasive developmental disorder–not otherwise specified and atypical development. *Developmental Neurorehabilitation*, *13*(4), 239–247.

Manzi, B., Liozzo, A. L., Giana, G., & Curatolo, P. (2008). Autism and metabolic diseases. *Journal of Child Neurology*, *23*(3), 307–314.

Miller, J. S., Gabrielsen, T., Villalobos, M., Alleman, R., Wahmhoff, M., Carbone, T., & Segura, B. (2011). The each child study: Systematic screening for autism spectrum disorders in a pediatric setting. *Pediatrics*, *27*(5), 866–871.

Muhle, R., Trentacoste, S. V., & Rapin, I. (2004). The genetics of autism. *Pediatrics*, *113*, e472–486. Retrieved from http://pediatrics.aappublications.org/content/113/5/e472.full.html

Myers, S. M., Johnson, C. P. the Council on Children with Disabilities. (2007). Management of children with autism spectrum disorders. *Pediatrics*, *120*(5), 1162–1182.

Naber, F. B., Bakermans-Kranenburg, M. J., van Ijzendoorn, M. H., Dietz, C., van Daalen, E., Swinkels, S. H., . . .van Engeland, H. (2008). Joint attention development in toddlers with autism. *European Journal of Child and Adolescent Psychiatry*, *17*(8), 143–152.

Nadel, S., & Poss, J. E. (2007). Early detection of autism spectrum disorders: Screening between 12 and 24 months of age. *Journal of the American Academy of Nurse Practitioners*, *19*, 408–417.

Norris, M., & Lecavalier, L. (2010). Screening accuracy of level 2 autism spectrum disorder rating scales: A review of selected instruments. *Autism*, *14*(4), 263–284.

Noterdaeme, M., & Hutzelmeyer-Nickels, A. (2010). Early symptoms and recognition of pervasive developmental disorders in Germany. *Autism, 14*(6), 575–588.

Ozgen, H., Helleman, G. S., Stellato, R. K., Lahuis, B., van Daalen, E., Staal, W. G., . . . van Engeland, H. (2011). Morphological features in children with autism spectrum disorders: A matched case–control study. *Journal of Autism and Developmental Disorders, 41*, 23–31.

Ozonoff, S., Iosif, A., Baguio, F., Cook, I. C., Hill, M. M., Hutman, T., . . . Young, G. S. (2010). A prospective study of the emergence of early behavioral signs of autism. *Journal of the American Academy of Child and Adolescent Psychiatry, 49*(3), 256–266.

Pandey, J., Verbalis, A., Robins, D. L., Boorstein, H., Klin, A., Babitz, T., . . . Fein, D. (2008). Screening for autism in older and younger toddlers with the Modified Checklist for Autism in Toddlers. *Autism, 12*(5), 513–535.

Park, S. C., & Beerman, L. B. (2002). Cardiology. In B. J. Zitelli, & H. W. Davis (Eds.), Atlas of Pediatric Physical Diagnosis (4 ed., pp. 127–153). St. Louis, MO: Mosby.

Phetrasuwan, S., & Miles, M. S. (2009). Parenting stress in mothers of children with autism spectrum disorders. *Journal for Specialists in Pediatric Nursing, 14*(3), 157–165.

Pinto-Martin, J. A., Young, L. M., Mandell, D. S., Poghosyan, L., Giarelli, E., & Levy, S. E. (2008). Screening strategies for autism spectrum disorders in pediatric primary care. *Journal of Developmental and Behavioral Pediatrics, 29*(5), 345–350.

Pizur-Barnekow, K., Erikson, S., Johnston, M., Bass, T., Lucinski, L., & Bleuel, D. (2010). Early identification of developmental delays through surveillance, screening, and diagnostic evaluation. *Infants and Young Children, 23*(4), 323–330.

Squires, J., Twombly, E., Bricker, D., & Potter, L. (2009). Psychometric properties of ASQ-third edition. Retrieved from http://www.brookespublishing.com/store/books/squires-asq/asq3-technical.pdf

Roberts, J. M. (1989). Echolalia and comprehension in autistic children. *Journal of Autism and Developmental Disorders. 19*(2), 271–81.

Robins, D. L. (n.d). *Instructions and permissions for the use of the M-Chat.* Retrieved from http://www2.gsu.edu/~psydlr/DianaLRobins/Official_M-CHAT_Website_files/M-CHAT_header.pdf

Robins, D. L. (2008). Screening for autism spectrum disorders in primary care settings. *Autism, 12*(5), 537–556.

Robins, D. L., Fein, D., Barton, M. L., & Green, J. A. (2001). The modified checklist for autism in toddlers: An initial study investigating the early detection of autism and pervasive developmental disorders. *Journal of Autism and Developmental Disorders, 31*, 131–144.

Rodier, P. M., Bryson, S. E., & Welch, J. P. (1997). Minor malformations and physical measurements in autism: Data from Nova Scotia. *Teratology, 55*(5), 319–325.

Rowe, M. L. (2006). Child-directed speech: relation to socioeconomic status, knowledge of child development and child vocabulary skill. *Journal of Child Language, 35*(1), 185–205.

Rutter, M., Le Couteur, A., & Lord, C. Autism Diagnostic Interview-Revised. Retrieved from http://portal.wpspublish.com/portal/page?_pageid=53,70436&_dad=portal&_schema=PORTAL

Seltzer, M. M., Greenberg, J. S., Hong, J., Smith, L. E., Almeida, D. M., Coe, C., & Stawski, R. S. (2009). Maternal cortisol levels and behavior problems in adolescents and adults with ASD. *Journal of Developmental Disorders, 40*(4), 457–459.

Seltzer, M. M., Krauss, M. W., Orsmond, G. I., & Vestal, C. (2001). Families of adolescents and adults with autism: Uncharted territory. *International Review of Research on Mental Retardation, 23*, 267–294.

Shattuck, P. T., Durkin, M., Maenner, M., Newschaffer, C., Mandell, D., Wiggins, L., . . . Cuniff, C. (2009). Timing of identification among children with an autism spectrum disorder: Findings from a population-based surveillance study. *Journal of the Academy of Child and Adolescent Psychiatry, 48*(5), 474–483.

Sices, L., Stancin, T., Kirchner, H. L., & Bauchner, H. (2009). PEDS and ASQ developmental screening tests may not identify the same children. *Pediatrics, 124*, e640–e647. Retrieved from http://pediatrics.aappublications.org/content/124/4/e640.full.html

Squires, J., & Bricker, D. (2009). Ages & Stages Questionnaires (3 ed.). Baltimore: Paul H. Brookes. http://www.brookespublishing.com/store/books/squires-asq/index.htm

Sullivan, M., Finelli, J., Marvin, A., Garrett-Mayer, E., Bauman, M., & Landa, R. (2007). Response to joint attention in toddlers at risk for autism spectrum disorder: A prospective study. *Journal of Autism and Developmental Disorders, 37*(1), 37–48.

Trevathan, E. (2004). Seizures and epilepsy among children with language regression and autistic spectrum disorders. *Journal of Child Neurology, 19*, S49–57.

Tuchman, R., Alessandri, M., & Cuccaro, M. (2010). Autism spectrum disorders and epilepsy: moving towards a comprehensive approach to treatment. *Brain Development, 32*(9), 719–730.

Twoy, R., Connolly, P. M., & Novak, J. (2007). Coping strategies used by parents of children with autism. *Journal of the American Academy of Nurse Practitioners, 19*, 251–260.

Ventola, P. E., Kleinman, J., Pandey, J., Barton, M., Allen, S., Green, J., . . . Fein, D. (2006). Agreement among four diagnostic instruments for autism spectrum disorders in toddlers. *Journal of Autism and Developmental Disabilities, 36*, 839–847.

Weismer, S. E., Lord, C., & Esler, A. (2010). Early language patterns of toddlers on the autism spectrum compared to toddlers with developmental delay. *Journal of Autism and Developmental Disorders, 40*(10), 1259–1273.

Wetherby, A. M., Brosnan-Maddox, S., Pearce, V., & Newton, L. (2008). Validation of the Infant-Toddler Checklist as a broadband screener for autism spectrum disorders from 9 to 24 months of age. *Autism, 12*(5), 487–511.

Wetherby, A. M., & Prizant, B. M. (2002). *CSBS DP infant-toddler checklist*. Baltimore: Paul H. Brookes.

Wetherby, A. M., Woods, J., Allen, L., Cleary, J., Dickinson, H., & Lord, C. (2004). Early indicators of autism spectrum disorders in the second year of life. *Journal of Autism and Developmental Disorders, 34*(5), 473–493.

Wilson, D. (2011). Health promotion of the toddler and family. In M. J. Hockenberry, & D. Wilson (Eds.), *Wong's nursing care of infants and children* (9 ed.). St. Louis, MO: Elsevier-Mosby.

Wong, V., Hui, L. S., Lee, W., Leung, L., Ho, P., Lau, W., . . . Chung, B. (2004). A modified screening tool for autism (Checklist for Autism in Toddlers [CHAT-23]) for Chinese children *Pediatrics, 114*(2), e166–e176. Retrieved from http://www.pediatrics.org/cgi/content/full/114/2/e166

Zafeiriou, D. I., Ververi, A., & Vargiami, E. (2007). Childhood autism and associated comorbidities. *Brain and Development 29*(5), 257–272.

Zwaigenbaum, L., Bryson, S., Lord, C., Rogers, S., Carter, A., Carver, L., . . . Yirmiya, N. (2009). Clinical assessment and management of toddlers with suspected autism spectrum disorder: Insights from studies of high-risk infants. *Pediatrics, 123*(5), 1383–1391.

複雜性自閉症：為罕見疾病或家庭因素？ *6*

Margaret Cooney Souders、
Kathleen T. Sharp

　　近 15%至 20%泛自閉症兒童為複雜性自閉症（Miles et al., 2008）；而三分之一的複雜性自閉症兒童會伴隨自閉症相關「症候群」或遺傳性疾病（Miles et al., 2008）。「症候群」是描述畸形、功能障礙或行為異常持續存在之群體的名詞（Cassidy & Allanson, 2010）。因此，若疾病的特殊異常現象同時發生，即認定為症候群，但其他特徵卻可能較少被察覺（Cassidy & Allanson, 2010）。X染色體脆折症、Phelan-McDermid 症候群、染色體 22q11.2 缺損症以及歌舞伎臉症候群即是與泛自閉症同時發生的高比例症候群，並可被視為複雜性自閉症的案例（Farzin et al., 2006; Hagerman, Rivera, & Hagerman, 2008; Harris et al., 2008）。

　　複雜性自閉症的定義反映出泛自閉症患者伴隨外觀異常和（或）小頭症的可能，這些特徵顯示胎兒在早期形態發育的變異（Miles & Hillman, 2000; Miles et al., 2005, 2008）。而此早期變異改變了日後的身體構成，導致外觀異常。

　　照護計畫需整合持續的家庭支持與教育。本章描述在住院期間，家庭參與對評估、治療、行為措施和臨床照護的重要性。同時探討在泛自閉症、外觀異常、先天性心臟缺損、癲癇和嚴重不良行為的兒童的全面性醫學與行為照護計畫中，護理在跨團隊的專業角色。

│序幕│

喬伊是我初次照護的自閉兒。但我發現他媽媽缺了門牙，因此問道：「你的牙齒怎麼了？」她說：「我兒子用頭撞我時，撞到我的門牙。當時我為了保護不讓他的頭撞到地，把他緊緊地抓住。他的頭就撞到我的臉，而我的假牙就這樣被我兒子撞掉了！雖然我愛我的兒子，但不能再這樣子下去了。」

儘管喬伊脾氣很差，這位母親仍非常愛她兒子。對於這個家庭的照護與關係的建立雖具挑戰性，但同時也很迷人。雖然當時我只是個新手專科護理師，但這個難得的經驗讓我更清楚人生工作方向，那就是要成為一位進階護理師，為無法發言的小孩和不知所措的家庭發聲。

案例介紹

喬伊，一位 8 歲男孩，患有廣泛性發展障礙、無口語能力、有癲癇病史、兩個月大時曾治療心臟血管環，且外觀異常。喬伊有自殘的行為，一天當中會有五、六次撞頭和發脾氣的情形，每次發脾氣可持續 45 至 60 分鐘，並伴隨撞頭、隨地吐痰、捶打、尖叫和捏的動作。媽媽為了陪他，工作必須經常請假，且其不良行為已經對家人造成完全性的社會隔離。喬伊的父母因而感到絕望。為了達到最佳治療成效，促進喬伊未來發展並提升他和家人的生活品質，長期全面的醫療和行為照顧是需要的。

│醫療照護環境│

生物行為病房（Biobehavioral Unit, BBU）是個位於費城的大規模兒科住院單位，而喬伊就在此接受照護。此單位提供 18 位具嚴重行為問題兒童的全面照顧。而 BBU 的照護方式是以行為心理學介入為基礎。BBU 團隊包括一位主任、

一位行為心理治療師、四位行為心理學組長、八位護理人員（兩位兒科專科護理師、六位註冊護理師）、一位小兒發展科醫生、四位準碩士行為專家、心理學博士生、行為支持員工、一位社工、一位特教老師、四位教師助理和每週小兒精神科醫師的諮商。

BBU 有九間雙人病床，共可容納 18 位病人，且床可以收回至牆壁，所以每間病房都可當成行為治療室。牆與壁櫥以柔軟耐洗的布料包覆，地板是磁磚。大型的健身房墊可作為軟墊地板，每個病房有個接待室和一面單向鏡；接待室裡有一張桌子、兩張椅子、錄影設備及筆電，以便記錄與觀察患者的行為練習狀況。此單位裡也有一個大教室、廚房、洗衣房、遊戲室、寬大的戶外操場、護理站、藥物治療室、會議室和員工辦公室。

BBU的使命是提供行為和醫藥照護給具嚴重行為問題之個案。目標是建立醫療計畫，以減少行為問題和促進發展、健康與日常功能，進而提升病患與其家人的生活品質。而跨領域團隊即具有能力發展可在家庭與社區實施的全面醫療計畫。通常住院的平均時間為 10 至 12 週。入院時每個病患透過完整的心理測驗，接受發展評估和深入的醫療評估，包括由專科護理師與兒科發展醫師一同進行的外觀異常測驗。

當前藥物限制

泛自閉症族群的藥物試驗，通常有許多方法學的限制，如樣本數較小、開放標示研究設計與療效評估的方式無法確立治療成效（Burgio, Page, & Capriotti, 1985; Malone et al., 2005; McCracken et al., 2002; Scahill et al., 2001）。此外，許多近期隨機臨床試驗顯示有功效的藥物具嚴重副作用，且對兒童和青少年腦部發展有著未知的長期影響（Malone, Sheikh, & Zito, 1999; McCracken et al., 2002; Scahill et al., 2001）。為此，若醫療允許，將慢慢地斷絕 BBU 病患的所有精神藥劑。因此跨領域團隊的另一目的，是要分析每個病患在沒有用藥下的行為。

案例──喬伊病史

相關醫療及發展病史

出生和嬰兒期

　　喬伊的媽媽懷孕時，有羊水過多及頭痛的情形，她曾服用止痛退燒藥（acetaminophen）。在 37 週孕期時自然產下喬伊，且生產時無任何併發症。但在喬伊 1 個月時，出現餵食困難和多次呼吸系統感染。3 個月時因呼吸窘迫和肺炎而住院。4 個月時則治療心血管循環問題。後來，喬伊餵食狀況改善，開始成長與發展。

幼兒早期

　　喬伊的媽媽與兒科醫師後來發現他有發展遲緩的現象。喬伊 20 個月大時，不會說話，也不會發出喃語聲；社交出現退化，不用手指或以手勢動作尋求幫忙。因此他開始每週接受早期療育的語言與職能治療，並從 3 歲起參加學前特教班。此外，喬伊時常有耳朵感染的情形；而他的父母認為此為造成他語言遲緩的原因。4 歲時，接受鼓膜切開術，在鼓膜裡放置耳管後，聽力評估顯示聽力正常；但喬伊不說話的情形仍未改善。因此，神經科醫師診斷其患有未分類廣泛性發展障礙與肌張力過低。

　　5 歲時，喬伊疑似多次癲癇發作，如凝視、眼睛轉向右邊、左手抽搐，但無失去意識。因狀況已持續好幾週，故母親帶至神經科回診。然而，他的行為干擾了腦電波圖的判讀。神經科醫師診斷他是單純型局部發作，並以 valproic acid sprinkles 治療癲癇、自殘行為和亂發脾氣。但是母親不管用什麼方法皆無法讓他吃藥。隨著喬伊年紀增長，醫生也無法完成完整的身體評估。

適應能力

　　入院時，喬伊的母親表示其有些適應問題。睡眠品質不佳，如入睡困難、夜間磨牙。同時亦嚴重挑食，只吃雞翅、炸薯條和洋芋片。拒絕梳理、自己衣著。只完成小便如廁訓練；每晚晚餐後，大便需穿一次性使

案例──喬伊病史（續）

用、類似尿布的內褲；大完後他會脫掉他的內褲並拿給母親。

病患的社交史

　　喬伊與家人住在郊區的獨棟房子，母親42歲，專科畢業後，在會計師事務所兼職。爸爸38歲，有注意力不足過動症與胃食道逆流的疾病。他專科肄業，現於餐廳工作。喬伊的姊姊12歲，被診斷為注意力不足過動症且有學習障礙，中學就讀特殊教育班級，有多次耳朵感染之病史。祖父母在一場車禍中喪生，外祖父母則住在佛羅里達。全家族都是基督徒，但因喬伊的破壞行為而不再去教會。喬伊的母親表示非常擔心因兒子的障礙而被孤立。

最佳實務：身體檢查

　　因喬伊會隨地吐痰，所以我們必須穿袍子、戴手套與防護鏡，為他進行預備身體檢查。經過四天多次簡短的評估，終於完成詳細的身體檢查。每個評估需三位工作人員與他的媽媽協助約束並分散其注意力。同時為使之遵照指示或要求，每當他做出微小的正確反應時，我們即以他最喜歡的食物和口頭讚美作為獎勵（Souders, Freeman, DePaul, & Levy, 2002）。我們也針對指示行為做示範後，再請他執行。例如，為了幫他量血壓，我們請他伸出雙手。但因壓脈帶被擋到，我們就伸出自己的手臂並說「手臂伸出來」（Souders et al., 2002）。當他遵守時，就會獲得口頭讚美。我們透過口頭讚賞與輪流伸手的遊戲，塑造正確的行為。當喬伊可伸出手10秒，我們就給他一片洋芋片及口頭讚美。然後介紹血壓壓脈帶時，我們讓他握著和觸碰壓脈帶，接著我們藉著洋芋片與口頭讚美慢慢形塑他的行為。

　　兩天後我們終於可以測量喬伊的血壓，他母親喜極而泣地說這是喬伊第一

次完成整體身體檢查，很欣慰我們能接納她兒子行為與感官的需要（Souders et al., 2002）。她表示她不再需像過去那樣，去替兒子的行為問題向人道歉了。泛自閉症是腦部發展中最嚴重的神經生理失調之一（DiCicco-Bloom et al., 2006）。因嚴重的溝通、處理和感官差異，泛自閉兒常發展出其他替代行為。難相處、不隨和的行為並不是性格缺陷或惡意的結果，護理人員有責任創造一個積極且經認可的健康照護予泛自閉兒家庭。

｜臨床重要議題與治療目標｜

診斷

喬伊被診斷為未分類廣泛性發展障礙，伴隨嚴重功能缺損。他不具口語能力，且有嚴重的社會溝通障礙與多種固著行為，以及退化性的病史。喬伊在 20 個月大時失去技能，並且出現嚴重認知功能缺損。

計畫

照護計畫的主要目標為建立精確的診斷，而此可藉由《精神疾病診斷與統計手冊第四版修訂》（*DSM-IV-TR*）（American Psychiatric Association [APA], 2000）和兒童自閉症量表（CARS）等進行診斷測量（Schopler, Reichler, & Renner, 1986），並檢視病患先前的所有發展狀況，以及第一週住院期間所取得的神經心理學檢測和觀察。此外，另一迫切需求為語言治療會診，故喬伊亦被轉介進行語言治療。

實證介入：正確診斷泛自閉症的嚴重性

2012 年，隨著《精神疾病診斷與統計手冊第五版》（*DSM-5*）的發行，

「泛自閉症」將取代自閉症、未分類廣泛性發展障礙和亞斯伯格症。泛自閉症診斷可分為輕、中、重度。而過去被診斷為自閉症的患者最有可能被分類為中度至重度泛自閉症或未分類廣泛性發展障礙。雷特氏症和兒童期崩解症則未包含在泛自閉症範圍；它們較為罕見，且伴有嚴重的發展退化、急性的運動控制改變、認知障礙和經常性癲癇。

　　而雷特氏症是因位於 Xq28 染色體的甲基 CpG 結合蛋白 2（*MECP2*）基因突變所致（Amir et al., 1999），盛行率為萬分之一（Kerr, 1992）。兒童期崩解症的特徵則為遲發性症狀，約在 3 歲後好發，其盛行率為十萬分之二（Burd, Fisher, & Kerbeshian, 1989; Mouridsen, Rich, & Isager, 1999; Volkmar, Cicchetti, Cohen, & Bregman, 1992）。兒童期崩解症通常伴隨嚴重退化，包括動作退化與喪失過去所學的如廁技巧。兒童期崩解症與上述描述的行為和其他神經精神病現象有共同性，譬如兒童緊張型精神分裂與對疾病診斷分類的不確定性。

　　喬伊在 20 個月大時有發展遲緩和退化現象。三分之一的自閉兒會出現發展退化與可察覺的技能喪失（Tuchman & Rapin, 1997），且通常發生在 15 到 24 個月間，典型發展與明顯發展遲緩的孩童皆可能發生。喬伊發展退化是泛自閉症兒童和所有雷特氏症、兒童期崩解症患者皆會面臨的現象（請參見表 6.1）。退化原因雖尚未完全了解，但常伴隨癲癇發作（Amir et al., 1999; Burd et al., 1989; Kim et al., 2006; Mouridsen et al., 1999; Spence & Schneider, 2009; Volkmar et al., 1992）。

　　患童需具六項或更多核心障礙類別的缺陷，才能符合 *DSM-IV-TR* 泛自閉症診斷標準（APA, 2000）。意即至少需兩項社交障礙，以及各一項溝通障礙和行為障礙的缺陷。未分類廣泛性發展障礙患者則需具有此三大核心缺陷，但嚴重性低於自閉症診斷。而相對來說，亞斯伯格症的語言發展，包括時間點、文法和字彙，較為正常；但需有社交缺損與重複或侷限的興趣，始符合診斷（Asperger, 1944; Frith, 1991）。此外，亞斯伯格症患者普遍有正常或甚至高於平均的認知能力。

表 6.1 ■ 泛自閉症診斷之比較

診斷	病徵	癲癇盛行率	退化時間點	疾病盛行率
泛自閉症	核心缺陷：社交、溝通、行為。		15-24 個月	110 分之 1
自閉症	30% 至 50% 患者有認知障礙（44.6%; CDC, 2009）	約 25%		
未分類廣泛性發展障礙			約泛自閉症的三分之一	
亞斯伯格症	正常到高於平均值的智力。社交障礙與侷限的興趣。	7%		
雷特氏症	產前與懷孕至胎兒出生後 4 週正常。精神運動發展大部分正常；有些可能延遲。出生時頭圍正常。社交、溝通、認知技巧退化。運動技能受損。喪失精細動作技能及手部運用。	約 80%	12～24 個月	10,000 分之 1
兒童期崩解症	產前與懷孕至胎兒出生後 4 週正常。3 歲前發展正常。出生時頭圍正常。社交、溝通、認知技巧退化。動作技能退化、運動受損。	77%	100% 好發於 3 到 8 歲	100,000 分之 2

● 診斷過程

　　泛自閉症診斷的開立需經全面的醫藥與發展史評估，進行發展測驗、畸形學與認知評估在內的身體檢查，並根據 *DSM-IV-TR* 標準。此外，診斷應至少配合一項自閉症診斷工具，如兒童自閉症量表（CARS）或其他「黃金標準」評估工具，如自閉症診斷會談（ADI）或自閉症診斷觀察量表（ADOS）（Filipek et al., 1999）。核心缺陷的嚴重性與病患優勢亦應完善地描述。喬伊的評估和診斷是基於我們的觀察、父母描述的發展病史、檢閱學校報告，以及 *DSM-IV-TR* 和兒童自閉症量表的評估。

　　兒童自閉症量表是由 Eric Schopler、Robert J. Reichler 與 Barbara R. Renner（1989）發展的行為評定量表。此檢核表可供臨床醫師區分患有其他神經發展障礙（包括智力障礙）的自閉兒。該診斷工具共含 15 題評分項目，每題 1 至 4 分。兒童自閉症量表可作為從無自閉症到輕微自閉症、中度自閉症和重度自閉症的一個綜合評分範圍。醫師基於觀察、父母報告和參閱過去的評值來評定。15 項標準是依孩童的年齡評分：1＝正常；2＝輕微異常；3＝中度異常；4＝嚴重異常，亦可使用中間值 1.5、2.5 和 3.5。兒童自閉症量表評分範圍為 15 到 60，30 為輕微自閉症診斷的最低分。

　　我們將全面評估結果〔包括《精神疾病診斷與統計手冊第四版修訂》（American Psychiatric Association, 2002）、兒童自閉症量表〕提供給喬伊的父母，並說明其診斷為重度自閉症。過去他們感到自責，他們把喬伊缺乏進展的情形歸因於對他的照顧。診斷的說明對父母的幫助很大，現在他們感到如釋重負。

● 語言評估與擴大性及替代性溝通系統之溝通諮詢

　　社交語言困難或語言發展遲緩是泛自閉症患者的主要病徵。約半數的泛自閉兒不使用語言或語言能力不足（CDC, 2007）。擴大性及替代性溝通系統可以幫助不能有效地使用一般說話方式的泛自閉症患者（Mirenda, 2001, 2003），包含手語、溝通板、圖片交換溝通系統（picture-exchange communication system,

PECS）、語音產生裝置（speech-generating devices, SGDs）或是語音輸出溝通裝置（voice output communication aids, VOCAS）。語音產生裝置和語音輸出溝通裝置便於攜帶，擴大性及替代性溝通電子設備通常把數位化或合成的語音和靜態視覺符號結合起來。最近的統合分析顯示，擴大性及替代性溝通的介入對整體目標行為結果極具功效（Ganz et al., 2011）。其中，圖片交換溝通系統和語音產生裝置有最大的成效（Ganz et al., 2011）。喬伊接收語言的能力為年齡29 個月，表達語言的能力則為 20 個月。語言諮商人員確認擴大性及替代性溝通方式，這種溝通轉換開關，可融合至其溝通行為。喬伊每天接受語言治療長達三個月，並學習使用此轉換裝置。這個溝通轉換裝置也應用在他的行為治療計畫。喬伊的父母很快地學會用此轉換裝置與他互動，他已開始改變原先用發脾氣的溝通方式，學習使用轉換裝置來表達需求。

● 重要臨床議題

神經危害：喬伊有嚴重的撞頭自殘行為。之前嘗試讓他戴上安全帽，但自殘行為反而更嚴重。護理人員會在行為會議前後，以及在會議期間每隔 10 分鐘，觀察喬伊並進行神經系統檢查。假如喬伊撞頭行為導致其意識程度改變，或產生其他更嚴重的神經系統傷害，則立即將之進行電腦斷層掃描。

癲癇：喬伊被診斷具單純性局部發作，並嘗試以抗癲癇藥物 valproic acid 治療；但他拒絕服用。喬伊 5 歲時，多次發生凝視、眼睛斜視和眨眼的癲癇發作，並伴隨左手抽搐。住院第一週當中，雖未再觀察到任何的發作，但凝視的動作卻頻繁出現。因此我們開始觀察他疑似發作的行為，記錄其凝視和異常活動的頻率，並安排神經科會診、測量腦電波圖和服藥的治療協議。

實證介入：泛自閉症患者的癲癇與退化

泛自閉症與中樞神經系統障礙的重要關聯之一為，具有癲癇的高風險（Spence & Schneider, 2009）。報告顯示，三分之一泛自閉症患者有癲癇情形（Bryson, Clark, & Smith, 1988; Hughes & Melyn, 2005; Trevathan, 2004; Tuchman,

Alessandri, & Cuccaro, 2010）。年齡越大的兒童，發作機率越高（Trevathan, 2004; Tuchman et al., 2010; Berg et al., 2009），幼兒期和青春期是癲癇發病的兩個高峰時期（Hara, 2007; Volkmar & Nelson, 1990）。

　　然而，癲癇的定義與分類方法仍待精進（Tuchman et al., 2010），目前多數研究將發生一次以上的非引發性抽搐即定義為癲癇（Berg et al., 2009; Tuchman et al., 2010）。智能障礙亦被認為與癲癇和泛自閉症有關。泛自閉症患者發生癲癇的機率為 21.5%，智能正常的患者發生機率為 8%（Amiet et al., 2008; Canitano, Luchetti, & Zapella, 2005），一般大眾則只有 1%至 2%。可見泛自閉症本身即具較高的癲癇比例。

　　行為異常伴隨局部或失神性發作（如：凝視、反應遲鈍和伴隨著重複動作）也被認為是泛自閉症病徵（Spence & Schneider, 2009）。父母常會描述他們的小孩活在自己的世界裡，且常凝視某處。而此增添了醫護人員評估患者發作情形的困難度。因此護理人員在幫助父母描述小孩的行為與活動，以及記錄可疑行為的方法上，扮演相當重要的角色。

　　超過 32%癲癇病患皆符合泛自閉症診斷標準（Brooks-Kayal, 2010; Spence & Schneider, 2009）。因此，研究開始提出，癲癇腦病變是否為自閉症病因之疑問（Brooks-Kayal, 2010）。而腦電波檢查為癲癇發作孩童的衡量標準，因此許多醫生會請求出現退化情形的泛自閉症兒童進行腦電波圖檢查，以辨別是否為後天性癲癇失語症。當腦電波圖較為正常，孩童的學業與專注力則改善。理論上，治療泛自閉症兒童的異常腦電波或許可改善其認知和行為。但癲癇的發生與泛自閉症患者的認知、語言和行為缺陷的關係仍無解。而泛自閉症的分子、細胞、基因作用機轉與癲癇的相關研究或許可提供對基本病因的了解，並創造新的治療方式（Brooks-Kayal, 2010）。

案例續述

　　喬伊所表現出的行為可能為單純性局部發作。經會診神經科，醫師同意喬伊其行為問題好轉後再進行腦電波檢查，那時他可能較能忍受此程

（續下頁）

案例續述（續）

序。為了讓喬伊在過程中產生睡意，神經科醫師建議在檢查前，先讓其服用α交感神經作用劑clonidine（0.05mg Catapres）。該藥可幫助神經發展障礙兒童入眠，且不干預腦電波圖檢測結果。住院七週後，喬伊行為問題改善60%；他可以透過行為的支持與服用摻有clonidine的糖果後，接受治療程序。而腦電波顯示其左側顳骨區域有局部發作的情形，故診斷為單純性局部發作。在住院七週當中，喬伊可在醫護人員或家人的協助下，服用灑在布丁上的藥物。

臨床重要議題：外觀異常和先天性異常

喬伊身材矮小、低髮線、雙眼下垂、招風耳、高拱顎、輕微蒜頭鼻和寬鼻頭、薄上唇，且有心臟缺陷、心雜音與發展遲緩等。其治療計畫包括遺傳科與心臟科的會診，並在行為措施進行時，記錄每日生命徵象。

實證介入：畸形學和先天性異常

全世界約790萬名兒童出生時即患有嚴重先天遺傳缺陷，或環境與基因所造成的缺陷（Christianson, Howson, & Modell, 2006）。而辨別疾病是否為基因所致的最好方法為評估與拍照疑似異常處之外觀、記錄先天異常之狀況，以及取得家庭系譜與病童發展和行為病史（Cassidy & Allanson, 2010）。醫師可藉由評估與比較，來確認對異常病徵的看法。一般顱面範圍包括頭圍；內外眥的距離；瞳距；耳朵的長度與位置、轉動幅度；和臉的大小、形狀。畸形的評估也包括身高、體重、上下身、手臂、手掌和腳長。醫師需透過從頭到腳系統性的評估，以了解病患畸形的特徵。

基因檢測有利於辨別基因所致的疾病，許多基因突變因改變基因表現，導

致對人體有害。接著，蛋白質即可能出現過多或過少的情形。近幾年因 DNA 發生生化改變而造成基因體的後天突變，也被認為是導致疾病的原因。

　　遺傳基因研究提供許多關於基因是造成泛自閉症的重要原因之證據，但個別病患的具體病因仍有待釐清。泛自閉症也被發現是造成幾個已知且具有明顯病徵的遺傳性疾病，例如雷特氏症、X 染色體脆折症和染色體 22q11.2 缺損症（狄喬治症候群）（Farzin et al., 2006; Hagerman et al., 2008; Harris et al., 2008）。

染色體 22q11.2 缺損症的臨床表現

　　染色體 22q11.2 缺損症患者有多項身體系統發展問題，包括腦部、脊髓和椎骨、顎、牙齒、頸腺、免疫系統、胸和心臟。約 90%染色體 22q11.2 缺損症患者有外觀異常、鼻音過重（90%）、心臟缺陷（50%至 75%）、反覆感染（35%至 40%）、內分泌問題（60%）、運動功能障礙（35%）和泌尿道異常（31%）。此外，14%到 50%患者有泛自閉症（Benayed et al., 2005; Fine et al., 2005; Vorstman et al., 2006）。

　　喬伊一個月大時，發生餵食困難和多次呼吸系統感染；三個月時，罹患肺炎；四個月時則治療心血管問題。後來，喬伊餵食狀況改善，並開始成長。喬伊最後一次看心臟科醫師是在兩歲。但作為喬伊治療計畫的一部分，我們要求再次心臟科會診，當作有關心血管治療的後續追蹤。

｜複雜臨床議題的處理｜

自殘行為和發脾氣

　　喬伊的行為問題為自殘（如撞頭）與發脾氣（如隨地吐痰、捶打、哭、尖叫、捏與拒絕藥物治療）。當喬伊初次至該單位時，他因工作人員的靠近而發

脾氣，仆倒在地並敲自己的頭。他的行為治療目標為，減少 80%行為問題，包括自殘行為與發脾氣。

實證介入：功能性分析

功能分析的目的在於：(1)根據頻率、強度、持續時間、前置因素和晝夜時間來描述病患嚴重不良行為；(2)確認行為問題和前置因素、行為結果的關係；(3)設計行為策略，以減少行為問題，並增加可替代行為的發展；(4)測試與改善行為策略至可由家人、治療師或師長執行的行為協定（Lalli, Mace, Livezey, & Kates, 1998）。

而住院病患照護計畫的重要目標之一為，透過行為策略的制訂，協助每一位病患技巧的類化，以適應家庭和學校的環境。為了教育家庭成員有關功能分析的評估及執行過程，從病患住院第一天開始，即需家庭參與。在功能分析上，護理人員因曾和精神科團隊討論執行訓練過程，故常扮演家庭的倡導角色。

● 行為資料蒐集和結果

行為治療人員在功能性分析會議中，以電腦數據的蒐集程序來記錄病患每次的自殘行為和亂發脾氣。為分類自殘或發脾氣的行為，觀察者間的信度須達 85%。每週 5 天進行功能分析會議與治療評值，且每天 4 到 5 次，各 10 分鐘。此外，因功能性分析需進行多元評估，故亦需跳脫原本的個人照護工作，與職能治療師討論喬伊的狀況，或在其發生自殘行為後給予玩具，並予以觀察。

敘述性及實驗性研究分析認為，過於關注會強化喬伊的自殘和發脾氣行為，而身體接觸即為關注的一部分。因此，我們假設成人的出現是自殘行為的明確刺激。故在一般的評估中，行為心理師選擇改變成人與喬伊的距離，作為刺激的向度。該行為策略對喬伊很有效，其自殘和發脾氣的行為大幅降低90%。經由治療師在 8 英尺外的地方提醒，他逐漸產生自我照顧的能力，且這些方式對其他病患亦有效（Lalli et al., 1998）。

家庭訓練方案

　　喬伊的家人經訓練後，可有效地在醫院裡執行行為策略，此訓練可持續在家中進行。然而，由極富經驗的行為醫護人員所發展和實施的策略要在家庭中執行，是一大挑戰。因此，執行行為策略的家庭成員亟需醫護人員的正向支持與鼓勵，以投入精力與時間並達到成功。尤其是當父母常奔波於家庭、工作，或照顧其他小孩等事務時，而對處理家庭就醫有豐富經驗且具備行為策略知識的護理人員，便具有提供家庭支持與鼓勵的能力，特別是在需解決嚴重行為問題的爆發期間。

　　若行為策略無法在醫院或家裡成功實施，護理人員可作為家庭的倡導者，並思考與行為措施相關的藥物治療可能性，與病患父母和跨領域治療團隊討論治療項目選擇。

給予藥物

　　泛自閉症兒童難以順利服藥的原因包括：吞藥困難，以及對藥粉與藥水具特殊味覺與嗅覺的感官問題（Beck, Cataldo, Slifer, Pulbrook, & Guhman, 2005; Pelco, Kissel, Parrish, & Miltern-berger, 1987）。有些泛自閉症兒童的注意力或口腔運動技能可能不足以使之順利吞藥，有些則可能有明顯的感官差異和許多負面的進食經驗。此外，泛自閉症兒童常有嚴重的挑食，對新食物會產生焦慮。而父母或其他照顧者常將藥物藏在食物中讓孩童服藥，但殊不知此行為會造成泛自閉症兒童對食物的懷疑，而加深拒絕服藥的情況。因此需根據行為計畫設計發展吞藥協議守則；此時最好延緩吞藥技巧發展直到適應不良行為（譬如發脾氣和自殘行為）被處理。喬伊可以接受摻在布丁或冰淇淋裡的valproic acid，所以吞藥協議守則不適用。護理研究指出泛自閉患者的藥物使用是很重要的。

臨床重要議題：維持健康

具行為問題的孩童要維持健康是有挑戰性的（Souders et al., 2002）。喬伊無法接受初步的兒科檢查、服用免疫系統藥物與自我照顧，且具睡覺、如廁、吃飯問題。關於睡覺，BBU 的例行程序建立了良好睡眠模式。經過三週，喬伊每晚可規律地睡滿 8 到 9 個小時；但因睡眠時會磨牙，需會診牙醫。

為解決喬伊夜晚如廁問題，我們設立如廁協議守則。喬伊的母親表示他在晚餐過後有大便習慣；因此其行為策略目標為晚餐後每 15 分鐘坐在馬桶上 15 到 30 秒，且持續 2 小時。如他可坐在馬桶上 15 到 30 秒，即給予獎賞。若成功在馬桶上大便，則給予大量口頭讚賞與一個小玩具。兩週後，喬伊每天晚餐後 1 小時，皆可坐在馬桶上大便。語言治療師在浴室製作了圖卡，並併入喬伊晚餐後的常規中。直到第六週，喬伊在晚餐過後，成功透過圖卡表示欲上廁所。

● 健康維持協議守則

喬伊會挑食，因此，我們會診營養科，並設立可增加食物選擇性的行為策略守則；稍做調整後，他每週可接受新的食物類別。我們會診牙科，並發展刷牙技巧、洗澡協定守則和睡眠規範在內的治療計畫。三週後，經一步步的提醒，喬伊終可自行刷牙。此外，我們亦設計了早上穿衣技巧的常規協定。兩週後，他亦可穿上 T 恤、運動短褲、襪子和魔鬼氈運動鞋。

● 疫苗接種施打追蹤

經評估喬伊的免疫狀況，我們為之補足疫苗施打。住院的最後一週，他接受疫苗施打，而此過程需五位大人協助。他坐在治療師的腿上，好讓治療師能抓牢他的胸和一隻手臂。另一位治療師則緊抓另一手臂。第三位治療師則站在椅子後方並溫柔地抓住他的肩膀，避免他站起來。還有兩位護理師準備所有的疫苗，並藏在其視線範圍外。其中一位護理師預備注射位置，並以酒精棉片擦拭；另一位護理師則執行施打。

　　此外，喬伊的綜合代謝檢查以及血清前蛋白、鉛含量、重金屬、微量營養素篩檢，和血液常規檢查與變異鐵蛋白含量，檢查結果皆在正常值內。

　　最後，為維持健康，我們開始補充病童的綜合維他命，並針對身體評估、免疫接種常規和其他與健康相關的治療，發展出行為協定守則。

重要臨床議題：家庭支持——家庭教育、諮詢服務與人生規劃

　　複雜性泛自閉症兒童的家庭很需要支持。社工每日會與家庭成員開會，回顧住院計畫與治療目標。因此，護理人員需和社工師每週見面，合作討論出院計畫。治療團隊在病患住院首週即需確認病患的重要社區利害關係人、師長和主要照顧者，並了解孩童有權使用的社區資源與服務，以提供給需要的家庭。而喬伊應至師生比一比四且有一對一助教的私立自閉症小學就讀。課後輔導課程也需有相同的師生比。父母除了需要行為支持服務外，週末亦需喘息服務。參加抒壓活動、每週運動三到四次、教會團體的特別需求支持，皆是給予患者家庭的建議參考。而小兒心理醫師或精神科護理師亦為協助家庭治療的良好資源。建立復原力和維持與家庭及社會之連結，可增進家庭的持續性社會支持。

┃ 總結 ┃

　　喬伊外觀異常且具先天性心臟缺損，這些病徵指出其早期型態發育的變異。此案例突顯了泛自閉症在臨床與病因的高異質性。相較於行為症狀，生理、內分泌、神經與認知特徵或許與泛自閉症的潛在致病過程更相關（Gottesman & Gould, 2003; Miles et al., 2010）。複雜性泛自閉症兒童常伴隨相關遺傳疾病，故專科護理師須對此做追蹤調查，並安排遺傳基因會診。新的基因知識強化了家庭與健康照護者發展全面性醫療、心理行為計畫和預期指引。

　　由於喬伊的嚴重語言障礙和行為問題的高頻率與程度，專科護理師以《精神疾病診斷與統計手冊第四版修訂》與兒童自閉症量表做評估，結果發現喬伊

患有嚴重泛自閉症或典型自閉症。精確的診斷可讓治療團隊確認適當的醫療服務程度，而喬伊需要持續進行治療，以改善與維持溝通和機能。

泛自閉兒常需小班制教學環境，以及一對一的支持和執行行為協定守則。每位病童需優秀的主要照顧護理人員、兒童心理或發展醫師、社工師、理財規劃師，和一個調適復原力佳的家庭。為發展與增進喬伊及其家人的生活品質，他們需跨領域治療團隊持續給予支持。而護理人員的角色為領導跨領域治療團隊以及帶給泛自閉症患者極大奉獻的健康照護者。

護理人員是經過訓練、擁有敏銳觀察力的族群，且人數眾多，故可協助描述重要的泛自閉症多種表現型態和其生物標記，同時亦可解釋泛自閉症範圍內的差異。具明顯特徵的泛自閉症次群可預測預後結果，並提供治療選擇的方向。而密集與個別的治療措施應以家庭為導向，並改善其整體機能以及病患和其家庭與社會之福利。

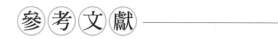

American Psychiatric Association. (2000). *Diagnostic and statistical manual of mental disorders* (4 ed., text revision). Washington, DC: Author.

Amiet, C., Gourfinkel-An, I., Bouzamondo, A., Tordjman, S., Baulac, M., Lechat, P., Mottron, L., & Cohen, D. (2008). Epilepsy in autism is associated with intellectual disability and gender: Evidence from a meta-analysis. *Biological Psychiatry*, *64*(7), 577–582.

Amir, R. E., Van den Veyver, I. B., Wan, M., Tran, C. Q., Francke, U., & Zoghbi, H. Y. (1999). Rett syndrome is caused by mutations in X-linked MECP2, encoding methyl-CpG-binding protein 2. *Nature Genetics*, *23*, 185–188.

Asperger, H. (1944). *Die Autistischen Psychopathen in Kindersalter*. Cambridge, UK: Cambridge University Press.

Bassett, A., McDonald-McGinn, D. M., Devriendt, K., Digilio, M. C., Goldenberg, P., Habel, A., Marino, B., Oskars-dottir, S., Philip, N., Sullivan, K., Swillen, A., & Vorstman, J. (2011). Practical guidelines for managing patients with 22q11.2 deletion syndrome. *Journal of Pediatrics*, *159*(2), 1–8.

Beck, M. H., Cataldo, M., Slifer, K. J., Pulbrook, V., & Guhman, J. K. (2005). Teaching children with attention deficit hyperactivity disorder (ADHD) and autistic disorder (AD) how to swallow pills. *Clinical Pediatrics*, *44*(6), 515–526.

Benayed, R., Gharani, N., Rossman, I., Mancuso, V., Lazar, G., Kamdar, S., . . . Millonig, J. H. (2005). Support for the homeobox transcription factor gene ENGRAILED 2 as an autism spectrum disorder susceptibility locus. *American Journal of Human Genetics*, *77*(5), 851–868.

Berg, A., Berkovic, S. F., Brodie, M. J., Buchhalter, J., Cross, J. H., & Van Emde Boas, W. . . . (2009). Revised terminology and concepts for organization of the epilepsies: Report of the Commission on Classification and Terminology. *Commission Report, 1-19.*

Binnie, C. D. (2003). Cognitive impairment during epileptiform discharges: is it ever justifiable to treat the EEG? *Lancet Neurology*, *2*(12), 725–730.

Brooks-Kayal, A. (2010). Epilepsy and autism spectrum disorders: Are there common developmental mechanisms? *Brain Development, 32*(9), 731–738.

Bryson, S. E., Clark, B. S., & Smith, I. M. (1988). First Report of a Canadian epidemiological study of autistic syndromes. *Journal of Psychology and Psychiatry, and Allied Disciplines, 29*(4), 433–445.

Burd, L., Fisher, W., & Kerbeshian, J. (1989). Pervasive disintegrative disorder: Are Rett syndrome and Heller dementia infantilis subtypes? *Developmental Medicine and Child Neurology, 31*(5), 609–616.

Burgio, L. D., Page, T. J., & Capriotti, R. M. (1985). Clinical behavioral pharmacology: Methods for evaluating medications and contingency management. *Journal of Applied Behavior Analysis, 18*(2), 45–59.

Canitano, R., Luchetti, A., & Zappella, M. (2005). Epilepsy, electroencephalographic abnormalities and regression in children with autism. *Journal of Child Neurology, 20*(1), 27–31.

Cassidy, S. B., & Allanson, J. E. (2010). Introduction. In *Management of genetic syndromes* (3 ed., pp. 2). Hoboken, NJ: Wiley-Blackwell.

Centers for Disease Control and Prevention. (2009). *Facts about ASD.* Retrieved from http://cdc.gov/ncbddd/autism/facts.html

Christianson, A., Howson, C. P., & Modell, B. (2006). *Global report on birth defects.* White Plains, NY : March of Dimes Birth Defects Foundation.

Cohen, I. L., Campbell, M., & Posner, D. (1980). A study of haloperidol in young autistic children: A within-subjects design using objective rating scales. *Psychopharmacology Bulletin, 16*(3), 63–65.

DiCiccio-Bloom, E., Lord, C., Zwaigenbaum, L., . . . Young, L. J. (2006). The developmental neurobiology of autism spectrum disorders. *Journal of Neuroscience, 26*, 6897–6906.

Emanuel, B. S., Budard, M. L., Shaikh, T., & Driscoll, D. (1998). Blocks of duplicated sequences define the endpoints of DGS/VCFS 22q11.2 deletion. *American Journal of Human Genetics, 63*, A11.

Farzin, F., Perry, H., Hessl, D., Loesch, D., Cohen, J., . . . Hagerman, R. (2006). Autism spectrum disorders and attention-deficit/hyperactivity disorder in boys with the fragile X premutation. *Journal of Development and Behavioral Pediatrics, 27*, S137–S144.

Filipek, P. A., Accardo, P. J., Baranek, G. T., Cook, E. H., Dawson, G., Gordon, B., . . . Volkmar, F. R. (1999). The screening and diagnosis of autistic spectrum disorders. *Journal of Autism and Developmental Disorders, 29*, 439–84.

Fine, S., Weissman, A., Gerdes, M., Pinto-Martin, J., Zacxkai, E., McDonald-McGinn, D., & Emanuel., B. S. (2005). Autism spectrum disorders and symptoms in children with molecularly confirmed 22q11.2. *Journal of Autism and Developmental Disability. 35*, 461–470.

Frith, U. (1991). Autistic psychopathy in childhood. In U. Frith (Ed.), *Autism and Asperger syndrome* (pp. 37–92). Cambridge, UK: Cambridge University Press.

Fuller, C. E., & Perry, A. (2002). Fluorescence in situ hybridization (FISH) in diagnostic and investigative neuro-pathology. *Brain Pathology, 12*(1), 67–86.

Ganz, B. J., Earles-Vollrath, T. L., Heath, A. K., Parker, R. I., Rispoli, M. J., & Duran, J. B. (2011). A meta-analysis of single case research studies on aided augmentative and alternative communication systems with individuals with autism spectrum disorders. *Journal of Autism and Developmental Disorders, 42*(1), 60–74.

Gobbi, G., & Pulvirenti, L. (2001). Long-term treatment with clozapine in an adult with autistic disorder accompanied by aggressive behaviour. *Journal of Psychiatry and Neuroscience, 26*(4), 340–341.

Gottesman, I. I., & Gould, T. D. (2003). The endophenotype concept in psychiatry: Etymology and strategic intentions. *American Journal of Psychiatry, 160*, 636–45.

Hagerman, R. J., Rivera, S. M., & Hagerman, P. J. (2008). The Fragile X family of disorders: A model for mutism and targeted treatments. *Current Pediatric Review, 4*, 40–52.

Hara, H. (2007). Autism and epilepsy: A retrospective follow-up study. *Brain Development, 29*, 486–90.

Harris, S. W., Hessl, D., Goodlin-Jones, B., Ferranti, J., Bacalman, S., Barbato, I., & . . . Hagerman, R. J. (2008). Autism profiles of males with fragile X syndrome. *American Journal of Mental Retardation, 113*, 427–438.

Holmes, G. L., & Lenck-Santini, P. P. (2006). Role of interictal epileptiform abnormalities in cognitive impairment. *Epilepsy and Behavior, 8*(3), 504–515.

Hughes, J. R., & Melyn, M. (2005). EEG and seizures in autistic children and adolescents: Further findings with therapeutic implications. *Clinical EEG and Neuroscience: Official Journal of the EEG and Clinical Neuroscience Society (ENCS), 36*(1),15–20.

Kavros, P. M., Clarke, T., Strug, L. J., Halperin, J. M., Dorta, N. J., & Pal, D. K. (2008). Attention impairment in rolandic epilepsy: Systematic review. *Epilepsia, 49*(9), 1570–1580.

Kellenberger, C. J. (2010). Aortic arch malformations. *Pediatric Radiology, 40*(6), 876–884.

Kerr, A. M. (1992). A review of the respiratory disorder in the Rett syndrome. *Brain and Development, 14*, 43–45.

Kim, H. L., Donnelly, J. H., Tournay, A. E., Book, T. M., & Filipek, P. (2006). Absence of seizures despite high prevalence of epileptiform EEG abnormalities in children with autism monitored in a tertiary care center. *Epilepsia, 47*, 394–398.

Lalli, J. S., Mace, F. C., Livezey, K., & Kates, K. (1998). Assessment of stimulus generalization gradients in the treatment of self-injurious behavior. *PubMed, 31*(3). Retrieved from http://www.ncbi.nlm.nih.gov/pubmed?term=Lalli%2C%20Mace%2C%20Livezey%2C%20%3Cates%2C%201998

Malone, R. P., Gratz, S. S., Delaney, M. A., & Hyman, S. B. (2005). Advances in drug treatments for children and adolescents with autism and other pervasive developmental disorders. *CNS Drugs, 19*(11), 923–934.

Malone, R. P., Sheikh, R., & Zito, J. M. (1999). Novel antipsychotic medications in the treatment of children and adolescents. *Psychiatric Services, 50*(2), 171–174.

McCracken, J. T., McGough, J., Shah, B., Cronin, P., Hong, D., Aman, M. G., . . . McMahon, D. (2002). Risperidone in children with autism and serious behavioral problems. *New England Journal of Medicine, 347*(5), 314–321.

McDonald-McGinn, D. M., & Sullivan, K. E. (2011). Chromosome 22q11.2 deletion syndrome (DiGeorge syndrome/velocardiofacial syndrome). *Medicine, 90*(1), 1–18.

McDonald-McGinn, D. M., & Zackai, E. H. (2008).Genetic counseling for the 22q11.2 deletion. *Developmental Disabilities Research Reviews, 14*(1), 69–74.

Miles, J. H., & Hillman, R. E. (2000). Value of a clinical morphology examination in autism. *American Journal of Medical Genetics, 91*, 245–253.

Miles, J. H., McCathren, R. B., Stichter, J., Shinawi, M., Pagon, R. A., Bird, T. D., Dolan, C. R., & Stephens, K. (Eds.). (2010). *Autism spectrum disorders.* Seattle, WA: University of Washington. [updated 2010 Apr 13]. Retrieved from http://www.ncbi.nlm.nih.gov/books/NBK1442

Miles, J. H., Takahashi, T. N., Bagby, S., Sahota, P. K., Vaslow, D. F., Wang, C. H., Hillman, R. E., & Farmer, J. E. (2005). Essential versus complex autism: Definition of fundamental prognostic subtypes. *American Journal of Medical Genetics, 135*, 171–180.

Miles, J. H., Takahashi, T. N., Hong, J., Munden, N., Flournoy, N., Braddock, S. R., Martin, R. A., Bocian, M. E., Spence, M. A., Hillman, R. E., & Farmer, J. E. (2008). Development and validation of a measure of dysmorphology: Useful for autism subgroup classification. *American Journal of Medical Genetics, 146A*, 1101–1116.

Mirenda, P. (2001) Autism, augmentative communication and assistive technology: What do we really know? *Focus on Autism and Other Developmental Disabilities, 16*(3), 141–151.

Mirenda, P. (2003). Towards functional augmentative and alternative communication for students with autism: Manual signs, graphic symbols, and voice output communication aids. *Language, Speech and Hearing Services for Schools, 34*, 203–216.

Mouridsen, S. E., Rich, B., & Isager, T. (1999). The natural history of somatic morbidity in disintegrative psychosis and infantile autism: A validation study. *Brain and Development, 21*(7), 447–452.

Parmeggiani, A., Posar, A., Antolini, C., Scaduto, M. C., Santucci, M., & Giovanardi-Rossi, P. (2007). Epilepsy in patients with pervasive developmental disorder not otherwise specified. *Journal of Child Neurology, 22*(10), 1198–1203.

Pelco, L. E., Kissel, R. C., Parrish, J. M., & Miltenberger, R. G. (1987). Behavioral management of oral medication administration difficulties among children: A review of literature with case illustrations. *Journal of Developmental and Behavioral Pediatrics, 8*(2), 90–96.

Scahill, L., Chappell, P. B., Kim, Y. S., Schultz, R. T., Katsovich, L., Shepherd, E., Arnsten, A. F., Cohen, D. J., & Leckman, J. F. (2001). A placebo-controlled study of guanfacine in the treatment of children with tic disorders and attention deficit hyperactivity disorder. *American Journal of Psychiatry, 158*(7), 1067–1074.

Schopler, E., Reichler, R. J., & Renner, B. R. (1986). *The Childhood Autism Rating Scale (CARS) for Diagnostic Screening and Classification of Autism.* Irvington, NY: Irvington Publishers.

Souders, M. C., Freeman, K., DePaul, D., & Levy, S. E. (2002) Caring for children with autism who require challenging procedures, *Pediatric Nursing, 28*(6), 555–562.

Spence, S. J., & Schneider, M. T. (2009). The role of epilepsy and epileptiform EEGs in autism spectrum disorders.

Pediatric Review, 65, 599–606.

Steffenburg, S., Steffenburg, U., & Gillberg, C. (2003). Autism spectrum disorders in children with active epilepsy and learning disability: Comorbidity, pre- and perinatal background, and seizure characteristics. *Developmental Medicine and Child Neurology, 45*(11), 724–730.

Trevathan, E. (2004). Seizures and epilepsy among children with language regression and autistic spectrum disorders. *Journal of Child Neurology, 19,* S49–57.

Tuchman, R., Alessandri, M., & Cuccaro, M. (2010). Autism spectrum disorders and epilepsy: Moving towards a comprehensive approach to treatment. *Brain Development, 32*(9), 719–730.

Tuchman, R. F., & Rapin, I. (1997). Regression in pervasive developmental disorders: Seizures and epileptiform electroencephalogram correlates. *Pediatrics, 99*(4), 560–566.

Tuchman, R. F., Rapin, I., & Shinnar, S. (1991). Autistic and dysphasic children II: Epilepsy. *Pediatrics, 88*(6), 1219–1225.

Volkmar, F. R., Cicchetti, D. V., Cohen, D. J., & Bregman, J. (1992). Brief report: developmental aspects of DSM-III-R criteria for autism. *Journal of Autism and Developmental Disorders, 22*(4), 657–662.

Volkmar, F. R., & Nelson, D. S. (1990). Seizure disorders in autism. *Journal of the American Academy of Child & Adolescent Psychiatry, 29*(1), 127–129.

Vorstman, J. A., Morcus, M. E., Duijff, S. N., Klaassen, P. W., Hieneman-de Boer, J. A., Beemer, F. A., Swaab, H., Kahn, R. S., & Van Engeland, H. (2006) The 22q11.2 deletion in children: High rate of autistic disorders and early onset psychotic symptoms. *Journal of American Academy of Child & Adolescent Psychiatry, 45,* 1104–1113.

Weinberg, P. M. (2006). Aortic arch anomalies. *Journal of Cardiovascular Magnetic Resonance, 8*(4), 633–643.

Zackai, E. H., McDonald-McGinn, D. M., Driscoll, D. A., Emanuel, B. S., Christensen, K. M., & Chien, P. (1996). Respiratory symptoms may be the first presenting sign of 22q11.2 deletion: A study of vascular rings. *In Proceedings of the Greenwood Genetic Center* (*vol. 15,* p. 137). Greenwood, SC: Greenwood Genetic Center.

泛自閉症兒童扁桃腺切除術之照護 **7**

Brenda M. Holtzer

本章以住院兒童扁桃腺切除術後產生之併發症為案例,提供護理人員泛自閉症兒童術前與術後照護之實證與指引。此案例頗特殊,不似大部分的泛自閉症兒童手術恢復後即出院返家接受父母的照顧。照護的首要目標為盡快讓泛自閉症兒童回歸至其所熟悉的環境與生活常規。近期雖有泛自閉症兒童扁桃腺切除之實證照護指引,但關於因手術接受住院照護之實證研究頗為不足(Baugh et al., 2011; Seid, Sherman, & Seid, 1997; Sutters et al., 2004, 2007, 2010; Zeev, Mayes, Caldwell-Andrews, Karas, & McClain, 2006)。鑑此,護理人員所面臨的挑戰,是如何將扁桃腺切除術後照護之實務規範納入泛自閉症兒童例行照護中,並在不影響兒童健康的情況下,提供適性化照護。

| 背景 |

美國疾病管制與預防中心(CDC, 2010)聲明,所有種族、民族與社經族群皆會發生泛自閉症,且男生為女生的 4 倍。此外,現今因診斷定義擴展,且篩檢及檢測技術改善,泛自閉症患者人數比過去甚多。

《精神疾病診斷與統計手冊》(American Psychiatric Association [APA], 2000)的修訂擴大障礙範圍與泛自閉症類別之納入標準(Coplan, 2010)。美國兒科醫學會(AAP)發展了更為具體的泛自閉症兒童篩檢、識別和處理之實務規範,包括基層照護人員使用之兩大臨床報告與照護工具包。第一份報告檢討識別程序,第二份報告提供管理方針,工具包則含括所有篩檢工具。美國兒科

醫學會鑑於發展考量，亦要求所有出生 18 個月與 24 個月的兒童在健康檢查時，進行泛自閉症篩檢，療育服務始可盡早提供。

隨著泛自閉症盛行率持續攀升，護理人員在各單位面對泛自閉症兒童的可能性增加。更詳盡的泛自閉症流行病學、診斷與篩檢相關討論請參見第一章至第五章。

| 泛自閉症特徵表現 |

兒科護理人員極有可能會在醫院等環境中，接觸到泛自閉症兒童，因此需具備相關知識與技能，以提供病童安全且有效之照護。同時，護理人員亦須了解各種泛自閉症特徵。泛自閉症兒童具三大範疇之功能缺損：未符合年齡之社交互動、語言發展與溝通模式，以及行為和（或）興趣（APA, 2000）。泛自閉症兒童另一臨床重要問題為：對觸摸、光線和聲響等刺激會產生過度反應（Scarpinato et al., 2010）。譬如至繁忙的醫院環境或門診，視聽覺的刺激皆可能加劇其不良適應行為。

每個泛自閉症兒童嚴重性相異，所呈現的行為或特徵也不同，智能表現亦是如此。當高功能兒童的學業與工作符合其個性與風格時，那麼他們將會有相當傑出的表現。而泛自閉症女性患者最常出現的問題則為智能缺損（CDC, 2010）。由於泛自閉症兒童接受與表達溝通模式與一般兒童迥異，因此如果患者家人不在其身旁或未參與照顧時，護理人員與泛自閉症兒童的互動將更為吃力。

案例研究、評估與診斷，以及治療相關文獻詳記了重複行為之類型。例如，Coplan（2010, p. 25）描述，泛自閉症重複行為可分為心理與身體兩大類別。心因性重複行為通常是由個案的想法或觀念所促成，包括對例行事務同一性的堅持、轉換困難與固著遊戲。另外，研究人員發現心因性重複行為可作為泛自閉症兒童的學習策略，透過重複的遊戲、故事和視覺經驗，最終將訊息編入他們所能理解且可應用至未來之分類項目中（Coplan, 2010, p. 26）。

身因性重複行為非源於認知，且每人表現狀況不同。這些表現型態包括拍手、玩手指、墊腳尖行走、旋轉、繞圈跑步或過度在椅子或床上搖晃自己（Coplan, 2010）。

身因性重複行為為泛自閉症兒童出現困擾的警示，且會因例行事務、環境和每日生活模式的改變而增加該行為出現次數。若兒童住院進行急性照護，那麼這些改變將會發生。因此，可看到泛自閉症兒童住院的病房單位內，常有父母或協助者在兒童旁邊不斷來回走動，抑或兒童著迷於用手指觸碰物品，以避免和他人有所接觸。這些行為可能為兒童控制壓力或自我刺激的方式，但通常隨著年齡增長，行為頻率會逐漸減少。但若後續生活出現壓力時，他們仍可能會再次出現此行為（Scarpinato et al., 2010）。

透過與父母或基層照護人員之合作，護理人員可得知兒童的特定例行事務、行為，以及會造成兒童情緒激動的環境誘發物。尚恩的案例闡述了泛自閉症兒童在急性手術全期之照護議題。此案例強調支持兒童與家庭度過艱鉅的健康照護經歷所需之護理方式策略與修正。

案例

尚恩是名 8 歲男童，最近扁桃腺腫大且滲液。由於過去三年屢出現喉嚨痛與發燒，且咽喉培養呈陽性 A 群乙型溶血性鏈球菌，故安排扁桃腺切除術。父母表示尚恩夜間睡眠會打呼且有睡眠中斷，白天則頗為嗜睡。在本次看診前一個月，尚恩曾接受睡眠測試，報告指出其有睡眠呼吸中止症，血氧飽和度降為 88% 至 90%。因此，尚恩的症狀符合臨床的扁桃腺切除標準。

尚恩生於妊娠 37 週，出生後五分鐘的愛普伽（Apgar）分數為 7，出生後十分鐘為 8。但因呼吸窘迫，出生後立即在新生兒加護病房住院五天，經鼻導管接受氧氣治療三天，且因細菌培養呈現陽性反應，故進行抗生素治療。尚恩呼吸急促時，則以鼻胃管進食，復原後才開始哺餵母乳，過程皆順利。出生後第五天出院。父母表示尚恩後續兩年的生長與發展大致良

（續下頁）

案例（續）

好，但一直重複玩同樣的玩具；若改變其日常例行程序與活動，則會感到心煩。尚恩 2 歲時，語言表達僅兩個字，且常會重複那兩個字，或是模仿他人和電視節目所說的字詞。父母表示，尚恩對他們和哥哥有依附感，但對祖父母、阿姨和叔叔的互動則較退縮。

尚恩的心因性重複行為（抗拒日常例行事務的改變、轉銜困難）程度與日俱增，接著開始出現重複性身體行為（坐著搖晃身體、重複指向某物，以及搗住耳朵）；尤其當日常例行事務或環境改變時，行為更為加劇。兒科醫師根據父母所觀察到的情形，將尚恩轉介至兒童發展醫師做進一步檢查。檢查結果顯示尚恩罹患泛自閉症，需接受早期療育計畫。尚恩除扁桃腺切除術外，並無其他健康問題，出生後也不曾住院過，因此父母擔憂他對準備手術的反應。是故在術前訪視與評估時，告知外科醫師與麻醉專科護理師他們的擔憂。

｜ 實證照護 ｜

為提供尚恩有效的照護，實務標準需具充足的證據。扁桃腺切除兒童之照護已有實證支持，相關資訊也比過去多，這些皆有利於促進對泛自閉症病患之認識。當護理人員了解泛自閉症兒童獨特需求與特徵時，則可提供安全且有效的照護，並針對個別病患需求來調整醫院方針與照護標準。

以實證為基礎的照護指引

兒童在扁桃腺切除與腺樣體切除後，護理人員應謹慎地進行觀察與執行術後照護，以防脫水、出血與感染等潛在併發症。若兒童疼痛而無法吞嚥時，即

可能會引發上述任一併發症。為了建立實證照護的指引，在「CINAHL」與「OVID」資料庫搜尋「扁桃腺切除術」（tonsillectomy）、「兒童」（children）、「兒科」（pediatric）、「疼痛評估」（pain assessment）與「自閉症」（autism）後，發現缺乏醫療環境中泛自閉症兒童之相關文獻，因此文獻搜尋最後分成三大類，包括針對任何接受扁桃腺切除術兒童之必要疼痛緩解措施、泛自閉症兒童之手術相關疼痛與壓力，以及泛自閉症兒童與疼痛表現。相關研究及結果請參見表 7.1。

　　Seid 等人（1997）針對泛自閉症兒童在耳鼻喉科接受手術全期之心理社會介入措施進行探討，並比較兩位兒童扁桃腺切除手術的介入措施及結果。進行第一位兒童扁桃腺切除手術的治療團隊，先前未具備泛自閉症特定治療知識；進行第二位兒童扁桃腺切除手術的治療團隊，曾接受泛自閉症特定治療相關訊息和訓練。結果顯示，第二位病童術後恢復狀況較不複雜，第一位病童術後則出現疼痛與液體攝取不足等較多問題。作者認為結果的差異乃因第二組治療團隊在照護的各層面中，皆納入病童父母的意見（Seid et al., 1997）。由此可見，具備泛自閉症特徵表現知識以及與父母合作關係之重要性，此可進而增進照護果效。

　　整體而言，關於泛自閉症住院兒童進行介入措施之對照研究資料有限。比較泛自閉症兒童與非泛自閉症兒童接受核磁共振的研究（Ross Hazlett, Garret, Wilkerson, & Piven, 2005），發現泛自閉症兒童無需更多的鎮靜劑，且對麻醉誘導前幫助冷靜的行為介入措施有所反應。Nordahl 等人（2008）針對 25 名接受核磁共振的泛自閉症兒童進行探討，發現在接受檢查前，曾前來探視環境的兒童，所需的鎮靜劑程度較低或甚至不需要。

　　Nader 等人（2004）比較父母與受過訓練的健康照護人員對泛自閉症兒童與年齡相仿之非泛自閉症兒童在針扎後的疼痛臉部表情之評分，結果顯示，父母認為兒童針扎後的疼痛程度不大於跌倒的撞傷；而受過訓練的人員則表示泛自閉症兒童對疼痛是敏感的。Inglese（2008）指出，泛自閉症兒童父母認為自己了解孩子的表情與反應，因此能判斷孩子的疼痛程度，並認為他們常以非典型行為來表現疼痛（請參見表 7.2）。

表 7.1 ■ 一般兒童扁桃腺切除術／疼痛緩解實證回顧 [a]

文獻／期刊	作者／出版日期	方法程序	結果	建議
A randomized clinical trial of the effectiveness of a scheduled oral analgesic dosing regimen for the management of postoperative pain in children following tonsillectomy *Pain*	Sutters et al., 2004	隨機分配至三組治療組別：一組為 PRN 給予 Tylenol with codeine；一組為每四小時給予 Tylenol with codeine；一組為每四小時給予 Tylenol with codeine，並在旁提供護理指導。	全天服藥不會造成鴉片類物副作用，且疼痛緩解果效較 PRN 服藥佳。組別二（無護理人員指導）與組別三（護理人員指導）則無差別。	規律間距性給藥的疼痛緩解果效優於 PRN 服藥。
Children's expectations of pain, perceptions of analgesic efficacy, and experiences with nonpharmacologic pain management strategies at home following tonsillectomy *Journal for Specialists in Pediatric Nursing*	Sutters et al., 2007	將扁桃腺切除患者隨機組別分配至三組不同治療組別中。術後第四天，至病患家中與病患及其父母進行訪談。	65.4% 兒童表示疼痛程度比預期高；40% 表示因各類疼痛，出現服藥困難。	對兒童而言，扁桃腺切除手術極為疼痛。此外，他們術前另需關於疼痛處理之詳盡衛教資訊。

表 7.1 ■ 一般兒童扁桃腺切除術／疼痛緩解實證回顧 [a]（續）

文獻／期刊	作者／出版日期	方法程序	結果	建議
A randomized clinical trial of the efficacy of scheduled dosing of acetaminophen and hydroco-done for the manage-ment of postoperative pain in children after tonsillectomy *Clinical Journal of Pain*	Sutters et al., 2010	採用與 2004 年相同程序之隨機、準實驗方式，進行不同組別和不同鴉片類藥物（hydrocodone 和 Ty-lenol）之研究	全天候服藥兒童的鎮痛效果較 PRN 服藥兒童佳。	再次證實 2004 年研究調查是否有護理人員的指導，全天服藥的效果較 PRN 佳。
Preoperative anxiety, postoper-ative pain, and behavioral recovery in young children undergoing surgery *Pediatrics*	Zeev, Mayes, Caldwell-Andrews, Karas, & McClain, 2006	以世代對照研究來評估術前焦慮與術後疼痛增加之間的關係。該研究為兒科領域首次探討之議題。 以 561 名接受非緊急性扁桃腺切除與體切除術之兒童為研究對象，並排除具發展、身體或精神問題之兒童。 使用幾個評估工具來檢測焦慮、行為、疼痛程度與兒童氣質；並將研究對象分成二組別：術前較為焦慮以及較不焦慮的兒童。	結果與成人族群相似。術前焦慮程度較高者，將出現更多疼痛控制、飲食攝取與睡眠之問題。	非泛自閉症兒童術前焦慮與術後疼痛程度和調適具相關性。

[a] PRN 為需要時。

表7.2 ■ 泛自閉症兒童與疼痛表現

文獻／期刊	作者／出版日期	方法程序	結果	建議
Expression of pain in children with autism *Clinical Journal of Pain*	Nader, Oberlander, Chambers, & Craig, 2004	採用兩項疼痛評估方式：可信賴的觀察對兒童痛苦之陳述、以及父母對兒童痛苦之陳述，比較接受相似靜脈注射之泛自閉症兒童組與非泛自閉症兒童組。	在泛自閉症組中，父母對兒童靜脈注射疼痛的陳述與觀察者所記錄的面部反應和行為反應呈負相關。而非泛自閉症組的父母觀察到的面部反應與行為反應呈較正相關。	兩組樣本數雖不均，但面部活動與行為活動的反應皆相似。作者亦發現，泛自閉症兒為針扎比每天的跌倒或不適並不會反應疼痛。然而受過訓練的泛自閉症兒童經觀察後表示，泛自閉症兒童對疼痛敏感。該研究確實指出父母與照護提供者在疼痛評估上的差異性。
Pain perception and communication in children with autism spectrum disorder: New parental insights *Southern Online Journal of Nursing Research*	Inglese, 2008	以非實驗性研究調查400個家庭對兒童疼痛與疼痛表現的看法。	回收率22%（n＝88）。86%（n＝76）認為他們的孩子對疼痛的反應比其他兒童更為不同。70%（n＝62）表示，雖曾學習如何觀察特定行為與面部跡象，但仍難以確認孩子的疼痛程度。其中，40%認為照護者亦無法了解孩子的疼痛。	與上述研究相比之下，父母通常認為一旦他們了解孩子的疼痛相關行為與反應後，他們（非健康照護者）將是最能夠判斷孩子疼痛的人。

證據概述

目前針對泛自閉症兒童住院的護理措施之相關實證不足。多數高品質扁桃腺切除兒童照護之相關研究中，並未將泛自閉症兒童納入其中，泛自閉症兒童住院時，護理人員常倚賴兒童父母與其他家庭成員來協助兒童適應環境。

｜最佳實務：護理照護與手術過程｜

任何手術類型對兒童都充滿挑戰。兒科護理一直將父母和（或）其他主要照顧者視為兒童舒適與支持的來源，同時他們亦可協助解釋兒童的需求。若泛自閉症兒童進行手術時，父母和其他了解該兒童行為與需求的專業人員一起參與，將會為照護帶來極大助益。

術前評估

為了讓兒童及其家庭於術前熟悉醫護人員與例行常規，在兒童入院進行手術前，應讓他們進行術前訪視。專科護理師或臨床護理專家等進階護理人員可為初步與家庭進行溝通之人員。進階護理人員負責發展個別化照護計畫，以確認兒童的需求、獨特行為與溝通模式，以及其他個別特徵。該計畫是由所有術前醫護人員溝通制定，且所有術前醫護人員皆需遵循該計畫。替兒童進行檢查之前，進階護理人員應告知父母接續將會發生的事，並與之合作，以提供適合該兒童的最佳照護方式。若護理人員熟悉泛自閉症住院兒童的典型問題及其獨特特徵，則可與父母或其他家庭成員更有效地合作，為每位兒童發展最佳且創傷性最低的照護計畫。表 7.3 評估問題之指引，可協助護理人員了解兒童行為模式與對環境之反應。

這些題項可指引護理人員如何進行術前評估，並透過父母與健康照護人員

表 7.3 ■ 泛自閉症住院兒童之初步評估題項

潛在問題範疇	評估問題
社交功能缺損	• 孩子如何應對新面孔？ • 孩子對其他和自己年齡相仿的兒童有何反應？對成人又是如何？ • 孩子對觸碰敏感嗎？對聲響敏感嗎？ • 對孩子而言，怎樣的個人空間是為舒適？ • 接近孩子的最佳方式為何（例如觸摸或站在後方）？
溝通障礙	• 孩子如何溝通？語言？非語言？ • 他（她）會要求使用圖卡、寫字或畫圖嗎？ • 他（她）是否對眼神接觸感到不自在？ • 會透過別種方式與你溝通？（例如比起說話，青少年患者對簡訊溝通較自在。） • 他（她）是否能了解情緒線索？ • 孩子如何表示或表現疼痛？
興趣受限／固著行為	• 孩子是否總是拿取固定物品？若是，家庭如何處理？ • 什麼事物可能會造成孩子激動？請特別思考目前醫院環境之事物。 • 孩子逐漸變得激動前，有什麼預警跡象？ • 當孩子變得激動或被過度刺激時，最佳處理方式為何？
僵化、欠缺彈性／對每日例行事務的堅持	• 孩子在家時的日程安排為何？醫院例行常規可否反映出孩子在家的日程安排？ • 若孩子即將面臨轉變，你如何為之做準備（例如房間變化或考試）？ • 家庭或學校曾如何有效協助孩子度過轉變？

資料來源：Scarpinato, Bradley, Kurbjun, Bateman, Holtzer, & Ely (2010).

的合作，幫助兒童度過手術。由於每位泛自閉症兒童核心缺損或問題的嚴重程度不盡相同，因此父母的資訊可協助發展個別化照護計畫。而進階護理人員可決定兒童術前和術後階段的父母參與程度以利順利轉銜。而鼓勵兒童查看、觸碰或探索手術當日可能會使用到的器材設備，可促進兒童更好的調適。

倘若某護理人員熟悉某位將要進行手術的兒童，那麼則應由該位護理人員

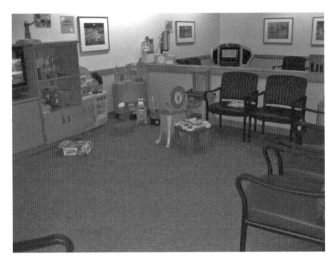

圖 7.1 ■ 休息室的陳列

圖片提供：Andrea Segal & Brenda Holtzer

陪同家人與兒童一起參觀術前單位和其他在手術當日可能會接觸的地方。而舒適的休息室為進行掛號手續的最佳地點，它不僅可保護家庭隱私，亦可提供娛樂活動。休息室內陳列的許多物品和玩具皆可讓兒童觸摸與玩耍（如圖 7.1）。

兒童生活照護專業人員可在遊戲區裡，對具有較多狀況的兒童進行介入。兒童或許可從娛樂活動或其他支持模式中受益。扮醫療家家酒的遊戲對許多兒童是有幫助的，可讓兒童探索醫療器材、加入假想情境或模仿（若兒童有該能力的話）、觀察專業人員示範如何遊戲，進而逐漸熟悉醫療過程。透過觀察泛自閉症兒童遊戲和探索醫療器材的方式，護理人員可識別兒童其他行為模式與喜惡。

護理人員亦可藉由術前陪同參訪時的行為觀察，來了解兒童對環境變化的反應與其如何和新接觸的人互動。護理人員與兒童生活照護的專門人員將常常一同合作，以識別適合個別兒童的關鍵溝通方式與介入措施。而這些關鍵或「知識亮點」（請參見延伸說明 7.1）可記錄或標註在病歷中，讓所有照護者作參考。

延伸說明 7.1

知識亮點

- 在術前準備和麻醉恢復期間，讓尚恩保有他的兔娃娃。
- 讓父母參與照護，在術前術後時陪在尚恩床邊。
- 限制同時間在尚恩病房內的照護人員數量。
- 盡可能維持相同的照護人員。

手術期間照護計畫

觀察兒童對環境變化、新面孔和陌生醫療器材的反應後，進階護理人員更能為之選擇更適合的手術環境。譬如，對特定刺激具高度敏感性的兒童來說，使用手術室後方微光與安靜的房間可能相對合適。但充滿許多器材設備、光線和監測器的術前準備室與術後恢復室卻會帶給泛自閉症兒童極大壓力，並引起過度刺激，因此護理人員應與父母一同決定如何建構環境，以減少患童強烈情緒與行為反應的發生。

護理人員需謹記，當泛自閉症兒童的日常生活常規受到干擾時，他們會變得極度不安與苦惱。兒童生活照護專員可在手術室區域內，提供寧靜的音樂、影片或遊戲機來分散兒童注意力，使之平靜。並讓父母待在兒童身旁，提供情緒支持，在需要時，向醫護人員解釋兒童的行為。兒童可能了解、也可能不清楚為何需禁食，但皆可能會因禁食而感到飢餓，甚而變得心煩。另外，不論等待時間多長，大部分的兒童皆無法忍受在辦理入院或術前等候室之等待，有鑑於此，入院後應盡快安排手術。

麻醉科醫護人員應盡可能地快速讓兒童準備進行手術。為了將兒童的痛苦或情緒爆發的可能性降至最低，可讓兒童穿著自己的衣服與鞋子直到施予鎮靜為止。麻醉科醫師可能會選擇在任何靜脈輸液或施予鎮靜前，先以面罩進行麻醉誘導，儀器監測亦待兒童進入睡眠狀態後才予以開始。延伸說明 7.2 的照護

行動雖與一般臨床實務標準不同，但當健康照護團隊對臨床實務的調整能夠達到泛自閉症兒童需求時，兒童所經歷的痛苦將可能減輕，同時不良適應行為或破壞行為亦減少。

當手術程序完成後，手術室護理人員應陪同麻醉科醫師與病患至恢復室。為了避免兒童從麻醉中甦醒後，因情緒激動而受傷，醫護人員可能需停止靜脈輸液並減少監測儀器之使用。父母若可提供兒童在恢復期間可能反應的資訊，加上兒童身體評估，將有助於做出這些決定。另外，當兒童清醒時，除了其父母外，盡可能減少在患兒床邊的醫護人員數。鑑於照護一致性，若情況允許，進階護理人員應安排提供該患兒術前照護且與之熟悉的護理人員至恢復室繼續照護該兒童。並於兒童甦醒，且其臉部表情、行為呈現不適，或父母評估兒童處於疼痛狀況時，盡快給予止痛藥物。

延伸說明 7.2

術前照護計畫

- 患童施予鎮靜前，父母陪同在旁。
- 為患童安排安靜病房。
- 如果患童不願脫下自己的衣物與鞋子，則讓其穿著，直至睡著。
- 在靜脈注射前，先以面罩進行麻醉誘導。
- 降低音量並調暗光線，創造安靜的環境氛圍。

疼痛評估與處置

每四小時進行疼痛評估為兒童術後恢復之例行照護。給予任何藥物後，亦需再次評估。然而，對護理人員而言，為發展遲緩與溝通障礙的兒童進行疼痛評估，頗具挑戰。這些兒童無法表達自己的疼痛，尤其認知缺損之兒童更是如此，因此他們在住院期間經常未能獲得適當的疼痛治療（Malviya, Voepel-Lewis,

Burke, Merkel, & Tait, 2006）。泛自閉症兒童由於在語言和溝通、社交互動與行為範疇的損傷程度不一，導致他們對疼痛覺知與表達會有所出入。當兒童具備口語能力，但卻無法理解疼痛臉譜量表或疼痛數字量表時，護理人員應請其父母協助評估。譬如一名具有語言能力但無法以數字表達疼痛程度的兒童，其在父母的協助之下，可說出「一點點」、「很多」的描述。而未具語言能力且有認知障礙的泛自閉症兒童，則可使用疼痛行為評估表修正版（r-FLACC），此乃根據兒童姿勢、聲音和活動程度等行為觀察之數字評估量表（Malviya et al., 2006）。當疼痛未能予以舒緩時，將會加劇泛自閉症兒童對其他環境因子的敏感度。因此，在父母的合作下，謹慎的個別化疼痛處置措施將可降低泛自閉症兒童疼痛未妥善治療的風險。

案例續述

　　尚恩的手術如計畫進行，手術期間未出現任何併發症，術後轉至麻醉恢復室。但因血氧計顯示血氧濃度改變，故經鼻導管給氧，而他的父母亦難叫醒尚恩。其靜脈輸液仍持續進行中，且為防止尚恩拔除任何醫療器材，施以手肘約束。考慮到復原狀況，尚恩被轉至外科住院病房留院觀察。進入住院病房時，尚恩仍處於嗜睡狀態，但可容易叫醒，其父母亦陪同在床邊。而護理人員則為其測量術後生命徵象、評估身體狀況，並確認舒適度，接著請其父母完成住院資料之填寫。

　　外科護理人員雖然缺乏照護泛自閉症兒童之經驗，但仍可藉由詢問尚恩父母資訊，以確保提供最佳照護。同時，護理人員亦可從電子病歷中取得進階護理師（APN）所提供的尚恩訊息。直到夜班後期，尚恩才逐漸從昏昏欲睡中清醒。清醒後，欲從床上坐起，接著試圖拔除鼻導管、靜脈輸液管和血氧計。自尚恩意識清醒後，他的氧氣狀況改善，護理人員即停止其氧氣供應。而他的父母認為尚恩面向床邊桌的杯子，代表他想喝水。經評估後，醫囑亦允許尚恩採清流質飲食。另外，基於父母對其疼痛程度的評估，尚恩因而服用止痛藥物。剩餘的夜晚時間，尚恩恢復良好，並入睡。靜脈輸液中止，於隔日早晨出院。

術後照護

　　大部分接受扁桃腺切除手術的泛自閉症兒童，若術後未出現問題，則外科醫師與父母通常會希望病童返家休養。因此，接受扁桃腺切除或其他類似手術後，健康狀況佳的泛自閉症兒童住院人數罕見。而上述例子屬於特殊案例，且該特例對於那些不甚熟悉泛自閉症兒童照護之護理人員極具挑戰性。

出院後照護

　　對泛自閉症兒童而言，出院返回熟悉的環境與例行常規事務具有相當的助益。一般來說，復原頗為快速，兒童能夠迅速地再次依循其例行常規事務。相反地，返院或回診接受術後看診，對他們來說是極為痛苦的。因此，父母可再次運用那些當時有效協助病童準備術前看診的措施於術後看診，以減輕病童因追蹤照護而產生壓力。

| 總結 |

　　泛自閉症兒童在住院期間會接觸到許多健康照護人員、醫療器材、不自在的環境，以及侵入性且疼痛的手術，而這些各種情境皆會造成病童的痛苦、行為問題的惡化，並增加併發症或損傷的風險。此外，醫院環境、例行常規的中斷和疼痛可能會導致焦慮與害怕，進而加重其溝通障礙，增加護理人員照護的困難度。然而，大部分的護理人員在取得執照前或在大學階段時，僅接受少許照護特殊需求兒童之資訊。除了提供照護以及為醫護人員塑造最佳實務之外，護理人員亦可藉由人員教育來增進對泛自閉症兒童之照護。將泛自閉症兒童資訊整合至新進人員環境介紹計畫、病患照護、正式與非正式教育課程與會診過程中，以促進該族群相關之知識與技能發展。而順利照護泛自閉症兒童的關鍵，包括認識泛自閉症之各式疾病類型、了解每位個案的個別特徵，和學習如何與病童的主要照顧者建立良好有效的合作關係。

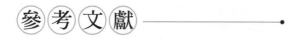

American Psychiatric Association. (2000). *Diagnostic and statistical manual of mental disorders* (4th ed., text revision). Washington, DC: Author.

Baugh, R. F., Archer, S. M., Mitchell, R. B., Rosenfeld, R. M., Amin, R., Burns, J. J., ... Patel, M. M. (2011). Clinical practice guideline: Tonsillectomy in children. *Otolaryngology Head and Neck Surgery.* doi: 10.1177/0194599810389949. Retrieved 1/14/11, http://www.entnet.org/HealthInformation/upload/CPG-TonsillectomyInChildren.pdf

Centers for Disease Control and Prevention. (2009). *Autism information center.* Retrieved from http://www.cdc.gov/ncbddd/autism/facts.html

Centers for Disease Control and Prevention. (2010). *Autism spectrum disorders facts.* Retrieved from http://www.cdc.gov/ncbddd/autism/facts.html

Coplan, J. (2010). *Making sense of autistic spectrum disorders: Create the brightest future for your child with the best treatment options.* New York: Bantam.

Inglese, M. D. (2008). Pain perception and communication in children with autism spectrum disorder: New parental insights [abstract]. *Southern Online Journal of Nursing Research, 8*(2). Retrieved from http://www.resourcenter.net/images/SNRS/Files/SOJNR_articles2/Vol08Num02I_K.html#inglese

Malviya, S., Voepel-Lewis, T., Burke, C., Merkel, S., & Tait, A. R. (2006). The revised FLACC observational pain tool: Improved reliability and validity for pain assessment in children with cognitive impairment. *Pediatric Anesthesia, 16,* 258–265.

Nader, R., Oberlander, T. F., Chambers, C. T., & Craig, K. D. (2004). Expression of pain in children with autism. *Clinical Journal of Pain, 20*(2), 88–97.

Newhouse, R., Dearholt, S., Poe, S., Pugh, L., & White, K. (2007). *Johns Hopkins nursing evidence-based practice: Model and guidelines.* Indianapolis, IN: Sigma Theta Tau International.

Nordahl, C. W., Simon, T. J., Zierhut, C., Solomon, M., Rogers, S. J., & Amaral, D. G. (2008). Brief report: Methods for acquiring structural MRI data in very young children with autism without the use of sedation. *Journal of Autism and Developmental Disorders, 38,* 1581–1590. doi: 1007/s10803-007-0514-x

Ross, A. K., Hazlett, H. C., Garret, N. T., Wilkerson, C., & Piven, B. (2005). Moderate sedation for MRI in young children with autism. *Pediatric Radiology, 35,* 867–871.

Scarpinato, N., Bradley, J., Kurbjun, K., Bateman, X., Holtzer, B., & Ely, B. (2010). Caring for a child with an autism spectrum disorder in the acute care setting. *Journal for Specialists in Pediatric Nursing, 15*(3), 244–254.

Seid, M., Sherman, M., & Seid, A. (1997). Perioperative psychosocial interventions for autistic children undergoing ENT surgery. *International Journal of Pediatric Otorhinolaryngology, 40,* 107–113.

Souders, M. C., DePaul, D., Freeman, K. G., & Levy, S. E. (2002). Caring for children and adolescents with autism who require challenging procedures. *Pediatric Nursing, 28*(6), 555–562.

Sutters, K. A., Miaskowski, C., Holdridge-Zeuner, D., Waite, S., Paul, S. M., Savedra, M. C., & Lanier, B. (2004). A randomized clinical trial of the effectiveness of a scheduled oral analgesic dosing regimen for the management of postoperative pain in children following tonsillectomy. *Pain, 110*(1-2), 49–55.

Sutters, K. A., Miaskowski, C., Holdridge-Zeuner, D., Waite, S., Paul, S. M., Savedra, M. C., Lanier, B., & Mahoney, K. (2010). A randomized clinical trial of scheduled dosing of acetaminophen and hydrocodone for the management of postoperative pain in children following tonsillectomy. *Clinical Journal of Pain, 26*(2), 95–103.

Sutters, K. A., Savedra, M. C., Miaskowski, C., Holdridge-Zeuner, D., Waite, S., Paul, S. M., & Lanier, B. (2007). Children's expectations of pain, perceptions of analgesic efficacy, and experiences with nonpharmacologic pain management strategies at home following tonsillectomy. *Journal for Specialists in Pediatric Nursing, 12*(3), 139–148.

Titler, M. (2007). Translating research into practice: Models for changing clinician behavior. *American Journal of Nursing, 17*(6), 26–33.

Zeev, N., Mayes, L. C., Caldwell-Andrews, A. A., Karas, D. E., & McClain, B. C. (2006). Preoperative anxiety, postoperative pain, and behavioral recovery in young children undergoing surgery. *Pediatrics, 118*(2), 651–658.

「沉著冷靜，繼續向前」：校護與泛自閉症學生

8

Marian S. Byrnes、*Marcia R. Gardner*

具身體與情緒支持需求的特殊兒童在診斷與治療進程、以及《身心障礙者教育法案》（IDEA）的保護下，美國聯邦與州政府特別提供直到 21 歲的適切教育，因此就學人數漸增。而美國《身心障礙者教育法案》為過去障礙兒童相關聯邦法律之延伸，以減低教學環境限制，並促進家長參與和個別化教育計畫（IEP），進而符合障礙學生之教育需求（U.S. Department of Education, Office of Special Education Programs, n.d.）。自閉症為美國《身心障礙者教育法案》所認定的十三項身心障礙之一（Lewis & Bear, 2009）。2007 年秋季，95% 6 到 12 歲障礙學生於公立學校中就讀；1%進私立學校；少於 1%至其他場所求學（如住宅場所）或在家接受教育。約莫 90% 泛自閉症學生至「普通學校」入學（National Center for Educational Statistics, 2011），此趨勢符合家長需求與融合教育之期待。

美國疾病管制與預防中心（CDC, 2009）的自閉症與發展障礙監測（ADDM）網絡指出，大約每 110 位孩童中，就有一位泛自閉症患者，且分布在各種族與社經位階。美國自閉症協會（Autism Society of America, 2006）指出，近期泛自閉症診斷每年增加 10%至 17%。大部分學者認為，增加的因素多樣化，包括早期篩檢的精進與診斷標準的發展。

以學校為基礎之多專業團隊模式

教師、行政人員、治療師、護理師等專業人員在校園中組成的專業團隊，

在家長或監護者的共同合作下，應建立學生的最佳學習方式。學校乃為家庭與泛自閉症學生接受持續性正式與適當且具高程度支持的服務場所。校護為教育團隊中不可或缺的角色；學校護理人員將會照護到校園中的泛自閉症兒童。然而因具特殊需求兒童人數上升，挑戰性也隨之增加。為了可在學校提供適當且全人的照護，護理人員需具備自閉症特徵、相關健康議題與治療措施等知識，以及評估自閉兒對家庭動力影響之技能。

本章描述護理人員在學校照護泛自閉症患者的角色，並介紹照護的指引，以協助校護與家長和學校社區間的合作，進而提供罹患泛自閉症兒童和青少年更有效的照護。本章以目前就讀中學的青少年個案為例，著重在自閉症、亞斯伯格症與未分類廣泛性發展障礙等常見泛自閉症個案。

│ 學校健康脈絡下的泛自閉症學生 │

若欲了解泛自閉症兒童，需先知道他對照護者的感受。如同每個個體，泛自閉症學生是獨特的，且具特殊模式與個性特徵。對家長、教育者與健康照護人員而言，泛自閉症的廣泛複雜之行為表現，特別令人深感困難與受挫。

學校環境內的不同表現

醫師和治療師通常會依據認知能力，將自閉症分類為高功能與低功能自閉症。在《精神疾病診斷與統計手冊第四版修訂》（APA, 2000）中概述自閉症、亞斯伯格症、未分類廣泛性發展障礙、雷特氏症候群和兒童期崩解症等各泛自閉症類型之診斷標準。

一般而言，典型自閉症表現形式較早被發現。發現的原因通常是由護理人員、家長、教師或其他照護者覺察患者行為異常（譬如缺乏社交反應、共享式注意力不足、缺乏眼神接觸、語言發展遲滯、對某些非功能性日常活動程序固著依附、重複性動作的固著行為）。經醫師評估後，診斷始可確認（Trillingsgaard, Sorensen, Nemec, & Jorgensen, 2005）。

　　當患者僅部分符合泛自閉症標準，則其診斷即為未分類廣泛性發展障礙，這類兒童和亞斯伯格症兒童常被歸類為高功能族群。雷特氏症候群與兒童期崩解症的案例則屬罕見，此類患童原先發展正常之溝通與發展技能會在不知不覺中喪失。護理人員也許會發現有些父母因擔心小孩無法獲取所有可能的醫療服務，而拒絕讓小孩的診斷被歸為未分類廣泛性發展障礙。但事實上，亞斯伯格症患者在校的特殊服務與特殊健康處置乃基於其教育需求，而非診斷（APA, 2000; Woodbury-Smith & Volkmar, 2009）。

　　亞斯伯格症兒童與青少年的智力和學習能力通常幾近或高於正常者，但運作功能卻有差異。語言表達能力亦不錯，語言發展在正常發展時間內，但卻古怪異常，難與同儕或他人建立社交互動（Woodbury-Smith & Volkmar, 2009）。亞斯伯格症兒童具顯著的社交線索辨別與回應之困難，譬如難以解讀他人的身體語言與聲調；他們在幽默感、慣用語和譏諷話語等隱晦之處的領會亦有困難。這些情形常讓患者顯得社交笨拙（Atwood, 2005）。然而，隨著年紀成長，不論是在教室、餐廳或休閒活動等場合，掌握社交線索頗為重要。

　　刺激處理與訊息傳達的困難、睡眠障礙、焦慮症與憂鬱症，乃是亞斯伯格症患者常見的合併症狀（Woodbury-Smith & Volkmar, 2009），會影響患者在校的學習能力。Farrugia 與 Hudson（2006）研究推斷，相較於 12 至 16 歲一般學生，同年齡亞斯伯格症學生的焦慮程度明顯較高，且影響日常生活的負面想法，且行為問題也較常見。因此，校護須提高警覺，觀察亞斯伯格症學生是否具情感性疾患和焦慮症。

　　總體而言，泛自閉症為複雜的神經發展疾患，可透過行為模式的觀察來協助診斷；同時，亦可發覺患者具有社交缺損、情緒相互作用缺乏、重複性固著行為、感官困難與侷限的興趣（National Institute of Mental Health [NIMH], 2012）。護理人員的挑戰在於，協助家長與教育工作者等幫助這類學生處理這些問題。透過此作為，我們得以了解與接受患者與正常發展者在基礎與重要之神經發展的差異。

｜學校場所的處置｜

　　泛自閉症為終生疾患，因此疾病表徵的處置必須考慮患者成長發育、發展、健康狀態和社會家庭狀況。在學校場所中的處置，必須考慮該複雜網絡的影響。泛自閉症學生的各式照護方式皆著重於，讓患者在學習環境脈絡下改善生活品質。Seigel、Ihle、Marco 與 Hendren（2010）發現，「進行泛自閉症治療前，需先了解疾患錯綜複雜的表現形式，且治療計畫須針對泛自閉症，而非合併症」（p. 38）。治療處置應具個別性，以治療社交、溝通和行為缺陷之泛自閉症核心症狀。

早期發現及早期治療

　　雖然現今已有許多泛自閉症相關研究，然而迄今仍未發展出治癒方式，抑或找出決定性生物或發展的病因，造成許多治療仍具爭議性。Seigel 等人（2010）指出，泛自閉症研究進展快速，現今研究方向已轉為遺傳基因層面，治療相關研究則相對減少。目前研究仍相信早期發現給予治療可改善患者功能與呈現教育成果。Elder 與 D'Alessandro（2009）指出精神藥物及行為治療的目標，為「減少讓患兒感到痛苦和（或）影響其密集教育與社會化等治療成果之棘手行為症狀」（p. 243）。

　　泛自閉症學生會經驗各類的教育措施與發展整合治療（譬如職能、物理和語言治療）。在小型結構化教室環境中，患者可於特教老師和輔助專業人員的協助下，獲得許多益處（Woodbury & Volkmar, 2009）。此外，非自閉症學生可作為泛自閉症患者的行為模範，因此患者與非自閉症學生於同處學習之融合教育可幫助泛自閉症兒童與青少年發展適當年齡之技能，尤其是高功能亞斯伯格症患者（Woodbury & Volkmar, 2009）。而任何行為治療都應依學生個別特徵與需求做選擇（Cade & Tidwell, 2001）。

● **校護的資源**

　　2005 年，國家自閉症中心（National Autism Center [NAC], 2011）發起全面評估與分析當前的泛自閉症兒童、青少年及年輕成人治療計畫。專門小組乃由全國著名的自閉症專家組成，並在 2011 年 4 月將結果發布於國家標準報告中（NAC, 2011）。該計畫目的為提供家長、教育者、醫療服務人員和護理人員等健康照護專業人員，實證且可靠之自閉症核心症狀治療指引。對校護而言，國家標準報告是個實用的資源，可於國家自閉症中心網站取得（NAC, 2011）。如果護理人員被邀請參加以學生為研究對象之研究計畫，在同意參與或招募學生前，可先參照國家自閉症中心指引，評判該研究提案的價值與優點。

行為管理之實證介入措施

　　應用行為分析乃促進泛自閉症患者溝通與社會化，並降低行為問題之基石。應用行為分析透過實驗心理學過程，系統化地改變行為。行為治療運用古典操作制約，改變、抑制或產生某些行為，但不試圖評定其潛在含意。社交技能訓練或行為問題的根除，可透過行為治療而達成。教育學者長期以來使用應用行為分析、正增強和正向消除，來修正學生的行為，此方法乃源於行為學習理論（Skinner & Rogers, 1965）。

　　應用行為分析可視為行為改變衍生而來（Ciccarelli & White, 2010; NIMH, n.d.）。經歷豐富的醫師使用應用行為分析時，會將許多研究驗證方法以全面性和個別化方式合併應用於自閉症。應用行為分析讓學習者處於正向的社交情境下，讓學習變得有樂趣；亦可訓練家長使用應用行為分析的方法，讓患者學得溝通技能與被期待的行為。治療目標確立後，以循序漸進的步調進行調整與修正。當所學技能被增強（如適當的語言表達和眼神接觸），患者可獲得獎勵；反之，出現固著、自我傷害、攻擊或破壞等不良的適應行為則無法獲得獎勵。

● 功能性行為分析

　　有效的治療計畫是基於兒童的興趣，讓兒童有組織性地漸進學習，並提供正增強獎勵，以促進行為管理（NIMH, 2012）。護理人員可能會接受功能性行為分析的執行訓練。泛自閉症學生可能會經由模仿、獎勵與隔離等個別行為方案，來改善行為問題與增進社會化。功能性行為分析計畫常需教師、學生和家長共同合作發展，並納入個別化教育方案中。保持專注、持續且彈性地進行功能性行為分析，對學生的進展具重要性。

　　並非所有運用於泛自閉症學生之措施皆具有力的證據基礎，教育學者也並非完全了解實證措施的概念。Stahmer 等人（2005）甚至發現半數以上的社區早期介入服務提供者，對自閉症相關措施實證理解錯誤，將實證與非實證措施錯誤地分類，並於計畫中使用各種未經驗證之技術方式。以下指引可協助泛自閉症父母評估各措施與計畫方案的可能性：

- 比較計畫內其他患童的發展。
- 患童如何有效地藉由計畫，融合至一般學校機構。
- 是否所有人員已具適當的泛自閉症訓練。
- 教室設置是否具組織結構性，且不受干擾。
- 平日作息與活動是否為可預期的常態。
- 人員與患童比率及每位人員對兒童之關注程度。
- 評估患童進步之措施。
- 個別化的任務與獎勵制度。
- 家長的參與，包含介入措施中的家長訓練。
- 計畫之參與時間、成本花費、地點。（NIMH, n.d.; NIMH, 2012）

案例

　　提姆是位 13 歲的學生，在嬰幼兒時期即被診斷為自閉症／未分類廣泛性發展障礙，現在則被診斷為亞斯伯格症，屬於高功能類型。提姆與父

案例（續）

母、哥哥和妹妹一同居住。哥哥是位優秀的高中運動員，妹妹現在則就讀小學四年級。由於提姆的發展里程碑稍微遲滯，至今已接受語言、職能與物理治療等多形式的早期介入服務。而他的語言溝通能力並非自發性的；通常皆以單一且短促聲調、簡短的片語或單字來回應交談，且避免與他人有直接的眼神接觸。其動作行為和語言表現常顯得雜亂無章。

提姆的動作技能相當好，他熱愛短跑和游泳。寒暑假期間，常會蒐集小樹枝及樹下的瓦礫廢土。有時會用自己的胳膊和雙手做出機器人般的動作，靜不下來，注意力容易分散。他的智商低於正常範圍，且介於無口語與低程度口語能力之間。他就讀公立中學，參加融合課程。其個別化教育計畫包括每週兩次的物理治療，和每週兩次的個人與團體職能治療，此外，在帶領下，提姆需每兩週進行一次閱讀課程。

大致而言，提姆滿喜歡學校生活的。他的教室具高度結構性，包含其他六位發展遲緩學生、一名特教老師和一名助理老師。放學後，提姆喜歡在電腦中觀賞海綿寶寶卡通；電腦遊戲是他主要的正增強措施。他會習慣性摳他的皮膚，常會造成流血和偶爾感染。

最佳實務：個別化教育與健康計畫

根據《身心障礙者教育法案》，泛自閉症學生可申請個別化教育計畫。且基於兒童的在校經驗與家長的合作，計畫至少每年需更新一次。通常計畫會提及具體的發展目標，以及有助達到該目標的服務措施，譬如物理、語言和職能治療；當發現學生有可能需進行治療之潛在醫療問題時，亦可提供直接的護理照護（IDEA, 1990）。

護理人員的角色

身為團隊中的健康照護專業人員，校護需提供與解釋成長發展的資訊；協調衛生服務；提出健康考量、藥物和其他治療；教導教職人員；並建議團隊整合處置方式（如藥物治療）。護理人員應確保醫療相關資訊包含在個別化教育計畫當中。

重大醫療狀況及個別健康處置可能會影響學生的學習過程，因此此類學生頗需個別化健康計畫（individualized health plan, IHP）。個別化健康計畫乃由校護所發展，且常與個別化教育計畫合併。合適的健康相關資訊整合至個別化教育或健康計畫中，可強化護理人員在教育團隊中的角色，並提升學生的健康整體觀與教育需求（Bellando & Lopez, 2009; Gardner, 2001）。表 8.1 為一位亞斯伯格症兒童之個別化健康計畫（Gardner, 2001）。Bellando 與 Lopez（2009）提出六大架構，以協助團隊替個別化教育或健康計畫的學生，提出健康／安全需求與教學目標，此架構請參見表 8.2。

學校機構內護理人員的角色

校內護理人員或專科護理師為最常與泛自閉症學生接觸的健康照護專業人員。除了提供直接照護外，護理人員更是家長、老師、主要照護者與醫師的聯繫人員，包括各式資訊之協調配合、監測與傳達，和提出治療建議與轉介。

當泛自閉症學生出現許多健康議題時，我們需保持冷靜，設立合適的優先處理順序；尤其是當學生的溝通、學習與感官問題較為嚴重時。

護理人員辦公室為充滿友善、溫和與專業照護的場所。保健室則是學生尋求各種身體和情緒壓力舒緩的避風港。校護應理解，學生在展現自己獨特個性的同時，亦存有疾病的典型特徵，故應將每位學生視為全然獨立的個體，「一體適用」的方法並不可行。當處理泛自閉症學生的困難時，謹慎、冷靜與關懷乃校護應具備的態度。冷靜溫和的處理方式與環境為泛自閉症兒童的照護所需。

表 8.1 ■ 學童的個別化健康計畫

護理診斷	目標	措施
社交互動障礙：與思維過程改變有關	學生社交時，可表現愉悅。 學生畢業前，可增加50%非固著的社交頻率。	行為： 1. 將行為改變制度納入課堂中：互動合宜時，贈予貼紙（如眼神接觸、適當情感、開啟互動時給予獎勵）。 2. 給予社交行為之正向語言回饋，並避免會讓他全神貫注的主題。請另一位兒童陪伴個案至保健室，增加社交互動的機會。
潛在危險性損傷：與容易發脾氣有關	學生在三個月內，可減少 25%發脾氣的頻率；六個月內，減少50%。 學生不會發生任何因發脾氣所致的損傷。	安全： 1. 監測個案發脾氣的決定性促發因子。 2. 轉移地點前，先請課堂人員將個案準備妥當（譬如要離開教室至保健室時）。 3. 清楚解釋規範、被期待的行為和行為結果。在行為管理計畫中，保持一貫的態度。 4. 教導課堂人員回應學生發脾氣之適當方式： (1)不安撫。 (2)保持冷靜。 (3)確保安全。 (4)盡可能不予以理會，直到學生發完脾氣。 (5)當學生出現所期望之行為時，給予正增強獎勵。 5. 當課堂人員發覺個案開始失去控制時，可將保健室作為讓其冷靜的安全區域。 6. 保健室需提供具結構性且冷靜的措施方式。 7. 記錄發脾氣的頻率次數，同時也請家長在家記錄。 8. 若無改善，則需請教學校心理師。

（續下頁）

表 8.1 ■ 學童的個別化健康計畫（續）

護理診斷	目標	措施
潛在危險性孤寂	學生無情緒壓力的跡象。	行為：對抗 1. 與老師商討學生的社交行為表現。 2. 定期觀察個案在課堂與遊戲期間的社會融合情況。 3. 觀察學生有否憂鬱症狀、孤單或關注需求等相關行為改變。 4. 提供家長各州發展障礙部門的資訊。 5. 支持與教導家長，為個案找尋朋友與活動。 6. 需要時，請教心理師。
言詞溝通障礙：與無法理解語言細微之處有關	學生可理解訊息。 學生可表達需求。	行為：溝通 1. 以具體的語言和個案溝通；避免諷刺或嘲弄話語。 2. 清楚解釋規範與所期待之行為。 3. 指出姿態或面部表情之非語言意義（「我看到你今天在笑。你很開心嗎？」）。 4. 確認個案是否理解對他說的話。 5. 加強適當的互動。
家庭應對：成長潛能	家庭成員在需要時，會尋求協助。 家庭成員可發展關於個案障礙處境之處理方法。 家庭成員將個案的特殊需求融入正常生活中的同時，可滿足自己的需求。	家庭： 1. 與家長一同參與個別化教育計畫會議。 2. 持續回報個案的進展。 3. 以非批判性態度傾聽，讓家長與手足表達感受。 4. 討論家長或其他家人認為難以處理的情況，並給予指導。 5. 提供手足議題之相關注意事項。 6. 確認每位家庭成員擁有充分與適當的亞斯伯格症資訊。 7. 教導家長如何向他人解釋個案的疾病狀況。 8. 鼓勵家長持續滿足自己的發展、社交與情緒需求。 9. 提供亞斯伯格症支持團體予家長參考。 10. 需要時，讓家長照會熟悉發展障礙議題之治療師。

表 8.1 ■ 學童的個別化健康計畫（續）

護理診斷	目標	措施
潛在併發症：藥物副作用	注意力渙散行為的頻率減少。 無藥物副作用。	生理：藥物控制 1. 確認動作活動減少、衝動減少、注意力增加和社交改善之跡象。 2. 記錄目標行為的頻率，並和基準線相比。 3. 提供學生行為改變及治療結果之回饋予家長。 4. 評估家庭對藥物副作用的知識。教導、澄清與加強。 5. 請課堂人員發現學生出現藥物副作用時，予以通報。 6. 詢問家人，學生是否食慾改變；監測飲食模式；若食慾降低，建議提供高卡路里點心；定期監測身高和體重；確認是否有體重減輕或生長遲滯。
知識缺乏：疾病表現、治療和副作用	家長、老師和職員具備對疾病與治療的必要知識。	健康制度 1. 提供自閉症與亞斯伯格症資源，讓家人和教員參考。 2. 將具有亞斯伯格症豐富知識的照護者轉介清單，提供給家長參考。 3. 評估家庭對疾病的了解程度；教導、澄清與加強。 4. 提供人員訓練。

資料來源：Gardner, M. R. (2001). Understanding and caring for the child with Asperger Syndrome. *Journal of School Nursing, 17* (4), 178-184. Copyright © Sage Publications. Reprinted with permission of Sage Publications.

● 促進泛自閉症學生接受評估之措施

　　理想中的保健室是個整潔、安全及低刺激的環境，讓泛自閉症學生能擁有熟悉、可預期且持續性的需求照護。而此類型環境可增進學生的合作程度，並減輕對檢查、評估與治療的抗拒。在進行任何照護前，可先至保健室進行參觀，

表 8.2 ■ 發展個別化健康計畫之步驟

1. 在目前問題中定義護理師的角色	• 這個問題的護理角色是什麼？ • 如何讓護理功能促進醫療照護？ • 若非護理問題，那麼需向誰聯絡以確保問題得到解決？
2. 目前問題	• 是什麼問題？ • 何時發生？ • 這個問題是否具有一定模式（頻率、持續時間、時間）？ • 有沒有人／事件，使其更好或更壞？ • 應該蒐集哪些訊息讓參與者知情？
3. 醫療診斷的觀點	• 蒐集關於目前問題的醫療訊息。 • 與家長、社區醫療提供者對話。 • 針對將要教育、監督或制定的有關學生醫療問題之團隊計畫，開始發展講義資料。
4. 診斷發展性議題的觀點	• 學生是否具有發展問題，如認知、語言、動作發展和感官問題。 • 這種情況如何影響他們。 • 徵詢何種專業團隊成員（如：職能治療師、語言治療師），以得到助益的訊息，並指導個別化健康計畫。
5. 心理行為問題的觀點	• 學生是否具有什麼心理診斷？ • 學生要服藥嗎？（或是哪些條件？哪一個？它們是否有效？） • 這些診斷如何影響當前的問題？ • 環境的問題是否會造成這個問題？ • 徵詢何種團隊成員有助於獲取訊息，進而引導個別化健康計畫中的心理學社會工作者？
6. 實施個別化健康計畫	• 計畫以書面形式，並以易懂的醫療術語助於理解。 • 如果可能的話，與主要團隊成員／小組會議一起回顧個別化健康計畫。 • 建立固定時間點，以蒐集數據，修改計畫，並討論下一步治療措施。 • 建立緊急醫療與就醫時機的指引。 • 如果學生參與該計畫，確保已經諮詢治療師，並確認該計畫與學生的需要和能力是一致的。 • 確保所有當事者簽署計畫。 • 如果學生參與該計畫，確認他（她）知道計畫執行情況和他（她）的角色。

資料來源：Bellando & Lopez (2009). The school nurse's role in treatment of the student with autism spectrum disorders. *Journal of School Nursing, 14*(3), 173-182. Reprinted with permission from Wiley Publishing, Wiley-Blackwell.

協助新學生對該空間與人員的熟悉。校護偶爾亦可參加學生的踏青活動、校外遠足、家庭歡樂之夜，以及健康和健身活動，讓自己更加了解各個學生，並建立彼此間的熟悉與信任感。有些學生為了遠離教室內的要求，而至保健室尋求「停機」休息，該措施亦可合併至個別化健康計畫中。

與學生互動：一般而言，泛自閉症學生為具體思維者，比起文字敘述，學生更可透過圖片或圖畫來了解健康相關程序（Minchella & Preti, 2011）。如果兒童屬於不使用語言溝通者，那麼則需以其常用的圖卡作為交換溝通。評估泛自閉症兒童與青少年時，護理人員應使用簡單、具體且明確的指示，避免成語、一詞多義和開放式問句，譬如「你感覺如何？」「告訴我什麼事情困擾你？」「你覺得怎麼樣？」，而應是使用「你的耳朵痛嗎？」等直述問句。讓學生有額外的時間消化處理語言線索、指示方向與問題，並理解學生回應的速度可能較為緩慢。且非預料中的經驗或感覺會導致學生產生強烈的行為反應。老師與家長為有效溝通與評估的最佳訊息來源（Souders, DePaul, Freeman, & Levy, 2002），這些資訊需納入個別化健康計畫的檔案中。

感官議題之處理：許多泛自閉症患者對觸覺刺激極度敏感，他們會對此感到痛苦，出現身體退縮或自我傷害等不適應行為（Souders et al., 2002）。身體檢查過程當中，護理人員應以冷靜溫和的語氣與從容不迫的動作，重點式地向學生簡短解釋每個措施。例如測量脈搏前，護理人員可告知學生「我待會兒會碰你的手和手腕一陣子」，並以最不侵略性的方式進行；譬如測量體溫時，紅外線溫度計比口溫或腋溫較不會引起泛自閉症學生的焦慮（Minchella & Preti, 2011）。

對泛自閉症學生而言，聽力等定期健康檢查的進行可能較為困難。以下為協助泛自閉症與學習障礙等其他特殊需求學生進行聽力檢查之方式：

1. 檢查前之特殊訓練。例如，教導學生「聽到嗶嗶聲時，將積木丟在地上」。聽力檢查前，可請課堂助手或老師和該生一同練習這些技巧。
2. 檢查前，讓學生不透過耳機聆聽聲音測量儀器的聲音。這部分後續將進行介紹。

3. 初次練習時，大聲呈現（如 1000 赫茲，45 分貝），並判斷兒童的反應。

4. 密切注意學生的線索提示（譬如學生可能不會舉手，但卻會持續回覆「我聽到了」、「嗶嗶」、「好」）。當發出聲響時，需觀察學生是否有臉部表情改變、凝視或改變姿態等非語言線索。

5. 允許反應延遲。學生或許正在消化該聲響或正處於反應延遲中（譬如每個反應都發生在三秒後）。

6. 接受聽力訓練課程的學生，不可戴耳機，即使在進行聽力測驗時也不行。可能需要會診或轉介至語言治療師。

檢查過程中，應予以讚美和鼓勵等正增強方式，以促進學生的合作。同時，護理人員也需減少學生不服從的可能性。某些案例中，處理不遵從的最佳方式為：讓學生選擇要進行聽力測驗或改天執行其他檢查。

● 健康問題的線索

行為乃溝通模式之一；壓力、躁動或自我傷害的跡象增加時，代表患者有疼痛（Oliver & Richards, 2010）、疾病等其他感官問題。撞頭、敲牆、習慣性地撕、抓和掀起皮膚瘡傷處，以及自咬等行為，皆屬自我傷害行為，且可能造成淤血或感染等，因此需最優先處理。而溝通困難也會影響疾病確認的精確度或不適原因的判定。有些學生生病、受傷或疼痛時，不會主動找成人協助。倘若患者的行為並非由突如其來的刺激、飢餓、既定行程或人員調動所致，那麼護理人員應懷疑患者是否有疾病、創傷或疼痛之情形。

徵兆與症狀的辨別需透過對線索的密切關注。譬如，學生可能從未告知有不適情形，因此在被發現其腳趾嵌甲前，即可能已產生嚴重感染，而學生可能只會出現蹀步、衝動或退縮等非語言線索，故需藉由全面的身體評估來確立原因與處置。所以護理人員應隨時注意，泛自閉症的孩童仍難改變固著思考或行為，此行為模式將會增加健康評估的困難度，故持續地向他們說明檢查的問題或健康照護是必要的。

案例——攻擊事件

提姆的老師與家長對其攻擊和反抗次數的增加，感到相當憂慮。這些躁動，偶爾會變成暴怒。提姆會向他人丟東西，且手腳不受控地捶打地板和牆壁，這些行為對家長甚至是老師，都造成安全上的疑慮。提姆的手足亦害怕他爆發暴力行為後，跑到他們的房間內。如果發生於校內時，提姆會被行為團隊人員帶至安靜的房間，直到他冷靜下來且變得合作。日子久了，融合課程中的同學逐漸開始疏遠與排斥提姆一起參與活動。

提姆的精神科醫師認為上述行為問題可能與藥物調整相關。他目前使用的藥物為：aripiprazole（Abilify）每天睡前一次、guanfacine（Tenex）一天三次（磨碎與蘋果汁一起服用）、citalopram（Celexa）一天兩次，以及治療躁動與攻擊行為之 lorazepam（Ativan）。老師、職能治療師與校內心理師為提姆制定一適用於學校與家中的功能性行為計畫，該計畫確認了侵略行為之誘發因子，並訂出增加可接受行為之情緒緩和與獎勵的方式。

身為教育團隊的一員，校護將提姆的功能性行為計畫措施運用於保健室情境中。護理人員制定出「常規」，讓提姆在中餐後，至校護辦公室服用藥物 guanfacine。而提姆發覺，在適當時間至保健室且表現合宜時，可獲得額外的「點數」。在用藥期間，醫護人員仔細評估提姆全部藥物的不良反應及其健康狀態。護理人員與提姆的父母、老師的關係良好；當提姆行為或身體等狀況改變時，護理人員皆會告知他們。經家長同意後，將與主要照護者和精神科醫師等健康照護專業人員一同討論治療、計畫改變之問題、憂慮和建議等。

| 最佳實務 |

藥物管理

　　在學校衛生環境中，藥物管理為校護的重大責任。超過半數的泛自閉症患者使用精神科藥物，而此類藥物同時會對健康產生風險（Canitano & Scandurra, 2011）。因此護理人員必須熟知泛自閉症兒童常用藥物，以及其他急慢性疾病小兒科常用藥物。鑑於泛自閉症兒童的典型症狀，特別是語言表達受損，必須透過專業的評估和臨床技能，得以監測兒童對藥物的治療反應、辨別副作用，並確認精確的藥物劑量。表 8.3 列出泛自閉症兒童常見的用藥與適應症。

　　護理人員應趁學生尚未入學時，與父母討論其用藥方式。家長通常會告知適用於該學生的給藥方式，並提供孩子異常反應之訊息予校護了解。在學校中，

表 8.3 ■ 治療泛自閉兒徵狀之常用藥物[a]

藥物分類	藥物	適應症
非典型抗精神病藥物	Risperidone Olanzipine Aripriprizole	攻擊行為、自我傷害、重複性固著行為、易怒
選擇性血清素再吸收抑制劑	Fluoxetine Escitalopram compulsion	易怒、重複性固著行為
興奮劑	Methylphenidate Atomoxetine	注意力不足過動症
抗痙攣藥物	Topirimate Valproic acid	癲癇控制、重複性固著行為
致效劑	Clonidine Guanfacine	注意力不足過動症

[a] 許多藥物會合併使用，以增強治療果效。

資料來源：Aman, Farmer, Hollway, & Arnold (2008); Bellando & Lopez (2009); Canitano & Scandurra (2011); Farmer & Aman (2011); Rezaei et al. (2010); West, Brunssen, & Waldrop (2009).

建立持續性的個別化每日服藥時間規劃與方式是很重要的。對於無法吞藥或拒絕吞藥的泛自閉症兒童，在安全允許之下，護理人員可給予藥水或將藥物磨碎溶於蘋果汁或布丁裡。儀式化行為或常規亦可幫助學生遵從服藥。經由無比的耐心與行為鼓勵，年紀較大的兒童與青少年可學習如何正確吞藥，同時也需鼓勵他們發展對服藥的負責態度，不須敦促即可準時到保健室，並熟悉每種藥物的外觀與服用原因。

安全促進

Galinat、Barcalow 與 Krivda（2005）強調安全校園環境對泛自閉症兒童的重要性，他們有癲癇、暴怒、自我刺激和自我傷害行為、疼痛感改變、協調性不良與衝動行為等傾向，故需提高安全性。教室、休閒娛樂區的環境危險評估、移除危險物品和密切觀察孩童，有利降低安全風險。同時，亦需和教學人員、家長共同商討學生自我傷害行為模式與誘發因子，如此始可立即制定相關措施，降低發生的可能性。

護理人員應教導學校教職員認識癲癇，及如何照顧與急救其他相關健康議題（Bellando & Lopez, 2009）。校護可能是首位引領校內職員與家長發展或參與學校及社區內的教育計畫和會議者。而由護理人員所倡導的計畫主題包含健康促進、性議題、合併症、藥物治療、安全、預防霸凌等內容。

｜青少年與泛自閉症｜

進入成人期前，充滿了許多磨練與苦難。不論是青春期的身體變化，以及對社交、學業和社會的期待，抑或升學，都讓學生同時存在焦慮與興奮的複雜感受。而任何轉銜階段對泛自閉症兒童更是困難，尤其是上了中學後，每日生活常規的改變和感官負荷超載皆充滿挑戰。一轉銜議題的質性研究指出，泛自閉症父母期盼學校人員、家長和孩童之間，可有持續且富有意義的溝通談話

（Stoner, Angell, House, & Bock, 2007）。因此，為了讓學生能夠更加順利地度過與適應入學等重大變化，我們須運用「發現、觀察、探討」之方法，來提供以青少年為中心的照護，並尊重家長對小孩轉銜困境的了解（Stoner et al., 2007, p. 32）。升至中學後，除了教室內的學生數增加、必須經常移動至不同教室、接觸許多老師和置物櫃外，可事先預期的環境變動亦較小學少。融合課堂所強調的獨立性、組織性與自我照顧技能，對泛自閉症青春期學生產生極大的壓力與焦慮。因此，事前準備、技能練習與增加學生面對期待新體驗的學習，可促進其調適。

泛自閉症學生之健康教育

校護可教導泛自閉症學生健康相關議題。青春期、性、個人衛生、身體心像和自慰之敏感性議題，則可透過故事板與角色扮演等其他視覺輔助來呈現。可依學習者的認知及語言能力，進行團體或個別課程的健康教育。對低功能自閉症患者而言，自慰與性初探等行為有時更是一大問題。不合宜之社交、攻擊或強迫行為應透過個別化行為計畫與持續性指導來控制。Myles、Trautman 與 Schelvan（2004）提到，儘管社交認知障礙的人可能具備口語表達技能：

> 他們在社交技能與解讀社交細微涵義的障礙是他們終生的困境；不論在社會、情緒、行為……個人安全或決策上，生活皆受影響。倘若患者無法迅速且有效地適應、了解社交線索，或意會背後所隱含的規定時，則將陷入危機。（p. 1）

社交技能

過去曾融入小學同儕團體的泛自閉症學生進入中學後，可能會逐漸喪失朋友圈。許多亞斯伯格症等高功能患者儘管社會與溝通能力缺損，仍會試圖融入

同儕團體，並維持彼此的友誼關係（Woodbury & Volkmar, 2009）。然而，亞斯伯格症或自閉症患者的古怪行為、交互性溝通困難，且無法理解同儕的社會文化與規範等行為特徵，卻可能阻礙他們維持友誼，尤其是兒童和青少年學生對同儕差異的容忍度較低。即使是融合教育課程中的正常發展孩童，亦對泛自閉症同儕抱持負面態度（Campbell, Ferguson, Herzinger, Jackson, & Marino, 2005; Morton & Campbell, 2008）。但學齡期兒童經疾病相關教育後，其對同儕疾病行為的態度將有所改善（Campbell, Ferguson, Herzinger, & Jackson, 2004）。Morton 與 Campbell（2008）也發現，當健康專業人員提供疾病相關資訊時，年紀較長的兒童反而對自閉症同儕的態度較其父母來得正向。因此，為了讓學生能更加了解同儕的健康問題，同學間的教育是校護常運用的方式，透過課堂內的教育措施，校護可協助促進自閉症學生融入同儕團體。

泛自閉症兒童與青少年為遭受霸凌的危險族群；幾乎三分之二的亞斯伯格症兒童與青少年曾是同儕的霸凌對象（Carter, 2009）。校護必須辨別風險，當學生有受到身體與情緒霸凌的跡象時，則需立即介入處理。根據 Carter（2009, p. 153）指出，「當為焦慮、憂鬱和懼學的學生進行評估時，需注意學生是否有欺騙和迴避之行為產生。」校護極可能是首位處理學生創傷者。

護理人員可與學校職員一同多加關注學校餐廳和校園內高風險區域、提供相關訓練，以及主動積極參與學校與社區內的反霸凌活動，進而維持校園環境安全（Carter, 2009）。同時招募更多成熟、富有同理心與責任感的同儕，一起成為反霸凌活動的一員。經過泛自閉症的教育和正向互動與包容力，這些學生可引領泛自閉症同學建立友誼，並同時成為非自閉症與自閉症同儕的社會行為榜樣（Freschi, 2011）。

電子媒體

電動遊戲、電視和電腦等螢幕媒介對泛自閉症患者很有吸引力，特別是那些喜愛物品視覺影像的患者。與其他遊戲活動相比，泛自閉症兒童花在電子媒體上的時間較多（Shane & Albert, 2008）。許多自閉症兒童與青少年精通於操

作最新的高科技電子產品，且這些活動不需任何社會關注或交互性人際互動（Mirenda, 2001; Moore, Cheng, McGrath, & Normann, 2005）。此外，「正常」的兒童與青少年也常進行這些活動；電子媒體的技能或許可開啟某些自閉症學生的社會參與。但電動遊戲、電視和電腦的使用，同時卻也會減少身體活動、讀書、運動或甚至睡眠的時間。對高功能患者而言，網路聊天室及社群網站將逐漸取代現實生活中與他人面對面接觸的交際互動和關係建立之機會。譬如亞斯伯格症青少年會誤解網路上的交友邀請，而將自己推入危險的處境。有些青少年可能會因好奇而誤入兒童色情等挑逗和非法的網站。有鑑於此，父母可透過電子媒體的利弊教學，更清楚如何協助孩子。

｜為高中畢業後的生活做打算｜

泛自閉症學生高中畢業前，校護可先為他們準備與支持成功的轉銜人生，讓他們能夠承擔更多關於健康福祉的自我照顧及自我倡導責任。年紀較長的青少年應具備對重大疾病或慢性疾病的基本認知，了解自己的藥物，逐漸將服藥視為責任，並知道該何時將資訊告知何人。學生的個別化教育計畫將會提到轉銜的具體目標，其中亦可能會描述職業訓練、實際工作體驗和行動訓練等（Johnson, n.d.; U.S. Dept. of Education, n.d.）。校護可提供心理衛生機構、專業醫療人員、支持團體、居家治療和包裹式服務（wraparound service），以及社會機構等社區服務參考清單予泛自閉症成人患者，以協助教育團隊與家長。這些資料清單對患者家人可能是難以搜尋到的。

Shattuck、Wagner、Narendorf、Sterlzing 與 Hensley（2011）指出，39%年輕泛自閉症成人患者在高中畢業後兩年內，並無接受心理衛生、醫療評估檢查、語言治療或個案管理等服務，其中的高功能患者和低社經地位者更常發生服務中斷之情形。獲得正式服務者，反而大部分是低功能患者；而高功能與低功能患者之職業與服務使用率則皆不佳。由以上結果可看出，高中畢業後的泛自閉症年輕患者在服務與社區協助層面仍有明顯的分歧。

成人生活的個別目標與準備過程中，需家庭持續的支持，並取得重要的社區及州政府所提供的資源。護理人員應確保患者家人可察覺與知道該如何聯絡當地州內的特殊教育部門或發展障礙辦事處。而每個州都會有類似的特殊需求服務和計畫方案，但可能會因州的不同而有些許差異；因此護理人員可鼓勵家長上網尋找。護理人員乃年輕成人患者、父母及教育團隊的重要一員。

家庭支持

醫療專業人員必須了解，泛自閉症的家人（特別是父母），他們照顧嚴重終生發展障礙孩子的過程是極其艱鉅與困難。護理人員必須將家庭系統納入每個治療計畫中，鼓勵家長表達內心想法與感受，保持實際可行且充滿希望的態度，並以積極且非批判性的技巧傾聽（Doyle & Iland, 2003）。

研究證實，養育自閉症兒童所帶來的壓力極大，配偶與伴侶間的關係也會因此受到影響。這些壓力的來源，主要是因為泛自閉症兒童的照顧需求，且又與憂鬱、身體健康程度下降等其他健康問題相關（Anderson, 2009; Hartley et al., 2010; Kasari & Sigman, 1997; Meyers, 2007; Phetrasuwan & Miles, 2009; Seltzer et al., 2009; Seltzer, Krauss, Orsmond, & Vestal, 2001; Twoy, Connolly, & Novak, 2007）。這些學生大部分的時間都在家裡，他們的父母並無太多的休息時刻或他人的支持。因此，護理人員應將養育、家庭考量及壓力整合至照護計畫中。

手足議題

家庭有可能同時需照顧一個以上的泛自閉症小孩，而這類情況也確實常見。家族中有一位成員若被診斷為泛自閉症患者，那麼其他家人發生泛自閉症的風險為 2% 至 8%（Muhle, Trentacoste, & Rapin, 2004）；患者手足的發生機率為 11%；20% 未被診斷出的手足，亦有語言遲滯的情形；而半數的手足則是出現自閉症相關語言特徵（Constantino, Zhang, Frazier, Abbacchi, & Law, 2010）。

因此，倘若家中有一位以上的小孩罹患泛自閉症時，家庭經濟負擔之大可想而知。此外，主要照顧者也因負起照顧患兒的龐大責任，其工作機會因而受限。從患者父母照顧具有特殊需求小孩的過程中，我們可理解這些家庭的巨大壓力。

　　評估家庭壓力源及動力時，患者手足的需求也應納入考量。Elder 與 D'Allessandro（2009）指出，患者父母會因對患者付出較多關心，剝奪對其他小孩的關注，甚至要求手足協助照顧患者，而產生罪惡感。年紀較長的兒童與青少年則可能會埋怨自閉症手足，或對他們的行為感到丟臉，而不讓朋友來家裡玩耍。Benderix 與 Sivberg（2007）指出，害怕暴力、對問題行為的觀點、需提早承擔責任，皆為年輕自閉症及認知障礙患者手足所常見的擔憂。家庭活動、作息與焦點可能會偏向障礙兒童的需求與限制（Larson, 2006），患者手足因而罹患憂鬱症等其他精神疾患的風險較高（Orsmond & Seltzer, 2007）。Elder 與 D'Allessandro（2009）建議家長必須了解並接受患者手足的感受，同時鼓勵他們坦率與真誠地表達自己的看法。在工作上，校護也會遇到自閉兒的手足，因此，校護可協助評估手足的需求，以及和老師、家長討論手足的擔憂，同時也需確保適當的轉介及治療。

　　為泛自閉症家人規劃未來的安全時，家庭優勢、復原力和手足關係的連結是相當重要的。父母可能會指望患者的手足或其他家庭成員作為患者的終生監護人，或請他們在某種程度上照顧患者。Mailick、Seltzer、Orsmond 與 Esbensen（2009）發現，對家庭及父母而言，提供支持、事先指導和手足關係相關資源，是相當重要的。

社區支持服務

　　有效的支持系統有助於泛自閉症家庭（Myers, 2009），而大家庭、富含同理心的朋友與鄰居、自閉症支持團體和宗教推廣團體，以及喘息服務方案等皆屬支持系統。其中，喘息服務可讓一直照顧患童的家庭脫離疲倦不堪的處境，得以恢復精力。而校護可提供喘息服務、休閒娛樂方案和夏令營等社區服務資料予自閉症患者與其家屬參考，並介紹一些專精於照護泛自閉症兒童與其家屬

之兒科醫師、牙醫師、臨床心理師和社工師，讓父母參考。因此，校護在提供支持服務給具扶養困境的家庭，扮演了重要角色。

輔助及替代療法

當小孩所罹患的疾患嚴重到會影響終生時，為了能掌控小孩的症狀，甚至「治癒」疾病，家長會為其到處尋找各式可能的治療，而輔助及替代療法即為常尋求的治療方式之一。從媒體報導、書籍或報章雜誌和某些網站中，很容易發現可改善或「治癒」自閉症的相關資訊（Shute, 2010）；其中，補充維他命和飲食控制為最常見的方法（Senel, 2010）。目前研究顯示，大部分的泛自閉症兒童皆在使用某種形式的輔助及替代療法（Hanson et al., 2007; Myers & Johnson, 2007）。Wong（2009）發現，依地域與文化的差異，所使用的治療頻率和類型也不同。美國近期研究採隨機抽樣方式調查 539 位醫師，發現超過半數曾向自閉症家庭建議至少一種輔助及替代療法，如維他命、褪黑激素和益生菌即為最常推薦的療法。此外，大部分的患者皆可接受不食用含麩質、酪蛋白和糖等飲食控制方式（Golnick & Ireland, 2009）。校護應注意學生的飲食是否有特殊限制，抑或正使用草本補給品、非典型維生素療法或整合療法等其他可能會影響健康狀態，或與目前用藥產生交互作用之替代療法（Bellando & Lopez, 2009）。

護理人員與其他健康照護者應定期詢問及評估患者過去和現在是否有採用輔助及替代療法。縱使某些替代療法的科學實證薄弱，或甚至並無實證可支持其功效與效用，有些患者家屬仍會選擇讓患者接受該治療（Levy & Hyman, 2008）。然而，科學實證卻是經由嚴謹的檢驗測試以證明療效的重要方式（Hyman & Levy, 2005）。因此，校護可協助家長理解目前的研究結果，引領他們採用具權威性且可信賴的資訊來源（Abby, 2009; Bellando & Lopez, 2009）。對護理人員和患者父母而言，國家標準計畫（NAC, 2011）即為恰當的資源，特別是該計畫對教育措施的尊重。延伸說明 8.1 列出供患者家長與校護參考的資源。應鼓勵患者父母和患兒的醫療照護人員分享各式治療的使用與擔憂，並思考下

列幾點：

- 治療帶來損傷的潛在風險。
- 若治療無效，患兒與家庭的結果將會如何。
- 治療效用之科學實證。
- 治療結果之評估方式。
- 將治療納入目前的照護計畫中。（NIMH, 2012; NIMH n.d.）

延伸說明 8.1

評估輔助：學校醫療專業人員與家庭的相關資源

- 美國兒科醫學會（AAP）：www.pediatrics.org
- MetroWest 自閉症聯盟——提供校護自閉症資訊：www.autismalliance.org/nurses-packet.htm
- 美國自閉症協會（Autism Society of America）：www.autism-society.org（有關個別化教育計畫的實用知識）
- 自閉症研究院（Autism Research Institute）：www.autism.com
- 《泛自閉症季刊》（*Autism Spectrum Quarterly*）：提供家長等其他照顧者豐富的文章資訊
- 國家自閉症中心（NAC）：www.nationalautismcenter.org
- 國家標準計畫（National Standards Project）：www.nationalautismcenter.org/affiliates/reports.php
- 國家心理衛生機構（NIMH）：www.nimh.nih.gov/health/publications/autism
- Ellen Notbohm（2004）於 Future Horizons 出版之《自閉兒希望你知道的 10 件事》（*Ten Things Your Student with Autism Wishes You Know*）。提供實務建議予學校教職員參考（中文版由久周出版社出版）。
- Stephen M. Shore 及 Linda Rastelli（2006）在 Wiley 出版的《傻瓜也能了

延伸說明 8.1（續）

> 解自閉症》（*Understanding Autism for Dummies*）。提供深入且實務的資訊予終生照顧泛自閉症患者的照顧者。

｜總結｜

　　校護在照護泛自閉症兒童與青少年的過程中，面臨到困境時，「沉著冷靜，繼續向前」將會是個貼切得宜的哲理。學校保健室是泛自閉症學生的「避風港」，校護須以非批判性的照護方式提供專業知識，同時賦予同理且真誠地接受每位患者。雖然在照護泛自閉學生的過程中並存著困境，但是當校護具備自閉症核心特徵的知識，並了解各學生的優勢與困境時，則可帶領學生在校園內擁有最佳的健康結果。為了能提供泛自閉症學生良好的照護，校護應持續吸收具實證基礎的健康管理措施知識，提供創造性的照護方式，了解家庭問題、動力和支持需求。而校園環境中的整體全人照護，包括直接照護、健康教育、社區支持服務和其他健康照護者的介紹認識，以及提供家長、學校人員和其他家庭成員自閉症相關議題資訊。不論是學校或其他場所內的護理人員，只要以上述的照護方式，協助泛自閉症年輕患者鼓起勇氣，邁向個人、社會與教育上的成就後，將心滿意足。

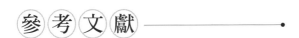

參考文獻

Abby, D. (2009). Helping families find the best evidence: CAM therapies for autism spectrum disorders and Asperger's disorder. *Journal for Specialists in Pediatric Nursing, 14*(3), 200–202.

Aman, M. G., Farmer, C. A., Hollway, J., & Arnold, L. E. (2008). Treatment of inattention, overactivity, and impulsiveness in autism spectrum disorders. *Child and Adolescent Psychiatric Clinics of North America, 17*(4), 713–738.

American Psychiatric Association. (2000). *Diagnostic and Statistical Manual of Mental Disorders* (4 ed., text revision). Washington, DC: Author.

Anderson, L. (2009). Mothers of children with special health care needs: Documenting the experience of their children's care in the school setting. *Journal of School Health Nursing, 25*(5), 342–351.

Atwood, T. (2005). *What is Asperger syndrome?* Retrieved from http://www.aspergersyndrome.org/Articles/What-is-Asperger-Syndrome-.aspx

Autism Society. (2006). *Facts and statistics.* Retrieved from http://www.autism-society.org/about-autism/facts-and-statistics.html

Bellando, J., & Lopez, M. (2009). The school nurse's role in treatment of the student with autism spectrum disorders. *Journal for Specialists in Pediatric Nursing, 14*(3), 173–182.

Benderix, Y., & Sivberg, B. (2007). Siblings' experiences of having a brother or sister with autism and mental retardation: A case study of 14 siblings from five families. *Journal of Pediatric Nursing, 22*(5), 410–418.

Cade, M., & Tidwell, S. (2001). Autism and the school nurse. *Journal of School Health, 71*(3), 96–100.

Campbell, J. M., Ferguson, J. E., Herzinger, C. V., Jackson, J. N., & Marino, C. A. (2004). Combined descriptive and explanatory information improves peers' perceptions of autism. *Research in Developmental Disabilities, 25*(4), 321–339.

Campbell, J. M., Ferguson, J. E., Herzinger, C. V., Jackson, J. N., & Marino, C. A. (2005). Peers' attitudes toward autism differ across sociometric groups: An exploratory investigation. *Journal of Developmental and Physical Disabilities, 17*, 281–298.

Canitano, R., & Scandurra, V. (2011). Psychopharmacology in autism: An update. *Progress in Neuro-Psychopharmacology & Biological Psychiatry, 35*, 18–28.

Carter, S. (2009). Bullying of students with Asperger syndrome. *Issues in Comprehensive Pediatric Nursing, 32*(3), 145–154.

Centers for Disease Control and Prevention. (2009). Prevalence of autism spectrum disorder-Autism and Developmental Disabilities Monitoring Network, United States, 2006. *Morbidity and Mortality Weekly Review, 58*(SS-10), 1–20.

Ciccarelli, S., & White, J. (2010). *Psychology: An exploration.* Upper Saddle River, NJ: Pearson.

Constantino, J., Zhang, Y., Frazier, T., Abbacchi, A., & Law, P. (2010). Sibling recurrence and the genetic epidemiology of autism. *American Journal of Psychiatry, 167*(11), 1349–1356.

Doyle, B., & Iland, E. (2003). *How educators and support professionals can help families.* Retrieved from http://marthalakecov.org/~building/spneeds/autism/doyle_families.htm

Elder, J., & D'Alessandro, T. (2009). Supporting families of children with autism spectrum disorder: Questions parents ask and what nurses need to know. *Pediatric Nursing, 35*(4), 240–253.

Farmer, C. A., & Aman, M. G. (2011). Aripiprazole for the treatment of irritability associated with autism. *Expert Opinion on Pharmacotherapy, 12*(4), 635–640.

Farrugia, S., & Hudson, J. (2006). Anxiety in adolescents with Asperger syndrome: Negative thoughts, behavioral problems, and life interference. *Focus on Autism and Other Developmental Disabilities, 21*(1), 25–35.

Freschi, D. (2011, January/February). Middle school transition: Curves in the road up ahead. *Autism Asperger's Digest,* 28–31.

Galinet, K., Barcalow, K., & Krivda, B. (2005). Caring for children with autism in the school setting. *Journal of School Nursing, 21*(4), 208–217.

Gardner, M. R. (2001). Understanding and caring for the child with Asperger syndrome. *Journal of School Nursing, 17*(4),178–184.

Golnick, A. E., & Ireland, M. (2009). Complementary alternative medicine for children with autism: A physician survey. *Journal of Autism and Developmental Disorders, 39*(7), 996–1005.

Green, G. (2011). *Applied behavior analysis for autism.* Retrieved from http://www.behavior.org/resource.php?id=300.

Hansen, E., Kalish, L. A., Bunce, E., Curtis, C., McDaniel, S., Ware, J., & Petry, J. (2007). Use of complementary and alternative medicine among children diagnosed with autism spectrum disorder. *Journal of Autism and Developmental Disorders, 37*(4), 628–636.

Hartley, S. L., Barker, E. T., Seltzer, M. M., Floyd, F., Greenberg, J., Orsmond, G., & Bolt, D. (2010). The relative risk and timing of divorce in families of children with an autism spectrum disorder. *Journal of Family Psychology, 24*(4), 449–457.

Hyman, S. L., & Levy, S. E. (2005). Introduction: Novel therapies in developmental disabilities—hope, reason, and evidence. *Mental Retardation and Developmental Disabilities Research Reviews*, *11*(2), 107–109.

Johnson, D. R. (n.d.) *Key provisions on transition: IDEA* 1997 *compared to H. R. 1350 (IDEA 2004)*. Retrieved from http://ncset.org/publications/related/ideatransition.asp

Kasari, C., & Sigman, M. (1997). Linking parental perceptions to interactions in young children with autism. *Journal of Autism and Developmental Disorders*, *27*(1), 39–57.

Larson, E. (2006). Caregiving and autism: How does children's propensity for routinization influence participation in family activities? *ORJR: Occupation, Participation and Health*, *26*(2), 69–79.

Levy, S. L., & Hyman, S. E. (2008). Complementary and alternative medicine treatments for children with autism spectrum disorders. *Child and Adolescent Psychiatric Clinics of North America*, *17*(4), 803–820.

Lewis, K., & Bear, B. (2009). *Manual of school health: A handbook for school nurses, educators, and health professionals*. St. Louis, MO: Saunders-Elsevier.

Mailick, M., Seltzer M. M., Orsmond, G., & Esbensen, A. (2009). Siblings of individuals with an autism spectrum disorder: Sibling relationships and well being in adolescence and adulthood. *Autism*, *13*(1), 59–80.

Minchella, L., & Preti, L. (2011). Autism spectrum disorder: Clinical considerations for the school nurse. *NASN School Nurse*, *26*(3), 143–145.

Mirenda, P. (2001). Autism, augmentative communication, and assistive technology: What do we really know? *Focus on Autism and Other Developmental Disabilities*, *16*, 141–151. doi:10.1177/108835760101600302

Moore, D., Cheng, Y., McGrath, P., & Norman, J. (2005). Powell Collaborative Virtual Environment Technology for people with autism. *Focus on Autism and Other Developmental Disabilities*, *20*, 231–243. doi:10.1177/10883576050200040501

Morton, J. F., & Campbell, J. M. (2008). Information source affects peers' initial attitudes toward autism. *Research in Developmental Disabilities*, *29*, 189–201.

Muhle, R., Trentacoste, S. V., & Rapin, I. (2004). The genetics of autism. *Pediatrics*, *113*, e472–486. Retrieved from http://pediatrics.aappublications.org/content/113/5/e472.full.html

Myers, S. M. (2009). Management of autism spectrum disorders in primary care. *Pediatric Annals*, *38*(1), 42–49.

Myers, S., & Johnson, C. (2007). Management of children with autism spectrum disorders. *Pediatrics*, *120*(5), 1162–1180.

Myles, B., Trautman, M., & Schelvan, R. (2004). *The hidden curriculum: Practical solutions for understanding unstated social rules in social situations*. Shawnee Mission, KS: Autism Asperger Publishing.

National Autism Center. (2011). *National standards project*. Retrieved from http://www.nationalautismcenter.org/affiliates/reports.php

National Center for Education Statistics. (2011). *Fast facts*. Retrieved from http://nces.ed.gov/fastfacts/display.asp?id=59.

National Institute of Mental Health. (n.d.) *A parent's guide to autism spectrum disorder*. Retrieved from http://www.nimh.nih.gov/health/publications/a-parents-guide-to-autism-spectrum-disorder/parent-guide-to-autism.pdf

National Institute of Mental Health. (2012). *Autism spectrum disorders, Pervasive developmental disorders*. Retrieved from http://www.nimh.nih.gov/health/publications/autism/nimhautismspectrum.pdf

Notbohm, E. (2004). *Ten Things Your Student with Autism Wishes You Knew*. Arlington, Texas: Future Horizons.

Oliver, C., & Richards, C. (2010). Self-injurious behavior in people with intellectual disability. *Current Opinion in Psychiatry*, *23*(5), 412–416.

Orsmond, G. I., & Seltzer, M. M. (2007). Siblings of individuals with autism spectrum disorders across the life course. *Mental Retardation and Developmental Disabilities Research Reviews*, *13*, 313–320.

Phetrasuwan, S., & Miles, M. S. (2009). Parenting stress in mothers of children with autism spectrum disorders. *Journal for Specialists in Pediatric Nursing*, *14*(3), 157–165.

Rezaei, V., Mohammadi, M., Ghanizadeh, A., Sahraian, A., Tabrizi, M., Rezazadeh, S., & Akhondzadeh, S. (2010). Double-blind, placebo-controlled trial of risperidone plus topiramate in children with autistic disorder. *Progress in Neuro-Psychopharmacology and Biological Psychiatry*, *34*(7), 1269–1272.

Seigel, B., Ihle, E., Marco, E., & Hendren, R. (2010). Update on autism—Issues in treatment and comorbidity. *Psychiatric Times*, *27*(10). Retrieved from http://www.psychiatrictimes.com/child-adolescent-psych/content/article/10168/1694995

Seltzer, M. M., Greenberg, J. S., Hong, J., Smith, L. E., Almeida, D. M., Coe, C., & Stawski, R. S. (2009). Maternal cortisol levels and behavior problems in adolescents and adults with ASD. *Journal of Developmental Disorders*, *40*(4), 457–459.

Seltzer, M. M., Krauss, M. W., Orsmond, G. I., & Vestal, C. (2001). Families of adolescents and adults with autism: Uncharted territory. *International Review of Research on Mental Retardation, 23*, 267–294.

Senel, G. (2010). Parents views and experiences about complementary and alternative medicine treatments for their children with autistic spectrum disorder. *Journal of Autism and Developmental Disorders, 40*(4), 494–503.

Shane, H. C., & Albert, P. D. (2008). Electronic screen media for persons with autism spectrum disorders: Results of a survey. *Journal of Autism and Developmental Disorders, 38*(8), 1499–1508.

Shattuck, P., Wagner, M., Narendorf, S., Sterlzing, P., & Hensley, M. (2011). Post-high school service use among young adults with an autism spectrum disorder. *Archives of Pediatric and Adolescent Medicine, 165*(2), 141–146.

Shore, S., & Rastelli, L. G. (2006). *Understanding autism for dummies.* Hoboken, NJ: Wiley.

Shute, N. (2010). Desperate for an autism cure. *Scientific American, 303*(4), 80–85.

Skinner, B. F., & Rogers, C. R. (1965). Some issues concerning the control of human behavior: A symposium. *Science, 124*, 1057–1066.

Souders, S. C., DePaul, D., Freeman, K. G., & Levy, S. E. (2002). Caring for children and adolescents with autism who require challenging procedures. *Pediatric Nursing, 28*(6), 555–562.

Stahmer, A. C., Collings, N. M., & Palinkas, L. A. (2005). Early intervention practices for children with autism: Descriptions from community providers. *Focus on Autism and Other Developmental Disabilities, 20*(2), 66–79.

Stoner, J. B., Angell, M. E., House, J. J., & Bock, S. J. (2007). Transitions: Perspectives from parents of young children with autism spectrum disorder. *Journal of Developmental and Physical Disability, 19*(1), 23–39.

Taylor, J., & Seltzer, M. (2011). Employment and post-secondary educational activities for young adults with autism spectrum disorders during the transition to adulthood. *Journal of Autism and Developmental Disorders, 41*(5), 566–574.

Trillingsgaard, A., Sorensen, E. U., Nemec, G., & Jorgensen, M. (2005). What distinguishes autism spectrum disorders from other developmental disabilities before the age of four years? *European Child and Adolescent Psychiatry, 14*(2), 65–72.

Twoy, R., Connolly, P. M., & Novak, J. (2007). Coping strategies used by parents of children with autism. *Journal of the American Academy of Nurse Practitioners, 19*, 251–260.

U.S. Department of Education. (n.d.). *Building the legacy: The Individuals with Disabilities Act 2004.* Retrieved from http://idea.ed.gov/explore/home

U.S. Department of Education, Office of Special Education Programs. (n.d.). *History: Twenty-five years of progress in educating children with disabilities through IDEA.* Retrieved from http://www2.ed.gov/policy/speced/leg/idea/history.html

West, L., Brunssen, S. H., & Waldrop, J. (2009). Review of the evidence for treatment of children with autism with selective serotonin reuptake inhibitors. *Journal for Specialists in Pediatric Nursing, 14*(3), 183–191.

Wong, V. C. (2009). Use of complementary and alternative medicine (CAM) in autism spectrum disorder (ASD): Comparison of Chinese and western culture (Part A). *Journal of Autism and Developmental Disorders, 39*(3), 454–463.

Woodbury-Smith, M. R., & Volkmar, F. R. (2009). Asperger syndrome. *European Child & Adolescent Psychiatry, 18*(1), 2–11.

Nina Scarpinato

| 身體與社會心理問題的複雜性 |

　　青春期為人生中一段艱鉅的時期，過程亦充滿新的機遇與經驗。青春期是身體快速發展的階段，尤其是在青春期變化與情緒發展方面，且青少年相當著重同儕關係和親密感。因此，青少年的評估方式須與身體變化以及學業、同儕關係、性特徵與心理健康的影響做連結。

　　以下情境簡略概述青少年複雜的身體與社會心理發展相關臨床議題。

案例

　　你是一位任職於青少年病房的專科護理師，正替一位心搏過緩和脫水的 14 歲男性羅伯特進行初步評估。他清醒時的心跳約為 40 次／分，睡眠心跳則降至 28 次／分。他的黏膜乾燥，血清尿素氮及肌酸酐升高，皮膚有汗毛。母親主訴，過去兩個月內，羅伯特體重減少 20 磅（約 9 公斤），且過去幾週有疲憊、頭暈與噁心的現象。父母表示羅伯特好像變得較憂鬱、參與活動的興致減少，晚上難以入眠。患者為一位優秀的田徑選手，他僅吃水果與蔬菜，每日的卡路里不超過 800 卡。父母親亦為運動員，而他們認為羅伯特一直以來都有結交朋友的困難，所以鼓勵羅伯特加入田徑隊，希望羅伯特藉由參加運動來改善他的社交技巧。近日，學校的心理師向其父母表示，羅伯特符合亞斯伯格症的診斷標準。

照護計畫

照護羅伯特時，應先穩定其症狀、檢查有否任何器質性原因導致體重下降，並觀察睡眠與活動的變化。泛自閉症的常見合併症為癲癇、睡眠障礙、腸胃道疾病和精神疾患（Bellando & Lopez, 2009; Leyfer et al., 2006; Manning-Courtney et al., 2003; Myers, Johnson, & the Council on Children with Disabilities, 2007）。本章首先描述因營養不良導致體重下降的評估，接續談論泛自閉症少年所經歷的特殊困境。護理人員可運用高功能自閉症系列篩檢表（high-functioning Autism Spectrum Screening Questionnaire）等篩檢工具，快速評估亞斯伯格症患者的行為類型。

診斷是由下列醫學檢驗開始檢查：

- 血液常規檢查。
- 綜合新陳代謝檢驗。
- 血磷值。
- 血鎂值。
- 白蛋白與血清前白蛋白。
- 鹼性磷酸酶。
- 紅血球沉降速率。
- 甲狀腺檢查。
- 尿液分析。

根據上述醫學檢驗或身體檢查結果，護理人員可考慮患者是否需進行額外其他檢查，包括心電圖、核磁共振等影像檢查，以及腸胃內視鏡檢查或其他專科檢驗等。除腸胃科檢查外，亦需至營養科、心臟科和精神科會診，以了解體重降低的原因與營養不良的後果。由於羅伯特夜間心跳速率變異，故可裝置心跳遙測；另依檢驗結果的嚴重性和進食意願來決定是否提供靜脈輸液等介入措施。

｜泛自閉症之腸胃道疾病｜

　　泛自閉症族群需特別注意腸胃道功能紊亂的問題。腸胃道不適常發生於兒科患者，該族群便祕發生率為 0.7% 至 29.6%（van den Berg, Benninga, & Di Lorenzo, 2006）。由於泛自閉症患者總是固定攝取幾樣食物，千篇一律的生活作息和對感官的堅持，使之成為腸胃道與進食相關疾患的高危險群（Ibrahim, Voigt, Katusic, Weaver, & Barbaresi, 2009）。例如，泛自閉症患者僅吃軟質食物，並避開不喜歡的口感。而過度進食、反芻、拒食或異食癖等其他飲食行為，亦與泛自閉症相關。這些飲食習慣將造成營養缺乏、腹瀉或便祕等腸胃道症狀。研究指出，泛自閉症族群對食物敏感和過敏（如麩質過敏症）與器質性腸胃道疾病相關（Horvath et al., 1999; Jyonouchi, Sun, & Itokazu, 2002; Pavone, Fiumara, Bottaro, Mazzone, & Coleman, 1997）。

　　極少研究討論厭食症與泛自閉症兩者間的關係。「有些學者認為自閉症與神經性厭食症為造成強迫性人格疾患和妥瑞症等嚴重發展障礙的部分原因」（Gravestock, 2003, p. 75）。而飲食疾患行為的診斷與分類需經縝密的生理狀態評估，並了解患者對食物、進食過程和身體心像的思維後，始可確認。《精神疾病診斷與統計手冊修訂》（*DSM-IV-TR*）之神經性厭食症診斷標準為：

- 拒絕維持正常體重。
- 極度害怕體重增加或變胖。
- 身體心像紊亂。
- 至少連續三個月無月經。

　　此標準為區別神經性厭食症、體重下降或飲食攝取改變診斷差異的重要準則。首先，必須了解患者是拒絕增重或拒絕維持正常體重，抑或無法進食或缺乏食慾？第二，患者是否極度害怕體重增加，又或是對「變胖」的看法扭曲？再次重申，神經性厭食症並非因害怕生病或挑食所致。

　　Coombs 等人（2011）發現飲食疾患與自閉症症狀呈正相關。亞斯伯格症

兒童與青少年常有挑食行為，此可視為疾病儀式化行為的一部分。泛自閉症患者的飲食與進食時間的問題，是由許多因素所造成。但醫師不可忽略青少年神經性厭食症的診斷，尤其是已有體重過輕或異常進食模式者。倘若亞斯伯格症患者的飲食習慣改變，則必須仔細評估狀況。神經性厭食症患者限制飲食的背後動機是減重？又或是因不喜歡某些食物的味道與口感而挑食呢？

　　神經性厭食症與亞斯伯格症雖為兩個不同的臨床疾患，但認知與行為特徵卻些微相似，如強迫性格、完美主義、對事物千篇一律的執著與社交障礙等特徵（Coombs et al., 2011; Zucker et al., 2007）。許多研究發現，亞斯伯格症或高功能自閉症比受多重症狀影響的自閉症發現得較晚，甚至是在青少年期才被診斷（Howlin & Asgharian, 1999; Wing, 1997）。而神經性厭食症與此二疾患的診斷模式類似，雖然神經性厭食症患者焦慮或憂鬱症狀可能在兒童期即浮現，但診斷的確認通常是在青少年階段。表 9.1 列出泛自閉症與神經性厭食症的常見症狀特徵。

表 9.1 ■ 泛自閉症與神經性厭食症的相似特徵

	亞斯伯格症	神經性厭食症
性格特徵	同一性的喜好。 對排序與規則的堅持。 強迫性思考。	認知僵化。 完美主義。 對食物、體重和卡路里過度注重。
行為特徵	重複性。 對特定物品的固著。	嚴格堅守常規，以及食物、體重、卡路里與運動行為。 用餐期間可能出現儀式化行為（譬如，將食物切碎、井然有序地將食物移置盤中）。
社交特徵	逃避社交、缺乏參與社交的興趣，或社交行為古怪笨拙。 社交焦慮。	社會退縮。 社交焦慮。

案例續述

　　羅伯特表示，看到田徑隊的同學「不吃油炸物和肉」，所以也開始限制自己的飲食。同儕會評論他的精瘦身材，而且「他們真的喜歡我的腹肌」。他表示，因為平常並不清楚該如何與他人聊天，而食物和卡路里的話題，可讓他參與和同儕間的談話。此外，學校讓他感到許多壓力，而跑步可讓他感到「成為團隊一份子的同時，我還是可以做自己」。他學業成績全為 A，認為自己是「完美主義者」。他擔心體重增加會喪失競爭優勢，害怕同學不再將他視為運動員。

青春期的發展任務

　　毫無疑問地，青春期是社會與情緒發展劇烈的階段。學習和發展新的同儕關係為青少年的發展任務，譬如親密關係，以脫離父母，達到情感獨立，以及發展社交或家庭環境中的自我價值與認同感。隨著青春期的身體變化，對於未罹患泛自閉症的青少年而言，這些任務已相當具挑戰性。過程中，他們需獨自努力去釐清不同社會經歷所帶來的意義差異。而亞斯伯格症或高功能自閉症青少年能夠意識到自己有社交困難，但也渴望與他人有社交互動；這些狀況讓他們比其他泛自閉症患者，更容易因社會隔離而受到創傷（Bauminger & Kasari, 2000; Myles & Simpson, 2002）。然而，他們常缺乏的是「有效的互動技巧」。Myles 與 Simpson（2002）提到，「亞斯伯格症兒童與青少年不會因年齡增長而學會更多社交覺察與技能。隨時間演進，亞斯伯格症患者會發現他們在青少年至成人前期這段時間內，產生越來越多社會規範上的衝突」（Myles & Simpson, 2002, p. 133）。

　　亞斯伯格症青少年身旁的同儕可能會發現患者認知僵化、不容改變、缺乏情感連結或自我中心、缺乏身體界限、只具基本社交互動方式（Myles & Simpson, 2002）。在某些情境下，他們可能會說出奇特古怪的字句，或不加思索地對當時狀況做回應。亞斯伯格症青少年必須學著理解同儕團體間的微妙溝通涵義，譬如了解語言及非語言的暗示，和解讀他人臉部表情的情緒。Koning 與 Magill（2001）指出，當亞斯伯格症患者與他人互動時，他們可能可分辨與理解同儕的面部表情，但無法將之轉換與運用於廣泛脈絡中。亞斯伯格症青少年常有興趣受限的情形，因此也限制了他們尋找可一同分享特定興趣或活動同儕團體之能力。本案例中的羅伯特，將田徑運動作為與同儕分享的興趣，同時，自己也從中獲得正向關注與讚美。這對羅伯特的自我價值感有極大幫助，並增強他對社交能力的自信；然而，一心想勝過他人與擁有參與感的想法太過強烈，而導致目前嚴重的健康後果。

心智理論常被許多學者用來闡述亞斯伯格症年輕患者社交缺陷的根源（Solomon, Goodlin-Jones, & Anders, 2004; Cashin, Sci, & Barker, 2009; Stichter et al., 2010）。心智理論是假定有效的社交互動需透過分辨他人與自己不同想法信念之能力，推論他人的意見與感受後，做出適當的社交行為或反應（Frith & Frith, 2003; Hill & Frith, 2003; Stichter et al., 2010）。對亞斯伯格症的兒童或青少年而言，此為艱鉅的任務。他們須辨識臉部表情，並將之與當下情境涵義結合，始可做出合宜的社交回應。許多治療措施運用此理論來發展亞斯伯格症兒童與青少年的介入措施。認知行為措施、社交技巧訓練與臉部表情辨別的運用，可有效改善亞斯伯格症年輕患者的社交能力（Solomon, Goodlin-Jones, & Anders, 2004; Stichter et al., 2010）。

亞斯伯格症兒童和青少年與一般發展正常的同儕雖有許多相異之處，但仍有一些相似處。Bauminger、Solomon 與 Rogers（2010）針對美國與以色列的 164 位受試兒童的友誼品質進行研究。44 位高功能自閉症與 38 位年紀相當的發展正常兒童以及 82 位朋友（參加該研究兒童的朋友），進行母子情感與友誼品質量表以及心智理論技能之檢測。學者假設對於一般孩童與高功能自閉症的兒童而言，對照顧者的依附安全感與心智理論能力皆會增加友誼品質。研究發現，不論是發展正常的孩童或高功能自閉症兒童，友誼預測、發展模式，以及對照顧者依附感皆相似。泛自閉症兒童的語言能力越好，友誼品質則更佳，發展友

情親密感的能力與對照顧者依附感高度相關；且這些狀況甚至高於發展正常的兒童。研究指出，泛自閉兒就像他們正常發展的同儕，與照顧者間的關係發展後，友誼依附感模式才會接著產生。因此，親密且具支持性的家庭對協助泛自閉兒發展同儕間的健康社交關係，極具重要性。

回到原先的案例，田徑運動或跑步是羅伯特能夠和父母有所連結，以及可與同儕分享技能的活動。過程中，他可感受到與父母和同儕間的歸屬感。但在恢復健康前，他須先暫時停止這些活動；也因此，他將失去人生中最重要的連結感。

由於泛自閉症兒童和青少年常面臨社交困難，許多人會疑惑，他們是否比正常發展的同儕更容易感到孤單？許多研究發現，高功能自閉症或泛自閉症兒童和青少年確實比一般發展的同儕較易感到孤單（Bauminger & Kasari, 2000; Bauminger, Shulman, & Agam, 2003; Lasgaard, Nielsen, Eriksen, & Goosens, 2010）。Bauminger 與 Kasari（2000）發現，高功能自閉症兒童較常感到孤獨，友誼品質亦較低（品質的定義為陪伴、安全與援助）。Lasgaard 等人（2010）發現，39 位泛自閉症青少年中，21%的研究對象表示經常或總是感到孤單。避免感到孤單的保護性因子為：家長、照顧者與親密朋友的支持。該研究指出，雖然超過二分之一的泛自閉症青少年有交友困難，但並非每個人都感到孤單；他們也可以交友，並有滿意的朋友關係。

侵略行為與霸凌

霸凌對兒童與青少年會產生相當嚴重的身體與情感結果。調查發現，過去兩個月內在學校曾至少霸凌他人或受到一次霸凌的盛行率為：身體霸凌 20.8%、言語暴力 53.6%、社交霸凌 51.4%，13.6%則為透過電子方式欺凌。這些統計數據來自 6 至 10 年級的 7,182 位研究樣本 （Wang, Iannotti, & Nansel, 2009）。許多研究資料顯示，具特殊需求、身體畸形、精神疾患或甚至肥胖的孩童，受到霸凌的風險較高（Twyman et al., 2010）。泛自閉症或亞斯伯格症兒童也是受到霸凌的高危險群。由於具社交／溝通障礙的兒童或青少年較難交到朋友、較不

了解社交暗示，或行為舉止怪異且固著，因而成為容易被欺負的群體（Bauminger & Kasari, 2000; Hill & Frith, 2003; van Roekel, Scholte, & Didden, 2010）。近期研究發現，亞斯伯格症青少年對霸凌行為可精確地察覺；然而，隨著被霸凌的次數越趨頻繁，他們似乎越來越誤解霸凌的涵義（van Roekel et al., 2010）。

Wang 等人（2009）發現，擁有較多朋友的青少年，成為霸凌者的可能性較高。顯然地，不論是身體、言語等霸凌類型，擁有越多朋友，可降低成為被霸凌的可能性。而此現象讓泛自閉症或亞斯伯格症青少年更處於弱勢狀態，他們的朋友較少，難以保護他們不被欺負。Little 於 2000 年調查 411 位亞斯伯格症兒童（4 至 17 歲）的母親是否察覺孩子遭受同儕欺負或有意迴避他們（Little, 2002）。結果顯示，94%的母親在過去一年中，感受到孩子被同儕欺負；33%的母親表示，過去一年中，孩子並未收到任何朋友的生日派對邀請；31%則表示，孩子總是最後一個被同儕選擇的團體成員；11%的兒童每天皆獨自一人吃中餐（Little, 2002）。研究同時發現，到了中學、高中時期，成為同儕躲避或霸凌的風險增加，社交能力也變得越來越複雜（Little, 2002）。此外，比起一般教育環境，特殊教育學校中的亞斯伯格症青少年遭霸凌的程度較低（van Roekel et al., 2010）。

泛自閉症或亞斯伯格症兒童和青少年雖陷於被霸凌的風險，但他們也可能成為加害者。霸凌行為是由許多要素所構成。曾遭霸凌的兒童與青少年，日後將可能成為霸凌他人者。此外，泛自閉症或亞斯伯格症的診斷盛行率為男性高於女性，相較之下，男性較容易有霸凌行為（Montes & Halterman, 2006, 2007; Twyman, Saylor, Taylor, & Comeaux, 2010）。

最有可能霸凌他人的兒童或青少年為注意力不足過動症或具暴力行為者。Montes 與 Halterman（2007）從全國兒童健康普查中發現，322 位自閉症兒中，二分之一的研究對象具注意力不足過動症之合併診斷，其中 71%的兒童有問題行為，60.3%有焦慮或憂鬱情形。同時患有自閉症與注意力不足過動症的兒童，發生霸凌行為的可能性是一般同儕的 4 倍之多（Montes & Halterman, 2007）。若兒童僅為自閉症患者，無注意力不足過動症，則參與霸凌的可能性不會高於一般同儕。由此可見，注意力不足過動症之衝動和過動行為是重要因子。

親密感

　　無論一般發展或泛自閉症青少年，他們共同的困難為，學習了解浪漫愛情關係與性之間的細微差別。泛自閉症青少年在試著了解自己身體變化以及與他人發展親密感的過程中，需克服某些困難。泛自閉症青少年一般都是具體的思維者，難以領會自己與他人感受、言語和行為的些微差異。許多泛自閉症兒童的父母向孩子談論性的感覺與性行為時，是以保護孩子免於傷害為最大考量。但正如典型發展的同儕，泛自閉症兒童／青少年必須被教導適當自慰、安全性行為等隱私與性感覺。這些是很複雜卻又極為重要的概念，因此必須向年輕人解釋，尤其是那些難以理解社交規則與關係的泛自閉症患者。

　　Nichols 與 Blakely-Smith 在 2010 年的研究指出，21 位泛自閉兒父母皆表示擔心自己的孩子受到霸凌、取笑或甚至是被性剝削。另外，他們也憂慮孩子不了解自己的行為，而可能對他人做出不適當的接觸行為。正如該研究指出，兒童年紀小時，即需了解在公眾場所撫摸自己或暴露隱私部位是不適當的行為，而此即為社會發展的一部分。年齡稍長的兒童或青少年做出這些踰矩與冒犯的行為，將會有法律上的刑責（Nichols & Blakely-Smith, 2010）。而性教育將可避免這類行為出現。有些學者提議，可運用輔助玩偶或身體圖表等視覺、具體且重複性的方式來敘說社會故事，以進行性教育（Sperry & Mesibov, 2005; Tissot, 2009; Tarnai & Wolfe, 2008）。健康性行為的重要相關內容，需從個人衛生、辨別隱私與非隱私身體部位、性接觸規範，以及辨別虐待行為開始著手。

　　性觀念的教導是非常重要的，且性行為並非作為社交技能缺損的彌補方式（Tissot, 2009, p. 32）。以下問題可協助泛自閉症青少年思考性方面的疑慮：深受同儕吸引的意思為何？該怎麼應對這種感覺？什麼是約會，以及如何反應？若被同儕或愛慕對象拒絕，該如何處理？

　　泛自閉症兒童／青少年與性發展的文獻資料雖少，但仍指出泛自閉症年輕患者的確具有性衝動，並渴望發展親密關係。但相較於發展正常的同儕，泛自閉症兒童／青少年對於完成發展親密關係的知識則較為不足。Stokes 與 Kaur

（2010）進行 10 至 15 歲一般發展兒童與亞斯伯格症或高功能自閉症兒童的性慾與性行為比較研究。結果發現，15 歲高功能自閉症兒童的性發展行為與 10 歲發展正常的兒童相似。整體而言，高功能自閉症青少年性行為表現較不恰當、缺乏隱私性和缺乏性知識（Stokes & Kaur, 2010）。

雖然案例中的亞斯伯格症患者羅伯特未有性議題等顧慮，但也藉由他入院的機會，醫護人員可了解或辨識他是否可能有此方面的困擾。如同上述所描述，高功能自閉症青少年的性教育知識較一般同儕不足，因此，護理人員需以泛自閉症青少年的理解程度，針對身體、身體功能與安全性行為等層面來詢問具體的問題。醫護人員不可自行假設泛自閉症青少年在學校或家中已獲得相關教導。資訊或許已提供給他們，但他們對這些內容的理解可能與預期差距甚遠。護理人員應冷靜沉著地詢問青少年族群對性與身體的看法，導正他的經驗，並傳達給他們被接納的訊息。

｜亞斯伯格症特徵之臨床處置｜

案例續述

護理人員發現羅伯特每餐都會堅持食用特定數量的胡椒鹽包，並要求使用不同盤子裝取食物。他堅持每餐都要吃到最愛的食物「零脂巧克力布丁」，如果當餐已無零脂巧克力布丁，他會感到非常難過，且幾乎快流淚。羅伯特會用手機計算餐點時間，並不斷傳簡訊提醒父母「確定餐點沒問題」。吃完餐點後，總會想著「腹肌消失了」。護理人員決定延後評論羅伯特身體的外觀，並溫和地提醒他身體正在復原中，以避免加劇他對於腹肌消失的想法。

　　大部分的醫師看過上述案例情境後，會懷疑羅伯特具有強迫症、焦慮或飲食疾患。然而，為診斷泛自閉症兒童／青少年是否合併其他精神疾患，醫師須審慎地分辨該症狀是否源自泛自閉症本身。例如，病患長久以來是否堅持每次食用相同數量的胡椒鹽調味包？病患該特定行為是否符合強迫意念的標準？評估問題包含：

- 何時初次發覺病患開始注意胡椒鹽調味包的數量？
- 若供應的胡椒鹽調味包數量並非病患每次所需，會發生什麼事？
- 病患是否會固著於其他食物的數量？
- 病患過去是否有關注某事物的類似情形？

　　憂鬱與焦慮為泛自閉症兒童與青少年的精神障礙症狀之一。這些症狀須透過完整的病史評估，了解患者是否長久以來即有該症狀，抑或是症狀隨時間出現強度、頻率或時間的變化。例如在評估憂鬱症狀時，情感平板或社交隔離可能為泛自閉兒長期的狀況，並非憂鬱症的典型症狀。喜樂不能（anhedonia）為患者對本來喜愛的事物失去興趣的心理狀態。由於泛自閉症與其他精神疾患的症狀有諸多相似之處，因此為合併其他精神疾患的泛自閉症兒童進行評估，將是個複雜的過程，其中包括仔細的評估、蒐集資料和訂立治療計畫。正如研究者認為，「症狀必須同時也是合併疾患之部分精神表現狀態。單一的症狀並非是疾患」（Leyfer et al., 2006, p. 858）。

　　越來越多實證研究支持泛自閉症兒童與青少年的精神合併症為常態，而非特例，臨床盛行率為 40%至 74%（Ghaziuddin, 2002; Hess, Matson, & Dixon, 2010; Leyfer et al., 2006, Mattila et al., 2010）。許多學者亦指出，泛自閉兒童比發展正常的同儕具有較多精神症狀，且符合多於一項精神合併疾患（Hess et al., 2010; Leyfer et al., 2006）。情感性疾患（如憂鬱症）、注意力不足過動症和焦慮症（社交恐懼與強迫症）即為常見併發症。若與羅伯特具相似的複雜狀況，精神科看診將可協助釐清不同的診斷。

憂鬱症與情感性疾患

　　亞斯伯格症族群中，憂鬱症盛行率高達 41%（Toth & King, 2008）。學者推論，亞斯伯格症或高功能自閉症兒童與青少年可意識到自己社交缺損，因而較容易發展出憂鬱症；然而，學者同時指出，疾病的意識與情緒症狀的發展無直接明確的關係（Green, Gilchrist, Burton, & Cox, 2000）。另一研究則發現，亞斯伯格症／高功能自閉症兒童與青少年的憂鬱症盛行率較低，但該研究對象的損傷程度較為嚴重（Mattila et al., 2010）。泛自閉症患者的核心特徵（即情緒表達與理解），常讓憂鬱症的評估變得複雜。這些兒童與青少年較不會透過口語來陳述心情的變化，故醫師與照顧者須密切觀察患者憂鬱的徵兆或情緒的轉化，譬如睡眠和食慾的變化，或個人衛生狀態的惡化。從羅伯特的案例中可發現，他有憂鬱症的徵兆；睡眠受影響，且對活動的興趣降低。而其父母對羅伯特整體心情的評估亦可列入憂鬱合併症的客觀資料。

　　如發展正常的同儕，泛自閉症兒童與青少年憂鬱症的表現也並非皆為「典型」的悲傷情緒與流淚。反而泛自閉症兒童與青少年的侵略性或自傷行為可能更加嚴重，或新發生的情形更為常見（Stewart, Barnard, Pearson, Hasan, & O'Brien, 2006）。

　　侵略行為與嚴重精神疾患有關。2008 年研究發現，160 位 2 至 18 歲的泛自閉症兒童中，26%（42 位）具情感性疾患的症狀，35%（51 位）有自我傷害／侵略行為（Ming, Brimacombe, Chaaban, Zimmerman-Bier, & Wagner, 2008）。而該研究更指出未分類廣泛性發展障礙或自閉症兒童較易出現內科合併症，亞斯伯格症兒童則是精神合併症的機會較高（Ming et al., 2008）。

　　如上所述，泛自閉症兒童與青少年合併注意力不足過動症的盛行率為 38% 至 52%（Leyfer et al., 2006, Mattila et al., 2010; Montes & Halterman, 2007）。過動與衝動為亞斯伯格症及高功能自閉症患者的常見症狀，但因《精神疾病診斷與統計手冊第四版修訂》提到，不可於廣泛性發展障礙進程中開立注意力不足過動症之診斷，因此成為許多醫師開立診斷的困惑之處（APA, 2000）。然而，

許多醫師仍認為，診斷與合宜的處置應根據過動、衝動與不專注的症狀程度做判斷（Ghaziuddin, 2002）。研究指出，67 位 9 到 16 歲的亞斯伯格症或高功能自閉症兒童與青少年最常見的精神合併症為行為疾患，包含注意力不足過動症和對立性反抗疾患、焦慮症與抽動性疾病等（Mattila et al., 2010）。

強迫性思想與行為

泛自閉症症狀會使原本複雜的診斷變得更複雜。沒有精神疾患像強迫症一般，與泛自閉症的核心症狀如此相似。《精神疾病診斷與統計手冊第四版修訂》所敘述的泛自閉症核心特徵之一為：「對某特定興趣模式固著、受限且異常地全神貫注」（APA, 2000, p. 75）。而強迫症的核心特徵為：「反覆持續不斷的想法、念頭或想像……為闖入且不合宜的經歷，並造成明顯的焦慮與壓力」（APA, 2000, p. 462），此兩個不同的陳述讓臨床診斷更難區辨。照護具有強迫症或疑似強迫症狀的泛自閉症兒童或青少年時，某些評估內容對醫護人員很重要，且須納入考量。辨別強迫性思想或固著是否造成壓力是重要的鑑別。泛自閉症兒童或青少年常沉浸在感興趣的主題上，而強迫症患者則是因反覆的想法而感到壓力，並希望將此念頭消滅（Ghaziuddin, 2002）。強迫行為是否存在？患者是否以此作為減輕焦慮的方式？抑或只是很自然地產生此反覆行為？以下問題可協助調查該行為：如果兒童／青少年無法進行儀式化行為，會發生什麼事？他（她）是否變得愛哭與哀傷？或可轉向外界事物？他（她）多久出現反覆行為？他（她）是否會透過語言表達對強迫行為的感受？感覺變好或變差？該行為是否有特定執行次數？

一份針對 109 位 5 到 17 歲自閉症兒童之研究指出，37% 研究對象符合《精神疾病診斷與統計手冊第四版修訂》的強迫症標準，近 50% 有強迫行為，並要求他人以特定方法行事，譬如要求父母執行特定的生活常規或問候（Leyfer et al., 2006）。Leyfer 等人（2006）發現，研究對象最常見的終生診斷為特定對象恐懼症；其中 32% 恐懼針頭或人群，10% 害怕吵雜聲。恐懼症較不常見於發展正常的兒童，而是自閉兒較常對飛行、排隊或橋有特定恐懼（Leyfer et al.,

2006）。

　　許多研究指出，相較於發展正常的同儕，亞斯伯格症或高功能自閉症兒童屬於焦慮症高危險群（Kuusikko et al., 2008; Mattila et al., 2010）。特別是，他們焦慮和害怕的性質並非一般的焦慮意識或分離焦慮，而是僅針對特定事物。判別泛自閉症族群是否有社交焦慮症，並不是件容易的事。泛自閉症核心特徵包含社會隔離與社交技能缺損。近期研究顯示，亞斯伯格症或高功能自閉症兒童與青少年也有社交焦慮之徵狀。與發展正常的同儕相較之下，亞斯伯格症／高功能自閉症兒童與青少年具有更多的社交焦慮症狀。另外，隨著亞斯伯格症／高功能自閉症兒童與青少年年齡增長，社交焦慮情況更加嚴重，此情形與發展正常的同儕相反（Kuusiko et al., 2008）。

自我毀滅行為

　　亞斯伯格症或高功能自閉症青少年的社交與心理困境，會增加其自殺風險。然而青少年自殺研究雖已提出許多重要的自殺危險因子，譬如自殺企圖史、精神健康診斷、物質濫用與家庭壓力等，但目前關於泛自閉症青少年自殺的相關議題卻僅佔少數。自殺為 15 至 24 歲族群的第三死因（American Association of Suicidology, 2010）。同儕欺侮與自殺研究指出，遭受同儕霸凌的受害者，比未受凌虐者較具憂鬱症狀與自殺意念（Klomek, Marrocco, Kleinman, Schonfeld, & Gould, 2008）。注意力不足過動症的衝動、情緒程度和焦慮症，讓該族群成為遭受同儕霸凌的潛在危險因子。另研究發現 12 位因自殺企圖入院的廣泛性發展障礙青少年中，反覆自殺企圖的常見誘發因子為關係發展失效與感到社交隔離（Mikami et al., 2009）。而泛自閉症的具體思維與固執特徵，也可能讓泛自閉青少年更難從失敗的關係中重新振作，或對未來無法抱持正向希望。即使目前無此族群自殺的盛行率資料來支持相關危險因子，醫師與家屬仍須密切觀察患者的行為或表述是否會有自殺意念。本案例中的羅伯特具有焦慮症、憂鬱症和感知缺損等重大併發症，因此，必須評估羅伯特對於無法參加運動之調適能力與自傷行為風險，與其家屬討論羅伯特自殺風險，並執行安全計畫。關於病

患對自傷行為與意念之問題包括：

- 〔病患姓名〕，我知道對你而言，在身體尚未恢復前無法參與田徑活動是莫大的失望。你將如何調適此感受呢？
- 〔病患姓名〕，我知道住院帶給你許多壓力。你是否曾有任何想傷害自己或希望死亡的想法呢？
- 〔病患姓名〕，我很擔心你的安全。如果有任何想傷害自己的想法，你願意與我或你的父母談談嗎？

｜最佳實務｜

　　有許多泛自閉症兒童與青少年社交、情緒與認知能力相關研究提供護理照護之引導，但真正了解泛自閉症患者和第一手資料來源，應為病患本身與其家屬。該族群的最佳護理實務應以與患者和家屬間發展夥伴關係為出發點。身為護理照護人員，向家屬蒐集資訊、發展個別化治療計畫，以及提供實證研究衛教予家屬，皆為我們的責任。評估、診斷、計畫、執行和評值的護理過程為照護亞斯伯格症或高功能自閉症青少年的發展與心理健康需求的架構。除了護理評值過程中的預期問題外，表 9.2 列出可協助了解泛自閉症的其他考量點。

　　圖 9.1 可幫助護理人員辨識患者對「體重下降」的主訴，以及其所帶來的生理影響。體重下降可全數歸因於病毒疾病、藥物或治療影響、腸胃道／吸收不良，或精神疾病症狀等生理狀況，又或者兩種以上的疾病同時發生，也會造成體重下降。當評估精神疾患為體重下降的原因時，了解患者的思考過程是極為重要的。

- 病患是否因體重下降而感到困擾？對身體有何感受？
- 病患是否有意透過飲食限制或過量運動來減肥（譬如神經性厭食症）？
- 患者是否「只是不想進食」、「沒有力氣進食」，或認為「沒有東西好吃」（譬如憂鬱發作時）？

表 9.2 ■ 泛自閉症患者評估與治療計畫之考量

評估	診斷	治療計畫
患者罹患泛自閉症多久了？影響最深的層面為何（例如社交或溝通缺損等情形較嚴重）？	所呈現的狀況是否反映泛自閉症的核心症狀？抑或為強迫症或注意力不足過動症等合併症？	對患者現存問題與發展／社交需求而言，什麼是最適當的治療措施？社交技能團體、遊戲或藝術治療，抑或認知行為治療？
泛自閉症是否影響患者提供健康資訊的能力（例如對疼痛的表達、其他溝通形式）？	倘若患者具有精神合併症，有否藥物可治療？	患者該如何有效學習新資訊？視覺？口述？角色扮演？
患者或其他相關人士有否立即性的安全問題？	患者目前認知與發展功能是否屬於一般年齡程度？遲緩或超越？	與患者和家屬一同制定安全計畫。 事先考慮及再評估患者安全考量。

- 病患是否因擔心嘔吐或受傷而害怕進食（譬如曾經患有嚴重胃炎的病患產生對進食的焦慮）？
- 病患是否因「他人在食物中下毒」、「只有自己準備的食物才不受汙染」，而害怕進食（譬如偏執狂或嚴重強迫症患者）？
- 病患是否限制自己避免攝取自己不喜歡的口感、味道或氣味之食物（譬如泛自閉症患者）？

以上問題為評估過程的一部分，並非疾患之診斷問題，除非患者具有其他符合精神疾患診斷標準之症狀。然而，治療計畫的成效取決於護理人員對體重下降原由的了解，以及對疾病根源處置（藥物、心理治療、醫療檢測與治療等）的決定，而非只處理「體重下降」的症狀。

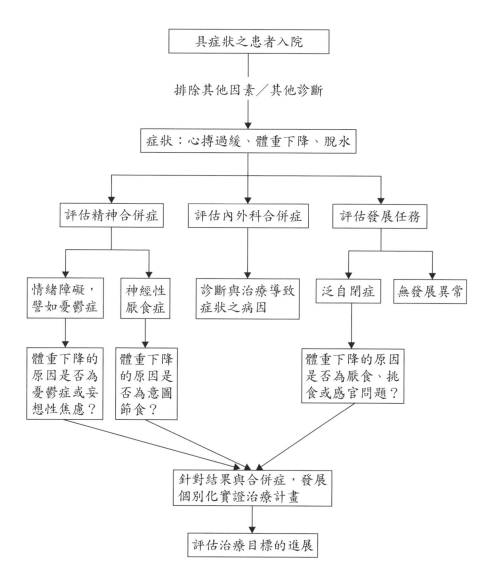

圖 9.1 ■ 評值泛自閉症患者症狀之程序步驟

| 總結 |

暫且不論疾病診斷等問題，每位孩童都擁有技能與優勢。而治療計畫的重要內容和基礎即為協助孩童與家庭找出該優勢，並增強孩童正向自我意象與成功經驗。護理人員有機會成為泛自閉症青少年的夥伴，發掘其獨特經歷，進而個別化教導各患者技能，促進安全與健康發展，以利轉銜至成人時期。

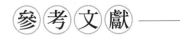

American Association of Suicidology. (2010). *2007 Data rates, numbers, and rankings of each state*. Retrieved from http://www.suicidology.org/web/guest/stats-and-tools/statistics

American Psychiatric Association. (2000). *Diagnostic and statistical manual of mental disorders* (4 ed., text revision). Washington, DC: Author.

Bauminger, N., & Kasari, C. (2000). Loneliness and friendship in high functioning children with autism. *Child Development, 71*(2), 447–456.

Bauminger, N., Shulman, C., & Agan, G. (2003). Peer interaction and loneliness in high-functioning children with autism. *Journal of Autism and Developmental Disabilities, 33*(5), 489–507.

Bauminger, N., Solomon, M., & Rogers, S. (2010). Predicting friendship quality in autism spectrum disorders and typical development. *Journal of Autism and Developmental Disabilities, 40*(6), 751–761.

Bellando, J., & Lopez, M. (2009). The school nurses' role in treatment of the student with autism spectrum disorders. *Journal for Specialists in Pediatric Nursing, 43*(3),173–182.

Cashin, A., Sci, D. A., & Barker, P. (2009). The triad of impairment in autism revisited. *Journal of Child & Adolescent Psychiatric Nursing, 22*(4), 189–193.

Coombs, E., Brosnan, M., Bryant-Waugh, R., & Skevington, S. M. (2011). An investigation into the relationship between eating disorder psychopathology and autistic symptomatology in a non-clinical sample. *British Journal of Clinical Psychology, 50*(3), 326–338.

Frith, U., & Frith, C. (2003). Development and neurophysiology of mentalizing. *Philosophical Transactions of the Royal Society of London, 358*(1431), 459–473.

Ghaziuddin, M. (2002). Asperger syndrome: Associated psychiatric and medical conditions. *Focus on Autism and Other Developmental Disabilities, 17*(3), 138–144.

Gravestock, S. (2003). Diagnosis and classification of eating disorders in adults with intellectual disability: The diagnostic criteria for psychiatric disorders for use with adults with learning disabilities/mental retardation (DC-LD) approach. *Journal of Intellectual Disability Research, 47*(1), 72–83.

Green, J., Gilchrist, A., Burton, D., & Cox, A. (2000). Social and psychiatric functioning in adolescents with Asperger syndrome compared with conduct disorder. *Journal of Autism and Developmental Disorders, 30*(4), 279–293.

Hess, J., Matson, J., & Dixon, D. (2010). Psychiatric symptom endorsement in children and adolescents diagnosed with autism spectrum disorders: A comparison to typically developing children and adolescents. *Journal of Developmental and Physical Disabilities, 22*(5), 485–496.

Hill, E., & Frith, U. (2003). Understanding autism: Insights from the mind and brain. *Philosophical Transactions of the Royal Society of London, 358*, 281–289.

Horvath, K., Papadimitriou, J. C., Rabsztyn, A., Drachenberg, C., & Tildon, J. T. (1999). Gastrointestinal abnormalities in children with autistic disorders. *Journal of Pediatrics*, 135(5), 565–563.

Howlin, P., & Asgharian, A. (1999). The diagnosis of autism and Asperger's syndrome: Findings from a survey of 770 families. *Developmental Medicine and Child Neurology*, 41, 834–839.

Ibrahim, S., Voigt, R., Katusic, S., Weaver, A., & Barbaresi, W. (2009). Incidence of gastrointestinal symptoms in children with autism: A population based study. *Pediatrics*, 124(2), 680–686.

Jyonouchi, H., Sun, S., & Itokazu, N. (2002). Innate immunity associated with inflammatory responses and cytokine production against common dietary proteins in patients with autism spectrum disorder. *Neuropsychobiology*, 46(2), 76–84.

Klomek, A., Marrocco, F., Kleinman, M., Schonfeld, I., & Gould, M. (2008). Peer victimization, depression, and suicidality in adolescents. *Suicide and Life-Threatening Behavior*, 38(2), 166–180.

Koning, C., & Magill-Evans, J. (2001). Social and language skills in adolescent boys with Asperger's syndrome. *Autism*, 5(1), 23–36.

Kuusikko, S., Pollock-Wurman, R., Jussila, K., Carter, A., Mattila, M., Ebeling, H., Pauls, D., & Moilanen, I. (2008). Social anxiety in high-functioning children and adolescents with autism and Asperger's syndrome. *Journal of Autism and Developmental Disabilities*, 38, 1697–1709.

Lasgaard, M., Nielsen, A., Eriksen, M., & Goosens, L. (2010). Loneliness and social support in adolescent boys with autism spectrum disorders. *Journal of Autism and Developmental Disorders*, 40, 218–226.

Leyfer, O., Folstein, S., Bacalman, S., Davis, N., Dinh, E., Morgan, J., Tager-Flusberg, H., & Lainhart, J. (2006). Comorbid psychiatric disorders in children with autism: Interview development and rates of disorders. *Journal of Autism and Developmental Disorders*, 36, 849–861.

Little, L. (2002). Middle-class mothers' perceptions of peer and sibling victimization among children with Asperger's syndrome and nonverbal learning disabilities. *Issues in Comprehensive Pediatric Nursing*, 25(1), 43–57.

Manning-Courtney, P., Brown, J., Molloy, C. A., Reinhold, J., Murray, D., Sorensen-Burnworth,, & . . . Kent, B. (2003). Diagnosis and treatment of autism spectrum disorders. *Current Problems in Pediatric Adolescent Health Care*, 33(9), 283–304.

Mattila, M., Hurtig, T., Haapsamo, H., Jussila, K., Kuusikko-Gauffin, S., . . . Moilanen, I. (2010). Comorbid psychiatric disorders associated with Asperger syndrome/high functioning autism: A community and clinic based study. *Journal of Autism and Developmental Disabilities*, 40(9), 1080–1093.

Mikami, K., Inomata, S., Hayakawa, N., Ohnishi, Y., Enseki, Y., Ohya, A., . . . Matsumoto, H. (2009). Frequency and clinical features of pervasive developmental disorder in adolescent suicide attempts. *General Hospital Psychiatry*, 31(2), 163–166.

Ming, X., Brimacombe, M., Chaaban, J., Zimmerman-Bier, B., & Wagner, G. (2008). Autism spectrum disorders: Concurrent clinical disorders. *Journal of Child Neurology*, 23(1), 6–13.

Montes, G., & Halterman, J. S. (2006). Characteristics of school-age children with autism in the United States. *Dev Behav Pediat*, 27, 379–385.

Montes, G., & Halterman, J. (2007). Bullying among children with autism and the influence of comorbidity with ADHD: A population based study. *Ambulatory Pediatrics*, 7(3), 253–257.

Myers, S. M., Johnson, C. P., the Council on Children with Disabilities. (2007). Management of children with autism spectrum disorders. *Pediatrics*, 120(5), 1162–1192.

Myles, B., & Simpson, R. (2002). Asperger's syndrome. An overview of characteristics. *Focus on Autism and Other Developmental Disabilities*, 17(3), 132–137.

Nichols, S., & Blakeley-Smith, A. (2010). "I'm not sure we're ready for this. . .": Working with families toward facilitating healthy sexuality for individuals with autism spectrum disorders. *Social Work in Mental Health*, 1, 72–91.

Pavone, L., Fiumara, A., Bottaro, G., Mazzone, D., & Coleman, M. (1997). Autism and celiac disease: Failure to validate the hypothesis that a link might exist. *Biological Psychiatry*, 42(1), 72–75.

Solomon, M., Goodlin-Jones, B., & Anders, T. (2004). A social adjustment enhancement intervention for high functioning autism, Asperger's syndrome, and pervasive developmental disorder NOS. *Journal of Autism & Developmental Disorders*, 34(6), 649–668.

Sperry, L. A., & Mesibov, G. B. (2005). Perceptions of social challenges of adults with autism spectrum disorder. *Autism*, 9(4), 362–376.

Stewart, M., Barnard, L., Pearson, J., Hasan, R., & O'Brien, G. (2006). Presentation of depression in autism and Asperger syndrome. *Autism*, 10(1), 103–116.

Stichter, J., Herzog, M., Visovsky, K., Schmidt, C., Randolph, J., Schultz, T., & Gage, N. (2010). Social competence intervention for youth with Asperger syndrome and high-functioning autism: An initial investigation. *Journal of Autism and Developmental Disabilities*, *40*(9), 1067–1079.

Stokes, M., & Kaur, A. (2005). High-functioning autism and sexuality. A parental perspective. *Autism*, *9*(3), 266–289.

Tarnai, B., & Wolfe, P. (2008). Social stories for sexuality education for persons with autism/pervasive developmental disorder. *Sexuality & Disability*, *26*(1), 29–36.

Tissot, C. (2009). Establishing a sexual identity: Case studies of learners with autism and learning difficulties. *Autism*, *13*(6), 551–566.

Toth, K., & King, B. (2008). Asperger's syndrome: Diagnosis and treatment. *American Journal of Psychiatry*, *165*(8), 958–963.

Twyman, K., Saylor, C., Saia, D., Macias, M., Taylor, L., & Spratt, E. (2010). Bullying and ostracism experiences in children with special health care needs. *Journal of Developmental and Behavioral Pediatrics*, *31*(1), 1–8.

Twyman, K., Saylor, C., Taylor, L. A., & Comeaux, C. (2010). Comparing children and adolescents engaged in cyberbullying to matched peers. *Cyberpsychology, Behavior and Social Networking*, *13*(2), 195–199.

van den Berg, M. M., Benninga, M. A., & Di Lorenzo, C. (2006) Epidemiology of childhood constipation: A systematic review. *American Journal of Gastroenterology*, *101*, 2401–2409.

van Roekel, E., Scholte, R., & Didden, R. (2010). Bullying among adolescents with autism spectrum disorders: Prevalence and perception. *Journal of Autism and Developmental Disorders*, *40*(1), 63–73.

Wang, J., Iannotti, R., & Nansel, T. (2009). School bullying among US adolescents in the United States: Physical, verbal, relational, and cyber. *Journal of Adolescent Health*, *45*(4), 368–375.

Wing, L. (1997). The autistic spectrum. *Lancet*, *350*, 1761–1767.

Zucker, N. L., Losh, M., Bulik, C., LaBar, K., Piven, J., & Pelphrey, K. (2007). Anorexia nervosa and autism spectrum disorders: Guided investigation of social cognitive endophenotypes. *Psychological Bulletin*, *133*(6), 976–1006.

第 2 篇
問題討論

第四章

1. 對具有罹患泛自閉症或其他發展障礙風險之少數族群而言，什麼是其尋求與取得照護之阻礙？
2. 護理人員如何鼓勵家庭運用現有資源？
3. 思考馬丁尼茲女士的案例，應如何將其伴侶納入產前照護、遺傳檢測和其他產前產後服務等相關決策過程？
4. 請設計一護理計畫，協助馬丁尼茲女士為孩子做好即將有新手足的準備。

第五章

1. 文化如何影響父母對孩子發展的期待？文化對泛自閉症篩檢與早期發現的影響為何？對於與預期指引、發展監測及泛自閉症篩檢等相關的基層照護實務，將有哪些影響？
2. 對父母而言，情緒上往往難以接受孩子具罹患泛自閉症之風險或被診斷為泛自閉症。請問醫師該如何向父母解釋泛自閉症篩檢的陽性結果？該如何向父母說明泛自閉症診斷？若要個別化地將訊息告訴父母與其他家庭成員，可採取哪些方式？
3. 泛自閉症兒童的手足亦為泛自閉症的高危險群。請討論這些手足可進行的泛自閉症監測與篩檢。
4. 某家庭有三個小孩，年齡分別為 2 個月、3 歲和 6 歲。3 歲和 6 歲的小孩已被診斷為泛自閉症，請為該弱勢家庭發展一家庭支持照護計畫。

5. 本書許多章節提及社區服務的重要性。請問在你居住的社區中，提供泛自閉症患者及其家人哪些服務？有何不足？你會如何倡導，以消除社區中的服務落差？

6. 什麼是泛自閉症的警訊？

7. 請辨別泛自閉症兒童之篩檢與診斷工具。

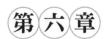

1. 在泛自閉症兒童的急性照護中，護理人員的角色為何？

2. 何種環境可幫助複雜性自閉症兒童達到最有效的處置？

3. 護理人員該如何在跨專業團隊中擔任領導角色，帶領其他專業人員為喬伊這樣的兒童發展與規劃長期照護？在跨專業團隊中，護理人員獨特的貢獻為何？

4. 為了有效照護喬伊這樣的兒童，家庭需要哪些支持？這些支持有效的證據為何？

5. 根據泛自閉症兒童家庭及基因檢測結果告知的相關研究，請討論基因檢測結果對喬伊手足和其他親戚的影響。

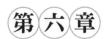

1. 一位罹患亞斯伯格症的 7 歲男童，因接受 72 小時之癲癇影像監測而住進神經科病房。檢查程序需將貼片與導線固定於頭皮，且必須留在檢查室中。父母表示男童的語言能力優越，但難以傾聽及理解他人的談話，簡短的指示與對話將有助於溝通。

(1) 協助辦理入院的護理人員需要哪些資訊，以設立能夠確保照護品質與結果的照護計畫？

(2) 護理人員可考慮使用哪些活動、醫院人員與交談線索，協助男童因應住院？

2. 腸胃科病房的護理人員在為一位 17 歲泛自閉症青少年準備內視鏡檢查，但在檢查前無法自父母取得患者病史與測量生命徵象。這位患者具問題行為，且有時會打人。父親必須抓住患者，以免他逃離檢查室。護理人員無法提供腸胃科完整的相關資訊。請問接續該如何處理？需考量哪些責任問題？檢查團隊應如何處理，以避免未來發生類似事件？

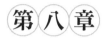

第八章

1. 當家屬讓青春期前的兒童使用未經證實的替代療法時，校護該如何處理？哪些替代療法已具強而有力的證據支持其效用？護理人員是否應向泛自閉症兒童的家屬提供輔助與替代療法的建議？

2. 罹患亞斯伯格症的學生具有罹患憂鬱症及其他精神疾病之風險。請描述以實證為基礎的亞斯伯格症青少年照護計畫，來評估與處理憂鬱症及其他精神疾病。造成憂鬱症與其他疾病的原因為何？針對泛自閉症青少年的憂鬱與焦慮，有哪些方式可提升評估的準確性？

3. 許多父母不願讓孩子像嬰兒時期般接受例行疫苗接種，特別是自閉症兒童的父母。儘管近期研究已經證實疫苗並非造成自閉症的原因，上述情況仍確實存在。校護是否應建議或甚至與父母討論疫苗的重要性？若是，該如何進行？

4. 請討論泛自閉症兒童被霸凌的風險。在求學階段，你自己或同學是否曾因與眾不同及奇怪的行為而遭受霸凌？當自閉症普遍被認為是神經發展的疾病時，是否會改變大眾對這些患者的看法與互動方式？

5. 請針對嚴重挑食或無法吞藥的兒童，提出實用的給藥措施。

6. 請討論家庭「復原力」的意義與形式。

7. 患者及家屬的生活可能因泛自閉症而變得困難或因此而獲益，請分別描述可能的原因。

8. 當幼兒被診斷為泛自閉症時，文化將如何影響家庭的經歷？

9. 若父母懷疑自己的小孩罹患泛自閉症，護理人員第一步需做什麼？

10.有哪些方式可協助父母決定是否讓泛自閉症兒童與其手足接受疫苗接種？

11.重新閱讀第八章的案例後，你是否會為這位患者下其他精神疾病的診斷？若是，診斷為何？為什麼？

第九章

1.若泛自閉症青少年已發生性行為，你會如何詢問？為了解他們對性行為的認知程度，接續會詢問哪些問題？

2.當亞斯伯格症青少年表示想邀請同儕參加舞會，你將如何幫助他準備與同儕約會的邀約？

3.亞斯伯格症青少年的父母詢問該如何保護小孩避免霸凌，你會建議父母與學校採取哪些保護因子與處置？

4.重新閱讀第九章的案例後，你是否會為這位患者下其他精神疾病的診斷？若是，診斷為何？為什麼？

5.哪些警示徵兆代表泛自閉症患者可能有自殺的風險？

其他臨床案例

一、YouTube 影片：溝通

(一) 運用視覺輔助進行泛自閉症學生的教學

簡介：本影片介紹用於泛自閉症兒童的簡易溝通工具與技巧。

影片長度：2:59 分鐘。

連結：https://www.youtube.com/watch?v=RO6dc7QSQb4&feature=related

問題討論

1.請列出不同類型之溝通輔具，並詳細說明在你的臨床工作中，可如何運用

這些溝通輔具。

2. 請討論以獎勵促進良好行為之概念。你認為獎勵對泛自閉症兒童是強化動機的合適方式嗎？並請說明原因。

3. 請討論以電腦作為與泛自閉症兒童溝通工具的使用狀況。

4. 如何將電腦整合至泛自閉症兒童之臨床照護？

5. 當使用此技術以發展患童的溝通技巧時，其優點與缺點為何？

(二) 亞斯伯格症的可能性：3 歲女孩

簡介：一位母親請 3 歲的女兒重複自己的話，向鏡頭自我介紹。

影片長度：0:28 分鐘。

連結：https://www.youtube.com/watch?v=TuUSS73zBn4&NR=1

問題討論

1. 請說明這位兒童的語言發展狀況。與其他同齡的兒童有何不同？

2. 你認為影片中的狀況是仿說現象嗎？並請說明原因。

3. 請說明她發出這些無結構語言的涵義。

4. 在女童進行每年例行的身體檢查前，你有機會與其短暫會面並進行評估，請發展進一步評估女童語言能力的適當方式。

(三) 泛自閉兒與母親的口頭協商

簡介：一位母親試圖說服 7 歲女兒去踢球，但女兒以語言與非語言的方式表示對足球不感興趣。

影片長度：3:00 分鐘。

連結：https://www.youtube.com/watch?v=v5xKlVVzK5o&feature=related

問題討論

1. 請描述你在影片中所觀察到語言與非語言的溝通。

2. 對於影片中母女的互動，請說明你會如何進行功能分析？

3. 請評值這位母親試圖與小孩達成協議的方式，並描述小孩的反應。

4. 在臨床情境中，可能會面臨兒童的抗拒。請問有什麼方法可提升其動機？

5. 什麼原因使得影片中的兒童比其他同齡兒童更難進行口語溝通？

二、YouTube 影片：社會化

(一) 抱歉，她是個自閉兒：午餐時間

簡介：一位自閉症女童遵照母親的指示吃午餐。

影片長度：5:42 分鐘。

連結：https://www.youtube.com/watch?v=W3bf1-E1-98

問題討論

1. 請問影片中的兒童大約幾歲？你預期兒童在這個年齡的發展狀況為何？

2. 請問這位兒童做了什麼使自己與環境有所交集？

3. 請分析這段午餐時間內所發生的事情。你認為這樣的用餐過程是該年齡兒童會出現的典型狀況嗎？

4. 關於父母在教導泛自閉症兒童社會規範與社交禮儀上所應扮演的角色，你的看法為何？這是否重要？並請說明原因。

5. 請分析這位母親的溝通型態，分別列出你認為有效與無效的部分，並加以比較。

6. 請提出可改善下次用餐經驗的介入計畫。

(二) 亞斯伯格症的孩子

簡介：兩位泛自閉症中學生（一男一女）的簡短互動。源自 BBC 自閉症紀錄片部分內容。

影片長度：1:21 分鐘。

連結：https://www.youtube.com/watch?v=V0DBHxS5Zv0&feature=related

問題討論

1. 請討論這兩位青少年在與對方及其他同齡同儕建立友誼時，可能會面臨的

挑戰。

2. 請找出影片中嘲笑譏諷的例子，以及青少年對此的反應。

3. 文獻指出處於該年齡的青少年對譏諷／幽默的理解能力為何？泛自閉症青少年是否有所差異？

4. 在健康照護環境中，譏諷可能會如何呈現？請舉例說明。

5. 在兩人以上的病房中，你將如何為影片中的兩位青少年建立治療性環境？倘若其中一位青少年並非泛自閉症患者，計畫是否會有所不同？

6. 在兩人以上的病房中，你會如何處理同性別病患間的「調情」？

(三) 特殊的手足 —— 泛自閉兒

簡介：此為兒童與泛自閉症手足一同成長的紀錄宣傳短片。

影片長度：1:05 分鐘。

連結：https://www.youtube.com/watch?v=4vThd_vFrwY&feature=related

問題討論

1. 請討論泛自閉患者家庭的家庭動力。這對家庭內其他兒童會有什麼影響？

2. 你會建議舉辦何種家庭活動，讓影片中的泛自閉症男童可一同參與？對於女孩和她的姊妹又會建議哪些活動？

3. 若泛自閉症兒童將進行手術，你會如何邀請其手足共同提供協助？

(四) 我的自閉症哥哥

簡介：一位 10 歲男孩錄製一段關於他的自閉症青少年哥哥之影片。

影片長度：2:07 分鐘。

連結：https://www.youtube.com/watch?v=hCbIGeOk0Ls&feature=related

問題討論

1. 在影片中，媽媽提及她對安東尼（Anthony）成年後的願景。請列出像安東尼這樣的青少年，在中學畢業後可能有的選項。

2. 若你需為安東尼設計一居家支持計畫，該計畫的要點為何？

3. 請詳細說明你在影片中所觀察到安東尼的行為表現方式。請比較他在影片前段與後段的行為。

三、YouTube 影片：重複行為與侷限興趣

(一) 知道歷代總統的 3 歲兒童

簡介：一位 3 歲自閉症兒童可以字卡辨別歷代總統。

影片長度：2:13 分鐘。

連結：https://www.youtube.com/watch?v=Su5MDM0nGxA&feature=related

問題討論

1. 請討論你對泛自閉症學者症候群的了解。通常在幾歲時開始顯露他們的才能？

2. 關於德瑞克（Drake）的注意力持續程度，你有何發現？他傳遞了哪些非語言訊息？

3. 請提出可妥善利用德瑞克的優勢並減少其困難與限制之策略。

4. 當德瑞克與同齡兒童互動時，他可能會出現哪些困難？請一一列出。隨著年齡增長，這些狀況將如何改變？

5. 倘若德瑞克因季節性過敏與氣喘至兒科診所就醫，你會如何運用其特殊才能來促進看診品質與結果？

(二) 發生在百貨公司內的重複行為

簡介：一位 7 歲男童在百貨公司走道上所發生的事情。

影片長度：1:32 分鐘。

連結：https://www.youtube.com/watch?v=GRR9BXFLjoU&feature=related

問題討論

1. 將該童的動作分為幾項特殊行為。請問哪些行為不斷重複？哪些行為看似相似，實則不同？你是否可以找出這些行為的模式？

2. 母親在影片中指出，在開始拍攝前，男童此行為已持續 15 分鐘。請討論家長在限制重複行為上的角色。

3. 請描述男童在臨床環境中將會面臨到的困難。

4. 你會採用何種方式讓兒童不再持續原本的行為？在你的工作中，哪些方式最有效？

(三) 馬修（Matthew）的「自我刺激行為」

簡介：影片描述一位男童把玩塑膠光劍的過程。

影片長度：1:20 分鐘。

連結：https://www.youtube.com/watch?v=Kwxo9KFCpSg&feature=related

問題討論

1. 專有名詞「自我刺激行為」（stimming）的意思為何？

2. 請描述在影片中觀察到的行為順序，並推測此行為之目的為何？

3. 根據影片，依優先順序列出你對馬修在居家環境之考量，並向父母建議有效之處理方式。

4. 馬修的母親詢問為何他出現此行為，請問你會如何回答？

(四) 查理（Charlie）的假扮遊戲

簡介：一位學步兒在廚房裡獨自玩耍，假裝自己在火車上。

影片長度：3:28 分鐘。

連結：https://www.youtube.com/watch?v=FxqMNhwnf3Y

問題討論

1. 影片中不尋常或異常之處為何？請概述你在影片中所發現的重複行為。

2. 你會如何分辨非功能性遊戲與功能性遊戲？

3. 請評值這位幼兒的哪些行為可轉換為其優勢或資產，而非障礙。

4. 你會採用何種診斷標準來評估該年齡的幼兒，以確立亞斯伯格症的診斷？

(五) 與泛自閉症相關之自我刺激行為

簡介：一位青少年坐在電腦前聽音樂。

影片長度：1:25 分鐘。

連結：https://www.youtube.com/watch?v=ASZhpnz0de0

問題討論

1. 影片中查克（Zach）的哪些行為屬於典型青少年的行為？哪些行為是不尋常的？你能找出這些行為的可能用意嗎？

2. 影片中註記：當查克發現自己被拍攝後，即停止動作。請列出並說明個體自我調節行為之影響因素。

3. 母親在影片中表示：「希望我們離開房間後，查克可完全停止玩細繩。」請問你對此有何看法？你認為可能嗎？該如何做到？這對查克是否有必要？

4. 如果查克需短暫住院，你會如何處理此行為？

簡介：
成年期與中年期

● *Ellen Giarelli*

　　隨著泛自閉症患者從兒科照護轉銜至成人服務與社區生活，本書的第三篇
著重於護理人員在泛自閉症患者健康促進與疾病預防的角色。泛自閉症成人患
者需接受心血管檢查與預防性照護，如癌症篩檢（大腸鏡檢查、乳房攝影檢
查）、糖尿病自我管理、產前產後照護等。為有效執行初級、次級與三級預防，
患者必須藉由訓練，學習一系列特定的技能，且這些自我健康管理的準備應從
小學習，並非至 21 歲才開始。

| 適應性技能的訓練 |

　　倘若未接受技能訓練，泛自閉症患者可能習得難以改變的行為模式，進而
成為健康管理、未來就業與公民參與之阻礙。研究顯示，在 5 歲前接受密集行
為介入措施的兒童，約有40%可順利進行轉銜（Krantz & McClannahan, 1999;
Kregel & Wehman, 1997）。此數據促使成人生活技能方案之設立，並由生活技
能指導員協助進行（McClannahan, MacDuff, & Krantz, 2002; Chadwick et al.,
2005）。此外，由於近二分之一的泛自閉症患者同時具有其他內科與精神疾病
診斷，譬如結節性硬化症、X 染色體脆折症與思覺失調症（請參見表 III.1），
轉銜服務的內容亦需包括健康相關資訊的提供。

　　對成人而言，適應性技能指的是達到自給自足所需之日常活動（Doll,
1953）。該技能決定了個體的整體功能與調適（Goldberg, Dill, Shin, & Nhan,
2009; Lifshitz, Merrick, & Morad, 2008），且涵蓋範圍極廣，從基本穿衣技巧至
競爭性就業皆是（Dawson, Matson, & Cherry, 1998）。泛自閉症成人患者往往
欠缺這些技能，進而阻礙其獨立生活；若無有效介入，患者於早期即可能發生
困難，且可能持續終生（Chadwick, Cuddy, Kusel, & Taylor, 2005; Rojahn, Matson,
Naglieri, & Mayville, 2004）。照護泛自閉成人患者的護理人員，不論提供何種
照護服務，皆應將適應性技能之評估作為整體治療計畫的一部分。

　　隨著成人患者技能的發展，訓練的內容與目標包括：準備學校考試、教導
藥物管理、練習與醫療／意外保險人員聯繫、訓練義肢或其他輔助技術的使用、

表 III.1 ■ 成人患者參與健康照護活動所需之技能

行為技能	患者益處		
	初級 預防	次級 預防	三級 預防
能不受干擾地遵照指示			
能逐漸增長獲得獎勵前的等待時間			
能自我獎勵			
能尋求協助			
能遵循社會規範（如會說「請」和「謝謝」）			
能將雙手置於口袋內以控制手指之固著與重複行為			
能自身選擇活動，並依序安排之			
能遵循以圖片與文字呈現的日程表			
能處理個人衛生			

訓練避孕藥的使用，及教導家庭生育計畫與照顧兒童的步驟。

｜診斷延誤或診斷遺漏｜

　　疑似泛自閉症成人與泛自閉症成人的醫療需求評估已逐漸受到關注。有些人或許從未接受明確的診斷，卻經歷到泛自閉症核心特徵所造成的心理社會層面影響，且遭遇婚姻失敗、持續的社交隔離、就業困難，以及內外科醫療診斷的延遲或誤診。上述的情況在老年人更常發生。針對成人泛自閉症的評估與診斷極有助益，醫師可根據泛自閉症患者的特殊需求，設計照護計畫並提供醫療處置。護理人員亦可使用最新修訂之 Ritvo 自閉症與亞斯伯格診斷量表修訂版（Ritvo Autism Asperger Diagnostic Scale-Revised, RAADS-R），協助成人泛自閉症的診斷（Ritvo et al., 2011）。該量表主要目的為進行成人泛自閉症的篩檢。量表作者指出，由於泛自閉症盛行率的增加，以及成人患者因尋求醫療服務而被轉介，或自行求助於泛自閉症相關服務，使該量表成為有用的臨床工具，尤

其是針對 18 歲以上的高功能患者。此量表乃依據《精神疾病診斷與統計手冊第四版修訂》（*DSM-IV-TR*; APA, 2000）的診斷標準發展而成，並與第五版提案（*DSM-5*; APA, 2010）的診斷標準一致。RAADS-R 量表具高的特異度（100%）與敏感度（97%），分數達 65 以上者，即符合泛自閉症診斷。該量表應用於臨床機構，題項為針對智商在平均以上的受測者所設計（Ritvo et al., 2011；請參見延伸說明 III.1）。此 RAADS-R 量表經作者授權轉載。

延 伸 說 明 III.1

Ritvo 自閉症與亞斯伯格診斷量表修訂版（RAADS-R）

（所填寫的資料將予保密）

*1. 姓　　　名：＿＿＿＿＿＿＿＿＿＿＿＿＿＿＿＿＿

*2. 地　　　址：＿＿＿＿＿＿＿＿＿＿＿＿＿＿＿＿＿

*3. 聯絡電話：（＿＿＿）＿＿＿＿＿＿＿＿＿

*4. 填寫日期：＿＿＿＿＿＿＿＿＿＿＿＿

*5. 年　　　齡：＿＿＿＿＿＿＿＿＿＿＿＿

　　性　　別：*6. 男 □　　*7. 女 □

　　婚姻狀態：*8. 單身□　*9. 已婚□　*10. 離婚□

　　　　　　　*11. 未婚，但有固定伴侶□

　　有否子女：*12. 有 □　*13. 無 □

*14. 若有子女，請列出其性別、年齡，以及可能罹患的精神或神經疾患，

　　　包括自閉症與亞斯伯格症：

　　　(1) ＿＿＿＿＿＿＿＿＿＿＿＿＿＿＿＿＿＿＿

　　　(2) ＿＿＿＿＿＿＿＿＿＿＿＿＿＿＿＿＿＿＿

　　　(4) ＿＿＿＿＿＿＿＿＿＿＿＿＿＿＿＿＿＿＿

　　　(4) ＿＿＿＿＿＿＿＿＿＿＿＿＿＿＿＿＿＿＿

　　　(5) ＿＿＿＿＿＿＿＿＿＿＿＿＿＿＿＿＿＿＿

延伸說明 III.1（續）

你目前（或曾經）是否持有駕照？　*15. 是□　*16. 否□

*17. 最高學歷：_____

　　　最高學歷就讀：*18. 普通班？□　*19. 特殊教育班？□

*20. 你是否曾被診斷或歸類為自閉症、亞斯伯格症、高功能自閉症、廣泛性發展障礙、讀寫障礙、智能障礙、學習障礙或其他精神或神經疾患？若是，請寫下診斷或歸類的名稱，何時與何人進行診斷（請寫下醫師、診所或學校）。若篇幅不足，請另紙繕寫。

　　　診斷：_____

　　　醫師、診所或其他機構名稱：_____

　　　診斷日期：_____

你何時開始學會說話？

*21. 我在幼兒平均年齡開始會說話（24 個月大）。　　　　　　　　　□

*22. 我較晚開始會說話（晚於兩歲半）。　　　　　　　　　　　　　□

*23. 我不知何時開始會說話或是否有早期語言發展問題。　　　　　　□

本問卷填答約需一小時。

若感疲憊可暫停填寫，待充分休息後再續填。每題共有四個選項，請仔細閱讀題目、謹慎思考後，由下列選項中擇一答案勾選：

1. 此描述符合我目前與以前（**16 歲以前**）的狀況。

2. 此描述僅符合我目前的狀況（於反向題指的是學習而得的技能）。

3. 此描述僅符合我以前的狀況（**16 歲以前**）。

4. 此描述完全不符合我的狀況。

請根據你個人的看法與感受來回答，而非圈選他人可能期望的答案。

（續下頁）

延 伸 說 明 III.1（續）

請勾選符合你生活經驗與個人特質的描述	單選題			
	符合我目前與以前的狀況	僅符合我目前的狀況	僅符合我以前的狀況	完全不符合我的狀況
1.* 我是個有同情心的人。	☐	☐	☐	☐
2. 與人談話時，我常使用電影或電視中的字句。	☐	☐	☐	☐
3. 當別人告知我很魯莽時，我常感到驚訝。	☐	☐	☐	☐
4. 我說話有時太過大聲或輕柔，卻不自覺。	☐	☐	☐	☐
5. 我在社交場合中常不知所措。	☐	☐	☐	☐
6.* 我可以設身處地，為他人著想。	☐	☐	☐	☐
7. 我難以理解某些語句的意思，譬如「你是我的掌上明珠」。	☐	☐	☐	☐
8. 我只喜歡與那些和我有相同特殊興趣的人說話。	☐	☐	☐	☐
9. 比起整體看法，我更重視細節。	☐	☐	☐	☐
10. 我總是注意食物在我嘴中的感覺。對我而言，這比食物的味道更為重要。	☐	☐	☐	☐
11.* 與好友或家人分開許久時，我會想念他們。	☐	☐	☐	☐
12. 有時我會因為直接說出心中的想法而冒犯他人，即使我不是故意的。	☐	☐	☐	☐
13. 我只喜歡思考和談論我所感興趣的事物。	☐	☐	☐	☐
14. 我喜歡獨自至餐廳用餐，勝過與認識的人一起。	☐	☐	☐	☐
15. 我無法想像身為某人的感覺會是如何。	☐	☐	☐	☐

延 伸 說 明 III.1（續）

請勾選符合你生活經驗與個人特質的描述	單選題			
	符合我目前與以前的狀況	僅符合我目前的狀況	僅符合我以前的狀況	完全不符合我的狀況
16. 有人告訴我，我的動作笨拙不協調。	☐	☐	☐	☐
17. 他人認為我很奇怪或不太一樣。	☐	☐	☐	☐
18.* 我知道何時該安慰朋友。	☐	☐	☐	☐
19. 我對衣服布料的觸感很敏銳。對我而言，這比衣服外觀還重要。	☐	☐	☐	☐
20. 我喜歡模仿特定人士的言行舉止，這樣可讓我看來較為正常。	☐	☐	☐	☐
21. 同時和多人說話，會讓我感到緊張不安。	☐	☐	☐	☐
22. 我必須表現得像正常人一樣，以取悅他人，讓他們喜歡我。	☐	☐	☐	☐
23.* 與不認識的人會面，對我而言通常很容易。	☐	☐	☐	☐
24. 當我正在談論感興趣的事物，卻被他人打斷時，我會感到極為困惑。	☐	☐	☐	☐
25. 在談話時，我很難理解他人的感受。	☐	☐	☐	☐
26.* 我喜歡和多人一起談話，譬如在用餐、學校或工作時。	☐	☐	☐	☐
27. 我太按照字面上的意思來理解事情，以至於我常忽略他人真正想表達的內容。	☐	☐	☐	☐
28. 我很難理解他人是否處於尷尬或忌妒的狀態。	☐	☐	☐	☐
29. 我對於有些他人可接受的普通觸感極為反感。	☐	☐	☐	☐

（續下頁）

延伸說明 III.1（續）

請勾選符合你生活經驗與個人特質的描述	單選題			
	符合我目前與以前的狀況	僅符合我目前的狀況	僅符合我以前的狀況	完全不符合我的狀況
30. 當我做事的方式突然被改變時，我會感到極度沮喪。	☐	☐	☐	☐
31. 我從未想要或需要所謂的「親密關係」。	☐	☐	☐	☐
32. 我很難開啟或結束一段談話。我需要不斷地說，直到說完我要說的。	☐	☐	☐	☐
33.* 我說話的節奏正常。	☐	☐	☐	☐
34. 我可能會突然改變對某些聲音、顏色或觸感的感覺，從非常敏感變得極為不敏感。	☐	☐	☐	☐
35. 「我愛你入骨」這句話讓我感到極度不自在。	☐	☐	☐	☐
36. 有時某個字的發音或高音調的聲音，會讓我的耳朵感到疼痛。	☐	☐	☐	☐
37.* 我是個通情達理的人。	☐	☐	☐	☐
38. 我無法與電影中的角色連結，亦無法感覺他們的感受。	☐	☐	☐	☐
39. 我無法分辨某人是否在和我調情。	☐	☐	☐	☐
40. 對於我所感興趣的事情，我可以在腦海中了解確切細節。	☐	☐	☐	☐
41. 我不斷將感興趣的事物列成清單，即使這對我毫無實用價值（如運動數據、火車時刻表、月曆日期、歷史事件及其發生日期）。	☐	☐	☐	☐
42. 當我被自己眾多感覺淹沒時，我必須將自己隔離，以阻斷這些感覺。	☐	☐	☐	☐

延伸說明 III.1（續）

請勾選符合你生活經驗與個人特質的描述	單選題			
	符合我目前與以前的狀況	僅符合我目前的狀況	僅符合我以前的狀況	完全不符合我的狀況
43.* 我喜歡與我的朋友商討事情。	☐	☐	☐	☐
44. 我不知道他人對我所說的話是否感興趣或覺得無聊。	☐	☐	☐	☐
45. 當他人在說話時，我很難理解其表情、手勢與肢體動作。	☐	☐	☐	☐
46. 在不同時刻，我對相同事物（如衣服或溫度）的感覺，可能變得極為不同。	☐	☐	☐	☐
47.* 與他人約會或互動時，我感到非常自在。	☐	☐	☐	☐
48.* 當他人傾訴困擾時，我會盡可能幫助他們。	☐	☐	☐	☐
49. 有人告訴我，我的聲音頗不尋常（如聲音平淡、單調、孩子氣或高音調）。	☐	☐	☐	☐
50. 有時某個思緒會在我腦中揮之不去，我必須說出這些想法，即使無人對此感興趣。	☐	☐	☐	☐
51. 我的手會反覆不斷進行某些動作（如拍打）。	☐	☐	☐	☐
52. 對於多數人覺得有趣的事物，我從不感興趣。	☐	☐	☐	☐
53.* 我被認為是富有同情心的人。	☐	☐	☐	☐
54. 在與人相處時，我會遵循特定的規則，藉此讓我看似正常。	☐	☐	☐	☐
55. 我很難在團體中工作，並發揮功能。	☐	☐	☐	☐

（續下頁）

延伸說明 III.1（續）

請勾選符合你生活經驗與個人特質的描述	單選題			
	符合我目前與以前的狀況	僅符合我目前的狀況	僅符合我以前的狀況	完全不符合我的狀況
56. 當我在跟別人說話時，我很難變換話題。倘若對方轉換話題，我將感到非常沮喪與困惑。	☐	☐	☐	☐
57. 有時我必須摀住耳朵，隔絕惱人的噪音（如吸塵器或太吵雜的談話）。	☐	☐	☐	☐
58.* 我可以和人閒聊。	☐	☐	☐	☐
59. 應感到疼痛的情況，有時我卻沒有感覺（如把自己弄傷或碰到爐子而燙到手）。	☐	☐	☐	☐
60. 與人說話時，我常不知何時輪到我表達或聆聽。	☐	☐	☐	☐
61. 了解我的人認為我總是獨來獨往。	☐	☐	☐	☐
62.* 我通常用正常音調說話。	☐	☐	☐	☐
63. 我喜歡每日重複相同的事情，即使是微小的變動，都會讓我感到沮喪。	☐	☐	☐	☐
64. 交朋友與社交對我來說像謎一般，十分神祕。	☐	☐	☐	☐
65. 當我有壓力時，轉圈及坐在搖椅上可讓我平靜下來。	☐	☐	☐	☐
66. 我無法理解「他是個心直口快的人」這句話的意思。	☐	☐	☐	☐
67. 如果我處在充斥著許多氣味、觸感、聲響或亮光的地方，我會感到焦慮或害怕。	☐	☐	☐	☐
68.* 我可以了解別人話語背後的涵義。	☐	☐	☐	☐
69. 我喜歡盡量一個人獨處。	☐	☐	☐	☐

延 伸 說 明 III.1（續）

請勾選符合你生活經驗與個人特質的描述	單選題			
	符合我目前與以前的狀況	僅符合我目前的狀況	僅符合我以前的狀況	完全不符合我的狀況
70. 我將我的想法堆放在記憶中，需要時，就像從架上尋找並挑出檔案資料（或其他特殊方法）。	☐	☐	☐	☐
71. 對我而言，相同的聲音有時似乎變大或變小，即使我知道聲音其實一直沒有改變。	☐	☐	☐	☐
72.* 我很享受和親友一起用餐與聊天的時光。	☐	☐	☐	☐
73. 我無法忍受我厭惡的東西（如氣味、觸感、聲音或顏色）。	☐	☐	☐	☐
74. 我不喜歡被擁抱。	☐	☐	☐	☐
75. 倘如我要去某地，必須沿著熟悉的路線，否則我會感到相當困惑與苦惱。	☐	☐	☐	☐
76. 我很難理解別人對我的期待是什麼。	☐	☐	☐	☐
77.* 我喜歡擁有親密的朋友。	☐	☐	☐	☐
78. 有人告訴我，我提供太多的細節。	☐	☐	☐	☐
79. 我常被告知，我問了令人尷尬的問題。	☐	☐	☐	☐
80. 我往往會指出他人的錯誤。	☐	☐	☐	☐

（謝謝你的填答！）

（續下頁）

延 伸 說 明 III.1（續）

Ritvo 自閉症與亞斯伯格診斷量表修訂版

量表評分指引

　　本量表包含兩類問題：(1)用以描述自閉症與亞斯伯格症特殊症狀之「正向題」，共 64 題；以及(2)符合「正常預期反應」之「反向題」，共 16 題。症狀出現得越久，表示越嚴重，分數將越高。為評估症狀的時間性與嚴重性，每題項皆須於四個選項中擇一：「符合我目前與以前的狀況」、「僅符合我目前的狀況」、「僅符合我以前的狀況」或「完全不符合我的狀況」。反向題則在題號旁以星號註記，反映受測者所學得的社交與語言能力，並以相反方式計分。每個選項計分方式如下：

表 1 ■ 四種選項之計分方式

根據題項之回答	符合我目前與以前的狀況	僅符合我目前的狀況	僅符合我以前的狀況	完全不符合我的狀況
正向題，共 64 題 例如：「27. 我太按照字面上的意思來理解事情，以至於我常忽略他人真正想表達的內容。」（題號旁無星號註記）	3	2	1	0
反向題，共 16 題 例如：「1.* 我是個有同情心的人。」（題號旁有星號註記）	0	1	2	3

© Riva Ariella Ritvo, Ph.D. and Edward Ritvo, M.D., 2007

｜執行功能｜

　　執行功能的定義為協助維持適當的問題解決模式，以達成未來目標的認知架構（Norman & Shallice, 2000）。執行功能會影響計畫、組織、自我監控、注意力轉換和思考彈性等能力。執行功能缺損患者可能難以同時聽從指導，並遵循指示而行動（Holland & Low, 2010）。他們可能在工作與目標的規劃與組織上遭遇困難，抑或不知如何有系統地完成任務。他們欠缺問題解決能力，即使遭遇特殊情況，可能仍採用相同方式處理問題（Elliot, 2003; Holland & Low, 2010）。護理人員或許觀察到，執行功能缺損患者在居家、工作環境與社區皆難以獨立生活（Pisula, 2010）。執行功能缺損被認為與注意力分散、衝動、無法延宕滿足、重複行為、僵化、自我監控，以及自我調節和相互調節等行為問題有關（Christ, Kanne, & Reiersen, 2010）。

　　研究顯示泛自閉症患者具多重認知範疇的異常，包括執行功能、中心聚合（central coherence）和心智理論。心智理論是認識自我與他人心理狀態（信念、意向、渴望、扮演、知識等），並了解他人有自己不同的信念、慾望與意念（Teufel, Fletcher, & Davis, 2010）。

　　對於泛自閉症患者，心智決策（執行功能）及管理適應行為的控制過程極為繁瑣（Monette, Bigras, & Guay, 2011; Reck & Hund, 2011）。這些能力的缺損將會造成泛自閉症患者更多挫折，並促發或擴大其崩潰行為與不適當的行為反應。Ozonoff（1998）指出，執行功能缺損使個體的行為著重於特定且通常不相關之細節，導致泛自閉症患者難以了解事件和與他人的互動或圖像之意義。此神經缺損可能會被他人認為是故意不遵守規範，且會隨著文化的不同，而難以精確地評估（Lan, Legare, Ponitz, Li, & Morrison, 2011）。

執行功能於護理照護的臨床意義

以病患為中心的泛自閉症照護，強調病患應在接受治療風險、利益和不確定性等充分而精確的資訊之後，進行知情決策。然而，這對於照護具有接受性溝通功能障礙患者的醫護人員而言，極為困難。風險與利益或許可具體說明，但治療不確定性因較為抽象，難以用符合知情決策的方式表達。第十三章列出協助男性患者決定是否接受前列腺癌症篩檢所需的重要資訊。

護理人員不可預設泛自閉症成人患者皆接受了例行的預防性健康照護。他們可能未定期接受疫苗接種、血壓測量，或視力與聽力檢查。當泛自閉症成人患者具癲癇或攻擊行為等需優先處理的健康問題時，更可能欠缺適當的預防性照護。因此，患者的健康史可能難以取得，且不完整。此外，年長成人患者的雙親可能已過世或已放棄監護權，法定監護人可能是患者健康資訊的唯一來源，而溝通能力受限的成人患者亦可能無法補充缺漏的訊息。為提供最佳且可信賴的照護，精確的健康資訊實屬重要。最理想的狀況為取得歷年蒐集而成的患者資料檔案，且該資料的可近性不因患者就醫地點而受限。資料內容包括醫師姓名與聯絡資訊、患者喜好、泛自閉症核心與相關特徵、溝通技巧與缺損情形、認知功能、疫苗接種、手術史、藥物與劑量、代謝與血液檢查，以及家族相關病史等。

護理人員應謹記，在進入成人期以後，大腦仍會持續地成熟與發展功能性的連結，且腦部的生理變化與日常生活經驗皆會形塑個體的執行功能。若及早發展此領域的有效技能，將對患者有極大幫助。一般來說，清楚直接的指示、經常的再確認，以及明確的回饋等，皆為協助該技能發展之建議方式。

本書的第三篇，以具社交、適應能力和執行功能等缺損之泛自閉症成人患者所遭遇的特殊議題，來詳細說明護理照護。第十章探討在青少年與年輕成人邁向獨立的過程中，護理人員如何協助其達成發展任務，並與其討論決策、性教育及親密關係的諮詢。第十一章則以一位亞斯伯格症合併癲癇的懷孕婦女為例，指出社會對泛自閉症患者的迷思，並提出該族群亦可擁有相對正常的生活。

本章提到分娩過程所遭遇的挑戰，以及個案對於以具體用詞指示與頻繁進行家訪之需求。第十二章則談論當泛自閉症患者入院進行治療時，急診護理人員的角色，包括迅速入院、評估攻擊行為與情緒崩潰之可能性，以及確認安全安靜且無壓力／無打擾的環境。最後，第十三章描述照護一位罹患前列腺癌的自閉症患者，由篩檢、診斷至復原期之護理過程。本章首先討論殘障人士癌症發生率的差異，再接續探討泛自閉症患者較少接受癌症篩檢，較不可能從初級預防中受惠，以及一旦診斷出癌症後，較少從次級預防中得到最大好處等議題；並探討泛自閉症患者可如何藉由早期介入措施，來促進健康、預防癌症，並減緩發病率。

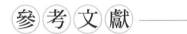

參 考 文 獻

American Psychiatric Association. (2000). *Diagnostic and statistical manual of mental disorders* (4 ed.), Washington, DC: Author.

American Psychiatric Association. (2010). *Diagnostic and statistical manual of mental disorders* (5 ed.), Washington, DC: Author. Retrieved July 20, 2011 from http://www.dsm5.org/pages/default.aspx

Bruner, J. S. (1981). Intention in the structure of action and interaction. In L. P. Lipsitt, & C. K. Rovee-Collier (Eds.), *Advances in infancy research* (*Vol. 1*, pp. 41–56). Norwood, NJ: Ablex.

Chadwick, O., Cuddy, M., Kusel, Y., & Taylor, E. (2005). Handicaps and the development of skills between childhood and early adolescence in young people with severe intellectual disabilities. *Journal of Intellectual Disability Research, 49*, 877–888.

Christ, S. E., Kanne, S. M., & Reiersen, A. M. (2010). Executive function in individuals with sub-threshold autism traits. *Neuropsychology, 24*(5), 590–598.

Dawson, J. E., Matson, J. L., & Cherry, K. E. (1998). An analysis of maladaptive behaviors in persons with autism, PDD-NOS, and mental retardation. *Research in Developmental Disabilities, 19*, 439–448.

Doll, E. A. (1953). Vineland social maturity scale. *American Journal of Orthopsychiatry, 5*, 80–188.

Elliot, R. (2003). Executive function and their disorders. *British Medical Bulletin, 65*(suppl. 1), 49–59.

Goldberg, M. R., Dill, C. A., Shin, J. Y., & Nhan, N. V. (2009). Reliability and validity of the Vietnamese Vineland Adaptive Behavior Scales with preschool-age children. *Research in Developmental Disabilities, 30*, 592–602.

Hobson, R. P. (1995). *Autism and the development of mind.* Hillsdale, NJ: Lawrence Erlbaum.

Holland, L., & Low, J. (2010). Do children with autism use inner speech and visuospatial resources for the service of executive control? Evidence from suppression in dual tasks. *British Journal of Developmental Psychology, 28*(part 2), 369–391.

Krantz, P. J., & McClannahan, L. E. (1999). Strategies for integration: Building repertoires that support transition to public schools. In P. M. Ghezzi, W. L. Williams, & J. E. Carr (Eds.), *Autism: Behavior-analytic perspectives* (pp. 221–231). Reno, NV: Context Press.

Kregel, J., & Wehman, P. (1997). Supported employment: A decade of employment outcomes for individuals with significant disabilities. In W. E. Kiernan, & R. L. Schalock (Eds.), *Integrated employment: Current status and future directions* (pp. 31–47). Washington, DC: American Association of Mental Retardation.

Lan, X., Legare, C. H., Ponitz, C. C., Li, S., & Morrison, F. J. (2011). Investigating the links between the subcomponents of executive function and academic achievement: A cross-cultural analysis of Chinese and American preschoolers. *Journal of Experimental Child Psychology*, *108*(3), 677–692.

Lifshitz, H., Merrick, J., & Morad, M. (2008). Health status and ADL functioning of older persons with intellectual disability: Community residence versus residential care centers. *Research in Developmental Disabilities*, *29*, 301–315.

McClannahan, L. E., MacDuff, G. S., & Krantz, P. J. (2002). Behavior analysis and intervention for adults with autism. *Behavior Modification*, *26*(1), 9–26.

Monette, S., Bigras, M., & Guay, M. C. (2011). The role of the executive functions in school achievement at the end of grade 1. *Journal of Experimental Child Psychology*, *109*(2), 158–173.

National Center for Learning Disabilities. (2008). *Executive function fact sheet*. Retrieved from http://www.ldonline.org/article/24880/

Norman, D. A., & Shallice, T. (2000). Attention to action: Willed and automatic control of behaviour. In M. S. Gazzaniga (Ed.), *Cognitive neuroscience: A reader*. Oxford, UK: Blackwell.

Ozonoff, S. (1998). Assessment and remediation of executive dysfunction in autism and Asperger syndrome. In E. Shopler, G. B. Mesibov, & L. J. Kunce (Eds.), *Asperger syndrome or high functioning autism?* (pp. 263–290). New York: Plenum.

Pellicano, E. (2010). Individual differences in executive function and central coherence predict developmental changes in theory of mind in autism. *Developmental Psychology*, *46*(2), 530–544.

Pisula, E. (2010).The autistic mind in the light of neuropsychological studies. *Acta Neurobiologiae Experimentalis*, *70*(2), 119–130.

Reck, S. G., & Hund, A. M. (2011). Sustained attention and age predict inhibitory control during early childhood. *Journal of Experimental Child Psychology*, *108*(3), 504–512.

Ritvo, R. A., Ritvo, E. R, Guthrie, D., Ritvo, M. J., Hufnagel, D. H., McMahon, W., … Eloff, A. (2011). The Ritvo Autism Asperger Diagnostic Scale-Revised (RAADS-R): A scale to assist the diagnosis of autism spectrum disorder in adults: An international validation study. *Journal of Autism & Developmental Disorders*, *41*, 1076–1089.

Rojahn, J., Matson, J. L., Naglieri, J. A., & Mayville, E. (2004). Relationships between psychiatric conditions and behavior problems among adults with mental retardation. *American Journal on Mental Retardation*, *109*, 21–33.

Soenen, S., Van Berckelaer-Onnes, I., & Scholte, E. (2009). Patterns of intellectual, adaptive and behavioral functioning in individuals with mild mental retardation. *Research in Developmental Disabilities*, *30*, 433–444.

Teufel, C., Fletcher, P. C., & Davis, G. (2010). Seeing other minds: Attributed mental states influence perception. *Trends in Cognitive Sciences*, *14*(8), 376–382.

社會轉銜：青少年、就業與伴侶關係 10

Lauren Blann、Lori Ioriatti、
Adrienne P. Robertiello、Louise Walpin

　　從家庭與學校的保護環境過渡至成人階段的過程中，充斥著自覺、性趣、工作、獨立之轉變。對大部分的人而言，該時期是個相當艱鉅的挑戰，對情緒和心理產生顯著影響，更遑論泛自閉症患者。相較於一般同儕，泛自閉症青少年患者的社交能力較為不足，可能無法了解目前所經歷的荷爾蒙與性變化。過去，他們仰賴父母；現在，他們必須學會如何自己做決定，為自己發聲，為自己的情緒、關係、職涯與生活技能尋求支持。

　　轉銜係指青少年離開學校後，進入獨立生活、職場或進一步求學的過渡階段（Giarelli & Ruttenberg, unpublished manuscript），該過渡階段受青少年的發展需求和神經行為問題、家庭支持等情境因素、學校訓練，以及僱主的接受度與彈性等諸多影響。以下的案例為患者所經歷的複雜過渡期，並說明護理人員在此重要過渡階段的關鍵性。

案例——達瑞爾的故事

　　九月秋日之際，達瑞爾，一位17歲的泛自閉症男性患者變得越來越焦慮。對他而言，夏季結束重返學校的時刻總是非常難熬。而今年更是歷年以來最痛苦的階段，因為他即將進入高中最後一年，必須思考未來的職涯規劃。

　　達瑞爾認知功能足以應付日常生活，且注意力和記憶力佳，但思維能力卻不足以應付情況分析，難以從多種方式中選擇合適的對策、遵從步驟

（續下頁）

案例──達瑞爾的故事（續）

繁多的指令與執行長期計畫。雖然達瑞爾的注意力在平均範圍內，但有固著於某些思考模式與情境之傾向。語言能力佳，卻難以領會抽象概念和象徵性話題。聽力佳，但需他人協助處理、組織與表達訊息。此外，他的問題解決能力需經他人指引，但可執行過去所學技能。

達瑞爾無法忘卻過去的經歷，總是害怕失敗。高二時，他曾到速食餐廳打工，但受不了機械噪音和顧客喋喋不休的嘈雜聲，當時他只想摀住耳朵並逃跑。當主管表示「繁忙的心靈就是健康的心靈」時，達瑞爾內心充滿困惑。對達瑞爾來說，思考字句的含意是件難事，他無法釐清主管的意思，無法理解為何雙手繁忙於工作時，心靈是健康的？因此，他認為逃避是最佳的處理方法，所以他趁出去倒垃圾時，逃回家中。

不久過後，他邀請一位女同學約會遭拒，且被取笑一番。達瑞爾因而越顯焦慮和憂鬱，甚至因自殺意念而住院。他納悶自己可否順利就業、入學或與他人擁有親密關係。

在一次會診當中，達瑞爾主訴有恐慌、害怕失敗和睡眠問題，其父母亦表示達瑞爾最近在家裡越顯煩躁、易怒。達瑞爾雖否認自己有自殺的想法，但他表示對自己、對整個世界和未來感到無望，並抱持負面的想法。因此，醫師除了調高達瑞爾的抗憂鬱症藥物劑量外，亦請進階專科護理師與他談論其優勢與困境。

達瑞爾提到，一直以來，他都是在融合課程中上課。數學和科學科目表現相當傑出，但在閱讀方面則不甚理想。對他而言，要遵守步驟繁多的指令與完成長遠計畫是相當困難的；但當指令切割成一小部分，或將計畫分為各短程待辦事項時，則可如期完成。此外，達瑞爾強調，相較於聆聽或閱讀，他反而可透過觀看與實作的過程，達到最佳學習效果。他對巨大聲響、日光燈的光線反感，喜歡動物，自己亦飼養一隻狗。鄰居度假時，也會幫忙照顧他們的寵物。他表示，撫摸貓狗的絨毛時，他內心感到相當平靜。同時，達瑞爾非常驕傲地告訴專科護理師，他很得意自己相當了解

案例──達瑞爾的故事（續）

各類貓狗的品種。

　　達瑞爾常被霸凌和欺負。只有兩位同學認為達瑞爾為人忠誠正直，並和他成為好朋友。達瑞爾也明白自己的反應有時並不恰當。此外，達瑞爾亦有其他社交技能缺失問題，譬如無法察覺他人對話題已漸感無趣，需重新開啟新話題。

　　進一步了解後，進階專科護理師發現達瑞爾的個別化教育計畫僅含高中畢業後的一般轉銜計畫。因此，她建議個案管理師，應讓復健諮商部門與達瑞爾聯繫，該處的導師或就業輔導員可引導達瑞爾至合適的職業場所工作。同時，她也向校方人員提議，與當地獸醫、動物收容所和救援組織聯絡，為達瑞爾尋求動物相關之志工或就業機會，他或許可協助照料動物、帶動物散步，或處理收容所之文書資料。此外，進階專科護理師亦提供達瑞爾《美國身心障礙者法案》與適應之資訊。

　　護理人員與校方人員思索著，如何在音量限制、避免過多指令和長遠計畫的條件下，讓達瑞爾獲得可發揮長處之工作，並且擬定於一個月後再次進行訪視。

　　在此次會面中，進階專科護理師同時了解了達瑞爾的興趣、困難與目標，將在下次會面繼續與達瑞爾討論適當培育資源及相關的關注議題。

案例──與進階專科護理師的會談

　　在本次會談中，達瑞爾談到自己對擔任當地動物救援組織志工的期望。他的工作包含飼養和照料動物、協助收容所的相關文書資料等職責。達瑞爾認為，擔任志工一陣子後，或許可轉為正職，領取酬勞，而學校的就業輔導員也會協助他。

　　達瑞爾對於可擁有一份與動物相處的工作，感到非常興奮。但同時也

（續下頁）

案例──與進階專科護理師的會談（續）

擔心不知如何與主管討論文書作業；不知該如何自我介紹；當主管要求他執行他無法理解的事務時，該如何是好；當他快承受不住，無法進行指派工作時，該怎麼辦；如果就這樣拒絕、逃跑，會怎麼樣。

此次會談結束前，達瑞爾表示自己曾思考要繼續就讀社區大學，並擔心自己永遠都無法和他人約會或擁有長久的伴侶關係。而這些問題將作為兩週後的會談主題。

與就業輔導員聯繫

經達瑞爾同意，進階專科護理師和就業輔導員聯繫，討論達瑞爾的學習模式，以及該如何調整其行為與說話。他們最後決定讓達瑞爾的專長能有所發揮，並觀察他後續的進行狀況。進階專科護理師鼓勵達瑞爾找出可激勵自己完成新任務、專注於學習新技能與參與不喜歡活動之動力。此時，達瑞爾能夠傳達更詳細的個人困難與意願，進而讓進階專科護理師確定達瑞爾偏好的學習方式，也引導達瑞爾將工作上的動力與精神套用在日常生活技能上，同時仍持續評估其所面臨的困境，並確認他個人與功能的需求和渴望。

案例──達瑞爾回診進行額外諮詢

會談中，進階專科護理師安娜詢問達瑞爾大學的申請狀況。他回覆，當知道如何申請入學後，他很害怕失敗，因為過去在學校都有學業輔導的幫助。安娜告知達瑞爾，大學也有身心障礙服務處與學生事務處。至於是否告知他人自己為具特殊需求的學生，乃其自主的選擇。如果他選擇表明身分，那麼將與小學、中學一樣，需經歷相似之調適。達瑞爾現在必須主動尋求協助。為了申請入學，他需提供診斷證明及個別化教育計畫等資料予校方。

案例——達瑞爾回診進行額外諮詢（續）

安娜建議達瑞爾在決定申請入學前，可先參觀與熟悉校園，並與身心殘障服務處的人員談談。最後，他決定先以非全職生的方式註冊，並選擇一門感興趣的課程先開始上課。另外，約會與人際關係的討論亦是重點。

進階專科護理師請達瑞爾先列出想會談的問題清單後，開始和達瑞爾規劃相關的策略。安娜提供選項，並協助達瑞爾了解各種機會與替代方式，並向達瑞爾清楚解釋其責任與行為重要性。

案例——未如計畫進行

在下次會談中，達瑞爾不斷踱步、彈手指。當進階專科護理師告訴他，他今天看起來很沮喪時，達瑞爾表示一直想到高中那位女同學取笑他的事，他可以確定沒有人會想嫁給他。安娜進一步詢問後，發現達瑞爾提出約會邀請前，居然從未和那位女孩有任何交談。安娜告訴他，約會就像交朋友一樣有類似的社交規範。

進階專科護理師接著詢問，除了女性，他是否也渴望與男性約會？或兩者皆可？他回覆只想和女性約會，不過由於不曾與他人約會過，所以並不是非常確定。進階專科護理師進一步詢問，是否曾想像與他人一起生活、親吻、撫摸或與之發生性關係？達瑞爾表示曾有過此念頭，當被問到其中幻想的對象為男性或女性？他表示對象只有女生。進階專科護理師隨即向達瑞爾解釋，透過上述問題可知道我們的性取向，從達瑞爾的回答中可確定女性才是他感興趣的約會對象。

另外，進階專科護理師也評估達瑞爾對約會的擔憂程度。她引導達瑞爾表達其個人興趣與偏好，並帶領他一起學習如何增加約會的自信。

案例——性的深層探討

　　經過幾次會談後，進階專科護理師開始評估達瑞爾對身體部位、性行為、生育、自慰，以及公眾和私密行為區別之了解。具備適當的知識後，達瑞爾較可領會這些資訊需套用至與他人約會或發展親密關係上。有鑑於達瑞爾是以視覺學習為主，進階專科護理師利用影片和指示圖板，詳細描述如何認識他人，或邀請約會之步驟。同時也具體地以口頭和文字說明法律（如合法性行為年齡）與性健康安全（性傳染疾病、保險套、網路交友等）的相關知識。此外，亦提到當他人說「不」時就是代表「拒絕」。

　　進階專科護理師認為有必要確定達瑞爾是否真正理解這些約會技巧，但又擔心達瑞爾會因彼此的角色扮演練習而感到疑惑，她並不想破壞目前的治療關係，因此請另一位男同事山姆加入他們。達瑞爾同意山姆在角色扮演練習中可額外加入問答，協助他應對各式不同社交情境。基於達瑞爾的學習方式，角色扮演練習確實可協助他事先準備與回應常見的親密關係議題。

　　此外，會談過程中，安娜還加強達瑞爾深呼吸和瑜伽等放鬆技巧，並以正向自我關懷與正向肯定，擊潰達瑞爾總是認為自己是失敗者的負向信念，並告知達瑞爾身體狀況會影響心理健康等資訊。另外，在安娜的要求下，達瑞爾開始為期七天的飲食控制與運動。

　　經會談後，達瑞爾已較能自在地表達自己的擔憂與需求。評估其需求、目標及學習模式後，進階專科護理師根據達瑞爾困境的根源與特性之分析，設計合適的措施，以進行指引和教學，強化其治療效用。她持續指導達瑞爾，並給予支持，促進其轉銜至成人的過渡期。

｜臨床處置方式｜

　　泛自閉兒常接受溝通能力、社交互動與行為改變等治療措施。當這些孩童到了青少年時期後，將會面臨更多挑戰，他們需具備獨立的生活技能、學習各方面的社交互動、規劃職涯目標、發展成熟的親密關係。透過引導與支持，泛自閉症青少年能從較為結構的學校生活，成功轉化為自我決定與自我倡議的成人生活。

法令規範

　　1975 年，美國頒布《殘障兒童教育法案》（Education for All Handicapped Children Act, EAHCA），規定公共教育必須提供所有身心障礙兒童特殊教育服務。然而，經過一段時間，許多家長與專家學者發現，身心障礙兒童離校後，該法案無法改善後續生活。1990 年，《殘障兒童教育法案》的修正案提出成人與就業之轉銜服務。教育服務內容經多次修正與微調後，最終統整為《身心障礙者教育法案》（IDEA）。

　　在 IDEA 要求下，每位學生 14 至 16 歲時，個別化教育計畫每年必須為其安排轉銜服務需求的指引，為身心障礙兒童進行教育、就業與獨立生活之準備。其中，法令規定個別化教育計畫的轉銜目標須以學生的利益、需求、能力、意願與個人選擇為主。該法主要著重在終生成就、團隊合作與互動協調上。教育者、就業輔導員、治療師、服務者、社區成員等亦屬團隊成員。而學生高等教育、就業和獨立生活等目標，亦為轉銜規劃強調的重點內容。

　　為青少年規劃未來就業準備時，必須將計畫重心從學業移至功能性生活技能與職業領域。因此，學生的教育目標必須著重在就業準備與成人生活需求上。

　　在 IDEA 的規範下，所有學生擁有接受適當教育之權利。然而，學生高中畢業後，則需改為接受《美國身心障礙者法案》（Americans with Disabilities Act [ADA], 1990, 2008）之保護，法律權利也因此有所轉變。二法案的差別為，

ADA除了規定不得僅因他人的失能而將其排除於社會參與之外，並賦予其有特殊權益。ADA可提供合適的環境供學生使用，但不得任意改變大學課程或學業標準。ADA也提到，大專院校必須確保所有符合資格的學生皆可進入該課程；此外，身障學生可要求使用輔助器材與服務，或甚至要求教學上的調整，讓他們可平等參與課程。與 IDEA 不同的是，在大專院校中，學生必須先認同自己為身障者，繳交殘障文件後，始可申請住宿，且學生或其家人須先告知教授與雇主申請住宿（Dell, 2004）。相較於具有行為問題的泛自閉症患者，身體殘障或學習障礙者較適合申請大專院校與工作場所的住宿（Pacer Center, 2011）。鑑於上述議題，所有相關團隊成員必須在學生高中階段時，即開始為他們規劃進入高等教育和轉銜事項（Geller & Greenberg, 2010）。

泛自閉症患者之就業統計

泛自閉症患者目前就業率不佳。根據2011年3月美國勞動局身心障礙者就業統計（U.S. Department of Labor, 2011），身心障礙者的就業率為 21%，非身心障礙者就業率為 69.7%；身心障礙者失業率 15.6%，非身心障礙者失業率 8.9%。有些研究更指出失業率高達 75%（Cimera & Cowan, 2009; U.S. Department of Labor, 2011）。可能因轉銜計畫的不足或不適當，以及對成人學習的支持有限，特別是對那些具有認知或行為障礙者，而導致美國泛自閉症成人患者持續處於半失業的狀態（Bateman, 2005; Coulter, 2001; Grandin, 1996; Nuehring & Sitlington, 2003）。

Taylor 與 Seltzer（2011）研究發現，非智能障礙的泛自閉症青少年缺乏日間活動的情形，為發展正常者的 3 倍之多，且就業率相對較低（56%）。早在15 年前，Ballaban-Gil、Rapin、Tuchman與Shinnar（1996）即發現，45 位泛自閉症成人患者中，只有約莫 27%有工作，且薪資酬勞低；其中約半數為一般競爭型就業，半數為支持性或庇護型就業，其餘則為待業中。2008 年調查，45%泛自閉症年輕成人患者不曾工作過，且只有 1%可自行負擔經濟（Eaves & Ho, 2008）。高中畢業後，因缺乏刺激，泛自閉症年輕成人患者的行為症狀將越趨

嚴重（Taylor & Seltzer, 2010）；倘若患者繼續接受追蹤檢查，且生活較能獨立，其行為問題則較少（Howlin, Goode, Hutton, & Rutter, 2004）。

轉銜準備

準備從高中轉銜至高等教育或就業時，醫護人員必須提供充分且合適的資源，協助患者功能運作與獨立。曾接受完善訓練的機構人員，可提供患者在生活與職業上的支持，以促進其獨立性。然而，患者的社交溝通缺損與反覆性固著行為，將會增加過程的困難度。

接收與回應模式

泛自閉症患者難以解讀社交線索，在同儕互動方面亦有困難。他們的互動方式是以自我為中心，而這些差異至工作場所或其他需要複雜人際處理能力的社交場合，將會變得更為明顯（Hendricks, 2010）。此外，執行功能障礙亦會影響組織能力與專注力（Lawrence, Alleckson, & Bjorklund, 2010），使得轉銜至成人期更為困難。

一般而言，泛自閉症者在常規學習上是相當快速的，只是他們缺乏對該常規用意的了解。由於泛自閉症患者的問題解決能力不佳，無法想出新的替代方式來改變現狀，因此難以忍受常規的變化。有時，這些困境會導致青少年患者產生嚴重焦慮和行為問題。當患者從原本熟悉的家庭和高中生活，轉變至不熟悉的大學生活或工作時，他們的常規同時也改變了，所面臨的處境對他們來說都是新的且無法掌握預測（Schall & McDonough, 2010a），因此，患者將可能出現嚴重的負面行為（Schall & McDonough, 2010b）。

● 反應失調

許多因素皆可能造成泛自閉症患者的負面行為。舉例來說，患者或許因不清楚或難以用語言表達感受，故以撞頭、咬人等身體表現傳達疼痛、飢餓、焦

慮或挫折之感受（Cermak & Ben-Sasson, 2007）。泛自閉症患者常仰賴身旁的親友從自己的行為表現中，了解其情緒，並協助改變環境。倘若護理人員錯失早期出現的警訊，患者的行為問題將可能越趨嚴重。有效支持乃基於對患者行為的精確解讀，必要時透過工具來協助患者適應環境變化（Janzen, 2003）。甚至語言能力極高或具特殊智力才能的患者，遇到無法輕易解決的問題時，亦可能出現退化，甚至行為失調。

由於泛自閉症患者缺乏忽略、調整或整理感官訊息的能力，因此當環境充滿太多明亮光線、巨大聲響或強烈氣味時，皆可能會造成泛自閉症患者出現問題行為（Janzen, 2003）。

成功轉銜之準則

成功轉銜的九大準則為：(1)自我決定與學生選擇；(2)支持程度與強度；(3)家庭與學生態度；(4)以個案為中心的計畫；(5)中等教育課程改革；(6)融合；(7)職涯發展；(8)連續性課程；(9)產業連結與聯盟（Miller-Kuhaneck, 2001）。以下將介紹此九大準則。圖 10.1 說明九大準則彼此間的關係。

1. 自我決定與學生選擇

自我決定原則的定義為，將自己視為人生主要代理人，不受外界過度影響或干擾地做出生活品質之決定（Wehmeyer, 1992）。在高等教育階段中，自我決定指引著學生主動積極參與目標的設立，同時亦可作為醫療專業人員辨別學生努力的成果、傾聽學生的感受，並鼓勵學生努力達到目標之依據。在本章案例中，進階專科護理師首先營造舒適的環境，讓達瑞爾可坦然表達其需求、興趣與目標。基於這些資訊，護理人員將可確定與提供對達瑞爾最有利的支持。

2. 支持程度與強度

每個人成功轉銜所需的技能與資源差別甚大。有些學生縱使具障礙問題，所需的支持僅需與一般人相同，有些則需職業訓練等暫時性支持（McDonough

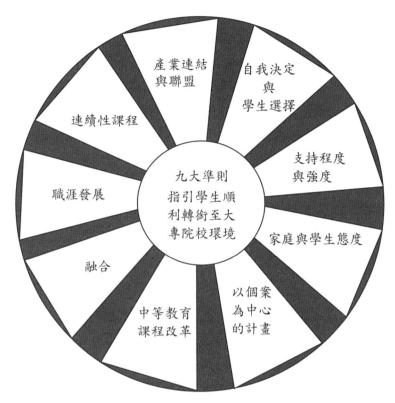

圖 10.1 ■ 九大準則彼此關係之概念

& Revell, 2010）；而障礙狀況較為嚴重者，則可能需更多持續性的支持。而融合職場環境中的支持性就業即為一例；每個個體在如此具凝聚力與競爭力的工作環境下，與一般同事一同工作，享有接受支持的平等機會。

　　確認支持的需求：目前已有評估工具可協助決定所需的支持程度，如美國智能及發展障礙學會（AAIDD, 2011）所發展的支持強度量表（Supports Intensity Scale, SIS）。該量表可測量個體在工作與社會活動所需的相關支持需求，並確認支持類型與強度。此外，此乃以病人為中心做設計，可協助受測者確認自我偏好、技能與生活目標。然而，由於患者的需求會隨時間改變，故支持也須同時隨之調整，並於適當年齡進行受測。醫護人員須了解，不論智能障礙或智能受限者，他們仍如同其他社會大眾一般，擁有參與活動與體驗生活經歷的

機會（AAIDD, 2011）。

　　支持強度量表（SIS）共分三部分：第一部分為測量日常生活所需的支持需求，譬如居家活動、就業、社區活動、健康安全、終生學習和社交活動。第二部分為保護及權益倡導量表，評估個人支持計畫的發展。最後一部分為特殊醫療及行為支持需求之評估（North Carolina Division of Mental Health, Developmental Disabilities and Substance Abuse Services, 2011）。

　　本章案例中，進階專科護理師評估學習模式後發現，不論在學校或工作環境，達瑞爾皆需他人協助指引。安娜亦發現日光燈、聲響、接近人群為達瑞爾的潛在壓力源；此外，社交與行為問題也為評估內容。評估上述所有因素後，安娜可提供達瑞爾限制最少且最佳的相關支持，激發動力與興致，以協助其調適和技能的發展。

3. 家庭與學生態度

　　家庭是轉銜計畫過程中不可或缺的角色。最熟悉兒童的人莫過於其父母，同時，他們也是兒童最有力的發言者。待學生中學畢業後，許多轉銜計畫目標與服務仍會持續進行。直到學生成人後，他們將逐漸學習為自己發聲。轉銜過程中，家人應傾聽患者的顧慮與興趣，鼓勵他們把握可增進自己獨立思考與獨立的機會，並保留能呈現患者優勢的作業和計畫。家庭同時也應告知這些年輕成人患者更多相關資訊，提升其對自我之察覺。此外，家長可探究過去可行之調適，讓患者未來能獲得相似的支持；並教導個案告知他人有關其障礙資訊的適當時機與地點。

4. 以個案為中心的計畫

　　以個案為中心的計畫原則為，根據個案需求和意願，發展個別化措施。而該計畫措施強調個案的選擇與主控感，而非身體能力、服務權益和要求。

　　該照護原則透過對學生、家人與服務提供者的支持，達到學生轉銜之目標。護理人員要以個案為中心的照護理念融入治療性關係中，協助個案從兒科轉至成人醫療照護。護理人員應了解身障者的擔憂與其他共存健康問題的影響，

以及支持服務之相關需求。

　　以個案為中心的計畫讓護理人員可在轉銜過程中，指導所有家庭成員並給予支持，讓他們能熟悉社會服務及資源，例如輔助科技、職業訓練師、就業服務員、社工師、休閒場所、房屋仲介與交通服務等。而這些支援人員可透過適當的方式，來支持泛自閉症青少年的友誼發展，避免社交隔離的狀況發生。同時，應思考可能會影響個案工作之健康照護問題，提供最佳調適或協助。以個案為中心的照護方法，應從學生畢業後的人生視野來進行規劃。

　　短期目標設定與行為規劃對個案很有助益。護理師向達瑞爾解釋其應有的責任與行為結果可能性，護理師應依專業知識以及對資源的了解，提供達瑞爾可選擇的選項。後續讓他參與多次的社會交流，增進日常生活規範與重要事務之自我處理能力，鼓勵他參加有意義且具功能性的活動，並開發社交網絡與促進關係的機會。

5. 中等教育課程改革

　　中等教育課程改革強調學生畢業前需主動參與社會體驗。而中學教育機構與工作場所間的緊密連結，對轉銜至成人期的身心障礙學生相當重要。學校中的功能性生活與工作能力課程教學極具重要性（譬如如何編列生活預算、購物和使用公共交通工具），有些課程甚至需至餐廳、銀行或其他機構實習。除執行日常生活規範外，學生在實習場所亦可學習工作事項優先性、分類與溝通技能。

　　有些大專院校會安排同儕彼此教導，作為社交練習方式之一；並設有身心障礙學生輔導員訓練身障學生自己所選擇的專業，並提供機會至該專業領域實習。透過學術機構與業界的合作，學生可擁有更多機會體驗工作，進行訓練和就業安置。從建教合作學得的技能可讓學生更容易銜接至真正的工作環境。

　　進階專科護理師向達瑞爾說明，可從導師制度或就業輔導員中獲得所學，亦建議校方與鄰近行業建立合夥關係，提供學生體驗式學習的機會。

6. 融合

融合係提供泛自閉症患者綜合教育的重要原則，可引導學生與一般的同儕交流互動的機會。融合環境可培養學生社交、語言發展與關係建立之能力，讓學生能夠順利融入社會（Haring, 1992）。達瑞爾即在融合教育環境中，獲得許多社交參與的機會，因而發展出適當的社交技能，並建立各種社交關係。

為了提升家長對IDEA的參與，美國國會在2004年重新修訂該法，明令家長可一同決定入學資格、課堂分班與教育服務。根據 IDEA（2004），學校必須盡可能讓學生在最少限制的環境中求學，並與發展正常的同儕在同個教室內學習。因此，校區行政主管必須讓功能正常學生與身心障礙學生一起在融合課程環境中學習，提供適當且更具助益的支持。該措施支持特殊教育學生於融合且合作的環境中成長。

泛自閉兒家庭常有被社會隔離的經歷。隨著 IDEA 的修正，現今的學生家長能夠表達子女納入各式學習環境的要求。從廣泛的層面來看，父母的發聲代表社會必須將「功能正常」和「身心障礙」的涵義解釋為「能力的差異」。

7. 職涯發展與就業

職涯發展的原則為，將個人就業選擇與目標設定納入考量，如同密蘇里發展障礙計畫委員會（Missouri Planning Council for Developmental Disabilities, 2010）對身心障礙者社區參與的支持性計畫，協助求職者完成社區就業，同時享有薪資與津貼。另有工具和資源可協助泛自閉症等其他發展障礙患者的職前、就業和職涯規劃（Missouri Planning Council for Developmental Disabilities, 2010）。密蘇里發展障礙計畫委員會2010年出版的手冊《職涯探索指南》即為一例，指引讀者了解職涯規劃之過程。

適應工作環境是泛自閉症患者人生中最為困難的課題之一。由於具有生產效益的工作被社會視為富有龐大的價值，所以一般觀念認為就業理當有報酬。但在工作初期可能無薪，而是讓年輕人培訓技能、培養自我優勢與貢獻社會。剛開始雖可能無任何酬勞，但所得到的反而是社會凝聚和個人投資等其他文化

資本與「社會資本」（Bowles & Gintis, 2002）。

　　回顧學習者在課程外的社會與工作領域準備是必需的。所有學習者應做好「就業準備」，將第一份工作當作學習，促進職涯發展創造力、參與同工訓練，以及與地方產業發展緊密的連結。

　　案例中的達瑞爾，過去在速食餐廳的工作經歷深受環境與社交的影響。從其經歷與興趣來看，達瑞爾應接受就業機會的適當支持與指引。為開創成功的職涯路途，應提供持續且定期的個別評估與支持，發掘個人優勢，適當地予以發揮，並找出其困境，協助克服。

8. 連續性課程

　　教師設計連續性課程的目的為，確保學生在求學階段可獲得職業教育。開拓工作相關興趣與能力為早期兒童發展的一部分，泛自閉兒的求學過程中，應參與功能性與互動性工作，該經歷可協助他們辨別和培養職業認知、期望及相關技能，同時從中發展合作互助、責任感、獨立自主與自我激勵等個人特質。讓學生在求學階段中不斷重複運用這些技能，並針對學生的興趣來設計，讓學生精通轉銜所需之技能。

9. 產業連結與聯盟

　　社區媒合機構須有專門人員支援泛自閉症學生。護理人員可促進支持性產業之連結，而產業聯盟則可請人員教導學生書寫個人履歷、探索職業與確認工作意願。這些專門人員可創造一支持性環境，鼓勵學生建立與他人之關係、發展社交和溝通技能、經驗式學習，以及職前能力之訓練，例如遵從指令、完成指派工作、問題解決和注意安全。

　　教育機構與當地產業領導者的合作可為學生帶來實習與支薪工作的機會。根據 Miller-Kuhaneck（2001），高中曾具領薪工作經驗的泛自閉症學生，畢業後被聘用的可能性最大。

　　在本章案例中，護理師委託職業重建部門的就業服務員來指導達瑞爾，而獸醫、動物收容所和救援組織等亦屬相關產業連結。當學校行政人員與這些機

構建立良好的夥伴關係後，將可為學生創造豐富的經驗。

| 親密關係與性 |

性乃人類自我（self）及人格本性中複雜的一面，涵蓋性的思想、渴望、性愛幻想和經驗。性慾促使我們向他人表達與傳遞對其強烈的情緒感受，同時也自然而然為人類繁衍後代。人與人之間的吸引並不只有性而已，幽默感、個性、好感度、合適性或智慧等亦包括在內；性或性慾反而可能僅屬次要考量（Hellemans, Colson, Verbraeken, Vermeiren, & Deboutte, 2007; Stokes & Kaur, 2005; Tissot, 2009）。

許多泛自閉症患者與發展正常的同儕皆會面臨親密關係和性的問題。在青春期階段，社交察覺逐漸提升，大部分的青少年渴望融入他人，與他人建立良好的友誼關係。但泛自閉症學生因衝動、無法理解合宜的社交行為、同理心不足、無法領會他人看法，以及難以了解行為所帶來的後果，造成他們難以與他人發展友誼關係。有些泛自閉症成人患者，最終則選擇作好疾病的準備，不追求與他人發展親密關係；而且除家人外，將無人可與之談論所面臨的困境（National Autistic Society, 2011）。

護理人員可培養青少年發展人際關係，並提供適當的性健康照護。護理人員應基於該青少年的認知、態度、溝通及行為程度，引導與協助青少年公開討論性、親密關係和約會等議題。而自尊、關係類型與慣例（尊重與互惠）等皆屬重要的關係概念，須循序漸進地處理性親密議題。相關的社交技能含括打扮、衛生、身體語言、隱私、觸摸的適當性、傾聽、情感表達和理解、合作等，以及解決恫嚇與衝突（Rao, Beidel, & Murray, 2007）。

性教育

Attwood（2009）指出，色情片可能是亞斯伯格症青少年獲取親密關係的資

訊來源之一，而少女則可能由「肥皂劇」獲取相關資訊。他們或許會認為，這些資訊中的行為舉止，可作為約會時的範本。殊不知這些誤解可能會造成性騷擾或甚至性侵害的控訴（Attwood, 2009）。泛自閉症患者的性教育內容，應與發展正常的青少年一致。最佳的教學方式為，透過小型團體，或與了解該泛自閉症患者的指導者一對一互動。而這個指導者，包括和患者關係良好且可信賴之教師、諮商輔導員或健康照護專業人員。此外，討論過程中，須請另一人員在旁觀察患者是否有潛在暴力的跡象或誤解的可能。除了患者本身，應盡可能邀請患者父母一同加入性教育的學習，並個別針對患者的學習模式與社交能力擬定教案規劃（Janzen, 2003）。

　　年齡較長的青少年應進一步學習性與性感覺與自慰等教育內容，且需了解時間和地點的適當性、性偏好、愛與性、關係的深厚與發展。預防懷孕與性傳染疾病等安全性行為，與經雙方同意的性行為等法律議題，亦需納入教育內容中。自閉症患者可能無法明白自慰在社交場合是不合宜的行為。對他們而言，自慰是毫不隱瞞地表達舒適、釋放壓力與娛樂消遣的方式；同時，他們也可能認為該行為可獲得他人熱烈且有趣的反應（Human Sexuality Education and the Student with ASD, 2005）。因此，藉由標記合宜與不合宜的人、時、地之性教育圖示，可協助引導泛自閉症青少年的行為。

　　案例中的達瑞爾是以視覺為主要學習導向，故對聽覺或閱讀資料的反應不佳，反而是醫療教育用的完整性器官娃娃、影片、身體圖示、互動式遊戲、角色扮演與社會故事等教學工具，較適合他的學習方法。

性行為

　　泛自閉症青少年可能會出現下列行為：在公眾場所衣不蔽體、愛撫生殖器、未經他人同意觸摸對方，或不適當的性談話或手勢動作。因此透過角色扮演，讓泛自閉症個案理解潛在的不安全情境；以及提供明確的暗示，制止不恰當行為等，亦為重要的教育目標。必須讓青少年患者能夠辨別與表達性感覺，並正確做出相關行為之自我調節（Mandell, Walrath, Manteuffel, Sgro, & Pinto-

Martin, 2005; Spencer et al., 2005）。

　　護理人員可在個案生活常規下，教導自我照顧行為，並在過程中盡可能使用視覺輔助工具協助患者理解。此外，醫療人員須避免可能引起泛自閉症患者誤會的行為，例如與患者擁抱或眉來眼去等。因這些行為可能會激起個案的性慾，此外當個案不了解互動的來龍去脈時，其對行為的解讀將可能與護理人員原本預期的有所不同。

虐待風險

　　由於泛自閉症患者難以解讀字面或行為涵義、具認知障礙、難以與他人溝通想法感受、過於信任他人，以及憨厚老實的特質，導致常被他人剝削與利用（Janzen, 2003）。尤其是需他人照顧的患者，因對身體界限含糊不清，更易流於被利用與剝削的高危險群（Hellemans et al., 2007）。

　　自兒童早期開始，許多患者即被教導應順從他人，加上社交線索解讀障礙或智能障礙，導致患者更容易被虐待和欺騙（Howlin & Clement, 1995），抑或進而成為虐待他人的行兇者。泛自閉症患者常因不理解社交活動的合宜性，而不知自己行為的意義或後果。因此醫療人員應評估泛自閉症患者對性的理解程度、態度及其同意能力。在諮商過程中，醫護人員需依患者狀況，向其強調社會可接受與無法接受的性行為之間的差異，並制訂處理措施，避免發生危險或未經他人同意的性行為，以及協助患者辨別合理和不合理的要求。例如，受害者援助網絡（Network of Victim Assistance [NOVA], 2008）等組織內有專業人員可提供身心障礙人士支持、諮商及教育課程。當泛自閉症學生成為犯罪受害者時，這類組織可給予特殊協助。

｜影響過渡期的共病現象｜

　　泛自閉症青少年與年輕成人最常見的精神疾患共病為焦慮、憂鬱和注意力

不足過動症（Klin & Volkmar, 2003）。焦慮可能源自於患者需處理難以適應的社會快速步調。當進入青少年階段後，患者將面臨更多複雜的社會環境，且變得更能察覺自己的不同與人際關係障礙，焦慮嚴重程度將隨之漸增。流行病學研究雖尚未大規模進行泛自閉症合併焦慮的盛行率研究，但已有部分研究調查顯示，11%至84%泛自閉症兒童皆經歷不同程度的焦慮（White et al., 2009）。

憂鬱可能是由於多次社交失敗所致。Ghaziuddin、Ghaziuddin 與 Grede（2002）表示，憂鬱症乃泛自閉症患者最常伴隨的精神疾病，而各患者的憂鬱程度則視其智力、年齡、性別、相關醫療疾病、遺傳因子和生活事件而定。

注意力不足過動症與泛自閉症此兩種神經發展疾患的診斷症狀明顯不同。注意力不足過動症的症狀為組織、執行功能與衝動控制的障礙；泛自閉症患者則是焦慮與壓力管理不佳。當患者同時具有泛自閉症和注意力不足過動症的共病症狀時，行為、專注力與一般性功能將更難控制。

最佳實務：護理照護計畫

泛自閉症患者的社交障礙，包含說話、語言運用、人際互動、社會語用學與說話韻律之缺失。姑且不論智能或語言能力，社會互動技能障礙為泛自閉症的病徵之一。隨著患者成長至青少年或年輕成人階段，社交互動將成為其生活更重要的一部分。當患者意識到自己與他人的社會差異時，焦慮將油然而生，進而導致退縮或對立行為、常規或儀式的需求增加、出現自我刺激行為與情緒問題，和（或）學業或職場表現不佳（Howlin & Goode, 1998; Myles, Bock, & Simpson, 2001; Schopler & Mesibov, 1983; Tantam, 2003）。泛自閉症患者常渴望擁有更多的同儕社交互動，期盼至大學進修，獲得工作機會，增進獨立性；相較於其他發展正常的同儕，泛自閉症患者較孤單，且自尊較低（Bauminger & Kasari, 2000）。

護理人員可透過護理過程為泛自閉症青少年制訂最佳照護計畫，協助患者達成社交、學業和就業的可能性。而該護理過程必須包含評估、問題診斷、計

畫、介入措施和評值（Souders, Levy, DePaul, & Freeman, 2002）。

評估

　　在評估階段中，護理人員應整體性地蒐集青少年的健康史、心理社會與身體狀況等資訊。必要時，可使用特殊評估工具（Souders et al., 2002）。本節的目的為討論適用於泛自閉症青少年的評估工具。

● 自閉症診斷會談修訂版

　　自閉症診斷會談修訂版（Autistic Diagnostic Interview-Revised, ADI-R; Lord, Rutter, & Le Couteur, 1994）係經由受過專業訓練之醫療人員，進行組織架構完整的訪談，評估患者的發展史、過去與現在的行為。此會談共 93 題項，包括溝通、社交發展、遊戲、僵化固著行為與一般行為等範疇之評估。

　　自閉症診斷會談修訂版適用於評估現處轉銜階段的青少年，了解自己與照顧者對自己行為的看法是否相異。若彼此抱持不同觀點，那麼護理人員則可預測工作的雇主等其他社會人士，將會如何看待這位青少年患者的行為。而該評估方式主要是透過訪問熟悉患者的主要照顧者，會談問題包括自我傷害、攻擊行為與過度亢奮等相關行為，以協助擬定治療計畫。

● 自閉症診斷觀察量表

　　自閉症診斷觀察量表（Autistic Diagnostic Observation Schedule, ADOS; Lord, Rutter, DiLavore, & Risi, 2001）透過各種活動來觀察學步期幼兒至成人社交和溝通行為之互動式評估模組。其中，模組四可評估青少年及成人與他人交談和對非語言手勢動作之了解等社交行為與溝通技能。同時，該評估工具亦可協助護理人員確認受測者對他人思想和情緒的關注，以及其對人際關係的了解與看法。

● 自閉症及其他發展障礙患者之壓力調查量表

自閉症及其他發展障礙患者之壓力調查量表（Stress Survey Schedule for Persons with Autism and Other Developmental Disabilities; Groden, Diller, Bausman, Velicer, Norman, & Cautela, 2001）為評估泛自閉症患者壓力之工具。該評估工具可確認泛自閉症患者壓力程度的影響因子。透過程序性分析，可了解受測者的壓力來源與程度。其中壓力源包括期望／不確定感、變化與威脅、不愉快和愉快事件、感官／身體接觸、飲食行為、社會／環境互動，以及儀式相關壓力等（Goodwin, Groden, Velicer, & Diller, 2007）。

● 青少年／成人感覺處理能力剖析量表

青少年／成人感覺處理能力剖析量表（Adolescent/Adult Sensory Profile; Brown & Dunn, 2002）可確認受測者的感覺處理模式與功能執行之影響。護理人員可藉以了解受測者在不同環境下的常見感覺經驗對其行為的影響等相關資料。測驗結果可協助護理人員進一步了解受測者的狀況，並為其制定支持性措施（Brown & Dunn, 2002）。而泛自閉症患者前後搖擺、旋轉、撞頭、跳躍、拍手或咬人等行為，是為了追求與獲取額外的感覺刺激。但這些不尋常的行為舉止卻為患者的社交互動帶來負面影響，造成孤立（Miller-Kuhaneck, 2001）。感覺處理與整合問題將會影響患者因應壓力、處理變化、維繫社交關係和融入社會之能力（Lawrence et al., 2010）。

● 兒童行為檢核表

兒童行為檢核表（Child Behavior Checklist, CBCL）為父母評估小孩行為問題與社交技能之標準評估表（Achenbach, 1991）。該檢核表已建立大規模資料的常模，並廣泛運用於美國及國際間。此外，該檢核表亦有青少年自陳量表（Youth Self Report, YSR），供年紀較大的青少年和成人使用。不論涵蓋範圍廣（如內化及外化問題行為）或窄（如注意力問題、焦慮／憂鬱情緒、攻擊行為、偏差行為），所有行為問題皆於評估範圍內。

● **其他工具**

廣泛性發展障礙行為篩檢：廣泛性發展障礙行為篩檢（Pervasive Developmental Disorder Behavior Inventory, PDDBI; Cohen & Sudhalter, 2005）乃由受測者的父母、照顧者和老師所填寫的評分表。該表以更廣闊的視野看待受測者的行為。這些診斷工具讓護理人員能更深入了解受測者的個別優勢、困境及問題所在。獲取這些資訊後，護理人員得以為其擬定適當的照護計畫。此外，感覺評估也為重要部分。延伸說明 10.1 提供一些簡單的步驟來評估患者的感官問題，以進行合適的職能治療。

延 伸 說 明 10.1

青少年職能治療感覺評估要素

進行訪談

與患者、老師、雇主、父母、照顧者等其他相關人士溝通，評估病患對環境刺激的反應（喜惡、困境）。

職業分析

從患者、老師、雇主、父母、照顧者等相關人士身上蒐集患者需求、問題、技能等資訊。

觀察

觀察患者在適當環境中的反應。了解患者在各種感覺刺激下的反應，並確認患者是否具有會影響日常生活功能之感覺處理問題。

介入措施

不論家庭、社交、學業或就業環境，泛自閉症患者對一致性有強烈的需求。縱使一天當中有個課程稍作變動，即會帶給患者無比的焦慮。泛自閉症患

者常缺乏對語用學、諷刺話語和肢體語言的理解。所以，當護理人員為其設計照護計畫時，必須考慮環境的外在刺激與變項，譬如談話、音樂、光線和機器聲響；接續再提供介入措施，讓患者保持冷靜，避免過度焦慮，以防出現行為問題。過程中，提供患者問題解決的工具與自我冷靜的技巧，亦為護理照護計畫中的關鍵要素之一（Souders, Levy, DePaul, & Freeman, 2002）。

● 個人化的行為管理

泛自閉症學生在轉銜過程中，會面臨許多不同挑戰。服務提供者須辨別這些困境，提供符合該生需求的課程與服務。激勵患者組織能力、評估技能發展、文字和溝通、社交意識，以及健康照護者的一致性等，皆為泛自閉症教學的重要原則（Moreno & Neal, 1999）。個人化的行為管理須以正向且符合病患年齡語言的方式進行（Miller-Kuhaneck, 2001）。以下為適用於青少年的行為管理方式之介紹。

● 應用行為分析

應用行為分析（applied behavior analysis, ABA）的目的在於行為改變，增進患者的正向行為；改善社交互動、溝通和日常生活行為；減少問題行為的發生。過程中，透過漸進式步驟和反覆練習的機會，運用正增強的方式，給予患者鼓勵，讓患者在各種環境下，得以學習與實際運作技能。護理人員應依據患者優勢及個別需求，提供教案和鼓勵，並制定措施。此外，需持續直接觀察病患的學習成果，視需要調整措施，以促進其在各式環境下的獨立功能（Cohen, Amerine-Dickens, & Smith, 2006; Cooper, Heron, & Heward, 2007; Martin & Pear, 2011）。

● 行為管理自然教學方法

泛自閉症患者難以將在某一情況下所學技能運用至另一情境下。因此，自然教學方式（naturalistic approach）可供護理人員在各種自然環境或情境下使用。當教學課程不過度具組織性，且授課地點或運用的刺激在不受限的情況下，

依學生興趣進行的教學較可能刺激該行為的產生。此外，當增強方式或成果是自然而然發生，而非由老師刻意指引，該行為亦較容易產生（Dawson & Osterling, 1997; Mahoney & Perales, 2003）。

如達瑞爾的案例，進階專科護理師知道他喜愛動物，且曾帶鄰居的狗散步。同時，她也了解達瑞爾害怕與權威人物互動、不善社交且自尊低落。為改善這些問題，她聯繫就業輔導員與個案管理師，並聯絡當地獸醫、動物收容所和救援組織。在這些自然情境下，達瑞爾感到較為自在後，就會開始飼養和照料這些動物，帶牠們散步。就業輔導員與導師可在該環境中，鼓勵達瑞爾發展正向社交互動，直到自信心漸增，可獨立運用這些技能。

核心反應訓練（pivotal response training, PRT）：核心反應訓練乃自然教學方法之一。該訓練的目標為在自然情境下，給予孩童對多重線索反應的提示，使之對發生於自然環境中的學習有所回應。核心反應訓練為廣泛行為課程中的一部分，且常用於引發孩童動機與對各種環境線索的反應（Harris, Handleman, & Jennett, 2005）；而該環境線索通常是泛自閉兒常面臨的問題。透過核心反應訓練，我們希望學生能夠在新環境中，對重要且相關的刺激做出適當反應（Koegel et al., 1999）。而對環境線索的反應可增加學生對視覺和聽覺刺激的注意；亦即學生對環境線索的反應可增進學習效果。進行核心反應訓練時，護理人員應教導學童自我管理與自主行為（Souders, Levy, DePaul, & Freeman, 2003）。

核心反應訓練可在一對一教學環境或自然環境中進行。老師提供線索後，由學生做出反應，進而從中獲得成果與意義。該方法也一樣適用於自然情境中，以減輕泛自閉症孩童的依賴性（Miller-Kuhaneck, 2001）。

自然環境訓練（natural environment training, NET）：在自然環境訓練下，指導者評估學習者的目前動機，提升其自發性（Sundberg & Partington, 1998）。護理人員首要訓練目標為，個案可向他人提出要求（Sundberg & Partington, 1998）。指導者會計算學習者自發性要求的次數，並逐漸增加其要求的頻率。指導者為增強的媒介，並從中建立與個案良好的關係。慢慢地，指導者將個案的請求融入教學情境中，並逐漸延緩予其所求的時間。而指導者的要求和學習者的請求即屬互動之一，關係將因而逐漸發展。自然環境訓練和核心反

應訓練皆從應用行為分析衍生而出。護理人員應強調學生的內在動機，並在自然情境下教授，注意其興趣，以引導語言之學習。

● 感覺統合

「感覺統合」係一專有名詞，描述組織感覺訊息的神經功能（Ayers, 1979）。護理人員可運用感覺統合來幫助患者處理與整合在周遭環境所經歷到的感覺。Spitzer（1999）描述感覺統合為動態過程，自身處理內外在感覺刺激的能力會影響個體的行為與能力。感覺閾值為個體所需的感覺刺激強度。當接收感覺信號，卻無法做出適當回應時，稱為感覺處理障礙。感覺處理障礙病患會發現自己接收到感覺後，卻難以針對該訊息進行處理或行動。這時，旁人可能會發現患者動作協調不佳、有行為問題、焦慮、憂鬱或在校表現不良等情形（Sensory Processing Disorder Foundation, 2011）。

案例中的達瑞爾可透過視覺觀察和直接實際操作獲得最佳回饋，但對聽力與閱讀的反應不佳。當他發現身旁有嘈雜聲或光線閃爍時，撫摸動物毛絨可使之冷靜下來。而這些感覺因素也確實影響達瑞爾日常生活功能的參與。

泛自閉症患者必須適應工作或學校環境中不斷變化的刺激，譬如溫度、聲音和光線的改變。另一重要的感覺因素為個體的本體感覺或內在感覺處理，此乃控制對身體所在空間位置的了解。經由適當的本體感覺，腦部與身體彼此可有效溝通，進而適應瞬息萬變的環境（Minshew, Sung, Jones, & Furman, 2004; Molloy, Dietrich, & Bhattacharya, 2003; Vernazza-Martin et al., 2005）。假如感覺刺激超出負荷時，患者將可能出現負面行為，導致焦慮、破壞性行為和攻擊（Barnhill, 2007）。

● 同儕導師

對於任何剛從高中畢業，即將邁入成人期的青少年，融入社會團體為他們主要的目標（Giarelli & Ruttenberg, unpublished manuscript）。然而，泛自閉症青少年患者對社交關係的建立有相當的困難性（Miller-Kuhaneck, 2001; Giarelli & Ruttenberg, unpublished manuscript）。他們錯誤的觀念會影響與他人的社交

互動和關係建立（Locke, Ishijima, Kasari, & London, 2010）。例如，泛自閉症患者可能僅照字面意思去了解字義和語言，難以站在他人角度去思考其看法，且深信他人所說的（Miller-Kuhaneck, 2001）。

本章案例中，達瑞爾害怕失敗。此外，由於他總是按字面逐字逐句地思考對方所表達的字義，因此無法理解主管所說的「繁忙的心靈就是健康的心靈」意思。他極可能出現誤解、壓力不堪負荷、笨拙等情形。每當達瑞爾想到與高中同學間的關係時，他就對未來人際關係感到相當擔憂。他對社交規範或人際關係技能的理解有限，挫折感逐漸加深，此即為個案感到失敗的來源之一。錄影帶示範教學、角色扮演、社交技能團體、社交連環漫畫和同儕導師（peer mentor）等皆為改善社交技能的有效方法之一。

泛自閉症患者常因有限的興趣和不尋常的行為而被視為異類。也因此成為被霸凌和欺騙的高危險族群（Shtayerman, 2007）。由於社交的失敗，泛自閉症青少年患者可能會逐漸變得孤立及憂鬱，因而傾向僅與他人發展表淺關係，例如不需有身體親密接觸或交互性溝通之社交網站交友。雖然這種方式不必然有害，但確實能取代其他社交體驗。對青少年而言，同儕導師別具意義，尤其在這種困境時期。同儕可作為患者的模範與知己，並引導社交技能的發展（Lawrence et al., 2010）。同儕引導者為泛自閉症患者的搭檔，協助他度過困境、提供支持與鼓勵、培養人際關係，並提供社交、個人、學業和工作之相關指引與支持。

● 社交技能訓練

社交技能訓練可協助泛自閉症患者增進社會覺知、能力和獨立。青少年社交技能發展之治療措施乃採用模仿及角色扮演的方式進行。當青少年患者得以處理較為複雜的社交互動和衝突後，其能力與信心將有所提升，且可獲得自我導向和情緒調控之必要技能（Goldstein & McGinnis, 1997; Scattone et al., 2002）。青少年可從社交技能發展中獲得許多好處，其中社交技能包括計畫性的課堂互動、同儕關係和友誼建立、了解管理情緒和相關行為之實際操作課程、衝突解決、壓力和憤怒管理與問題解決等。

　　由於每位患者皆各自擁有獨特的優勢與缺陷，因此社交技能訓練應依照患者的個別需求來擬定。然而，大部分自然發生的日常互動，並不適合作為學習社交技巧，結構式團體反而較適合社交技能的訓練（Miller-Kuhaneck, 2001; Mackay, Knott, & Dunlop, 2007）。社交技能團體係依孩童的能力需求而設計。即使自閉症或亞斯伯格症孩童常處於學校或社會環境中，但卻缺乏與他人互動的能力，因此需要社交技能的訓練。此外，同儕團體亦對該族群相當有助益（Middleton, Zollinger, & Keene, 1986）。每個團體皆應設定目標，例如解決人際關係問題或發展友誼等。此外，當這些訓練團體在傳統診所機構外和自然環境下進行時，將最有可能成功（Janzen, 2003; Solomon, Goodlin-Jones, & Anders, 2004）。

　　社交目標制定以及測量與評值目標達成狀況之首要步驟為，持續地詢問「我們該如何測量成果滿意度？」例如，關於改善交互性溝通的目標，我們應確認「我們如何了解患者的交互性溝通是否進步？」並在自然且事先策劃的情境下，明確地觀察與評估結果行為。譬如，學習者的目標成果可能為：(1)談話交流的次數增加；(2)詢問對話者的次數增加；(3)對話時，眼神接觸次數增加（Kraijer, 2000）。

　　當泛自閉症患者不再至學校就讀，鮮少有機會練習社交技能時，由護理人員促成的社交支持團體即可作為患者發展技能的橋梁。此類團體可在社區機構中舉行，並在開始與結束時，以熟悉的程序進行。由於社交支持團體參與者彼此了解各自的特殊議題，同時也可一同玩樂與學習新適應技能，因此社交支持團體對泛自閉症患者非常有助益（Janzen, 2003）。

　　個人衛生教導：自我照顧能力對青少年相當重要。良好的自我照顧能力可促進青少年的就業準備度，進而影響雇主和同事對他們的看法。事實上，維持外貌和服裝的整潔幾乎是所有工作的要求條件。技能訓練包括利用書面或圖示流程表，來敦促患者至盥洗室整理容貌。

　　害怕、固執和拒絕管理個人衛生常見於泛自閉症患者身上。此外，他們常無法理解衛生的必要性、公共與私人衛生的區別、個人清潔用品使用的適當性，以及衛生在社交互動中的重要性。而對肥皂、除臭劑、牙膏、洗髮乳等用品敏

感可能為影響因素之一。因此，要使泛自閉症青少年理解荷爾蒙變化和相關個人護理，是件艱鉅的事。鑑此，個人及口腔清潔護理之教導需納入日常生活中。

● 壓力管理

面對某些情況或疾病時會產生壓力，此為人自然的反應。心理學家和教育者著手於研究不同發展年齡階段中，不同類型壓力的功能與關聯性（Baron, Groden, Groden, & Lipsitt, 2006）。研究發現，相較於發展正常或其他障礙的同儕，泛自閉症患者面臨更大的壓力（Hess, 2009）。鑑於該族群普遍具有焦慮，學者建議照護者應測量和評估他們的焦慮程度與特性。

大學環境可能會引發自閉症年輕成人患者更大的壓力。擬定照護計畫時，護理人員應先將患者的泛自閉症特徵與新環境連結，思考二者是如何互相影響的；如此，始可擬定適當的措施，以準備或減輕壓力狀態。瑜伽、深呼吸和冥想為幫助患者自我穩靜的有效方法（Doman & Lockhart, 2003）。社會故事、影片示範教學與其他可減輕患者害怕和焦慮的物品器材等，皆屬措施之一。護理人員可協助患者釐清所需的冷靜方法，並確認這些方法的執行地點與應用。當護理人員了解發展正常者與泛自閉症患者對壓力反應的差異後，可更加清楚為何在學習環境中，壓力減緩措施對這些學生如此重要（Lytle & Todd, 2009）。

● 感覺刺激

治療處置、神經發展、課業的相關和行為課程應與聲音刺激連結，透過感覺與動作系統的整合與組織，進而改善聽力（Baranek, 2002）。有些醫師運用聲音刺激來增加患者學習技能的速度及達成期望之結果。聲音去敏感化或許可創造更為舒適的環境，讓個案免於厭惡或不適聲音的干擾（Doman & Lockhart, 2003）。

感覺刺激不僅限於聲音，患者可能也會因觸碰而激動或平靜。某類衣服的布料、材質、縫合處或標籤的確會造成某些患者極大的痛苦，因此護理人員可建議他們穿著無縫合線的襪子、無標籤的衣服，或替換不同布料和材質的衣服，如此可較為舒適，亦可減緩患者出現激動的可能性。去敏感化是行為改變方法

之一，協助患者逐漸適應沙子、灰塵汙垢或草地等不同質地之物（Ayers, 1979）。此外，亦可教導年輕成人在工作時，穿著自己較舒適的衣服布料；但若需調整或改變制服的規定時，需與雇主討論。表 10.1 為達瑞爾的護理照護計畫範例。

表 10.1 ■ 達瑞爾的護理照護計畫

議題	詳情	措施
焦慮	基於過去經驗／反覆不斷的失敗想法、無望感和負面想法，而擔憂未來也會失敗。	• 教導行為改變方式，降低焦慮（如瑜伽、深呼吸）。 • 成功達成某事後，給予正增強，並反覆重新引導患者。
	在家的情緒變得暴躁。	• 教導個案及其家人以合適的方式來減緩暴躁行為和壓力。 • 讓個案意識到成為成人後所出現的變化。 • 透過應用行為分析，鼓勵以正向行為取代無效因應能力。
處理改變	從高中至大學的變化。	• 在大學內接受生命輔導與支持之教育諮商。 • 教導個案及其家人如何尋找具有特殊教育協助的大學。 • 增強個案過去之正向求學經歷。 • 提醒個案及其家人一小步、一小步地執行事務。每當各小步驟達成後，予以正增強。
	獲得一份可增進獨立性且可勝任的工作（享受與動物相處的工作環境，但容易因聲音和燈光而躁動）。	協助個案尋找可與動物相處的工作。措施包含： • 運用應用行為分析，教導個案適應嘈雜聲和光線，並透過訓練輔導，教導個案表達自我感受，並學習如何向老闆說明自己的優缺點。 • 協助個案發展有利於其特殊需求與工作需要之工作環境。

（續下頁）

表 10.1 ■ 達瑞爾的護理照護計畫（續）

議題	詳情	措施
處理改變	非預期性變化。	個案可能會經歷到非預期內的改變。 • 以應用行為分析教導適應技巧。 • 教導運用深呼吸等方式，平復因非預期事件所引發的焦慮。例如，他可經由撫摸柔軟的衣服布料，達到自我冷靜、減輕焦慮。 • 為其安排輔導員或諮商師。
社交技能	朋友／人際關係。	• 透過角色模範和增強方式，協助個案了解個人衛生、個人空間和溝通性談話的重要性。 • 利用團體課程，教導和增進社交技能。 • 持續進行各種關係情境之討論，強調人際關係該如何經由微小而簡單的步驟發展而成。 • 提升對觸摸他人合宜性之理解。協助表達對觸摸的舒適感受與程度。教導適當的社交行為。 • 利用影片討論，以確保其清楚了解語言和身體性行為所涉及之法律議題。

總結

　　本章主要著重於泛自閉症青少年患者轉銜至成人期過程中，所面臨的議題。如同本章的案例，這些年輕人可能會面臨社交技能、溝通障礙、焦慮和感覺問題等困境，因此當處於較為複雜的環境中時，他們對此的處理能力顯得較不具組織性。為了提供合宜的處置措施，護理人員必須對轉銜相關之法律規範、原則和資源有所認識與了解，以協助泛自閉症患者及其家人適應轉銜期間的困境。此外，《身心障礙者教育法案》明令，須為高中畢業後的身心障礙學生進行轉銜準備計畫。

　　教學及導師制度應於自然環境下進行，並以應用行為分析為原則。如同本章案例所述，轉銜計畫發展應基於個案的問題、優勢及需求。此外，當有必要制定職涯計畫時，護理人員在幫助個案發展社交技能、增進知識的過程中，須注意個案的需求，方可達成親密關係、性與個人照護需求。當轉銜指導原則帶入個別化、以個案為中心的照護計畫時，將幫助泛自閉症患者順利度過轉銜期，創造富含意義與功能的成人生活。

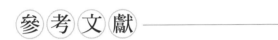
參考文獻

Achenbach, T. M. (1991). *Integrative guide to the 1991 CBCL/4-18, YSR, and TRF profiles*. Burlington, VT: Department of Psychology, University of Vermont.

American Association on Intellectual and Developmental Disabilities. (2011). Supports Intensity Scale. Retrieved from http://www.aaidd.org/content_918.cfm?navID=96

Americans with Disabilities Act (ADA). (1990). Retrieved from http://www.ada.gov/archive/adastat91.htm

Attwood, T. (2009, March 16). Romantic lives of young adults with Asperger's. *Opposing Views*. Retrieved from http://www.opposingviews.com/i/romantic-lives-of-young-adults-with-asperger-s

Ayers, A. (1979). *Sensory integration and the child*. Los Angeles, CA: Western Psychology Services.

Ballaban-Gil, K., Rapin, L., Tuchman, T., & Shinnar, S. (1996). Longitudinal examination of the behavioral, language, and social changes in a population of adolescent and young adults with autistic disorder. *Pediatric Neurology*, 15, 217–223.

Baranek, G. T. (2002). Efficacy of sensory and motor interventions for children with autism. *Journal of Autism and Developmental Disorders*, 32, 397–422.

Barnhill, J. (2007). Outcomes in adults with Asperger's syndrome. *Focus on Autism and Other Developmental Disabilities*, 2, 116–136.

Baron, M. G., Groden, J., Groden, G., & Lipsitt, L. P. (2006). *Stress and coping in autism*. New York: Oxford University Press.

Bateman, B. D. (2005). Legal requirements for transition components of the IEP. Retrieved from http://www.wrightslaw.com/info/trans.legal.batement.htm

Bauminger, N., & Kasari, C. (2000). Loneliness and friendship in high functioning children with autism. *Child Development*, 71, 447–456.

Bowles, S., & Gintis, S. (2002). Social capital and community governance. *The Economic Journal*, 112, 419–436.

Brown, C., & Dunn, W. (2002). *Adolescent/Adult Sensory Profile manual*. San Antonio, TX: Psychological Corporation.

Cermak, S. A., & Ben-Sasson, A. (2007). Sensory processing disorders in children with autism nature, assessment, and intervention. In R. L. Gabriels, & D. E. Hill (Eds.), *Growing up with Autism; Working with school-age children and adolescents* (pp. 95–123). New York: Guilford Press.

Cimera, R. E., & Cowan, R. J. (2009). The costs of services and employment outcomes achieved by adults with autism in the US. *Autism*, 13(3), 285–302.

Cohen, H., Amerine-Dickens, M., & Smith, T. (2006). Early intensive behavioral treatment: Replication of the UCLA model in a community setting. *Journal of Developmental and Behavioral Pediatrics*, 27(suppl), S145–S155.

Cohen, I. L., & Sudhalter, V. (2005). *The PDD Behavior Inventory*. Lutz, FL: Psychological Assessment Resources.

Cooper, J. O., Heron, T. E., & Heward, W. L. (2007). *Applied behavioral analysis* (2 ed.). Upper Saddle River, NJ: Pearson.

Coulter, D. (2001). *Asperger syndrome: Transition to college and work.* Retrieved from http://www.coultervideo.com.

Dawson, G., & Osterling, J. (1997). Early intervention in autism: Effectiveness and common elements of current approaches. In M. J. Guralnick (Ed.), *The effectiveness of early intervention: Second generation research* (pp. 307–326). Baltimore, MD: Paul H. Brookes.

Dell, A. G. (2004). Transition: There are no IEP's in college. *TECH-NJ, 15*(1). Retrieved from http://www.tcnj.edu/~technj/2004/transition.htm

Doman, A., & Lockhart, D. L. (2003). Using the Listening Program in the treatment of autism. *Autism Asperger's Digest (May–June).* Retrieved from http://www.thelisteningprogram.com/PDF/Case_Studies/7_Article_Using_TLP_Autism_2.pdf

Eaves, L. C., & Ho, H. H. (2008). Young adult outcomes of autism spectrum disorders. *Journal of Autism and Developmental Disorders, 38,* 739–747.

Education of All Handicapped Children Act (1975). *Public Law 94-142.* Retrieved from http://www.scn.org/~bk269/94-142.html

Geller, L., & Greenberg, M. (2010). Managing the transition process from high school to college and beyond: Challenges for individuals, families, and society. *Social Work in Mental Health, 8,* 92–116.

Gerhardt, P. F. (2006/2007). Effective transition planning for learners with ASD approaching adulthood. *Impact, 19*(3). Retrieved from http://ici.umn.edu/products/impact/193/over11.html

Ghaziuddin, M., Ghaziuddin, N., & Grede, J. (2002). Depression in persons with autism: Implications for research and clinical care. *Journal of Autism and Developmental Disorders, 32*(4), 299–306.

Giarelli, E., & Ruttenberg, J. (unpublished manuscript). "Staying afloat in a sea-change": Transition to community by adolescents with Asperger's syndrome.

Goodwin, M., Groden, J., Velicer, W., & Diller, A. (2007). Brief report: Validating the stress survey schedule for persons with autism and other developmental disabilities. *Focus on Autism and Other Developmental Disabilities, 22,* 183–189.

Goldstein, A., & McGinnis, E. (1997). Skill-streaming the adolescent: New strategies and perspectives for teaching prosocial skills. Champaign, IL: Research Press.

Grandin, T. (1996). *Making the transition from the world of school into the world of work.* Center for the Study of Autism. Retrieved from http://www.autism.org/temple/transition.html

Groden, J., Diller, A., Bausman, M., Velicer, W., Norman, G., & Cautela, J. (2001). The development of a stress survey schedule for persons with autism and other developmental disabilities. *Journal of Autism and Developmental Disorders, 31*(2), 207–217.

Haring, T. G. (1992). Social relationships. In L. H. Meyer, C. A. Peck, & L. Brown (Eds.), *Critical issues in lives of people with severe disabilities* (pp. 195–218). Baltimore, MD: Paul H. Brookes.

Harris, S. L., Handleman, J. S., & Jennett, H. K. (2005). Models of educational intervention for students with autism: Home, center, and school-based programming. In F. R. Volkmar, R. Paul, A. Klin, & D. J. Cohen (Eds.), *Handbook of autism and pervasive developmental disorders* (vol. 2, 3 ed., pp. 1043–1054). Hoboken, NJ: Wiley.

Hendricks, D. (2010). Employment and adults with autism spectrum disorders: Challenges and strategies for success. *Journal of Vocational Rehabilitation, 32*(2), 125–134.

Helen Sanderson Associates (n.d.). *What is person centered planning?* Retrieved from http://www.helensandersonassociates.co.uk/media/14189/what%20is%20person%20centred%20planning.pdf

Hellemans, H., Colson, K., Verbraeken, C., Vermeiren, R., & Deboutte, D. (2007). Sexual behavior in high-functioning male adolescents and young adults with autism spectrum disorder. *Journal of Autism and Developmental Disorders, 37*(2), 260–269. Retrieved from http://ovidsp.ovid.com/ovidweb.cgi?T=JS&PAGE=reference&D=medl&NEWS=N&AN=16868848.

Hess, K. (2009). Stress for individuals with Autism Spectrum Disorders: Effects of age, gender, and intelligence quotient. *Educational Psychology and Special Education Dissertations. Paper 58.* Retrieved from http://digitalarchive.gsu.edu/epse_diss/58

Howlin, P., & Goode, S. (1998). Outcome in adult life for people with autism and Asperger's syndrome. In F. R. Volkmar (Ed.), *Autism and pervasive developmental disorders* (pp. 209–241). New York: Cambridge University Press.

Howlin, P., & Clement, J. (1995). Is it possible to assess the impact of abuse on children with pervasive developmental disorders? *Journal of Autism & Developmental Disorders, 25*(4), 337–354.

Howlin, P., Goode, S., Hutton, J., & Rutter, M. (2004). Adult outcome for children with autism. *Journal of Child

Psychology and Psychiatry, 45, 212–229.

Human sexuality education and the student with ASD (2005). In Manitoba Education, Citizenship and Youth (Eds.), *Supporting inclusive schools: A handbook for developing and implementing programming for students with autism spectrum disorder* (pp. 107–112). Winnipeg, Manitoba: Crown in Right of Manitoba. Retrieved from http://www.autismsocietycanada.ca/DocsAndMedia/KeyReports/MB_Supp_Schls_appendix.pdf

Humphrey, N., & Lewis, S. (2008). "Make me normal": The views and experiences of pupils on the autistic spectrum in mainstream secondary schools. *Autism, 12*(1), 23–46.

Ikeda, M. J. (2002). Best practices for supporting students with autism. In A. Thomas, & J. Grimes (Eds.), *Best practices in school psychology* (IV, vol. I, pp. 1501–1512). Bethesda, MD: The National Association of School Psychologists.

Janzen, J. (2003). *Understanding the nature of autism* (2 ed.). San Antonio, TX: Therapy Skill Builders.

Klin, A., & Volkmar, F. (2003). Asperger syndrome: Diagnosis and external validity. *Child and Adolescent Psychiatric Clinics of North America, 12*, 1–13.

Koegel, L. K., Koegel, R. L., Shoshan, Y., & McNerney, E. (1999). Pivotal response intervention, II: Preliminary long-term outcomes data. *Journal of the Association of Personality and Severe Handicaps, 24*, 186–198.

Kraijer, D. (2000). Review of adaptive behavior studies in mentally retarded persons with autism/pervasive developmental disorder. *Journal of Autism and Developmental Disorders, 30*(1), 39–47.

Lawrence, D., Alleckson, D., & Bjorklund, P. (2010). Beyond the roadblocks: transitioning to adulthood with Asperger's disorder. *Archives of Psychiatric Nursing, 24*, 227–238.

Levy, S. E., Giarelli, E., Lee, L.-C., Schieve, L. A., Kirby, R., Cunniff, C., … Rice, C. (2010). Autism spectrum disorder and co-occurring developmental, psychiatric, and medical conditions among children in multiple populations of the United States. *Journal of Developmental & Behavioral Pediatrics, 31*(4), 267–275.

Locke, J., Ishijima, E. H., Kasari, K., & London, N. (2010). Loneliness, friendship quality and the social networks of adolescents with high-functioning autism in an inclusive school setting. *Journal of Research in Special Educational Needs, 10*(2), 74–81.

Lord, C., Rutter, M., & Le Couteur, A. (1994). Autism Diagnostic Interview-Revised: a revised version of a diagnostic interview for caregivers of individuals with possible pervasive developmental disorders. *Journal of Autism and Developmental disorders.*

Lord, C., Rutter, M., DiLavore, P. C., & Risi, S. (2001). *Autism Diagnostic Observation Schedule*. Los Angeles, CA: Western Psychological Services.

Lundine, V., & Smith, C. (2009). Transitioning from high school to work—Preparing students with autism for adulthood. *ACT-Autism Community Training*. Retrieved from http://www.youtube.com/watch?v=D0P93zn5OZ8

Lytle, R., & Todd, T. (2009). Stress and the student with Autism Spectrum Disorders: Strategies for stress reduction and enhanced learning. *Teaching Exceptional Children, 41*(4), 36–42.

Mackay, T., Knott, F., & Dunlop, A. W. (2007). Developing social interaction and understanding in individuals with autism spectrum disorder: A groupwork intervention. *Journal of Intellectual & Developmental Disabilities, 32*, 279–290.

Mahoney, G., & Perales, F. (2003). Using relationship-focused intervention to enhance the social-emotional functioning of young children with autism spectrum disorders. *Topics in Early Child Special Education, 23*, 77–89.

Mandell, D. S., Walrath, C. M., Manteuffel, B., Sgro, G., & Pinto-Martin, J. A. (2005). The prevalence and correlates of abuse among children with autism served in comprehensive community-based mental health settings. *Child Abuse & Neglect, 29*(12), 1359–1372.

Martin, G., & Pear, J. (2011). *Behavior modification: What it is and how to do it* (9 ed.). Upper Saddle River, NJ: Pearson.

McDonough, J. T., & Revell, G. (2010). Accessing employment supports in the adult system for transitioning youth with autism spectrum disorders. *Journal of Vocational Rehabilitation, 32*(2), 89–100.

Middleton, H., Zollinger, J., & Keene, R. (1986). Popular peers as change agents for the socially neglected child in the classroom. *Journal of School Psychology, 24*, 343–350.

Miller-Kuhaneck, H. (2001). *Autism: A comprehensive occupational therapy approach*. Bethesda, MD: American Occupational Therapy Association.

Minshew, N. J., Sung, K., Jones, B. L., & Furman, J. M. (2004). Underdevelopment of the postural control system in autism. *Neurology, 63*(11), 2056–2061.

Missouri Planning Council for Developmental Disabilities (2010). *A guide for career discovery.* Retrieved from http://www.mpcdd.com/pageDownload.php?docID=3354

Molloy, C. A., Dietrich, K. N., & Bhattacharya, A. (2003). Postural stability in children with autism spectrum disorder. *Journal of Autism and Developmental Disorders, 33*(6), 643–652.

Moreno, C., & O'Neal, C. (1999). *Tips for teaching high functioning people with autism.* Crown Point, IN: MAAP Services.

Myles, B. S., Bock, S. J., & Simpson, R. L. (2001). *Asperger syndrome diagnostic scale.* Austin, TX: Pro-Ed.

National Autistic Society. (2002). *Good practice guidelines for services—Adults with Asperger syndrome.* Retrieved from http://www.sacramentoasis.com/docs/8-22-03/taking_responsibility.pdf

National Autistic Society. (2011). *Social skills for adolescents and adults.* Retrieved from http://www.autism.org.uk/socialskills

Network of Victim Assistance. (2008). *At risk groups—People with disabilities.* Retrieved from http://www.nova-bucks.org/atriskgroups.html

North Carolina Division of Mental Health, Developmental Disabilities and Substance Abuse Services (2011). *Support Planning Process Supports Intensity Scale.* Retrieved from http://www.ncdhhs.gov/mhddsas/sis/index.htm

Nuehring, M. L., & Sitlington, P. L. (2003). Transition as a vehicle: Moving from high school to an adult vocational service provider. *Journal of Disability Policy Studies, 14*(1), 23–25.

Pacer Center (2011). *Help your young adult learn about accessing accommodations after high school.* Retrieved from http://www.pacer.org/parent/php/php-c165.pdf

Rao, P., Beidel, D., & Murray, M. (2007). Social skills interventions for children with Asperger's syndrome or high-functioning autism: A review and recommendations. *Journal of Autism and Developmental Disorders, 38*, 353–361.

Scattone, D., Wilczynski, S. M., Edwards, R. P., & Rabian, B. (2002). Decreasing disruptive behaviors of children with autism using social stories. *Journal of Autism and Developmental Disorders, 32*, 535–543.

Schall, C. M., & McDonough, J. T. (2010a). Autism spectrum disorders: Transition and employment. *Journal of Vocational Rehabilitation, 32*(2), 79–80.

Schall, C. M., & McDonough, J. T. (2010b). Autism spectrum disorders in adolescence and early adulthood: Characteristics and issues. *Journal of Vocational Rehabilitation, 32*(2), 81–88.

Schopler, E., & Mesibov, G. (1983). *Autism in adolescents and adults.* New York, NY: Plenum.

Sensory Processing Disorder Foundation. (2011). *About SPD.* Retrieved from http://www.spdfoundation.net/about-sensory-processing-disorder.html

Shtayerman, O. (2007). Peer victimization in adolescents and young adults diagnosed with Asperger's syndrome: A link to depressive symptomatology, anxiety symptomatology and suicidal ideation. *Issues in Comprehensive Pediatric Nursing, 30*(3), 87–103.

Solomon, M., Goodlin-Jones, B., & Anders, F. (2004). A social adjustment enhancement intervention for high functioning autism, Asperger's syndrome, and pervasive developmental disorder-NOS. *Journal of Autism and Developmental Disorders, 34*, 649–668.

Souders, M., Levy, S., DePaul, D., & Freeman, K. (2002). Caring for children and adolescents with autism who require challenging procedures. *Pediatric Nursing, 28*(6), 555–562.

Spencer, N., Devereux, E., Wallace, A., Sundrum, R., Shenoy, M., Bacchus, C., & Logan, S. (2005). Disabling conditions and registration for child abuse and neglect: A population-based study. *Pediatrics, 116*(3), 609–613.

Spitzer, S. (1999). Dynamic systems theory: Relevance to the theory of sensory integration and the study of occupation. *Sensory Integration Special Interest Section Quarterly, 22*(6), 1–4.

Stokes, M. A., & Kaur, A. (2005). High-functioning autism and sexuality: A parental perspective. *Autism, 9*(3), 266–289.

Sundberg, M. L., & Partington, J. W. (1998). *Teaching language to children with autism or other developmental disabilities.* Pleasant Hill, CA: Behavior Analysts.

Tantam, D. (2003). The challenge of adolescents and adults with Asperger's syndromes. *Child and Adolescent Psychiatric Clinics of North America, 12*(1), 143–163.

Taylor, E., & Seltzer, M. M. (2010). Changes in the autism behavioral phenotype during the transition to adulthood. *Journal of Autism and Developmental Disorders, 40*(12), 1431–1446.

Taylor, J. L., & Seltzer, M. M. (2011). Employment and postsecondary educational activities for young adults with autism spectrum disorder during the transition to adulthood. *Journal of Autism and Developmental Disorders, 41*, 566–574.

Tissot, C. (2009). Establishing a sexual identity: Case studies of learners with autism and learning difficulties. *Autism, 13*(6), 551–566.

U.S. congress. Individuals with Disabilities Education Act, 1990 (IDEA). Retrieved from http://www.idea.ed.gov/. Accessed March 3, 2012.

U.S. Department of Justice (2008). *Americans with Disabilities Amendments Act of 2008* (P.L. 110–325). Retrieved from http://www.ada.gov/pubs/ada.htm

U.S. Department of Labor, Office of Disability Employment Policy (2011). *Disability employment statistics released.* Retrieved from http://www.dol.gov/odep/

Vernazza-Martin, S., Martin, N., Vernazza, A., Lepellec-Muller, A., Rufo, M., Massion, J., & Assaiante, C. (2005). Goal directed locomotion and balance control in autistic children. *Journal of Autism and Developmental Disorders, 35*(1), 91–102.

Wehmeyer, M. L. (1992). Self-determination and the education of students with mental retardation. *Education and Training in Mental Retardation and Developmental Disabilities, 27*, 302–314.

White, S., Oswald, D., Ollendick, T., & Scahill, L. (2009). Anxiety in children and adolescents with autism spectrum disorders. *Clinical Psychology Review, 29*(3), 216–229.

亞斯伯格症女性之生育期照護　*11*

Joan Rosen Bloch、Karen J. Lecks、
Patricia Dunphy Suplee

近二十年來，儘管泛自閉症相關文獻已大幅增加，且越來越多患者被診斷為亞斯伯格症，具實證基礎之醫療指引仍未足以引導正值生育年齡的女性亞斯伯格症患者的照護，尤其是在懷孕或分娩時。1990 年代以前，被診斷為亞斯伯格症的女性極少，直到 1990 年代，情況才有所改變（Hollander, Kolevzon, & Coyle, 2011）。當年被診斷為亞斯伯格症的女性現在已長大成人，因此亞斯伯格症女性產前照護所需的產科醫護人員也隨之增加。過去這些患者可能未被診斷出或被誤診，所以一直未納入治療計畫中。

文獻回顧發現，醫療照護人員缺乏相關研究來引導照護生育期的亞斯伯格症女性。鑑此，筆者透過研究、綜合與整合亞斯伯格症之相關實證文獻，並從亞斯伯格症母親蒐集資料，以提供關於亞斯伯格症女性妊娠期、產後，甚至養育階段之護理照護指引。

提供妊娠、生育和產後照護需求的進階臨床護理師，除須了解亞斯伯格症與其治療方式，以及影響母嬰身心的潛在合併症等資訊，女性周產期醫療團隊亦需共同合作。

┃ 回顧亞斯伯格症 ┃

亞斯伯格症為神經發展疾患，影響社會覺察與互動、語言使用以及感覺統合（Kleinhans et al., 2009; Miller & Ozonoff, 2011; Simone, 2010）。一般而言，

亞斯伯格症患者常有社交困難與反覆行為的狀況，因此動作看似笨拙，常被誤認為高功能自閉症。亞斯伯格症患者的智能發展通常並無延滯，智商可能還高於平均，精通像是電腦科技、藝術與科學各領域，日常生活活動等獨立生活技能亦不是問題，反而是飽受人際關係技能之擾（Pijnacker, Hagoort, Buitelaar, Tenisse, & Geurts, 2009; Spek, Schatorje, Scholte, & van Berckelaer-Onnes, 2009）。由於難以察覺社交線索，亞斯伯格症患者在一般正常社交情況下的反應笨拙，固守日常生活常規或習慣，並對周遭的他人情緒感覺遲鈍（Jellema et al., 2009; National Institute of Neurologic Disorders and Strokes, 2005）。而亞斯伯格症與自閉症患者最大的不同，在於亞斯伯格症患者渴望與他人有親密互動，但自閉症患者則無此感受（Aston, 2003）。

男性罹患亞斯伯格症為女性的 4 倍（Mattila et al., 2007），大部分的研究主要都是以男性為主。然而，研究證實性別差異的存在，亞斯伯格症女性比男性較有同理心，溝通技能缺損的情形較不嚴重（Nichols, Moravick, & Tenenbaum, 2009）。許多女性患者可經由觀察身旁同儕或電視，仿效社交行為或動作，並逐漸發展社交言詞。Willey（1999）在《假裝正常》（*Pretending To Be Normal*）書中描述到，亞斯伯格症患者可能會「假裝自己與他人一樣」，行為表現正常，但事實上其所表現出的行為舉止仍顯笨拙與不自然。遺憾的是，患者終生可能都無法清楚理解社會上充滿雙關語、非語言溝通與社會需求的互動（Aston, 2003）。

為了解生育期亞斯伯格症女性可能的護理照護需求，醫護人員需對該疾病與常見的共病症，以及目前新藥治療方式有所認識。我們必須重視女性患者在妊娠分娩時，身心轉換間的互相影響。

案例

M.K.，一位 27 歲初次懷孕的女性，在妊娠第七週進行第一次產前檢查時，告知醫護人員自己為亞斯伯格症患者。她在幼稚園時即被診斷，並於 8 歲開始服用藥物（Ritalin、Prozac、chlorpromazine、dextroamphetamine 和 valproate）。小時候，因為有幾次的抽搐（拍手或彈手指等非自主運

案例（續）

動），所以被認為有妥瑞症。在服用 chlorpromazine 後，抽搐情形獲控制；24 歲時，在藥物監控下，M.K.停止服用妥瑞症藥物。M.K.與家人未曾表示有復發情形。經過神經科與精神科醫師的建議，M.K.向產科醫生進行其他用藥與產前相關諮詢，並至畸形學訊息專家機構（Organization of Teratology Information Specialists, OTIS）網站中，瀏覽與其用藥相關的畸形學資訊。在產科醫師與神經科醫師多次討論後，她決定暫停使用所有藥物，並密切監測亞斯伯格症之神經與精神症狀。

　　M.K.和相戀七年的男友在三年前結婚。M.K.是一所著名大學之物理學博士生，先生為電腦程式設計師。他們住在一個靠近雙方家庭的社區中。

　　當 M.K.初次進行產前檢查時，即告知醫護人員詳細資訊，而這讓進階臨床護理師感到印象深刻。由於進階護理師對如何照護懷孕期亞斯伯格症女性不甚熟悉，且不清楚 M.K.所使用的藥物，因此護理人員在建立不批判且信任之護病關係後，以不具威脅性的開放式問句向 M.K.取得更多資訊。對於初次進行產檢的病患而言，發展以信任為基礎的醫病關係是極其重要的目標，特別是對那些因精神用藥而被社會邊緣化的弱勢群體。

　　之後的訪視，M.K.的回應逐漸變得簡短，進階護理師覺得無法與她「連結」，M.K.都避開視線接觸。但在用藥詢問過程中，她仍可詳細地提供所知訊息，似乎相當了解藥物的作用，以及調整藥物的原因。蒐集 M.K. 22 年來的用藥史後，進階護理師感到精疲力竭。從互動過程的非語言線索（語氣大聲、缺乏眼神接觸和僵硬姿勢）中，她覺得 M.K.並不喜歡自己。此外，當要為 M.K.量血壓，綁上壓脈帶時，M.K.卻跳開了。

　　進階護理師開始思考是否有更好、具體且適用於 M.K.的照護方式。根據 M.K.的需求，需要什麼技能與知識始可完成最佳照護，並促進寶寶健康？訪視結束後，進階護理師與其他醫護同事開始上網搜尋關於妊娠期與生育期亞斯伯格症女性照護等資訊。但 CINAHL 與 PubMed 資料庫卻未尋獲任何相關資訊，僅見亞斯伯格症疾病本身的資料。經 M.K.同意後，他們向其他提供 M.K.醫療照護之人員進行諮詢。

了解亞斯伯格症患者（Aspie）或女性患者（Aspergirl）之文化背景

M.K.在首次產前檢查時，即告知他人自己為亞斯伯格症患者。亞斯伯格症患者常會表明自己為亞斯伯格症患者，以和非泛自閉症的群體（即一般族群）作區別（Willey, 1999）。網路社群與媒體的強化集結了各地的人群，同時也提供亞斯伯格症文化的相關資訊（Miller & Ozonoff, 2011）。「Aspergirl」是近期為亞斯伯格症女性所創的新名詞，較無貶意（Simone, 2010）。雖然亞斯伯格症女性可能會自稱 Aspie，但是如果護理人員以此稱呼患者，則較不妥當，或甚不禮貌。護理人員必須覺察到，當女性患者自稱為Aspergirl時，透露著該位女性患者以自我充權的方式，將自己視為亞斯伯格症患者族群的一部分。

近十年，自閉症團體與學術研究中心及網路資訊爆增（Jordan, 2010），民眾與專業醫護人員可使用的資訊過多。只要在網路上搜尋關鍵字「Asperger's syndrome」、「Aspie」與「Aspergirl」，即出現上千個相關網站。同樣地，在網路上輸入「懷孕」（pregnancy）關鍵字，亦可尋獲相當數量的結果。生育期乃含括孕前、產程前中後，以及哺育嬰幼兒的過程。而鑑於亞斯伯格症女性社交與溝通的缺失，電腦相較於一對一教學或生育親職團體課程，是更好的學習方法。然而，醫護人員須注意到網路上許多資訊是錯誤的，我們應提供可靠的網站予患者，供其查詢資訊。延伸說明 11.1 列出一些可靠的網站。

健康照護者須了解，因語言程度、社交技能、感受過程與相關共病症等臨床表現的個別差異，即便亞斯伯格症患者有共同症狀傾向，他們仍可能有個別需要與偏好。

延 伸 說 明 **11.1**

聲譽良好專業組織建立的生育相關網站

- March of Dimes

  http://www.marchofdimes.com/pregnancy/pregnancy.html

  　　本網站主要提供對懷孕有相關問題者，含括孕前至產後議題在內。整體目標為促進最佳出生結果。本網站內有許多互動影片可觀賞。

- American College of Nurse-Midwives Consumer section

  http://www.midwife.org/Consumer-Information

  　　www.mymidwife.org 為協助女性為自己與家庭主動做出正確選擇的網站，討論助產、婦女健康與選擇之議題。

  　　www.gotmom.org 提供母乳哺餵資訊以及母親與家庭之資源。

- Organization of Teratology Information Specialists（OTIS）

  http://www.otispregnancy.org/

  　　OTIS 提供患者與健康照護專業人員有關孕期和哺乳期具正確實證基礎的臨床資訊。

- US National Library of Medicine – LactMed

  https://toxnet.nlm.nih.gov/newtoxnet/lactmed.htm

  　　LactMed 為同儕審查制度的藥物資料庫，提供健康照護專業人員與婦女關於母乳哺餵的藥物濃度、對嬰兒潛在影響，以及可能的替代藥物。

亞斯伯格症女性患者之診斷

　　亞斯伯格症可能不易在幼兒早期即被診斷，尤其是女童（Miller & Ozonoff, 2011; Simone, 2010）。相較之下，亞斯伯格症女童不像男童活潑好動，早期所出現的特徵（例如語言表達、記憶、智能）亦不如男童明顯（Giarelli et al., 2010），因而更不容易察覺異常。亞斯伯格症女性患者的社交缺損與交友困難

問題常在兒童後期或甚至成人期才逐漸出現，因此醫護人員要區別亞斯伯格症與並存的共病症是相當具挑戰性的。

由於亞斯伯格症的診斷工具目前並無共識，不像自閉症診斷有自閉症診斷觀察量表（ADOS）之黃金準則，因此，為女性診斷亞斯伯格症頗為困難。鑑於這樣的限制，Miller 與 Ozonoff（2011）提醒，亞斯伯格症診斷標準具有許多不一致性，因此在比較各研究結果時須小心謹慎。醫師也應闡明該診斷是由誰以及是如何定出的（亦請參見第一篇與第五章、第六章）。我們必須留意，由於越來越多資訊可自社會媒體中取得，有些懷疑自己具有亞斯伯格症相似特徵者，可能未接受正式評估或醫師診斷而自行確認診斷。

社交缺損普遍與亞斯伯格症相關。然而，孕期婦女所呈現的狀況會依所接受的心理教育和（或）藥物治療史而有所差別。有的女性可能早在幼童時期即被診斷亞斯伯格症，有些則是因小孩被診斷為自閉症，進而接受密集的家庭檢查後，才發現自己為亞斯伯格症患者。

並非所有的女性患者都知道自己是亞斯伯格症，而有些亞斯伯格症患者會極力試圖表現正常（Willey, 1999）。他們渴望擁有一般的正常行為表現，並隱藏對社交互動的焦慮，這將影響醫療照護中的實質互動。例如，有些亞斯伯格症女性患者學習到以點頭作為與他人講話時的社交行為。臨床實務人員常將點頭解讀為了解；實際上，她們可能以點頭行為掩蓋感官超載或停頓。因此，與亞斯伯格症女性患者互動時，護理人員需對此可能性進行積極的觀察。

| 妊娠期：過渡時刻 |

懷孕是所有女性的轉變與過渡時期（Meleis, 2010）。縱使懷孕過程順利，無需醫療介入或無併發症，胎兒所帶來的巨大身體變化仍會影響母親對身心滿足幸福的觀感（Gabbe, Niebyl, & Simpson, 2007）。倘若懷孕過程中有醫療或心理問題，處理相關症狀將會是另一挑戰。此外，過程中將出現與多重角色相關的心理社會轉變（Meleis, 2010）。例如，女兒─母親角色的發展，隨著時間的

演進，女兒將成為母親；愛人─伴侶角色發展到一定程度，撫養孩子將成為首要重點，且照顧新生兒是龐大的責任。職業婦女在工作中亦需同時肩負其他角色，對泛自閉症女性患者而言，該過渡轉變時期具極大的挑戰。

護理人員必須對亞斯伯格症女性面臨妊娠期過渡轉變的經驗與應變能力等影響特別敏銳，因該過渡階段可能會產生危機。適當的周產期照護對所有女性相當重要（Suplee, Dawley, & Bloch, 2007）；對該族群的獨特需求更要考量。護理人員需仔細地重新思考護理處置常規，避免該族群感官負荷過多。譬如，護理人員通常會將衛教視為重要責任，但針對亞斯伯格症婦女的生育期衛教需做調整，替代方式包括提供懷孕、生育、哺乳與早期養育等教學資訊之書籍、網站與影片。

亞斯伯格症婦女一般皆知母性與撫養相關的社會與性別期待。為試圖表現「正常」，她們可能在生育期過程中，不斷深入鑽研相關資訊。

妊娠 28 週前，需每月進行產前常規檢查；36 週前，每隔兩週檢查一次；接著則每週進行產檢，直到分娩。若為高危險妊娠孕婦，則需進行更頻繁的檢查（Bloch, Dawley, & Suplee, 2009）。然而，許多產科醫師可能不認為亞斯伯格症婦女為高危險妊娠族群，但不可否認的，亞斯伯格症相關藥物作用、可能的共病症，以及特殊溝通和社交缺損，將增加照護的特殊需求。

懷孕會影響整個身體系統的生理變化，包含荷爾蒙與新陳代謝的變化；但有關亞斯伯格症神經生物因素所造成的影響，則尚待釐清。

案例續述

週一早晨，醫院等候室已滿，10 個月大的三胞胎在等候室大聲哭鬧。這時，已懷孕 17 週的 M.K.慢慢走進等候室，要來索取上週的唐氏症與神經管缺陷檢查報告（四聯法篩檢，QUAD screen）。她不斷詢問檢查結果，顯得相當激動，近乎要發怒。

進階專科護理師對於 M.K.突然到醫院，並一再堅持要知道檢查結果報告感到困惑。她先帶 M.K 到辦公室，並關上門阻絕等候室的嘈雜聲。進階

（續下頁）

案例續述（續）

專科護理師詢問M.K.，未先行致電預約即跑來醫院的考量與原因為何？M.K.以單調的聲音回覆，檢驗師上次告知她一週內回來向產前照護人員拿檢查報告，而自己也從網路上看到盡快取得報告結果的重要性，因此認為時間非常寶貴。如需進一步檢查（如羊膜穿刺術檢查），則亦可較為快速完成。進階專科護理師了解M.K.的想法後，告知M.K.，倘若報告結果異常，醫院會以何種方式告知產婦。經過十分鐘的講解，M.K.起身向她大聲重述：「我現在就要我的檢查報告！」進階專科護理師認為M.K.可能並未把她剛才所說的聽進去。不巧地，四聯法篩檢結果也尚未出來。

　　為試圖減輕M.K.的焦慮，進階專科護理師表示每日早上9點前，會致電告知她檢查報告是否已回。此雖非常規慣例，但因M.K.亞斯伯格症相關特徵，護理人員需修正常規以達 M.K.個別所需。在 M.K.知道結果前，可能皆無法正常地生活，每天起床第一件事就是確認檢查報告是否已回。另外，當M.K.至醫院檢查時，進階專科護理師亦需調整辦公室環境，選擇等候室人較少且音量較小時，或延長M.K.的訪視時間。

　　儘管亞斯伯格症女性患者還是可以擁有豐富的人生，以及看似正常的生活，但她們仍具有明顯的核心缺損，而此將會影響許多生活層面。了解這些後，護理人員可理解患者笨拙且令人洩氣、甚至對這些行為感到無能為力的互動。而常用於鼓勵孕期婦女表達懷孕相關感受之開放式問題或面部表情等護理線索，並不適用於亞斯伯格症患者，因其可能無法完全正確理解其中的含意。

心智理論

　　泛自閉症專家 Simon Baron-Cohen 所提出的心智理論（theory of mind, TOM），可協助了解泛自閉症的內心世界。心智理論認為，個體具有預測或推想他人心理狀態與想法的能力（Baron-Cohen, 2011）。然而，泛自閉症患者觀

看世界的角度極為狹隘且具體。他們所看到的世界非黑即白,無法設身處地為他人著想(Aston, 2003),也因泛自閉症患者的心智理論發展遲緩,他們被稱為「心盲」(mindblindness)的族群(Zalla, Sav, Stopin, Ahade, & Leboyer, 2009)。由於他們無法解讀他人的行為,故常感到相當困惑與害怕,且自閉症患者的狀況又較亞斯伯格症患者嚴重;但相同的是,此二疾病患者皆難以發展與維持和伴侶、家人、同事等社交網絡的關係。因此,心智理論不僅協助護理人員了解亞斯伯格症患者,同時也闡明社交溝通缺損(Pijnacker et al., 2009; Spek et al., 2009)與同理心缺乏的特徵(Blackshaw, Kinderman, Hare, & Hare, 2001)。

近期,Baron-Cohen 將同理心—系統化理論(empathizing-systemizing [E-S] theory)納入心智理論中,認為心智理論是同理心的認知構成要素。同理心—系統化理論說明,當系統化心理技能高於平均值,則同理心低於一般。系統化一詞乃描述分析或建構系統之驅力,注重一致性與規則。此外,該理論亦可協助解釋患者有限的興趣範圍、反覆行為、拒絕變化,以及對同一性的堅持等社交溝通障礙(Baron-Cohen, 2011)。有別於一般精神狀態正常者,以同理心—系統化理論所建構的護理照護可增強亞斯伯格症患者的學習優勢,並避免常犯的錯誤。

最佳實務:社交溝通缺損之護理措施

社交缺損為泛自閉症基本的病徵缺陷,尤其是缺乏互惠的社會行為,但這部分仍尚待釐清。談吐、社交溝通與社交線索解讀的缺損為社交功能主要的阻礙(Gold, Faust, & Goldstein, 2010; Jellema et al., 2009; Samson & Hegenloh, 2010)。因此,我們必須了解,亞斯伯格症患者的認知過程較具體。對一般精神發展正常的個體而言,社交線索的解讀是很自然而然的過程;但亞斯伯格症患者則常陷於無法理解他人語言與社交線索的情境,而感到焦慮與挫折(Jellema et al., 2009)。當某些亞斯伯格症患者擁有敏銳的幽默感,可說出極佳的雙關語、謎語或嘲諷話語時,他們可能並不清楚開玩笑的底線;因通常需先懂

得面部表情等社交線索，始能了解幽默感（Gold et al., 2010; Samson & Hegenloh, 2010）。鑑此，照護亞斯伯格症婦女，必須避免社會諷刺，說話應如實不浮誇，簡潔扼要。

● 減輕產前照護期間之社會環境壓力源

亞斯伯格症處置的關鍵之一為，減輕社會環境過多壓力、困惑與敵意的程度。若情況允許，安排患者在診間較不擁擠時進行產前照護。譬如，在開診 15 分鐘前，先讓亞斯伯格症患者就診。持續性照護應為產前照護的重要目標，且產程前中後期由同一醫護人員照護為佳。雖然助產照護模式或陪產員的支持對照護持續性有極大的幫助，但在衛教與訓練課程中，該照護模式通常涵蓋許多社交互動和溝通，護理人員、助產師或陪產員常大量使用非語言的溝通方式；此雖有助於一般正常的婦女，但卻不適合亞斯伯格症婦女。

在產前衛教過程中，護理人員須避免使用譬喻法來教導準備生育的亞斯伯格症婦女，因她們對長篇小說和譬喻法的理解有困難（Gold et al., 2010）。而應透過簡單明確的書面資料向她們講解，同時亦可減輕其聽力問題。另減輕亞斯伯格症婦女焦慮的方式為，鼓勵她們在歷次就診時做紀錄，並在就診時與她們回顧紀錄。護理人員應避免讓她們參加團體生育課程或團體產前照護（Baldwin, 2006; Reid, 2007），因這類照護模式是以參與者對發展新社會關係深感興趣為前提，但此反而會造成亞斯伯格症婦女的焦慮。

最佳實務：感官處理問題之護理措施

亞斯伯格症患者有感官處理的問題，例如過度敏感、感覺遲鈍，或感覺超載而無法運作等異常感官反應（Aylott, 2010; Pfeiffer, Kinnealey, Reed, & Herzberg, 2005; Willey, 1999）。引起亞斯伯格症婦女感覺超載的事物幾乎無所不在，可為聽力、視力、觸覺、嗅覺、本體感覺或前庭反應。然而，感官問題如何改變孕期仍未知。

女性在周產期階段會進出許多不熟悉的醫療院所、生產中心和兒科等全新

的環境，加上懷孕的生理變化會改變感官敏感性，因此護理人員除需確認常見誘發因素外，更需了解焦慮對女性患者的干擾程度——對患者而言，這近乎「失控」的焦慮是非常痛苦的（Simone, 2010）。患者可感覺到我們幾乎聽不到或未曾察覺的事物，尤其醫院員工與就醫環境會讓亞斯伯格症患者更感到不安。透過 Simone 的描述，我們更能理解那些過度敏感所致的痛苦。以下關於日光燈與雜貨店的簡短敘述，可說明這些挑戰。

> 我們都知道自閉症患者與亞斯伯格症患者皆討厭日光燈，因該物閃爍不定且會發出嗡嗡聲。另外，患者還有許多其他視覺處理困難，譬如過多移動中的物品或人群。雖然雜貨店裡的物品不會移動，但患者走動時，亦會覺得物品在移動，並在腦海中產生漩渦影像，而感到暈眩。對自閉兒與亞斯伯格症成人女性而言，雜貨店就好比人間地獄。……而且是的，他們也會使我們情緒失控。（Simone, 2010, pp. 37-38）

● 感官超載之處理

醫療照護團隊需特別注意患者感官超載的可能性，和醫療行為與環境之調整，以降低患者過度負荷的情形。當患者與家屬一同投入照護計畫時，盡量避免特定誘發因素。而請患者填寫書面或線上問卷乃減輕感官超載的最佳方式，因問卷內容可讓患者避免與照護者對話而產生焦慮。

● 家屬之參與

亞斯伯格症孕期女性變得更依賴家人，此外，因家人了解其溝通形式與需求，故家人為醫療照護者與患者間的溝通橋梁（Aylott, 2010）。患者的伴侶、家人或朋友為溝通團隊中不可或缺的一部分。清楚知道患者需求者，可陪同患者進行所有產前檢查，作為第二雙「耳朵」，幫助患者連結因溝通和聽覺處理問題而未能接收到的訊息。每次就診結束後，醫師應總結與重述所有說明，過程中提供視覺資訊有助於患者接收相關訊息之完整。患者至醫院進行產前檢查

時，由於聽覺敏感可攜帶耳塞；或攜帶鼻夾，避免不適氣味；抑或使用太陽眼鏡避免日光燈照明。

案例續述

妊娠 32 週時，M.K.告訴進階專科護理師，她陷入極度急躁且憂鬱，甚至與先生互動時退避交談。當初已決定在懷孕期間暫停使用選擇性血清素再吸收抑制劑，並以替代療法處理症狀。但她擔心有產後精神疾病，已失眠一週。並說道，擁有孩子是件幸福的事，自認會是個好媽媽。儘管她是亞斯伯格症患者，孩子也依然會愛她。而她現在正在搜尋成為好母親必須知道的每件事。她表示將來會時常擁抱孩子，雖然可能不甚自然。M.K.每週持續和心理治療師會診，但已六個月未至精神科就診。

精神疾患初次發病時間通常在 20 至 30 歲年間。而M.K.睡眠中斷可能是因壓力和焦慮，或孕期不適所致，然而，最需關注的是，M.K.睡眠障礙是否為躁鬱症的症狀。M.K.表示自己感到非常疲憊，孕期的生理變化讓她感到不適。每次睡覺時，稍微移動所產生的床單聲響讓 M.K.感到相當煩躁。除上述這些狀況之外，M.K.未表示任何其他症狀或行為變化。進階專科護理師評估後，認為其失眠問題可能並非源自於躁鬱症，因為躁症患者即使數日未眠，仍神采奕奕。所以護理師教導 M.K.採買新床單與孕婦抱枕、使用阻隔噪音的耳機等，來改善睡眠品質，並請M.K.一週內再回診追蹤睡眠狀況，並轉介至精神科醫師進行立即評估檢查。

│ 共病症與懷孕 │

亞斯伯格症伴隨著各種共病症，許多研究亦證明泛自閉症兒童在成人期有罹患精神疾患的可能性，而焦慮症、情緒疾患（包括憂鬱症）和強迫症即為常見的精神共病症（Hurtig et al., 2009; Tager-Flusberg & Dominick, 2011）。但這

些是否真為泛自閉症之合併症，或為不同的共存疾病則尚待商榷。

　　上述案例，M.K.計畫懷孕，且已在孕前決定停用藥物。但有些患者孕期可能仍會繼續使用精神藥物，其中半數以上的懷孕並非預期（Centers for Disease Control and Prevention, 2010），或正在接受藥物而不知已懷孕。護理人員需注意，懷孕婦女有孕期服藥知識的需求。正確的資訊可讓她們積極地參與藥物治療的決策。進階專科護理師須敏銳地區別：孕期常見的身體不適或症狀是源自於亞斯伯格症心理困擾所致的身體症狀，抑或為共病。頭痛、肌肉緊繃、消化不良、腹部疼痛與睡眠障礙等，皆為孕期相關身體症狀（Gabbe et al., 2007; Myles, 2003; Souders et al., 2009）。

情緒疾患

　　憂鬱症為泛自閉症族群中最普遍的情緒疾患，常見於亞斯伯格症患者身上（Tager-Flusberg & Dominick, 2011）。而自閉症、懷孕和產後階段的睡眠品質不佳情形會加重憂鬱情形（Souders et al., 2009; Posmontier, 2008）。不熟悉泛自閉症照護的護理人員，可能較難以從典型亞斯伯格症行為中（譬如喜好獨處），分辨患者的憂鬱症狀。

　　高智商泛自閉症患者罹患憂鬱症的盛行率較高，通常於青春期開始發病。隨年紀的增長到了成人初期，患者逐漸發覺自己與他人在社交上的差異，因此憂鬱症狀將更嚴重，女性更是如此（Simone, 2010; Tager- Flusberg & Dominick, 2011）。雖然目前尚無文獻研究妊娠期亞斯伯格症女性之憂鬱症發生率，但倘若孕期婦女與伴侶間的關係不佳，婦女罹患憂鬱症的風險也是值得深入探討的（Bloch et al., 2010）。懷孕婦女與配偶一同接受伴侶治療或許有所幫助，且治療師需具有治療亞斯伯格症患者的經歷，如此可促進懷孕期轉變至父母身分的家庭健康。

焦慮

高功能亞斯伯格症患者的焦慮症狀影響患者的生活品質（Myles, 2003; Hurtig et al., 2009）。亞斯伯格症女性可察覺自己有社會角色混淆的情形，且為了達到社會期待，試圖理解社交線索與模仿正常發展者之行為時，會感到焦慮（Attwood, 2007）。而降低焦慮的處置包括各種行為與藥物治療方式（Myles, 2003）。

強迫症

強迫症與自閉症兩者間的關聯仍待釐清。強迫症的固執思維與重複行為同時也是自閉症特徵，故難以區辨此二疾病。某些研究發現，許多泛自閉症兒童的父母為強迫症患者，因而認為自閉症與強迫症或許具有遺傳基因的關聯（Tager-Flusberg & Dominick, 2011）。在臨床上，如果強迫症行為對患者生活品質造成影響，那麼醫療處置則有其必要性。尤其是在產後期間，強迫症母親對哺餵嬰兒的時間和次數、尿布更換與清潔標準等，有特別的堅持與執著。對母親而言，上述行為對其本身極為重要；因此，在未傷害嬰兒的健康之情況下，我們需對此保持尊重的態度。

抽搐與妥瑞症

泛自閉症患者（包含亞斯伯格症）常發生抽搐狀況（Ringman & Jankovic, 2000）。抽搐（tics）意指不自主、短暫快速且突然的動作型或聲語型抽搐動作。經過許多醫療檢查後，確定患者各式抽搐已持續一年以上，且其中包括一次或數次以上的聲語型抽搐時，即可確認患者為妥瑞症（Ringman & Jankovic, 2000; Robertson, 2011）。發病平均年齡為 5 至 7 歲，10 至 12 歲為發病頻率最高且最嚴重的時期，但症狀會隨年齡增長而改善（Robertson, 2011）。妥瑞症

為複雜神經生物學疾患，且可同時與強迫症和（或）憂鬱症等其他神經生物學疾病共存（Robertson, 2011）。而妥瑞症致病機轉乃由多種因素所致，且與基因易感性、基因外因子、環境因素與神經生物學相關。

許多案例的妥瑞症症狀需經醫療處置，其中常用藥物為 clonidine 和（或）抗精神病藥，而藥物對懷孕哺乳的安全性是治療妥瑞症中的首重部分。此外，亞斯伯格症懷孕婦女使用妥瑞症藥物時，應由神經科醫師或精神科醫師和周產期醫師評估與確定，並透過各種專業知識與技能的合作，監測妥瑞症與孕期生理變化間的細微影響。與思覺失調症或躁鬱症患者相比，亞斯伯格症和妥瑞症患者所使用的抗精神疾病藥物劑量較低（Robertson, 2011）。表 11.1 總結上述疾病之常見藥物資訊。

飲食疾患

雖然僅有少數研究探討泛自閉症患者的飲食疾患，但該族群確實較常有偏食或選擇特定類型食物的狀況（Kalyva, 2009; Schreck & Williams, 2006）。一項飲食疾患訪談的研究（Campbell, 2007）指出，五分之一以上的神經性厭食症患者符合泛自閉症的標準。Attwood（2007）亦指出，18%至23%神經性厭食症青春期女性也符合部分或全部之亞斯伯格症診斷標準。32 份各國研究文獻回顧發現，神經性厭食症患者罹患泛自閉症與焦慮症的可能性高於一般族群（Berkman, Lohr, & Bulik, 2007）。對感官過度敏感的亞斯伯格症與泛自閉症患者，無法忍受某些食物的口感、味道和氣味，當試著吞下該類食物時，可能甚至會噁心嘔吐；因此他們的飲食選擇僅限於某類食品。他們可能需有個別的食物餐點準備與慣例（Copley, 2009）。然而，患者此種的飲食習慣會導致嚴重的低身體質量指數和營養不良，抑或當可忍受的食物為高熱量，則會有肥胖的問題產生。在評估與照護泛自閉症產前女性時，這類議題對護理應用極具重要性。

當患者首次進行例行產前檢查時，護理人員應依常規詢問患者有否任何飲食限制或習慣，並監測孕期的體重增加狀況。如果患者有飲食疾患的病史，護理人員則需再進一步詢問是否處於該疾患活躍期，及目前接受何種治療。若患

表 11.1 ■ 治療亞斯伯格症相關合併症之常用藥物 ᵃ

藥物類別	藥物（學名／商品名）	用途	懷孕用藥分級	胎兒／新生兒風險	哺乳風險
抗痙攣藥物	Topiramate (Topamax)	抗痙攣	D	動物實驗：可穿透動物胎盤；可能導致四肢與脊椎畸形。人類實驗：唇裂和（或）顎裂的可能性增加。	可通過母乳。
	Valproic acid (Depakote)	抗痙攣、抗躁症	D	可能導致神經管缺陷（尤其是妊娠前三個月）；心房中膈缺損、顎裂、尿道下裂、多指症和顱顏縫早閉的可能性增加。兒童智能測驗分數可能較低。	可通過母乳。尚無經由哺餵母乳導致副作用的報告。
	Carbamazepine (Tegretol)	抗痙攣、情緒穩定	D	神經管缺陷、臉部異常、心臟缺陷和發育遲緩的風險增加。	可通過母乳，美國兒科醫學會與世界衛生組織指明具有母乳相容性。
抗憂鬱藥物（選擇性血清素再吸收抑制劑）	Bupropion (Wellbutrin)	治療憂鬱	C	與一般藥物同。	可通過母乳，一名嬰兒曾發生痙攣抽搐。
	Citalopram (Celexa)	治療憂鬱、焦慮症	D	可能導致新生兒持續性肺動脈高壓症、心房中膈與瓣膜缺損、先天性肺缺損、頭顱缺損、內翻足、腹裂畸形和其他腹壁缺陷。曾有新生兒戒斷症候群的案例。	可通過母乳。嬰兒嗜睡或哭鬧的案例佔少數，而 1 歲以內的嬰兒無發展問題。

表 11.1 ■ 治療亞斯伯格症相關合併症之常用藥物 a（續）

藥物類別	藥物（學名/商品名）	用途	懷孕用藥分級	胎兒/新生兒風險	哺乳風險
	Sertraline (Zoloft)	治療憂鬱症、焦慮症、強迫症	D	曾有案例指出，母親妊娠後半期使用本藥，會出現新生兒持續性肺動脈高壓症。新生兒：可能導致震顫、肌張力增加、過敏、睡眠型態改變、進食困難和呼吸問題。	可通過母乳。哺餵母乳者之建議用藥。
抗精神病藥物	Chlorpromazine (Thorazine)	治療躁症與焦慮症	C	在第三孕期使用本藥物時，新生兒躁動、震顫、嗜睡和餵食困難等症狀增加。有些新生兒這些症狀會在幾小時或幾天內消失，有些則可能需住院觀察。	未知。
情緒穩定劑	Lithium (Lithobid)	治療躁症、憂鬱症、衝動	D	母親：可能會甲狀腺腫大。胎兒：可逆的甲狀腺與腎臟毒性。	可通過母乳。對嬰兒可能有副作用。
	Carbamazepine (Tegretol)	治療躁症、控制抽搐發作	D	臉部畸形、唇裂，以及神經管和心臟缺損的風險增加。	可通過母乳，美國兒科醫學會與世界衛生組織證實具母乳相容性。
興奮劑	Methylphenidate (Concerta、Ritalin)	治療注意力不足過動症	C	尚無人類實驗研究；高劑量使用下，動物可能有心臟缺損的可能。	資料有限，存在於母乳的藥物濃度低。
	Dexmethylphenidate (Focalin)	治療注意力不足過動症	C	尚無人類實驗研究。	有限資料顯示，存在於母乳的藥物濃度低。

a 此表摘要整理出常用藥物，但非治療亞斯伯格症相關合併症之所有藥物列表。參考 OTIS & LactMed; Jentink et al., 2010; drugs.com。

者表示曾接受過心理治療或營養師的諮詢，護理人員應建議患者在孕期與產後仍向該治療師諮詢，並將他們納入跨領域照護團隊。此外，護理人員應提供關於孕期與產後營養的書面衛教資料。患者本身、胎兒與嬰兒之飲食失調、營養不良、脫水、心律不整、糖尿病、孕期重度憂鬱症、早產、分娩困難與產後憂鬱等風險，則須進一步探討（National Eating Disorders Association, 2005）。

進階專科護理師同時需告知婦女哺餵母乳的好處，並鼓勵她們哺乳。此外，根據實證指出，長期哺餵母乳可促進母嬰連結、減輕產後體重，並重新建立嬰兒健康飲食習慣（Carwell & Spatz, 2011）。

| 最佳實務：產程照護 |

對任何女性來說，因分娩入院或至生產中心都是極大的衝擊。醫護人員常急著請產婦簽署同意書，但同意書內容往往頗為複雜與艱澀，亞斯伯格症產婦通常難以了解。因此護理人員必須思考，為一位尚未出生的嬰兒簽署照護同意書的意義何在。這些同意書可在產前檢查時向她們講解；屆時，產婦在待產室時，即不會對簽署同意書的要求感到訝異。另外，從急診、檢查室到待產室等不同科別或場所間奔波，對亞斯伯格症女性是充滿壓力的過程。應直接安排她們至待產室等候，而有效的個別處置應記錄於產程病歷中，並約莫於妊娠 36 週前（入院生產前），以產程紀錄等方式告知生產室醫護人員。入院後，護理人員應熟悉產婦對分娩生產的期待與偏好，並檢閱預期的一連串事務。

醫療照護者應引導產婦於分娩或生產過程中，試著保持變通與彈性，並告知可能發生的非預期事務。亞斯伯格症孕婦難以調適與原先預計不同的照護（改變疼痛控制模式或分娩方式）。一般而言，亞斯伯格症女性在生產過程當中，都不願放棄控制自己的身體。對亞斯伯格症患者而言，「控制就好比空氣一樣重要」（Aston, 2003, p. 49）。當分娩時，胎兒心律監測器顯示晚期減速，則代表有胎盤灌流不良的可能性。這時，護理人員應改變產婦體位、給氧、確認子宮頸擴張程度，並盡速告知醫師。上述措施可能會大幅增加亞斯伯格症產婦的

焦慮程度，患者將經歷許多非預期的觸覺刺激。此外，大部分的亞斯伯格症產婦對體位改變和按摩等措施感到不悅，甚至覺得是傷害性刺激。目前可倚賴數字疼痛量表，來了解亞斯伯格症產婦生產之不適與疼痛程度。亞斯伯格症周產期照護指引之相關研究寥寥可數。

　　步驟程序與處置之依據需在執行前，透過具體形式向亞斯伯格症患者解釋。護理人員應銘記，過多資訊或過多聽覺刺激會造成亞斯伯格症患者無法思考與運作，因此，必須隨時評估患者有否任何資訊超載之警訊浮現。假使患者的生產方式為剖腹產，則須提供仔細與慎重的講解。手術雖常在緊急或非預期的情況下進行，導致醫療人員行動倉促匆忙，但護理人員應盡可能降低音量、具體地向患者解釋預期會進行的事項，並說明醫療團隊行動如此快速的緣由。情況允許之下，可先向產婦介紹生產／手術的環境，讓其對燈光、溫度、聲音和感官有所準備。另外，也應評估亞斯伯格症產婦的焦慮程度是否提高；當其表現良好時，予以正增強鼓勵，同時盡量安排患者較熟悉的護理人員於產房陪同。

　　不論是生產中心、醫院或其他醫療機構場所，醫護人員皆需鼓勵產婦、伴侶和家人參觀與熟悉生產環境，進一步了解生產所需攜帶的舒適物品，以減少產婦感官超載。舒適品可含括毯子、床單、枕頭、觸感好的睡衣；耳機、耳罩或耳塞隔絕噪音；以及舒緩的音樂等。此外，乳膠玩具或手部操作遊戲或許亦可舒緩產婦感官過荷（Simone, 2010）。理想上，產科樓層或生產單位需提供良好感官的產房設計與儀器，以符合亞斯伯格症女性或其他具有類似感官問題者的需求。

　　當亞斯伯格症孕婦感到感官超載時，她們會出現自我撫慰行為，譬如搖擺、搖晃、哼唱、拍手或敲手指等。如果醫護人員發現她們出現這些行為，須重新評估護理方式與環境。圖 11.1 總結了控制分娩與生產環境之最佳護理實務措施。

　　生產後，需再次向產婦解說可預期的事務（例如，當產婦需轉至其他病房時，要立即評估產婦生命徵象、宮底高度、陰道出血量，並監測攝入及排出量）。病患可能已因生產而感到過度刺激或焦慮而無法思考，因此必須審慎地

待產

- 入住於遠離護理站的待產室。
- 將標語置於門外，以減少訪客。
- 減少醫療照護者數量。
- 生產避免使用日光燈，以檯燈或天花板燈替代。
- 若使用胎心音監測器，請調整並維持為靜音。
- 盡可能使用手動式血壓計（自動血壓計充氣時，可能會嚇到病患，而增加其壓力與血壓）。
- 當靜脈輸液幫浦發出聲響時，需盡快監測與反應。
- 碰觸患者前先行告知。
- 每次皆需提供機會，讓病患掌控病房環境（例如窗簾開關、椅子和個人物品擺放位置等）。
- 若患者同意施以按摩減緩疼痛時，施力需較重且堅定。

生產

- 盡可能讓病患待於同個待產室中生產。
- 減少產房內的人數。
- 新生兒出生後，詢問患者是否欲即刻撫抱小孩；若是，可先在患者胸前放毯子。
- 盡可能降低日光燈的使用，而是保持對會陰部的直接照明。
- 估算產婦忍耐的頻率，並輕柔地向患者說話。
- 當嬰兒出生後，產房保持輕聲音量。
- 待產婦撤開腳架、清潔與遮蔽，或降低各式不同刺激後，始哺餵母乳。
- 協助新生兒含乳，向產婦描述新生兒所發出聲音的含意。
- 盡快清潔產房與移除骯髒的物品。
- 盡可能讓產婦恢復控制感。

圖 11.1 ■ 待產與生產期間，對物理和互動環境的掌控

降低聲音干擾與互動頻率。護理人員也應注意患者是否有嗅覺過度敏感，以及羊水、尿液或糞便、血液、流汗等氣味或口臭。個人清潔為亞斯伯格症產婦分娩後首要事務，醫護人員不可自行認為患者產後當下缺乏撫抱孩子的渴望是問題所在，她可能仍需要一些時間重新整理思緒與重獲控制力，始可再接受其他

刺激。

　　所有女性在分娩與生產的過程當中，承受極大壓力；對亞斯伯格症女性而言，反應更是劇烈。護理人員需知道，一般產婦在產後會有創傷後壓力症候群的可能性，而 1.5%至 6%也確實在產後出現創傷後壓力症候群（Beck, 2006），但關於亞斯伯格症女性產後罹患創傷後壓力症候群盛行率的研究卻少之又少。

｜最佳實務：產後照護｜

　　當夫妻角色轉變為父母的過程中，或許會產生危機。養育並非易事，要適應如何照顧新生兒更是一大挑戰。但經時間與經驗，一般的母親可學習如何理解新生兒所表達的含意。然而，從心智理論的觀點來看，我們可能會懷疑亞斯伯格症新手媽媽是否能理解與回應新生兒的需求。畢竟新生兒無法用字句與他人溝通，而是以含糊不清的方式表達不適。

　　亞斯伯格症患者會依附自己的孩子嗎？會養育小孩嗎？可以學習與練習如何照顧新生兒嗎？又或許患者具組織的優勢可引領自己成為一位細膩的照顧者？彷彿新生兒是她的任務計畫，她們學習所有身為一位母親需知道的事。然而亞斯伯格症患者的確有罹患產後憂鬱症／精神疾病等身心疾患的風險因子。醫護人員應思考「患者能否適應所有的變化？」及「患者是否會感到感官超載及無法思考運作，而忽略新生兒，置其於危險當中？」

　　目前並無證據可證明亞斯伯格症母親無法履行母職。缺乏同理心與依附作用是泛自閉症兒童的問題；然而，成人患者在此方面的研究卻尚未深入探討。我們知道大部分泛自閉症患者的心智理論任務發展不佳，但隨著時間增長，部分成人患者的社交能力確實有進步。對功能較佳的泛自閉症患者而言，社交能力雖然延遲，但該發展過程並非全數缺乏。某些研究雖證實，泛自閉症患者只是以其特有方式形成依附關係（Taylor, Target, & Charman, 2008），但生育期亞斯伯格症產婦之依附能力，則尚未進行探討。

　　研究者發現，大部分亞斯伯格症母親是在小孩被診斷為泛自閉症後，才發

現自己為亞斯伯格症患者。因此，可能仍有許多母親尚未被察覺為亞斯伯格症患者；該族群之母職研究僅佔少數，我們也難以為亞斯伯格症與母職照顧間的關係下定論。但是，Aston（2003）在 *Aspergers in Love: Couple Relationships and Family Affairs* 一書中，總結出一個重點：「有亞斯伯格症並不代表是不適當的家長」（p. 105）。

最佳實務：為人父母第一年之護理措施

評估產後一年內的母職功能對母親本身與嬰兒健康是很重要的，特別是那些具社會心理風險因子的母親。巴金母職功能指標（Barkin Index of Maternal Functioning, BIMF; Barkin et al., 2010）等評估母親狀態與功能之信效度工具，可協助辨識照顧無效之高危險群婦女，並予以提供適當介入。BIMF 為評估母職功能的良好臨床工具，乃由專門研究育齡期精神疾病之學者所發展，用以評估產婦產後一年間，有否能力照顧自己，並提供嬰兒的照顧需求。Barkin 為生物統計學家與流行病學家，其所發展的 BIMF 工具，目前已應用於許多研究計畫中，包含孕婦和新手媽媽之藥物治療與照光治療的臨床試驗（J. Barkin, personal communication, January 19, 2011）。該工具亦透過專家小組與焦點團體，完成內容效度與 109 位女性之內在信度，Cronbach's α係數為 0.87（Barkin et al., 2010）。

其他妊娠相關議題

妊娠與哺乳期之安全藥物處置

目前尚未有針對亞斯伯格症疾病之治療藥物，而是就亞斯伯格症女性之干

擾症狀進行藥物治療。同時也常以精神科藥物合併社交技巧訓練、行為治療與教育措施等跨領域整合治療（Thompson, Thompson, & Reid, 2010）。亞斯伯格症女性之產科照護要素為，確保藥物不論是在妊娠或產後哺乳期間，皆對患者與胎兒是安全的。產程前中後對藥物、劑量與作用效果的影響，甚至是這些藥物對胎兒發育與嬰兒成長的影響，皆尚未全面探討與釐清。

最常見的精神疾病藥物為抗鬱劑、興奮劑和抗精神病藥物；且即使患者無癲癇發作病史，抗痙攣藥物與抗巴金森氏症藥物也常使用（Esbensen, Greenberg, Seltzer, & Aman, 2009）。目前已有大量研究調查這類藥物在孕期使用之相關議題，亦有許多正在進行試驗，研究結果尚未發表。然而，大部分的藥物研究為觀察型流行病學研究，而非隨機對照試驗，因此僅靠判讀藥物研究報告，並不足以正確地理解藥物對母嬰之風險。所以研究下結論時，必須謹慎思考。OTIS與 LactMed 網站為目前最新且最可靠之網站藥物資料庫，提供醫護人員與病患完整的資料。此外，女性須思考何時計畫懷孕、中斷藥物使用，並確保身體系統的狀況；同時也需衡量藥物的利弊關係，考慮該藥對胎兒成長的害處是否大於對母體的益處。為與健康照護者合作，並做出最佳決定，亞斯伯格症女性患者須了解：

- 藥物是否會通過胎盤。
- 藥物是否對胎兒發展有不良影響。
- 若持續使用該藥，是否會增加不孕、自然流產或早產之風險。
- 藥物是否會經由母乳影響嬰兒。

治療亞斯伯格症共病症之常見藥物請參見表 11.1。

科技新領域：催產素在人類社交行為中的角色

近期人類對於催產素荷爾蒙在人類社交行為中所扮演的角色之關注逐漸增高。動物試驗顯示，催產素為促進與後代子孫以及與伴侶連結的重要因素（Bartz & Young, 2011）。此外，基礎神經科學研究指出，催產素可協助調節親和友好

行為、社會訊息處理與社會依附（Ross & Young, 2009）。由此可知，催產素的增加，可改善動物的社交行為與認知。

周產期之自閉症危險因子

孕前與產前照護的關鍵要素為避免暴露於會傷害胚胎與成長中胎兒的環境。雖然許多研究著重於自閉症的基因關聯（Turunen et al., 2008），但孕期的環境暴露是否會增加嬰兒罹患泛自閉症的風險，則仍尚未釐清。早產、致病原和孕期藥物，皆與神經發展障礙相關（Gillberg & Cederlun, 2005），但彼此間的因果關係仍待確認。亞斯伯格症母親基因與環境暴露風險的潛在可能性較高，且可能須尋求護理人員的指引。研究發現，產婦年齡增加（大於 35 歲）和較年長伴侶（大於 40 歲）所生的孩子，罹患自閉症的風險增加（Grether et al., 2009; Reichenberg, Gross, Kolevzon, & Susser, 2011）。高齡產婦與伴侶被認為與各式身體與精神疾患相關。自發性基因變異，以及高齡雙親或甚至環境累積的毒性所致之表觀遺傳學障礙等，可能為造成生殖細胞基因或表觀遺傳變異的原因（Reichenberg, Gross, Kolevzon, & Susser, 2011）。

新生兒出生後，可從早產、低出生體重或子宮內胎兒生長遲滯等病史中，了解新生兒後續是否有罹患神經發展疾患之風險（Institute of Medicine, 2007）。近期科學研究開始將周產期結果不佳的嬰兒作為研究對象，但必須將自閉症遺傳易感性與非理想生產等干擾因素列入考慮（Reichenberg et al., 2011）。近期著手進行自閉症病因的研究已逐漸增多，譬如，出生世代國家兒童研究將追蹤 100,000 名兒童至 21 歲，探討妊娠期之環境等暴露（National Research Council and Institute of Medicine, 2008）。

｜最佳實務：證據說明｜

一般而言，醫師會個別詢問亞斯伯格症患者「懷孕和生育是否會改善、加

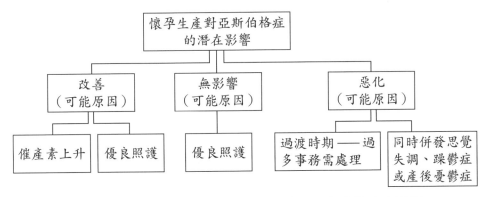

圖 11.2 ■ 最佳實務：評估懷孕與生產對亞斯伯格症之影響

劇亞斯伯格症症狀，抑或無任何影響？」至本書寫作時，對於亞斯伯格症婦女懷孕生產的生活方式之證據仍不足。圖 11.2 闡述妊娠期與育齡期對亞斯伯格症婦女可能造成的影響。而期間任何的變化，皆可能造成情況加劇。但是，在高品質的跨領域照護功能、患者自身的優勢，以及高度支持網絡（伴侶、家人、醫師和朋友）的情況下，亞斯伯格症患者仍有可能平穩地度過妊娠期與產後階段。整合目前亞斯伯格症婦女之科學實證與適當之育齡期照護（Suplee et al., 2007），我們制定一妊娠期亞斯伯格症婦女之照護指導方針（圖 11.3）。

| 總結 |

　　成為一位母親，對所有新手媽媽都極具挑戰。她們需要支持與鼓勵，尤其是亞斯伯格症母親。臨床環境、人際互動，以及產前、產中和產後護理的教育方式之調整，可幫助亞斯伯格症婦女維持其控制力、忍受治療措施，並感覺自己能夠決定治療與健康照護處置。護理人員應注意，避免假設妊娠期或處於母親階段的亞斯伯格症者無法忍受分娩與生產、無法配合治療，或無法成為一位好母親，一切只因她們是亞斯伯格症患者。然而，目前尚無研究實證可支持或反駁該假設。Liane Holliday Willey（1999）是位作家，同時也是亞斯伯格症患

產前照護與生產準備

- 建立溝通模式。
- 以書面及視覺方式呈現健康衛教指引。
- 指導病患看診時，隨身攜帶雜誌。
- 詳盡解釋所有程序。
- 具體回答所有問題。
- 提出所有感官問題與因應措施。
- 避免譏諷與開玩笑。
- 生產團體課程可能並不合適──可提供確切的網站供病患參考。
- 鼓勵伴侶／朋友與病患一同就診。
- 透過行為治療師的協助，度過此懷孕生產之新體驗。

藥物處置

- 亞斯伯格症狀可能隨孕期而變化，醫療處置亦會因此改變。
- 孕期的荷爾蒙變化可能會加重一般婦女的憂鬱情況──而亞斯伯格症婦女是否亦同，於每次就診皆需評估。
- 監測孕期與哺乳期的藥物安全。
- 催產素分泌可減少亞斯伯格症患者產前的醫療處置需求。
- 若欲在孕期中停止使用治療共病的藥物──需更頻繁且謹慎地監測該婦女的狀況。
- 需更頻繁地評估分娩時的情形，作為疼痛處置之參考。

敏感度

- 觸覺──找出患者喜好，讓其帶著自己的被單、枕頭、睡袍、手套。在看診時，討論「碰觸」一事（量血壓、身體評估、子宮頸檢查、位置調整等）。
- 燈光──健康照護場所的燈光常過於明亮，鼓勵患者在產房時，戴太陽眼鏡、使用檯燈。
- 聲響──盡可能降低音量，調整看診時間、病房喜好、病徵的告知。
- 人數──盡可能減少照顧者與照護人員的數量。
- 嗅覺──讓母親做好新氣味的準備（如醫院、破水、惡露、母乳、新生兒）。
- 味覺──各健康照護場所提供的食物不一，患者可能會想從家裡帶食物。

產後功能

- 了解場所──某些地方可能會是嚴重產後憂鬱婦女的高危險場所。
- 鼓勵家訪。
- 評估母親生理、心理、社會的健康，及其照顧新生兒的能力。
- 再次評估患者與其伴侶、家庭、朋友的關係。
- 進行巴金母職功能量表之測量。
- 鼓勵哺餵母乳──哺乳時，催產素的增加可提供額外的好處。
- 與兒科健康照護人員保持聯繫。

圖 11.3 ■ 亞斯伯格症孕期婦女之護理指引

者,以下為她對自己早期養育經驗的描述:「每天早上起床,我總是告訴自己,要盡全力將最好的自己呈現給我的孩子。我知道自己因為為亞斯伯格症,對社會世界的反應異乎尋常。但這並不代表我無法成為一位充滿愛的好母親。雖然我無法像其他母親一樣,但我仍是我女兒的媽媽,孩子們需要我的照顧,而我也必須好好照顧她們。」(p. 77)

或許因為亞斯伯格症的某些特徵,許多亞斯伯格症女性下定決心,要遵守標準規定,成為一位有責任感且稱職的母親。我們不可錯失任何亞斯伯格症缺陷與相關治療方式(特別是藥物治療)對懷孕婦女、胎兒、嬰幼兒的潛在不良影響。透過密切監測與治療、與女性患者的合作關係,以及協同合作與跨領域的概念,潛在問題是可以避免或早期發現的,進而促進理想的家庭健康福祉。

在劇烈的轉變階段中,所有懷孕婦女與新手媽媽可從為其設置的非批判、公正、關懷,且以實證為基礎之照護中受惠。為了發展適當有效的處置措施,我們除需了解亞斯伯格症神經生物學與妊娠期生理變化間的關係外,亦需清楚妊娠期亞斯伯格症者之需求。

| 致謝 |

本文作者感謝所有亞斯伯格症婦女與母親不辭辛勞參與訪談,提供孕期、生育期與早期養育之經驗。這些訊息與內容都是寶貴無價的,並協助我們可依循其需求,建構該時期之良好護理照護。

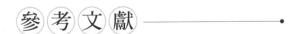

Aston, M. (2003). *Aspergers in love*. Philadelphia, PA: Jessica Kingsley.

Attwood, T. (2007). *The complete guide to Asperger's syndrome*. Philadelphia, PA: Jessica Kingsley.

Aylott, J. (2010). Improving access to health and social care for people with autism. *Nursing Standard, 24*(27), 47–56.

Baldwin, K. A. (2006). Comparison of selected outcomes of Centering Pregnancy versus traditional prenatal care. *Journal of Midwifery & Women's Health, 51*(4), 266–272.

Barkin, J. L., Wisner, K.L., Bromberger, J. T., Beach, S. R., Terry, M. A., & Wisiewski, S. R. (2010). Development of the Barkin Index of Maternal Functioning. *Journal of Women's Health, 19*(12), 2239–2246.

Baron-Cohen, S. (2011). The autistic mind: Empathizing-systematizing theory. In E. Hollander, A. Kolevzon, & J. T. Coyle (Eds.), *Textbook of Autism Spectrum Disorders* (pp. 39–48). Washington, DC: American Psychiatric Publishing.

Bartz, J. A., & Young, L. J. (2011). Oxytocin, social cognition and autism. In E. Hollander, A. Kolevzon, & J. T. Coyle (Eds.), *Textbook of Autism Spectrum Disorders* (pp. 265–276). Washington, DC: American Psychiatric Publishing.

Beck, C. T. (2006). The anniversary of birth trauma: Failure to rescue. *Nursing Research, 55*(6), 381–390.

Berkman, N., Lohr, K., & Bulik, C. (2007). Outcomes of eating disorders: A systematic review of the literature. *International Journal of Eating Disorders, 40*(4), 293–309.

Blackshaw, A. J., Kinderman, P., Hare, D. J., & Hare, C. (2001). Theory of mind, causal attribution and paranoia in Asperger syndrome. *Autism, 5*(2), 147–163.

Bloch, J. R., Dawley, K., & Suplee, P. D. (2009). Application of the Kessner and Kotelchuck Prenatal Care Adequacy Indices in a preterm birth population. *Public Health Nursing 26*(5), 449–459.

Bloch, J. R., Webb, D., Mathew, L., Dennis, E., Bennett, I., & Culhane, J. (2010). Beyond marital status: The quality of the mother-father relationship and its influence on reproductive health behaviors and outcomes among unmarried low income pregnant women. *Maternal and Child Health Journal, 14*(5), 726–734.

Campbell, K. (2007, August 17). Is anorexia the female Asperger's? *The Sunday Times.* Retrieved from http://www.timesonline.co.uk/tol/life_and_style/health/features/article2272080.ece

Carwell, M. L., & Spatz, D. L. (2011). Eating disorders and breastfeeding. *Maternal Child Nursing, 36*(2), 112–117.

Centers for Disease Control and Prevention. (2010). U.S. medical eligibility criteria for contraceptive use. *Morbidity and Mortality Weekly Report, 59*(RR-4), 1–86.

Cohen, A. (2011, July). *Physiologic Changes of Pregnancy.* Fundamentals Course presented at the Department of Obstetrics and Gynecology, Albert Einstein Medical Center, Philadelphia, PA.

Copley, J. (2009). Asperger's syndrome and anorexia: The link between eating disorders and autism spectrum disorders. Retreived from http://www.suite101.com/content/aspergers-syndrome-and-anorexia-a110610

Esbensen, A. J., Greenberg, J. S., Seltzer, M. M., & Aman, M. G. (2009). A longitudinal investigation of psychotropic and nonpsychotropic medication use among adolescnets and adults with autism spectrum disorders. *Journal of Autism & Developmental Disorders, 39*(9), 1339–1349.

Fawcett, J., & Tulman, L. (1988). Development of the inventory of functional status after childbirth. *Journal of Nurse-Midwifery, 33*(6), 252–260.

Feldman, R., Weller, A., Zagoory-Sharon, O., & Levine, A. (2007). Evidence for a neuroendocrinological foundation of human affiliation: plasma oxytocin levels across pregnancy and the postpartum period predict mother-infant bonding. *Psychological Science, 18*(11), 965–970.

Gabbe, S. G., Niebyl, J. R., & Simpson, J. L. (Eds.). (2007). *Obstetrics: Normal and problem pregnancies.* Philadelphia, PA: Elsevier.

Giarelli, E., Wiggins, L. D., Rice, C. E., Levy, S. E., Kirby, R. S., Pinto-Martin, J., & Mandell, D. (2010). Sex differences in the evaluation and diagnosis of autism spectrum disorders among children. *Disabilities Health Journal, 3*(2), 107–116.

Gillberg, C., & Cederlun, M. (2005). Asperger syndrome: Familial and pre- and perinatal factors. *Journal of Autism & Developmental Disorders, 35*(2), 159–166.

Gold, R., Faust, M., & Goldstein, A. (2010). Semantic integration during metaphor comprehension in Asperger syndrome. *Brain & Language, 113*(3), 124–134.

Grether, J. K., Anderson, M. C., Croen, L. A., Smith, D., & Windham, G. C. (2009). Risk of autism and increasing matrnal and paternal age in a large north American population. *American Journal of Epidemiology 170*, 1118–1126.

Hollander, E., Kolevzon, A., & Coyle, J. T. (Eds.). (2011). *Textbook of autism spectrum disorders.* Washington, DC: American Psychiatric Publishing.

Hurtig, T., Kuusikko, S., Mattila, M. L., Haapsomomo, H., Ebeling, H., Jussila, K., Pauls, O., & Moilanen, I. (2009). Multi-informant reports of psychiatric symptoms among high-functioning adolescents with Asperger syndrome or autism. *Autism, 13*(6), 583–598.

Institute of Medicine. (2007). *Preterm birth: Causes, consequences, and prevention.* Washington, DC: National Academies Press.

Jellema, T., Lorteije, J., van Rijn, S., van t'Wout, M., de Haan, E., ven England, H., & Kemner, C. (2009). Involuntary interpretation of social cues is compromised in autism spectrum disorders. *Autism Research, 2*(4), 192−204.

Jordan, C. J. (2010). Evolution of autism support and understanding via the world wide web. *Intellectual & Developmental Disabilities, 48*(3), 220−227.

Kalyva, E. (2009). Comparison of eating attitudes between adolescent girls with and without Asperger syndrome: Daughters' and mothers' reports. *Journal of Autism & Developmental Disorders, 39*(39), 480−486.

Kleinhans, N. M., Richards, T., Weaver, K. E., Liang, O., Dawson, G., & Ayward, E. (2009). Brief report: Biochemical correlates of clinical impairment in high functioning autism and Asperger's disorder. *Journal of Autism and Developmental Disorders, 39*(7), 1079−1086.

Manning, J., Baron-Cohen, S., Wheelwright, S., & Sanders, G. (2001). The 2nd to 4th digit ratio and autism. *Developmental Medicine & Child Neurology, 43*(3), 160−164.

Mattila, M. L., Kielinen, M., Jussila, K., Linna, S. L., Bloigu, R., Ebeling, H., & Moilanen, I. (2007). An epidemiological and diagnostic study of Asperger syndrome according to four sets of diagnostic criteria. *Journal of the American Academy of Child & Adolescent Psychiatry, 46*(5), 636−646.

Meleis, A. I. (Ed.). (2010). *Transitions theory.* New York: Springer Publishing.

Miller, J. S., & Ozonoff, S. (2011). Asperger's syndrome. In E. Hollander, A. Kolevzon, & J. T. Coyle (Eds.), *Textbook of autism spectrum disorders* (pp. 77−87). Washington, DC: American Psychiatric Publishing.

Myles, B. S. (2003). Behavioral forms of stress management for individuals with Asperger syndrome. *Child & Adolescent Psychiatric Clinics of North America. 12*(1), 123−141.

National Eating Disorders Association. (2005). *Eating disorders and pregnancy: Some facts about the risk.* Retreived from http://www.nationaleatingdisorders.org/nedaDir/files/documents/handouts/Pregnant.pdf

National Institute of Neurologic Disorders and Strokes. (2005). Asperger syndrome information page. Retreived from http://www.ninds.nih.gov/disorders/asperger/asperger.htm

National Research Council and Institute of Medicine. (2008). *The National Children's Study Research Plan: A review.* Washington, DC: National Academies Press.

Nichols, S., Moravick, G. M., & Tenenbaum, S. P. (2009). *Girls growing up on the autism spectrum.* Philadelphia, PA: Jessica Kingsley.

Pfeiffer, B., Kinnealey, M., Reed, C., & Herzberg, G. (2005). Sensory modulation and affective disorders in children and adolescents with Asperger's disorder. *American Journal of Occupational Therapy, 59*(3), 335−345.

Pijnacker, J., Hagoort, P., Buitelaar, J., Tenisse, J. P., & Geurts, B. (2009). Pragmatic inferences in high-functioning adults with autism and Asperger syndrome. *Journal of Autism and Developmental Disorders, 39*(4), 607−618.

Posmontier, B. (2008). Sleep quality in women with and without postpartum depression. *Journal of Obstetric, Gynecologic, & Neonatal Nursing, 37*(6), 722−735.

Reichenberg, A., Gross, R., Kolevzon, A., & Susser, E. S. (2011). Parental and perinatal risk factors for autism. In E. Hollander, A. Kolevzon, & J. T. Coyle (Eds.), *Textbook of autism spectrum disorders.* Washington, DC: American Psychiatric Publishing.

Reid, J. (2007). Centering Pregnancy: A model for group prenatal care. *Nursing for Women's Health, 11*(4), 382−388.

Ricci, S., & Kyle, T. (2008). *Maternity and pediatric nursing.* Philadelphia, PA: Lippincott, Williams and Wilkins.

Ringman, J. M., & Jankovic, J. (2000). Occurrence of tics in Asperger's syndrome and autistic disorder. *Journal of Child Neurology, 15*(6), 394−400.

Robertson, M. M. (2011). Gilles de la Tourette syndrome: The complexities of phenotype and treatment. *British Journal of Hospital Medicine, 72*(2), 100−107.

Ross, H. E., & Young, L. J. (2009). Oxytocin and the neural mechanisms regulating social cognition and affiliative behavior. *Frontiers in Neuroendocrinology, 30*(4), 534−547.

Samson, A., & Hegenloh, H. (2010). Stimulus characteristics affect humor processing in individuals with Asperger syndrome. *Journal of Autism and Developmental Disorders, 40*(4), 438−447.

Schreck, K. A., & Williams, K. E. (2006). Food preferences and factors influencing food selectivity for children with autism spectrum disorders. *Research in Developmental Disabilities, 27*(4), 353−363.

Simone, R. (2010). *Aspergirls.* Philadelphia, PA: Jessica Kingsley.

Souders, M., Mason, T. B., Valladares, O., Bucan, M., Levy, S. E., Mandell, D. S., Weaver, T. E., & Pinto-Martin, J. (2009). Sleep behaviors and sleep quality in children with autism spectrum disorders. *Sleep, 32*(12), 1566−1578.

Spek, A., Schatorje, T., Scholte, E., & van Berckelaer-Onnes, I. (2009). Verbal fluency in adults with high functioning autism or Asperger syndrome. *Neuropsychologia, 47*(3), 652–656.

Suplee, P. D., Dawley, K., & Bloch, J. R. (2007). Tailoring peripartum nursing care for women of advanced maternal age. *Journal of Obstetrical, Gynecologic, and Neonatal Nursing, 36*(6), 616–623.

Tager-Flusberg, H., & Dominick, K. (2011). Comorbid disorders. In E. Hollander, A Kolevzon, & J. T. Coyle (Eds.), *Textbook of autism spectrum disorders* (pp. 209–217). Washington, DC: American Psychiatric Publishing.

Taylor, E. L., Target, M., & Charman, T. (2008). Attachment in adults with high-functioning autism. *Attachment & Human Development, 10*(2), 143–163.

Thompson, L., Thompson, M., & Reid, A. (2010). Neurofeedback outcomes in clients with Asperger's syndrome. *Applied Psychophysiology & Biofeedback, 35*(1), 63–81.

Turunen, J., Rehnstrom, K., Kilpinen, H., Kuokkanen, M., Kempas, E., & Ylisaukko-Oja, T. (2008). Mitochondrial aspartat/glutamate carrier SLC25A12 gene is associated with autism. *Autism Research, 1*(3), 189–192.

Willey, L. H. (1999). *Pretending to be normal.* Philadelphia, PA: Jessica Kingsley.

Zalla, T., Sav, A. M., Stopin, A., Ahade, S., & Leboyer, M. (2009). Faux pas detection and intentional action in Asperger Syndrome. A replication on a French Sample. *Journal of Autism & Developmental Disorders, 39*(2), 373–382.

泛自閉症患者之急診護理 *12*

Kathleen Patrizzi、Ellen Giarelli

　　護理人員在接收、治療與處置被送至急診室的泛自閉症患者過程中，扮演重要角色。由於被診斷為泛自閉症的人數增加（Centers for Disease Control and Prevention, 2009），加上族群年齡增長，急診室所接觸到的成人泛自閉症患者亦漸增。

　　McDermott、Zhou 與 Mann（2008）比較泛自閉症或廣泛性發展障礙兒童與正常發展兒童受傷之頻率與類型。控制年齡與性別後，泛自閉症或廣泛性發展障礙兒童至急診／醫院接受外傷治療為發展正常兒童的 1.20 倍，且頭、臉和頸部外傷較多（相對比率 = 1.47），扭傷的比例則較低（相對比率 = 0.54）。泛自閉症或廣泛性發展障礙兒童中毒與自殘之治療皆為控制組的 7.6 倍。此外，發展障礙者成為犯罪的受害者為一般兒童的 4 到 10 倍之多（Sobsey, Wells, Lucardie, & Mansell, 1995）。他們可能從小即被耳提面命「順從」，而容易成為被虐待的目標。泛自閉症患者成為暴力受害者，可能因受傷而需急救。若他們遭受暴力與性侵時，專業醫療人員除了治療處置，亦需保留證據。

　　若患者在夜間或週末時段被送至急診，較難適時取得相關照護的知識與外部的資源。急診護理人員為確保患者安全與有效治療的第一線，因此，經驗豐富的護理人員在辨識泛自閉症患者，以及提供符合患者特殊需求的照護計畫上，實為重要。

　　在本章中，我們闡述急診護理的角色，包括快速評估、治療與處理潛在的攻擊行為與「崩潰」情緒。

｜急診經驗｜

患者抵達急診後，首先會接觸到為病患執行快速評估與決定患者主訴嚴重程度的檢傷護理人員。在此過程中，患者可能也接觸到不同的工作人員，及接受各種檢測程序。有時患者認為這些難以忍受的事物同時加諸其身上；但也可能因等待醫囑與執行檢查而無事可做。

檢傷護理人員會對患者進行評估，詢問其不適、過去病史與目前用藥。患者可能於公共區域等待，或被送至治療室。若是教學醫院，患者可能會接觸到護理學生、醫學生和住院醫師，而可能不斷地被詢問相同或者額外的問題。若患者有其他需求，可能會接觸到社工師、個案管理師、物理治療師、放射師、呼吸治療師等其他醫療團隊人員。這整個過程讓人感到頭昏腦脹，任何步驟皆可能對具社交、認知與溝通障礙的泛自閉症患者造成巨大壓力（Blake, 2010; Parish, Moss, & Richman, 2008; Vessey, 1988）。

過程複雜的急診照護，易讓患者感到壓力。擁擠又忙碌的急診環境是非常吵雜的，而泛自閉症患者對聲音與氣味非常敏感；診斷的告知與醫療處置或精神上所導致的疼痛和不適，皆為患者焦慮的因素。對患者而言，整個歷程充滿過多的刺激與焦慮害怕，急診單位的環境亦是挑戰之一。急診工作人員，特別是急診護理人員，適時調整工作流程與情境因素，可協助泛自閉症患者較能忍受急診環境。護理人員須試著透過泛自閉症患者的角度去觀看急診單位，理解其所經歷的現實狀況。而典型的急診型態會對語言能力受限或欠缺語言能力、拒絕改變、厭惡吵雜聲，且無法理解社交線索的泛自閉症患者，造成混淆。

患者至急診單位求診除了一般原因外，有些原因是泛自閉症患者獨有的。因此急診護理人員必須將泛自閉症的特殊考量，整合至急診照護的常規中。若可事先知道患者罹患泛自閉症，急診護理人員對其主訴將有線可尋，並依此調整與修正患者的照護計畫。延伸說明 12.1 呈現急診護理人員處理泛自閉症患者的狀況。

延 伸 說 明 12.1

泛自閉症患者入急診的可能原因

- 一般醫療問題或泛自閉症相關的共病症。
- 外傷：

  —疏忽安全或知覺改變所致：

  - 跑進車陣中。
  - 攀爬或跳躍所致的傷害。

  —自我傷害。

- 溺水（有些泛自閉症患者喜歡水）。
- 癲癇發作。
- 疑似中毒或精神疾病發作。
- 崩潰危機。
- 虐待／忽略。

資料來源：Kelble (2009).

｜急診室就診：外傷｜

案例——初次就診

　　週五下午四點，一位 40 歲男性查理‧愛默生因一場車禍而被緊急送至急診室。愛默生先生身高約 180 公分、體重過重。救護人員發現他在十字路口與另一輛闖紅燈的轎車相撞時，正坐在乘客座位，且意識清醒，但卻難以透過愛默生了解事發經過。

　　愛默生無法告訴護理人員在過程中有否撞到頭或失去意識，只是不斷

（續下頁）

案例——初次就診（續）

反覆地說著脖子痛，且這是他唯一說的話。當詢問愛默生有否任何醫療病史時，救護人員表示，他姊姊告知他們愛默生是位自閉症患者，並提供家人與其醫療照護者的緊急聯絡資訊。

首次接觸

患者抵達急診後，第一個接觸患者的通常是檢傷護理人員。檢傷護理人員主要提供患者初步評估，決定傷勢的嚴重程度，將患者分類為需立即處理或可等候看診，以確保患者安全；他們並於檢傷過程中獲得患者的簡略主訴、過去病史、手術病史、目前用藥、藥物過敏與生命徵象。若患者自行步入急診，上述這些過程通常是在近等候區的診間進行；若患者經由救護車送達，則立即送至治療室，於病床旁完成上述過程。

為保持急診患者之流動，檢傷護理人員須快速決定患者所需的照護程度，泛自閉症患者可能對此迅速的過程感到太匆忙和不知所措，而使檢傷過程更加困難且耗時。具備泛自閉症的基礎知識及適時調整處理方式，有助於提升患者的舒適與安全。例如，檢傷護理人員須清楚了解，擁擠嘈雜的等候可能會引發自閉症患者的焦慮和（或）行為問題。感官超出負荷與焦慮的增加，可能會造成自閉症患者產生自傷行為或攻擊醫院人員與破壞醫療器材。護理人員可將患者與其照顧者帶至較為安靜的區域進行檢傷分類（Center for Autism and Related Disabilities, 2010）。延伸說明 12.2 呈現檢傷過程中，評估患者病況嚴重程度所詢問的問題。然而，依據泛自閉症患者的發展年齡與溝通型態來詢問這些問題，對急診護理人員是一大挑戰。護理人員必須了解泛自閉症，才能夠提供安全且適當的照護（Olejnik, 2004; Volkmar et al., 1999）。

延 伸 說 明 12.2

檢傷時，詢問病患或照顧者之關鍵問題

- 何時開始有〔不適、疼痛等狀況〕？請具體說明。
- 當情況發生時，你／病患正在做什麼？
- 行為有否任何變化？
  - 如果有行為改變，與目前比較，平常的行為為何？
- 是否有任何可讓你／病患感到比較舒服的事物？
- 什麼事物會造成你／病患狀況惡化？
- 你／病患是否有醫療、手術或精神科等病史？
- 你／病患目前是否有服用任何藥物？
- 你／病患是否對任何藥物過敏？
- 你／病患偏好的溝通方式？
- 當你／患者被送至急診時，已接受何種醫療措施？
- 你／病患目前有否疼痛情形？依發展年齡與語言，以量表評估。

外傷病患之其他檢傷問題[a]

- 受傷的原因？
- 加深或減緩受傷狀況的方式？
- 有否流血或瘀青的徵象？
- 汽車事故：
  - 病患有否繫安全帶？
  - 安全氣囊有否彈開？
- 頭頸部外傷：
  - 病患是否撞到頭？
  - 病患是否失去意識？
  - 病患的視力或光線敏感度是否有變化？
  - 病患是否有呼吸或吞嚥困難？
  - 病患是否有嘶啞的情形？
- 病患有否麻木或刺痛感？

[a] 資料來源：Emergency Nurses Association (2007).

● **對個案行為的適當反應**

倘若不知病人罹患泛自閉症，護理人員可能會對其行為產生不恰當回應。由於缺乏對泛自閉症患者的個別了解，在提供急診照護與協助時，護理人員可能感到不確定且認為自己不夠專業。害怕、尷尬或憐憫皆為面對障礙者的常見反應。了解泛自閉症障礙的核心特徵，可讓護理人員注意到發展障礙所造成行為上的細微差異。

● **在未被告知的情況下，辨別患者有否泛自閉症**

當急診護理人員接觸泛自閉症患者時，必須改變自己的例行處理方式。在許多情況下，患者可能在無家屬、朋友或照護者的陪同下，自行至急診接受評估檢查。例如，當泛自閉症患者發生車禍，其照顧者可能亦在過程中受傷，或者被送至不同的醫療機構。當患者抵達急診，但無法獲取醫療病史等資料時，護理人員可透過泛自閉症篩檢工具做迅速評估。

患者也許會透露其泛自閉症診斷。在初次接觸患者時，護理人員可檢查患者手腕、脖子或腳踝有否醫療診斷標示；或衣服、皮夾有否疾病識別證明。儘管所有泛自閉症患者皆為獨特且具不同症狀，仍需了解疾病核心與相關特徵。泛自閉症患者的行為辨識請參見延伸說明 12.3。

如果護理人員察覺患者可能患有泛自閉症，那麼將患者視為有泛自閉症來處理即為最安全的做法。譬如向患者解釋目前進行的程序，並讓其了解血壓帶綁在手臂上和測量血壓的感覺。但某些泛自閉症患者則可能需分散其注意力，始可完成此例行程序。若護理人員調整評估方式後，患者覺得不需，則恢復例行模式（American Academy of Child and Adolescent Psychiatry, 1999; Kelble, 2009）。此外，護理人員亦需牢記，每位泛自閉症患者皆是獨特的，適用於某一患者之方式並不代表適用於所有自閉症者。每一次的互動皆需觀察病人的反應，並經過深思熟慮與評值，以了解互動過程的有效性。在預期的情況下，急診護理人員應掌握其他可提供支持之專業人員清單，包括社工師、兒童或成人精神科醫師、行為治療師和職能治療師等，以提供立即會診。延伸說明 12.4 為

與泛自閉症患者互動之一般原則。

延 伸 說 明 12.3

泛自閉症患者的行為辨識

社交障礙

- 缺乏眼神接觸：眼睛往下看；一有目光接觸，即視線迴避；凝視他方。
- 缺乏面部表情：情感淡漠，或不適當的情感表達。
- 身體姿勢不同：聳肩、身體傾靠在某方向、動作不穩。
- 以動作來調節社會互動：透過拍手或其他重複動作來自我安慰。

溝通障礙

- 僅非語言溝通：指著某物品、點頭或搖頭。
- 無法維持談話：與之對話無反應、不願回應，抑或回應後，變得容易分心或焦慮。
- 重述單字或句子：即使他人詢問其他問題，仍不斷重複回答相同問題。

行為模式受限

- 堅持常規儀式，無法變通：無法適應醫院環境、堅持家中模式。
- 有異常嗜好或對嗜好異常全神貫注：沉迷特定事物、工作人員或問題。
- 重複的刻板動作（例如拍手或搓手、全身動作）。
- 持續專注於物品某部分（例如迷戀閃爍的燈光或旋轉的輪胎）。

延 伸 說 明 12.4

與泛自閉症患者互動的方法

- 耐心溝通，減緩說話與動作速度。
- 使用簡單詞彙，一次只問一個問題。

（續下頁）

延伸說明 12.4（續）

- 避免醫療專業術語。
- 詢問問題後，給予病患充裕時間回應。
- 運用沉著平靜之身體語言。
- 讓患者擁有個人空間。
- 情況許可下，讓患者觸碰醫療儀器。
- 要求短暫的眼神交會。
- 觸碰或移動患者前，先予以告知。
- 盡量讓家屬或照顧者參與治療過程。
- 不予制止患者的重複行為，除非會導致受傷或毀損物品。
- 盡可能避免觸碰患者。倘若須和患者有身體接觸時，則以簡單詞彙解釋正在進行的動作與原因。譬如以「我想幫你」取代「檢查程序之說明」。
- 溫和勸說或輕柔地將患者帶離危險處境。要留意患者焦慮時，可能會無預警地衝撞或逃跑行為。
- 若情況許可，則使用溝通板；並讓患者反應前，有時間消化訊息。
- 以侵入性最低的方式，確保患者的安全。

急診安置

　　若情況允許，護理人員應將泛自閉症患者安置於急診室內較為安靜的單人房中。由於泛自閉症患者對光敏感，因此需將光線調暗；移除牆上的照片或海報亦可減低對患者的刺激。此外，急診室充滿各樣醫療儀器，這些物品可能會造成患者的威脅；將不用的器材移走，可減少視覺刺激。病床或擔架邊角可使用保護套，以防受傷。住院期間應由固定的護理人員照護，並限制專業人員、家屬等人數接近患者。由主護護理師負責照護病患，可提升舒適度，並協助建立信任的治療關係。

案例──評估與照護

　　護理長發現個案喜歡被稱「查理」，因此將此寫於紀錄中，並安排其在單人房，遠離忙亂嘈雜的急診出入口和護理站。近查理病房仍有一小護理站，護理人員可在此持續觀察、監測查理的情形。查理移入單人房後，護理長將醫療推車移至病房外，以確保其安全。

　　護理長與主護護理師向查理自我介紹，過程中不主動觸碰查理，雖然她們發現查理可能因感到壓力而發抖並環抱自己。護理長向查理說：

> 你好，查理，我叫阿曼達，是急診室的護理人員。你因車禍而在這裡，我們會好好照顧你的。我們為你準備了安靜的病房，你可以在裡面等醫生，他們等會兒就會來看你（拿時鐘予其查看並寫下時間）。你需要毯子嗎？我知道躺在板子上很不舒服，但這樣對你比較好，至少躺到我們確定你的骨頭沒有任何問題。我們剛剛已經打電話聯繫你的母親，她馬上趕過來。如果你需要幫忙，我們都在這裡。你做得很棒。這位是安娜，她是負責照顧你的護理人員。

　　查理並未回答或有任何眼神接觸。但護理人員未強迫他回應，因她知道此為泛自閉症行為特徵。

│ 最佳實務：護理初步評估 │

　　所有被送至急診的患者皆會由護理人員進行初步評估，確認狀況的嚴重程度，並蒐集患者背景資訊。但是，當患者因泛自閉症而有溝通或社交障礙等問題時，這些資訊變得難以取得。倘若病患是由家屬或其他照顧者陪同，護理人員則需向患者家屬取得精確且完整的資訊。

照顧者的參與

病患的照顧者將是急診照護團隊的一員（Gabriel & Gluck, 1972），因為他們非常了解病患的醫療病史和用藥情形。在檢傷過程之初，照顧者的參與可增進患者的舒適感和治療合作度。照顧者可建議醫護人員如何和患者互動，如患者偏好的溝通形式。照顧者亦可告知醫療團隊過去病史及對患者有效的治療措施，幫忙確認診斷。如患者須等候接受治療，最好安排病患與其照顧者一同至安靜的區域等候。

患者在急診的過程中，照顧者陪伴對病患本身和照護團隊而言，皆為成功治療的重要因素。照顧者可提供患者的喜惡、溝通方式、治療反應等重要資訊，病患亦了解且信任其照顧者。在裝置壓脈帶或心臟監測器之電極時，照顧者的參與可預防患者的焦慮。同時，照顧者的參與亦可降低其自身之焦慮，並建立與醫療照護人員之信任關係（Gurney, McPheeters, & Davis, 2006）。

● 當照顧者不在場時

當照顧者不在場時，獲取患者病史等資訊將更為困難。與無口語患者溝通可使用圖片交換溝通系統（PECS; Ganz & Simpson, 2004）。急診護理人員應考慮放置一組圖卡於急診室中，以方便和自閉症患者等無法言語之患者溝通。當照顧者不在場時，另一選項為聯繫患者的主要健康照護者，如家庭醫師，詢問其健康資訊。

● 同時發生之健康問題

泛自閉症患者可能會同時罹患其他健康問題，護理人員應取得這些資訊，進而從患者主訴中，做出適當之評估與檢傷（Ghaziuddin, Tsai, & Ghaziuddin, 1992; Leyfer, Folstein, & Bacalman, 2006; Seltzer, Krauss, Shattuck, Orsmond, Swe, & Lord, 2003）。併發症會影響患者的症狀表現，因此，具備患者所同時罹患疾病之相關知識是鑑別診斷的必要要素。相關的共病列於延伸說明 12.5 中。

　　患者可能需脊椎固定，因此必須穿戴頸圈，平躺於背板上。但此對任何病人而言皆是不舒服的，特別是泛自閉症患者。由於脊椎固定時禁止移動，無法開口溝通的患者將更難表達其感受，甚至難以指出受傷或疼痛之部位。如果患者無法言語，護理人員將無法獲得正確的病史，因此需更謹慎處理。惟有正確的評估，始可做出適當的檢傷分類。

延 伸 說 明 12.5

泛自閉症患者的共病

- 癲癇（30%泛自閉症患者受影響）。
- 睡眠障礙。
- 異食癖。
- 腸胃道疾病（70%泛自閉症患者受影響）：
  —糞便異常。
  —便祕。
  —嘔吐。
  —腹部疼痛。
- 感覺異常。
- 自我傷害。
- 精神狀況：
  —焦慮。
  —憂鬱症。
  —強迫症。
  —精神病。

資料來源：De Bruin, Ferdinand, & Meester (2007); Ghaziuddin, Tsai, & Ghaziuddin (1992); Levy et al. (2010); Leyfer et al. (2006); Simonoff, Pickles, Charman, Chandler, Loucas, & Baird (2008).

案例——檢傷

　　安娜為查理的主護，她在病床旁完成查理的檢傷程序。安娜將救護車人員所提供的報告當作其病史之一。查理雖不回應任何問題，但卻不斷重複說道「我的脖子」。他目前使用頸圈，平躺於背板上。

　　生命徵象是評估項目之一。放置壓脈帶前，安娜以簡單的字語和圖片向查理一一說明，生命徵象測量完畢後，安娜立即將數值記錄下來。而護理長則是透過電話與查理的母親聯絡，詢問查理的醫療病史、用藥情況、過敏和其溝通方式。查理的母親表示，查理曾因腹痛而至急診，故對醫院環境有些熟悉，而在那次看診的過程中最棒的是，查理的身體檢查僅由必要的少數醫療人員一次完成，而非一大群治療團隊。查理母親亦提到，查理熱愛古典樂，喜歡醫療人員用語言與其溝通。她會帶耳機和光碟播放機至急診給查理。安娜告訴查理，其母親正在來急診的路途中，並打開電視，轉到古典音樂頻道，並記錄以下資訊：

　　40 歲男性患者因車禍導致頸部疼痛，被送至急診觀察。汽車擦撞時，病患坐於乘客座，安全氣囊彈出，當下是否失去意識待確認。目前病患意識清楚，主訴頸部疼痛，持續使用脊髓防護措施。無流血瘀青徵象。病患眼神接觸差，未回答任何問題。患者母親表示此為正常情形且正趕來急診。生命徵象：體溫：32℃；血壓：110/77；脈搏：90；呼吸：22；血氧：99%（無給氧）。母親在電話中告知患者具泛自閉症、癲癇、胃食道逆流、憂鬱症。目前用藥：valproic acid、sertraline、melatonin、ranitidine，對 penicillin 過敏。

身體評估及病史探問

　　為泛自閉症患者執行身體評估中，許多程序會造成患者的不適。集中評估可減少患者被打擾的次數，並盡可能由最少的醫療人員完成。急診護理人員除了安排健康照護團隊執行身體評估和詢問病史，亦需維持患者舒適度，並避免其焦躁不安情況越趨嚴重。延伸說明 12.6 為泛自閉症患者進行檢查的要素。

延伸說明 12.6

完成急診評估之關鍵

- 照顧者的參與：
  請照顧者協助使用儀器（如血壓壓脈帶），或協助患者調整至身體檢查之恰當位置。
- 與主要健康照護者商議：
  致電病患的主要醫療照顧者，詢問病史狀況，並共同協商合適的治療計畫。
- 請不相關的人員離開現場：
  減少病房內人數，以避免感官負荷。
- 集中進行評估：
  盡量安排密集而少量的評估，以避免過度刺激。
- 允許病患探索環境以及將使用的醫療器材：
  在聽診患者肺部之前，先讓其觸摸聽診器。
- 注意感官對光線、聲音、觸摸和疼痛的敏感度：
  降低音量與光線。
- 任何動作前，先和病患溝通：
  觸診腹部前，先告知患者即將執行的步驟。
- 維持冷靜的態度與簡單明瞭的互動方式：
  避免表現出慌張或緊張，以幫助患者保持放鬆。

支援人員的參與

詢問病史和執行身體評估的過程中，支援人員應於病房外守候，若有任何狀況，可立即給予協助，尤其是當病人漸趨激動時。在教學醫院有許多支援人員樂意提供協助，並從中獲取照護泛自閉症患者的經驗。然而為了病患的舒適，護理人員必須倡導並減少在場人數；病房內容納過多人員，亦會妨礙照護（Blake, 2010; Grubenhoff, Kirkwood, Gao, Deakyne, & Wathen, 2010; Kelble, 2009）。急診醫師與護理人員可於病房內為患者進行病史確認和身體檢查，之後再將結果報告予其他醫療團隊成員。

● 病史探問之方式

如果泛自閉症患者可透過文字、點頭，或以手指指出、回答是非題，即有能力參與部分的健康病史問診。但假如患者無法溝通，病史探問將與兒科的方法類似，即詢問父母。與檢傷分類不同的是，在病史探問時，護理人員需深入地了解患者病史；此外，過程中護理人員可有更充裕的時間依據患者的語言和發展程度來詢問。過程中最重要的是釐清可能會對執行與評值照護有直接影響的資訊，包括過去醫療、手術和精神病史；目前用藥與過敏史；以及身體系統檢查等。

● 身體檢查的方式

決定由哪些醫療團隊成員執行身體檢查後，開始規劃如何與患者互動。依據患者的主訴，醫療團隊會以重要程度依序進行系統評估，避免因為過度刺激或患者不合作而使得檢查提早結束，醫療人員須依循每位患者不同的忍受程度進行。此外，照顧者能協助照護團隊安排患者可接受的檢查順序、提供過去有效的策略、協助告知患者目前的狀況，並可告知何獎賞能增加患者參與評估的動力。

案例——身體檢查

　　在查理送至急診15分鐘後，母親也抵達現場。安娜告知查理的母親事情經過。在進入病房之前，安娜解釋：查理目前正等待移開脊椎板架後執行檢查，而身體檢查需要母親的協助，會盡快找醫師移開背板，增加舒適度。她找了一位護理同仁一起協助她和醫師。醫師解釋圓滾木翻身與移除背板的過程，並強調檢查完成後，查理仍須保持平躺。查理的母親了解後，他們即進入病房內。當母親出現後，查理顯得較為平靜。母親告訴查理，他們要用滾動的方式將他移至另一邊，並將其身下的背板移除；但移除後，他仍須躺著休息。在脊柱檢查過程中，護理人員和醫師皆謹慎地觀察查理有否任何疼痛增加的徵象。整個過程順利完成，而查理也已移除脊椎保護措施。他的母親為了獎勵他的配合，送給查理一張全新的棒球卡。

　　安娜與醫師開始向查理的母親詢問查理的狀況。護理人員先說明車禍過程，查理只不斷喊叫、緊抱頭頸部；詢問是否撞到頭時，查理只說了「我不知道」。

　　查理有癲癇、胃食道逆流以及憂鬱症病史，其用藥和過敏皆註記於檢傷紀錄中。查理並未接受任何手術，在5歲時即被診斷為自閉症。母親表示查理極少開口說話，除了吃飯和穿衣，其他日常生活皆需他人協助。他可進行一些休閒活動，但前提是需要他人極大的鼓勵。查理熱愛棒球，房間裝飾都是以棒球為題材。他蒐集棒球卡，喜歡觀賞棒球比賽轉播。他的照護者會用棒球卡當作良好行為的獎勵。當查理就診時，其主要醫療照護者即常運用此獎勵制度來激勵查理合作。他對嘈雜聲和觸碰特別感到敏感，但若事先告知要觸碰，通常查理都可接受。當他感到快負荷不了時，會企圖想跑走，有時會因此而受傷。查理的母親告訴醫療照護團隊，集中照護、休息片刻、先向查理解釋欲進行之檢查程序，皆為照護的成功關鍵。以上這些資訊皆置於病歷首頁，並輸入於電子病歷中。

　　根據查理的過去病史，醫師和護理人員決定進一步檢查其頭、眼、耳、

（續下頁）

案例──身體檢查（續）

鼻、喉嚨，以及心血管、呼吸、皮膚和肌肉骨骼系統。過程中，查理的母親在旁陪伴，醫護人員經過查理的同意後，才會觸碰查理；並避免使用醫學專有名詞，以簡單的話語告知目前正進行的步驟。檢查過程一切順利。

需持續監測的重要醫療和行為議題亦記錄於病歷中。醫療議題包括癲癇、憂鬱症與多重用藥。其他問題為：對聲音敏感、對觸碰反感、自我照顧能力缺失、面對壓力有可能逃跑。護理人員可利用棒球卡、電視和古典音樂作為鼓勵查理的正增強事物。

最佳實務：診斷檢查與程序

為泛自閉症患者進行診斷檢查或程序需要許多事前準備，以確保病人和醫護人員的安全，以及病人舒適度。急診護理人員在規劃檢查程序和為患者發聲上扮演重要角色。泛自閉症患者檢查所花費的時間可能較久，因此護理人員在開始為泛自閉症患者執行檢查前，須確認其他病患的照護工作已完成；同時可能要請另位護理人員協助其所負責之其他照護。延伸說明 12.7 列出規劃檢查程序所需考慮之因素。

急診護理人員在規劃檢查程序時，需思考過程中會涉及到什麼。例如，電腦斷層掃描時患者須平躺，甚至在檢查結束時仍需維持平躺約 2 分鐘。而核磁共振攝影對泛自閉症患者可能更難配合，因患者須在較小的空間內保持平躺，有時甚至需 30 至 45 分鐘。倘若無使用鎮靜劑，泛自閉症患者可能無法完成核磁共振攝影。如患者無法忍受檢查，護理人員必須與其他人員討論是否以別的方法評估患者狀況，醫療人員亦可能要考慮延遲一些與危及生命無關的治療或檢查（Blake, 2010; Coury, Jones, Klatka, Winklosky, & Perrin, 2009; Kelble, 2009; Souders, 2010; Souder, Freeman, DePaul, & Levy, 2002）。當泛自閉症患者有危及

生命緊急情況時，其處理與一般患者相同；譬如當病人心跳驟停時，不論病患是否為泛自閉症患者，治療之重要性遠大於行為問題，皆需施行心肺復甦術、心臟電擊去顫治療，並盡快處理。有時可能需要鎮靜劑。

延伸說明 12.7

規劃醫療程序之考慮因素

- 泛自閉症患者之發展年齡。
- 檢查程序所涉及之事物。
- 所需之器材。
- 協助的人數。
- 檢查程序花費之時間。
- 是否需要止痛藥、鎮靜劑或約束。
- 病患感官資料。
- 個人空間。
- 注意力維持的時間。
- 家庭參與。
- 與其他科別溝通討論（如放射科、抽血科等）。

資料來源：Souders (2010).

　　有些急診病患需進行抽血檢查，而此侵入性程序可能會引起患者的焦慮。過程中若患者突然移動，可能會造成護理人員針扎意外。如果患者沒有被約束，可能會因疼痛而變得暴力、毆打醫療人員。有些患者無法忍受止血帶的壓力或見到抽血設備，護理人員可使用局部麻醉，降低打針所造成的疼痛感，過程中也可能需固定患者的四肢。但此種約束形式對患者極為痛苦，應只用於無其他辦法可施的情況下。相似的過程亦會發生在撕裂傷患者進行縫合時。治療團隊應對要進行的檢查程序具豐富經驗，如果可以，應請動作最為迅速且最熟練的

醫療人員執行檢查程序。

鎮靜與止痛藥

　　鎮靜藥物用於極為躁動不安的個案。泛自閉症患者可能會對 benzodiazepines 有異常反應，且對 haloperidol 產生錐體外症候群。而 diphenhydramine 口服藥可被多數病人接受且有療效（Blake, 2010; Kelble, 2009）。Shah 等人（2009）建議口服 ketamin 和 midazolam 合併使用，可達深度鎮靜之效果；如小孩難以安撫時可使用。此鎮定亦可用於燒傷的泛自閉症患者（Allison & Smith, 1998）。泛自閉症患者的疼痛可能無法以一般所使用之標準止痛藥劑量緩解，且可能對急診常用藥物產生異常反應。急診護理人員與醫師必須和藥劑師、麻醉師和家庭照顧者合作，以制訂並調整疼痛控制的照護計畫。

案例──診斷檢查

　　身體檢查和病史探詢完成後，治療團隊認為查理需再進一步進行其他檢查。醫師安排了頭部斷層掃描與其他抽血項目。治療團隊亦決定為查理留置靜脈導管，並使用靜脈注射的止痛藥物。安娜和查理的母親討論照護計畫時，查理的母親透露，過去查理因癲癇之緣故，曾接受斷層掃描。他也抽血過，但只要看到針頭，就會顯得焦慮並試圖逃跑。

　　根據查理的抽血經驗，以及其在過度負荷的情況下有試圖逃跑的可能，安娜為查理制訂了抽血與靜脈導管置入之計畫。安娜有信心可勝任這些程序，因此決定自己執行。由於查理約 180 公分、體重將近 100 公斤，因此請護理長找他人幫忙抓住查理的手臂與腳，以利程序進行。安娜備齊所有放置靜脈導管、抽血所需之物品，計劃一次完成這些程序。置入靜脈導管後，她將直接從靜脈導管處抽血。她將所有的器具放置於托盤中，並用布覆蓋住後，才進至病房內，以避免查理看到。

　　查理的母親同時預備查理進行檢查。五名醫護人員進到病房內，安娜向查理一一介紹。查理的母親告訴查理，在所有程序結束後，將給予獎

案例——診斷檢查（續）

勵，並請他保持不動。查理變得焦慮，並開始發抖。安娜為其使用局部麻醉。查理的母親緊抓著查理的手，其他人員負責抓住其手臂與腳。安娜為查理綁上止血帶，找出靜脈後即置入導管。過程中，查理雖然因為疼痛不斷喊叫，但沒有亂動。安娜及查理的母親稱讚其表現，並給他棒球卡。而安娜則由靜脈導管置入處，抽血並給予止痛藥物。

靜脈導管置入、查理接受止痛藥後，安娜將靜脈導管置入處以紗布包裹，以防查理將其拔出，並給他另一張棒球卡。有鑑於頭部創傷的可能性，查理將接著進行頭部斷層掃描，並同時監測其精神狀態；過程中，並不需鎮靜劑。

由於檢查只需 2 分鐘，且檢查室並不嘈雜，安娜對此感到放心。雖然她不認為斷層掃描過程中會有困難，仍建議查理母親陪同進行檢查。此外，她們再次向查理保證，斷層掃描結束後，將可回病房休息、聽音樂。

在身體檢查和病史詢問的過程中，建議請非必要的工作人員離開現場，但當進行侵入性檢查程序時，幾位工作人員的協助是需要的。如同此案例之靜脈導管置入過程，額外同仁至病房協助，以確保醫護人員以及病患安全的重要性，遠勝於為安撫病患情緒而減少工作人數。工作人員必須保持警覺，避免個人傷害；必要時，準備柔軟的繃帶，約束暴力病患。

診斷鑑別

如同檢傷評估，在確立診斷時，護理人員需思考泛自閉症的常見共病，確認排除危及生命之症狀與行為背後的原因，並避免將這些行為歸因於泛自閉症患者。照顧者和熟識病患者都是了解何為異常狀況之重要資訊來源。

｜ 特殊議題 ｜

情緒高漲與崩潰之處理

　　情緒高漲是不自主地增加類似發脾氣的行為，包括尖叫、咬人、流汗、拳打腳踢和其他暴力動作等。這些行為是對壓力的反應，也包括自我傷害。當行為反應高漲時，則可歸類為「崩潰」（meltdown）。當急診護理人員照護泛自閉症患者時，處理患者激動的行為是其必學的最重要技巧之一。有時護理人員可預測患者情緒激動的反應，但崩潰也可能在無預警的情況下發生（Kelble, 2009）。

　　「AUTISM」為處理崩潰的建議方式（Debbaudt & Rothman, 2001），每個字母代表控制或預防崩潰的不同處理方法。AUTISM 措施如下：

A（approach）：以安靜、不具威脅性的態度接近患者。
U（understand）：理解觸碰可能會造成突如其來的反應。
T（talk）：以溫和、冷靜、放鬆之語調說話。
I（instructions）：指示與訊息傳遞需清楚簡潔。
S（seek）：尋求指標，再次評估狀況。
M（maintain）：保持安全距離。

　　護理人員可以緩慢且簡明的指令，或利用患者喜愛之物、興趣或活動轉移注意力，來控制這些情形。從查理的例子中可了解，音樂即為有效的方式。

● 約束之執行

　　當其他方法無效，且有造成患者或他人身體傷害的可能時，約束為最後的解決方式。然而，約束病患不僅可能會危及護理人員與患者間的信任關係，患者亦可能處於死亡等負面結果的風險中（Blake, 2010; LeBel et al., 2004）。

虐待和忽略

虐待和忽略包括各種因父母、監護人或照顧者未盡到提供健康與福利之責的情況，且照顧者的虐待行為會對受虐者產生身體、心理或發展的負面影響。虐待類型包含身體虐待、性虐待、醫療忽視、忽略與心理虐待（Giardino,2003）。

《兒童虐待防治法》

美國各州的虐待防治法令雖有些微差異，但整體而言，皆是根據《兒童虐待防治法》（U.S. Department of Health and Human Services, 1996）。此法乃由美國國會頒布，以確保受虐兒可透過州政府所提供的社會服務、法律協助，以及精神衛生和教育等資源，接受全面的幫助。

倘若泛自閉症患者有任何外傷或受到忽略的徵象時，則應評估患者受到不合理對待的可能性。急診護理人員和醫師需一同確認患者有否身體忽略、蓄意創傷或虐待等證據。假如無法排除虐待的可能性，則須照會社工。

性虐待為蓄意暴露兒童或成人於性活動，且強迫進行或談論性或性行為，其中又包括撫摸、性交、口交、色情描述以及其他性活動。

● 虐待與泛自閉症盛行率

患有精神疾病和發展障礙的兒童為遭受身體和性虐待的高危險族群（West-cott & Jones, 1999）。住院兒童遭受虐待與忽視的風險亦有增加的趨勢（Sullivan, Knutson, Scanlan, & Cork, 1997）。

Hershkowitz、Lamb 與 Horowitz（2007）指出，障礙兒童比精神狀態正常的一般同儕更可能成為受虐者。研究指出，美國青少年為遭受性侵比例最高的族群，且青少年障礙者遭受性侵為一般青少年的 1.75 倍（Hymel & Jenny,1996）。發展遲緩或有輕微認知障礙的青少年易遭到約會或熟人強暴（Quint,

1999）。

　　長期對照顧者的依賴、無條件順從、缺乏性或性行為和性虐待的知識、溝通技巧不良，皆為性虐待風險增加的原因。研究顯示因早期分離而產生的不安全依附感、對懷有障礙小孩的失望、對障礙小孩的排斥和敵意、缺乏促進依附關係之行為，以及對行為和能力之不切實際期待的失望，皆會增加身體虐待的風險。這些孩童受虐的原因亦可套用在泛自閉症患者與監護人的情況（Ammerman, Hersen, Van Hesselt, Lubetsky, & Sieck, 1994; Howlin & Clements, 1995）。

　　一個住院後曾遭受院方員工身體暴力的青少年個案，經醫護人員精神評估後，顯示有創傷後壓力症候群（Cook, Kieffer, Charak, & Leventhal, 1993），症狀包括象徵性焦慮、創傷事件反覆在腦中浮現。因此，應思考曾經歷身體和性虐待的自閉症或其他發展障礙之孩童或成人是否有創傷後壓力症候群。

　　近期孩童與家庭社區精神衛生服務之研究回顧指出，18.5%自閉兒曾經歷身體虐待，16.6%則曾遭受性虐待。與未受到虐待孩童相比，遭受身體虐待之兒童較具性衝動或虐待行為、自殺企圖，抑或行為和學業上的問題。而受性虐待兒童則可能具性衝動或虐待行為、自殺或其他自傷行為、離家出走，或因精神疾病而住院。在校正後的多變項模式中，性虐待與性衝動、離家出走與自殺企圖仍持續具有關聯（Mandell, Walrath, Manteuffel, Sgro, & Pinto-Martin, 2005）。

● 疑似受虐之護理照顧

　　當泛自閉症患者身上帶有可能因虐待所致的新舊傷來到急診時，護理人員應記住上述統計數字，不可自行斷定這些新舊傷乃因自殘所致。由於社交與溝通技巧缺失，泛自閉症患者可能成為身體與性虐待的受害者（Howlin & Clements, 1995）。

　　護理人員必須了解患者的發展程度與能力，以決定父母或照顧者所告知就醫緣由的真實性。根據身體檢查和實驗室診斷檢查之結果，確認所有受傷狀況後，護理人員可進一步評估患者父母或照顧者入院說明之真實性；亦可透過符合孩童年紀可執行之能力來確認是否遭受虐待。

身體虐待所致的傷害都有其生物力學與病理學的根據。不論泛自閉症患者何時受傷，皆需評估完整的受傷過程。探問受傷時間與狀況之基本問題如下：受傷的日期與時間？於何時首次發現？在哪裡發生的？有誰目擊受傷的經過？在受傷前發生了什麼事？受傷後患者和照顧者做何處理？事發後多久照顧者開始為泛自閉症患者尋求照護？另一基本問題是：「你覺得你現在住的地方安全嗎？」

身體虐待通常為一持續性的不安全照料，因此為了找尋病患有否其他新舊傷，必須執行縝密的頭到腳評估檢查（Giardino & Giardino, 2003a, 2010）。需審慎評估過去醫療史以了解過去創傷與住院的證據、使用的健康照護資源，以及個案的發展與社會層面（Giardino & Giardino, 2003b）。

護理人員可從與病史不符之受傷形式、多處傷口／多種類型之傷口、不同癒合時期之傷疤等身體跡象形成患者受虐的懷疑。而骨折亦有可能是受虐，例如骨幹端骨折、多處不同時期之後肋骨和肩胛骨骨折、顱骨多處和複雜性骨折，若患者四肢避開屈曲處，有明顯的強制浸泡燙傷痕跡、潑濺及菸燙傷等不符病史或發展程度之燒燙傷，則亦代表患者有遭受身體虐待的可能。

此外，若病史和身體檢查結果的矛盾；發展程度；雙側或對稱之燒燙傷；生殖器、臀部和會陰部之局部燒燙傷（特別是如廁訓練階段之孩童）；過度延遲尋求治療；及其他受傷類型等燒燙傷身體檢查之其他層面，護理人員則需懷疑虐待的可能性。非於骨突處之多處物品烙印、抓痕、掌痕、人咬痕跡和線圈痕等瘀傷，亦要聯想是否遭虐（Giardino, Brown, & Giardino, 2003）。

護理人員在美國各州與哥倫比亞地區皆授權為虐待事件之通報者。護理人員須了解當地之通報法令、通報事件狀況標準，以及向誰通報（O'Toole, O'Tolle, Webster, & Lucal, 1996）。

案例——醫療決策

查理的理學檢查與電腦斷層掃描雖無任何異常，然而，因不確定查理在車禍中有無撞擊到頭部或失去意識，治療團隊決定請查理留院觀察有否腦震盪症狀。

｜轉出之準備｜

　　一般而言，經過急診的評估與診斷後，治療團隊會決定患者的去留處置，譬如入院、返家，或轉至其他醫療機構。為滿足病患與家屬的需求，所有去留或轉院的照護皆需與對方溝通，以確保照護的持續性、醫療人員的準備和物理環境適切性。協助轉送之護理人員需與接收單位之護理人員討論患者所需之照護，並告知過去病史、入院原因、目前評估結果，和照護計畫等相關資訊。急診護理人員希望在轉送病人前，即可先確認接收單位能提供且滿足患者的特殊需求。同時與其互動之照護策略、必要的環境調整和引發情緒崩潰的臨界點皆應通報。將泛自閉症患者相關之重要資訊置於病歷首頁，以提醒所有健康照護者病患所需持續關注的特殊需求。

出院返家

　　如果患者出院返家，則由主要醫療照顧者進行追蹤檢查。急診和主要照護人員需溝通確認所有正式或非正式之照顧者皆了解照護計畫，並安排追蹤檢查。急診護理人員可和其他健康照護者一同合作，確認出院指示是否清楚明瞭，且照顧者可了解病患需返院再次進行評估的警訊。有些患者出院後，或獨居，或至團體之家或其他醫療機構，或需安排家庭照護，急診護理人員皆可在患者出院前即進行準備。

入院與轉院

　　當病患入院或轉至其他醫療機構時，護理人員需向接收單位告知與交接患者之相關評估與照護計畫。提供患者相關感官問題、喜好、溝通模式、過去適用之方式等訊息，可協助順利地轉送病患。負責轉送人員亦可建議需做調整的病房環境。在病患轉送過程中，護理人員間有系統地溝通是很重要的，尤其病

患是難以適應改變的泛自閉症患者。

案例——轉至住院樓層

查理被安排至內科病房住院。安娜致電單位護理人員，確認其入住單人房並報告檢傷等資訊。以下為安娜告知對方的內容：

因急診無法確認愛默生先生是否曾失去意識，故安排其住院，以觀察有否腦震盪。電腦斷層掃描和理學檢查結果無異常。目前服用 ranitidine、valproic acid 和 sertraline，對 penicillin 過敏。查理的母親為主要照顧者，陪同其參與日間例行活動。查理能理解口語的溝通，但極少回應。若事先告知接續進行的處置或檢查的程序，則配合度佳。若無事先通知，他不喜歡身體的接觸。若處於刺激過度的環境下，會企圖逃跑或傷人。在急診室未發生此事，但母親表示曾發生類似事件。查理喜愛棒球，如果母親以棒球相關事物作為獎勵，他會遵照指示進行。此外，查理也很喜歡古典音樂。避免燈光過度明亮，病房內的燈需調暗，並將電視轉至古典音樂頻道。他正在聆聽此音樂頻道且很喜歡。病房內不必要的醫療器材必須移除。

在查理最後一次服用止痛藥後，安娜向單位護理人員告知其身體檢查之資訊。查理於晚上七點由急診轉出。

｜總結｜

急診護理人員在協助至急診就醫的泛自閉症患者扮演了極重要的角色。護理人員透過與病患、家屬與健康照護團隊的合作，在進行評估和治療時，可確保患者的安全與舒適。急診護理人員照護泛自閉症患者時，了解疾病知識與其

常見特徵相當重要；但同時必須了解，每位泛自閉症患者都是獨特的，需依照每位患者的情形調整處置。倘若了解患者行為、喜好、傾向，以及過去成功就診運用之方法，則可增進急診護理的執行。如急診入院處理順利，病人的治療經驗將可作為後續健康服務人員的參考。需急診照護的成年泛自閉症患者越來越多，擁有豐富泛自閉症相關知識的護理人員可帶領其他健康照護團隊成員共同照護患者。

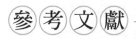

Allison, K. P., & Smith, G. (1998). Burn management in a patient with autism. *Burns, 24*, 484–486.

American Academy of Child and Adolescent Psychiatry. (1999). Practice parameters for the assessment and treatment of children, adolescents, and adults with autism and other pervasive developmental disorders. *Journal of the American Academy of Child & Adolescent Psychiatry, 38*(12), 32s–53s.

Ammerman, R., Hersen, M., Van Hasselt, V., Lubetsky, M., & Sieck, W. (1994). Maltreatment in psychiatrically hospitalized children and adolescents with developmental disabilities: Prevalence and correlates. *Journal of the American Academy of Child & Adolescent Psychiatry, 33*(4), 567–576.

Autism National Committee. (2010). *Position on restraints*. Retrieved from http://www.autcom.org/articles/Position4.html.

Autism Society. (2011). *Autism: Information for paramedics and emergency room staff*. Retrieved from http://support.autism-society.org/site/PageServer?pagename=shop_downloads#medics.

Blake, K. (2010, October). *Autism spectrum disorder: A new generation of complex patients*. Presented at Villanova University Gateway to Innovation and Creativity in Nursing Education Conference, Baltimore, MD.

Center for Autism and Related Disabilities. (2010). *Autism and the hospital emergency room*. Retrieved from http://www.umcard.org/files/CARD_AwarenessBrochures_ER.pdf.

Centers for Disease Control and Prevention. (2009). Prevalence of autism spectrum disorders – Autism and Developmental Disabilities Monitoring Network, United States, 2006. *MMWR, 58*(SS–10), 1–19.

Cook, E. H., Jr., Kieffer, J. E., Charak, D. A., & Leventhal, B. L. (1993). Autistic disorder and post-traumatic stress disorder. *Journal of the American Academy of Child & Adolescent Psychiatry, 32*(6), 1292–1294.

Coury, D., Jones, N., Klatka, K., Winklosky, B., & Perrin, J. (2009). Healthcare for children with autism: The Autism Treatment Network. *Current Opinion in Pediatrics, 21*(6), 828–832.

Debbaudt, D., & Rothman, D. (2001). Contact with individuals with autism: Effective resolutions. *FBI Law Enforcement Bulletin, 70*(4), 20–24.

deBruin, E. I., Ferdinand, R. F., & Meester, S. (2007). High rates of psychiatric comorbidity in PDD-NOS. *Journal of Autism and Developmental Disorders, 37*, 877–886.

Emergency Nurses Association. (2007). *Trauma nursing core course: Provider manual* (6 ed.). Des Plaines, IL: Author.

Gabriel, H. P., & Gluck, R. (1972). Management of an autistic child undergoing open heart surgery. *Pediatrics, 51*(2), 251–253.

Ganz, J., & Simpson, R. (2004). Effects on communicative requesting and speech development of the picture exchange communication system in children with characteristics of autism. *Journal of Autism & Developmental Disorders, 34*(4), 395–409.

Ghaziuddin, M., Tsai, L., & Ghaziuddin, N. (1992). Comorbidity of autistic disorder in children and adolescents. *European Child and Adolescent Psychiatry, 1*(4), 209–213.

Giardino, E. R. (2003). The problem of child abuse and neglect. In E. R. Giardino, & A. P. Giardino (Eds.),

Nursing approach to the evaluation of child maltreatment (pp. 1–16). St. Louis, MO: G.W. Medical Publishing.

Giardino, E. R., Brown, K. M., & Giardino, A. P. (2003). The physical examination in the evaluation of suspected child maltreatment: Physical abuse and sexual abuse examinations. In E. R. Giardino, & A. P. Giardino (Eds.), *Nursing approach to the evaluation of child maltreatment* (pp. 69–136). St. Louis, MO: G.W. Medical Publishing.

Giardino, E. R., & Giardino, A. P. (2003a). Multidisciplinary teamwork issues related to child sexual abuse. In A. P. Giardino, E. Datner, & J. Asher (Eds.), *Sexual assault victimization across the life span: A clinical guide* (pp. 173–188). St. Louis, MO: G.W. Medical Publishing.

Giardino, E. R., & Giardino, A. P. (2003b). *Nursing approach to the evaluation of child maltreatment*. St. Louis, MO: G.W. Medical Publishing.

Giardino, A., Lyn, M. A., & Giardino, E. R. (Eds.) (2010). *A practical guide to the evaluation of child physical abuse and neglect* (2 ed.). New York: Springer.

Grubenhoff, J. A., Kirkwood, M., Gao, D., Deakyne, S., & Wathen, J. (2010). Evaluation of the standardized assessment of concussion in a pediatric emergency department. *Pediatrics, 126*(4), 688–695.

Gurney, J. G., McPheeters, M. L., & Davis, M. M. (2006). Parental report of health conditions and health care use among children with and without autism. *Archives of Pediatric and Adolescent Medicine, 160*, 825–830.

Hershkowitz, I., Lamb, M. E., & Horowitz, D. (2007). Victimization of children with disabilities. *American Journal of Orthopsychiatry, 77*(4), 629–635.

Howlin, P., & Clements, J. (1995). Is it possible to assess the impact of abuse on children with pervasive developmental disorders? *Journal of Autism and Developmental Disorders, 25*(4), 337–354.

Hymel, K. P., & Jenny, C. (1996). Child sexual abuse. *Pediatric Review, 17*, 236–249, quiz 249–250.

Kelble, D. (2009). *It's all about them: Autism preparedness for EMS professionals*. Retrieved from http://www.autis-mems.net/media/Handout.pdf.

LeBel, J., Stromberg, N., Duckworth, K., Kerzner, J., Goldstein, R., Weeks, M., ... Sudders, M. (2004). Child and adolescent inpatient restraint reduction: A state initiative to promote strength-based care. *Child and Adolescent Psychiatry, 43*(1), 37–45.

Levy, S. E., Giarelli, E., Lee, L., Schieve, L. A., Kirby, R. S., Cunniff, C., ... Rice, C. E. (2010). Autism spectrum disorder and concurrent developmental, psychiatric, medical conditions among children in multiple populations of the United States. *Journal of Developmental and Behavioral Pediatrics, 31*(4), 267–275.

Leyfer, O. T., Folstein, S. E., Bacalman, S., Davis, N., Dinh, E., Morgan, J., Tager-Flusberg, H., & Lainhart, J. (2006). Comorbid psychiatric disorders in children with autism: Interview development and rates of disorders. *Journal of Autism and Developmental Disorders, 36*(7), 849–861.

Mandell, D. S., Walrath, C. M., Manteuffel, B., Sgro, G., & Pinto-Martin, J. A. (2005). The prevalence and correlates of abuse among children with autism served in comprehensive community-based mental health settings. *Child Abuse & Neglect, 29*(12), 1359–1372.

McDermott, S., Zhou, L., & Mann, J. (2008). Injury treatment among children with autism or pervasive developmental disorder. *Journal of Autism & Developmental Disorders, 38*(4), 626–633.

Nelson, D., & Amplo, K. (2009). Care of the autistic patients in the perioperative area. *AORN Journal, 89*(2), 391–397.

Olejnik, L. (2004). Understanding autism: How to appropriately and safely approach, assess and manage autistic patients. *Journal of Emergency Medical Services, 29*(6), 56–61, 64.

O'Toole, A., O'Toole, R., Webster, S., & Lucal, B. (1996). Nurses' diagnostic work on possible physical child abuse. *Public Health Nurse, 13*, 337–344.

Parish, S. L., Moss, K., & Richman, E. L. (2008). Perspectives on health care of adults with developmental disabilities. *Intellectual and Developmental Disabilities, 46*(6), 411–426.

Perkins, M., & Wolkind, S. N. (1991). Asperger's syndrome: Who is being abused? *Archives of Disease in Childhood, 66*(6), 693–695.

Quint, E. H. (1999). Gynecological health care for adolescents with developmental disabilities. *Adolescent Medicine, 10*, 221–229.

Seltzer, M. M., Krauss, M. W., Shattuck, P. T., Orsmond, G., Swe, A., & Lord, C. (2003). The symptoms of autism spectrum disorders in adolescence and adulthood. *Journal of Autism and Developmental Disorders, 33*(6), 565–581.

Shah, S., Shah, S., Apuya, J., Gopalakrishnan, S., & Martin, T. (2009). Combination of oral ketamine and midazolam as a premedication for a severely autistic and compative patient. *Journal of Anesthesia, 23*(1), 126–128.

Simonoff, E., Pickles, A., Charman, T., Chandler, S., Loucas, T., & Baird, G. (2008). Psychiatric disorders in children with autism spectrum disorders: prevalence, comorbidity, and associated factors in a population-derived sample. *Journal of the American Academy of Child &Adolescent Psychiatry, 47*(8), 921–929.

Sobsey, D., Wells, D., Lucardie, R., & Mansell, S. (1995). *Violence and disability: An annotated bibliography.* Baltimore, MD: Brookes Publishing.

Souders, M. (2010, June). *Nursing care of children with autism spectrum disorders: Three case studies.* Presentated at the Clinical Management of Autism Spectrum Disorder Conference, Philadelphia, PA.

Souders, M. C., Freeman, K. G., DePaul, D., & Levy, S. E. (2002). Caring for children and adolescents with autism who require challenging procedures. *Pediatric Nursing, 28*(6), 55–62.

Sullivan, P., & Knutson, J. (2000). Maltreatment and disabilities: A population-based epidemiological study. *Child Abuse & Neglect, 24*(10), 1257–1273.

Sullivan, P., Knutson, J., Scanlan, J., & Cork, P. (1997). Maltreatment of children with disabilities: Family risk factors and prevention implications. *Journal of Child Centered Practice, 4*, 33–46.

U.S. Department of Health and Human Services. (1996). *Child Abuse Prevention and Treatment Act, As Amended* (October 3, 1996). 42 U.S.C. 5106g et seq.P.L. 104-235, October 3, 1996.

U.S. Department of Health, Human Services. (2009). *Abuse, neglect, adoption & foster care research. National incidence study of child abuse and neglect (NIS-4), 2004–2009.* Retrieved from http://www.acf.hhs.gov/programs/opre/abuse_neglect/natl_incid/index.html#reports.

Vessey, J. A. (1988). Care of the hospitalized child with a cognitive developmental delay. *Holistic Nursing Practice, 2*(2), 48–54.

Volkmar, F., Cook, E. H., Jr., Pomeroy, J., Realmuto, G., & Tanguay, P. (1999). Practice parameters for the assessment and treatment of children, adolescents, and adults with autism and other pervasive developmental disorders. *Journal of the American Academy of Child & Adolescent Psychiatry, 38*(12), 32s–53s.

Westcott, H., & Jones, D. (1999). Annotation: The abuse of disabled children. *Journal of Child Psychology & Psychiatry, 40*(4), 497–506.

泛自閉症成人之癌症照護： 以前列腺癌為例 *13*

Ellen Giarelli、Jean Ruttenberg

癌症照護涵蓋個案整個生命週期，包含初級、次級與三級預防措施之全面性照護。初級預防於生命早期即開始進行，且應納入健康飲食的衛教、排定運動規劃和謹慎避免致癌物質，包括避免抽菸和限制酒精攝取等。次級預防以例行篩檢、監測症狀和診斷追蹤，來確保能早期發現癌前病變或癌症。三級預防則為降低癌症罹病率與死亡率，可藉由早期診斷與以病患為中心的個別化治療、追蹤照護及復健，來獲得最佳成效。泛自閉症患者與一般族群擁有相同之癌症風險。此外，他們可能因缺乏初級與次級的預防照護，而有較高的罹病率與死亡率。

在本章中，我們先討論殘障者癌症發生率的差異，再接續探討泛自閉症患者較少接受癌症篩檢、較不可能從初級預防中受惠，以及一旦診斷出癌症後，較少從次級預防中得到最大的好處等議題。案例研究中，我們探討泛自閉症患者該如何克服這些情況，以促進健康、預防癌症，並及早進行處置以減緩發病率。而藉由前列腺癌症的探討，大部分泛自閉症患者及其家庭成員所需要的篩檢、診斷和治療之決策資訊皆涵蓋其中。

泛自閉症族群之癌症

前列腺癌為所有種族男性中，最常見的惡性腫瘤，且為美國男性第二大癌症死因（Centers for Disease Control and Prevention, 2006），每年約有 186,000 個新案例，28,000 人因此死亡。由於男性的泛自閉症盛行率明顯大於女性（4:

1），前列腺癌遂成為泛自閉症族群中最常見的惡性腫瘤。由新診斷個案與死亡人數的比率可知，前列腺癌雖對某些患者具致命性，但多數患者並非死於癌症。這些統計數字意味，許多泛自閉症男性患者有罹患前列腺癌的風險或已罹患該癌症，因此醫護人員應有所準備，以滿足該族群的健康照護需求。

雖然目前缺乏泛自閉症患者前列腺癌發生率的相關資料，仍可從泛自閉症患者健康差距與智能障礙者癌症發生率之相關研究中獲得些許資訊。一般而言，發展障礙成人患者較可能形成久坐不動的生活模式及不佳的健康狀況。此外，他們缺乏適當情緒支持的情況為一般人的 7 倍之多（Cooke, 1997; Gilbert Wilkinson, & Grudginton, 2007; Tuffrey-Wijne, Bernal, Jones, Butler, & Hollins, 2006）。

｜癌症篩檢｜

隨著泛自閉症患者生活壽命增長，未接受適宜的癌症篩檢將會加重該族群的癌症負擔。約 30%泛自閉症患者同時具有智能障礙，而認知障礙會影響癌症篩檢；例如，認知障礙女性接受乳房攝影篩檢的比例（18%）低於一般女性（45%; Mehta, Fung, Kistler, Chang, & Walter, 2010）。而智能障礙患者罹患腦部、睪丸、膽囊和甲狀腺癌的比率亦較高，此突顯泛自閉症患者篩檢的重要性（Patja, Eero, & Iivanainen, 2001）。

具有溝通障礙的成人會面臨健康照護經驗的相關特殊問題。研究發現該類患者對健康照護具負向經驗、會避免或拒絕使用健康服務，多數係因與健康照護者缺乏共通語言。對聽損障礙人士也是如此，語言處理障礙者同樣可能面臨相同問題（Steinberg, Wiggins, Barmada, & Sullivan, 2002）。

某些癌症篩檢準則考量平均餘命，會具體指出篩檢的年齡上限，如攝護腺特異性抗原（PSA）篩檢的年齡上限即為 75 歲（U.S. Preventative Services Task Force, 2008）。然而，並無任何準則指出哪些共病現象（例如自閉症）毋須進行篩檢。因此，Mehta 等人（2010）認為，由於智能障礙女性的預期壽命有限，準則應明確建議有嚴重智能障礙的女性不需接受乳房攝影。這樣看來，不具嚴

重智能障礙共病的泛自閉症男性患者在 75 歲前，仍應接受攝護腺特異性抗原篩檢。

Tyler、Zyzanski、Panaite 與 Council（2010）針對護理人員進行調查，以了解有智能障礙與發展障礙（包括泛自閉症）的成人較少接受癌症篩檢的原因。護理人員認為篩檢阻礙（受試者的同意比例）包括：(1)病患的行為／缺乏合作，干擾篩檢的進行（76%）；(2)健康照護人員未開立癌症篩檢項目（48%）；(3)病患感到害怕（47%）；(4)病患拒絕篩檢（41%）；(5)病患／家屬不了解篩檢的益處（38%）；(6)家人或監護人拒絕讓病患進行篩檢（26%）；(7)病患缺乏可支付預防性照護之保險（22%）；和(8)交通不便（19%）。上述所有癌症篩檢的阻礙皆可透過健康照護者、病患及家屬適當的教育與支持來克服。

前列腺癌篩檢

美國癌症協會（American Cancer Society）在 2010 年修正前列腺癌早期篩檢的準則，指出擁有 10 年以上壽命的男性應有機會在了解檢查之益處、風險與不確定性相關資訊後，與健康照護者一同決定是否接受肛門指診或攝護腺特異性抗原檢查來篩檢前列腺癌（Wolf et al., 2010）。前列腺癌的例行篩檢包括肛門指診與攝護腺特異性抗原血清值檢驗，前者係由檢查者戴上指套後，將手指伸入被檢查者的直腸內，評估其前列腺有否腫塊。而攝護腺特異性抗原為前列腺所製造的蛋白質，為前列腺細胞增生之指標。肛門指診出現前列腺異常和（或）攝護腺特異性抗原血清值升高皆可能是前列腺癌的跡象。然而，單項或合併兩種檢查的結果仍無法確認前列腺癌的診斷。男性常有的良性前列腺肥大可能也會造成攝護腺特異性抗原血清值升高。因此，倘若檢查結果不足以提供資訊，則需進行活體組織切片來確認診斷（Presti, 2004）。

前列腺癌篩檢準則

一般男性與泛自閉症男性之前列腺癌篩檢準則皆基於下列原則：

- 有些罹患前列腺癌的男性無須接受治療。
- 告知男性其前列腺癌風險程度是否需進一步做篩檢後，配合篩檢的程度將會提升。
- 前列腺癌的診斷結果是用來協助決策之資訊，而非立即接受治療之指標。
- 篩檢的利弊需達平衡：若針對致命性前列腺癌的高風險男性進行篩檢，則篩檢的利將遠大於弊。

醫師應考量上述前列腺癌篩檢準則，並依據篩檢結果採取行動。表 13.1 為美國紐約斯隆—凱特琳紀念醫院針對男性攝護腺特異性抗原數值所使用之治療

表 13.1 ■ 攝護腺特異性抗原檢測值的治療準則

年齡範圍	攝護腺特異性抗原（PSA）數值（ng/ml）	處置措施
45 歲男性	PSA ≥ 3	考慮活體組織切片。
	1 < PSA < 3	每兩年回診檢查 PSA。
	0.65 ≤ PSA ≤ 1	50 歲回診檢查 PSA。
	PSA < 0.65	55 歲回診檢查 PSA。
45-59 歲男性	PSA ≥ 3	考慮活體組織切片。
	1 < PSA < 3	每兩年回診檢查 PSA。
	0.65 ≤ PSA ≤ 1	五年內回診檢查 PSA，或 55 歲以上男性於 60 歲時回診檢查 PSA。
	PSA < 0.65	60 歲回診檢查 PSA。
60-70 歲男性	PSA ≥ 3	考慮活體組織切片。
	1 < PSA < 3	每兩年回診檢查 PSA。
	PSA ≤ 1	無需進一步篩檢。
70 歲以上男性		無需進一步篩檢。

準則（Memorial Sloan-Kettering Cancer Center, 2010），亦可適用於泛自閉症男性。另外，美國國家癌症資訊網在 2010 年建議：預期壽命少於 10 年之低風險男性及預期壽命少於 20 年之極低風險男性，亦需進行積極監控（Mohler, 2010）。

● 醫療服務可近性

Havercamp、Scandlin 與 Roth（2004）指出，殘障者在某些乳房與子宮頸癌篩檢的醫療使用明顯較低。我們可假設具有前列腺癌風險的男性可能存在類似差異。泛自閉症患者與健康照護者可能會避免需調整姿勢、使用儀器之檢查項目，或避開因殘障、重複或受限的興趣，或感官處理問題而產生不適之服務。除特殊感覺障礙外，負向態度亦可能會降低泛自閉症成人患者接受預防性篩檢的可能。其他特定的阻礙包括：交通不便、患者認為器材與環境具威脅性、難以配合檢查過程的擺位、無法按指令進行檢查，以及照護提供者缺乏殘障相關知識（Nosek & Howland, 1997）。對女性來說，照護提供者的態度為最難克服的阻礙，殘障女性可能被認為無性行為而不需接受定期預防性婦科照護（Becker, Stuifbergen, & Tinkle, 1997; Fine & Asch, 1988）。相同的誤解亦可能會發生在泛自閉症患者身上。一般而言，癌症篩檢的經驗越好，患者越可能接受例行性癌症篩檢。健康照護者與泛自閉症患者治療關係的品質，將可促進前列腺癌症篩檢、早期發現與有效治療。

案例

尼克為 58 歲男性，5 歲時被診斷有自閉症認知障礙、焦慮與強迫行為。隨著尼克的生長發展，更多診斷隨之出現。尼克的智商為 70，但其語言智商和操作智商相差 20 分。尼克雖有能力使用單字與字彙，但並不代表他對單字或概念擁有功能性的了解，因此常導致他人與尼克互動時，以為他知道卻不去做。例如，尼克可適當地使用「危險」這個字，亦可說出危險的定義，但當他處於危險狀態時，卻無法意識到並做出適當反應。

（續下頁）

案例（續）

　　尼克小時候，不願被他人擁抱、難與人保持眼神接觸，且對許多聲音頗為敏感。例如，尼克對吸塵器的聲音、火警警報器和警車鳴笛聲響感到相當痛苦。後續評估發現尼克在聽覺與視覺方面亦有感覺處理異常。8歲時，尼克接受職能治療評估，結果顯示其具精細動作、粗動作與視覺運動問題，並指出尼克每日生活會遭遇許多感覺障礙。尼克對大聲、陌生或非預期的聲響會出現負向反應，同時亦對特定音調與音色有所反應。譬如，如有人以興奮、激動或威脅的方式說話，尼克會崩潰，出現尖叫、推人、丟物品、踢家具或逃離聲音來源，這些狀況可以持續一小時，讓尼克及其父母／照護人員處於危險情境中。尼克亦對快速或非預期的動作感到極度害怕。尼克具有許多儀式化行為，如重複特定旁白以控制其環境，以及阻擋厭惡的刺激等。隨著時間過去，即使無迫切性威脅，尼克仍會使用此自我保護的因應策略。

　　尼克年幼時，曾參與泛自閉症兒童特殊課程。經訓練後，發展出良好的算術能力；認識數字、字母和單字；以及書寫之技能。但對閱讀理解、邏輯推理、順序安排與問題解決仍有困難。尼克極度依賴老師的指引與安排，才能順利完成作業。在社會能力方面，尼克不與同學一起玩耍，無法理解他人的感受或看法，亦無法持續與他人對話。在求學整個階段中，他一直對火警警報器的聲音很敏感且感到恐慌，此為其持續崩潰的來源。

　　尼克目前與兩位室友一同接受24小時皆有工作人員協助的社區居住服務（community-living arrangement, CLA）。尼克的父母雖已年邁，但他們還是每週一次至尼克住所共享晚餐。尼克擁有許多功能性技巧，他可自行打扮與梳理穿著、整理被子、使用吸塵器清掃地板、擺碗盤、製作簡單的三明治、微波加熱食物，以及清洗與晾乾碗盤。此外，尼克亦可自己洗衣服、到鄰近區域散步、進行簡單的購物、自行處理銀行事務，且在照護人員的監督下服藥。

　　當其中一位室友突然侵入尼克的個人空間或發出巨大聲響或尖叫時，

案例（續）

尼克會出現負面反應（崩潰），而此即為其行為問題之一。尼克對變化也有所反應；例如，在其尚未準備好的情況下更換工作人員，他會感到相當沮喪。改變與新事物反映出尼克有偏好一致性與可預測性的發展障礙。尼克不喜歡例行常規被改變。他期望他的餐點、電視節目與外出都能夠遵循預期的時間表。若發生任何改變，使其無法遵循時間表，如廂型車拋錨，尼克常會出現負面反應。工作人員應提供尼克各種替代計畫來因應非預期變化，如果事前即做好準備，尼克可適應多數變化。另外，工作人員鼓勵尼克在外出時使用 iPod，因就算聽見非預期的大聲響或任何類型之喊叫聲，也可降低噪音的聲音大小和分散尼克的注意力。同時採用視覺化時刻表與筆記，讓尼克對所有新事物和改變有所準備。他喜歡跳舞、在泳池游泳、打籃球，以及使用跑步機。他每天都會用電腦寫日誌，詳細記錄每天發生的事，包括吃的食物、看的電視節目、和誰說話等，並在每日特定時間觀看最愛的兒童影片。

　　尼克除了 10 歲時切除扁桃腺外，健康狀態皆良好。但對花粉與黴菌有季節性過敏，因此在過敏季節前一週，尼克會服用成藥。工作人員發現若等到症狀發生才服藥，煩躁與不適感將增加尼克崩潰的風險。此外，尼克使用 lorazepam 治療焦慮，以 carbamazepine 穩定情緒，並使用 fluvoxamine 治療強迫行為。尼克成年期的多數時間皆使用這些藥物，也服用維他命 C 和綜合維他命。

前列腺癌概述

　　隨著年齡增長，許多男性被診斷罹患前列腺癌，並與之共存數年。而每位前列腺癌病患的症狀表現不一，有些男性的疾病發展相當具侵略性，須予以治

療；反觀有些男性的疾病進程緩慢，不會造成嚴重問題。該疾病進展方式不盡相同，因此需要篩檢以利早期發現。透過篩檢即可發現許多局部或原位癌期別的前列腺腫瘤。過去二十年來，前列腺癌的存活率從 67%攀升至 92%（American Cancer Society, 2010），主要就是因為越來越多患者在疾病初期即發現。

危險因子

前列腺癌危險因子包括遺傳、年齡、種族、飲食，以及接觸環境中的致癌物。前列腺癌家族史亦可能會增加男性發展該疾病之風險，特別是有些近親為前列腺癌患者或任何親戚在 60 歲前被診斷為前列腺癌（Neville, Casey, & Witte, 2004）。遺傳傾向約可解釋 5%至 10%所有前列腺癌。

研究表示，高脂肪飲食可能會增加罹患前列腺癌的風險。而攝取豐富蔬菜，特別是十字花科蔬菜（綠色與白色花椰菜、高麗菜、甘藍、芥藍、辣根、大頭菜、球芽甘藍、球花甘藍、紅蘿蔔、白蘿蔔、蕪菁甘藍和西洋菜）可降低風險（Kristal et al., 2010; Thompson, Ankerst, & Tangen, 2010）。

非裔美籍男性罹患前列腺癌的比率為白人男性的兩倍，但原因尚待釐清。而亞裔美籍與原住民男性的疾病發生率較低（Thompson et al., 2010）。男性罹患前列腺癌的風險會隨年齡增長而增加。雖然疾病在任何年齡皆可能發生，但多數超過 50 歲，且 75%以上腫瘤在 65 歲以上的男性身上發現。根據以上描述，尼克具多項危險因子（Reid & Hamdy, 2008）。

症狀

許多罹患前列腺癌的男性並無症狀，罹病的第一個指標往往是異常的例行篩檢結果。其他明顯症狀包括：頻尿或解尿困難；難以憋尿或開始排尿；下背、臀部或大腿感到僵硬、疼痛；射精疼痛或勃起障礙。由於上述症狀可能與良性攝護腺肥大等其他疾病相關，因此病患必須告知症狀，並主動尋求進一步的檢查（Scher & Heller, 2000; National Comprehensive Cancer Network, 2009）。

先前的看診與評估可為後續回診追蹤的相關訊息。例如，每次檢查需花費多久時間？怎樣算是「成功的看診」？這次看診中，欲完成什麼目標？需哪些調適？病患如何取得支持性服務？（請參見 Raposa, 2009）。表 13.2 列出一些可能影響感覺系統而阻礙醫療服務進行的因素。

表 13.2 ■ 腫瘤科醫師、診間或放射線治療過程中影響感覺處理與調節的變項

環境變項	受影響的感覺系統
化學治療藥物	嗅覺、味覺
酒精	嗅覺、觸覺
血壓計	觸覺、本體感覺
放射線治療桌的移動與擺位	前庭：動作
手套、儀器、針筒、布料質地	觸覺
光線	視覺
身體檢查	觸覺、嗅覺

案例續述

　　治療尼克多年的醫師正為其進行每三個月的例行檢查，工作人員告知醫師，尼克近期在浴室的時間增長且不只一次表示「尿不出來」。因此醫師建議安排攝護腺特異性抗原抽血檢查和肛門指診。但尼克變得極度激動，使檢查無法進行。工作人員向醫師解釋，可能是性教育使他認為不該讓任何人觸碰自己的私密處。由於尼克的具體思維讓他無法了解此特殊情況是被允許的，故工作人員需先讓尼克做好接受檢查之準備。

診斷

　　若攝護腺特異性抗原數值升高和（或）肛門指診結果異常，醫師可能建議進行組織切片，以顯微鏡檢查前列腺組織檢體。組織切片可在泌尿科診間透過

直腸超音波來執行，若病患在檢查過程中無法配合，則可施以全身麻醉。而準備病患與檢體採樣過程至少需一小時。

醫師將透過世界通用的格里森分級系統（Gleason grading system）來判斷前列腺癌的惡性程度，以估算癌症進展與轉移之可能。該系統以腺體結構為基礎，將組織檢體與一般前列腺細胞比較，依據腫瘤細胞分化的程度分成五種生長模式（亦稱級別）（Gleason, 1992）。格里森分數越高者，前列腺癌轉移風險越大。若腫瘤的細胞結構與正常細胞接近，則腫瘤侵略性不大；相反地，當腫瘤細胞與前列腺細胞的相似度低時，該腫瘤較可能具侵略性和向外擴散之可能，且格里森分數亦較高。通常醫師會建議高級別前列腺癌患者進行治療，而低級別前列腺癌，特別是同時具有其他醫療疾病與高醫療風險的老年患者，則建議持續觀察（National Comprehensive Cancer Network, 2009）。

依據肛門指診、攝護腺特異性抗原數值、活體組織切片和格里森分數等結果，來決定是否進一步進行影像檢查，以評估腫瘤生長與擴散的程度（Reid & Hamdy, 2008）。這些影像檢查可能包含：

- 核磁共振攝影（MRI）：評估腫瘤在前列腺和周圍組織的侵犯程度。
- 電腦斷層掃描（CT）或放射性骨骼掃描：確認疾病是否擴散至淋巴結、器官或骨骼。
- 正子電腦斷層掃描（PET）：評估腫瘤生物學的特定特徵，如腫瘤對荷爾蒙治療的反應。

案例續述

尼克攝護腺特異性抗原檢查結果呈陽性，表示有可能罹患前列腺癌。而醫療團隊當前所面臨的困難為，如何在提供治療的同時，使尼克的情緒與行為保持穩定。鑑於醫療環境是個需顧及時間與效率的複雜環境，尼克的主護將負責與醫療專業人員、工作人員及家屬共同進行評估並協調照護，護理人員可先與工作人員及家屬聯繫，蒐集發展照護計畫所需的重要資訊。

案例續述（續）

　　護理人員可先組織並列出問題，以確認在過去的檢查過程中，何種措施曾有效協助尼克保持冷靜並合作。同時，護理人員需評估新的醫療環境對尼克的影響，視察尼克留院期間會使用的每個空間，並仔細註記任何可能的阻礙，譬如燈光、聲響、移動模式、氣味、人和儀器等，接著記錄哪些可依尼克的特殊需求做調整、哪些無法修正。然後與機構人員和家人共同針對無法調整的事物或環境，討論問題解決措施，譬如角色扮演、使用 iPod 降低惱人聲響、由熟悉的人陪伴、在檢查前練習冷靜技巧、攜帶熟悉物品、使用重力毯讓尼克保持冷靜且有安全感，以及使用視覺輔助，協助面對陌生的環境、事件、儀器與工作人員。

　　評估尼克的檢驗結果後，醫療團隊決定為其安排前列腺切除手術。

前列腺癌治療

　　當病患被診斷罹患前列腺癌時，將以臨床期別進行分類（Egevad, Allsbrook, & Epstein, 2005; Scher & Heller, 2000），並依據分類結果，規劃治癒疾病或減緩疾病進展的治療方式。並非所有前列腺癌皆具相同侵略性。

● 持續追蹤

　　當男性的攝護腺特異性抗原數值升高或具前列腺癌家族病史時，其罹患前列腺癌的風險較高，需密切注意並定期接受肛門指診與攝護腺特異性抗原檢查。持續追蹤為積極且動態的疾病處理方式，癌症進展緩慢的病患需持續進行有效監測，直到疾病轉為活躍且需進行其他治療（Klotz, 2005; Albertsen, 2008）。

● 手術

　　前列腺癌手術的整體目標為根除癌症，同時保留正常泌尿功能與性功能。

為了治療前列腺癌，外科醫師一般會切除前列腺（稱為根除性前列腺切除術）和周邊組織，且通常會進行鄰近組織的淋巴結切片，以確認癌症是否已擴散。75%接受手術的男性從未經歷癌症復發（Stephenson et al., 2005）。而尼克即為適合接受手術的病患。

根除性前列腺切除術可透過傳統的「開放式」手術或侵略性最小的腹腔鏡攝護腺根除微創手術來執行。外科醫師可藉由機器手臂輔助，將特殊器具從骨盆處的一微小切口插入，進行腹腔鏡手術。一般而言，此手術方式的好處為減少失血量、復原快且外觀更佳。因此，此腹腔鏡微創手術或許可運用至前列腺癌治療（Rodriguez & Pow-Sang, 2007）。

● 挽救性手術（salvage surgery）

挽救性治療為放射線治療失敗後所進行的治療。針對放射線治療後的局部復發，有許多不同的挽救性治療選項，包含持續追蹤；立即、持續或間歇性荷爾蒙治療；或是進一步以高週波電熱燒灼術、高強度聚焦超音波（HIFU）、挽救性冷凍治療、挽救性近接治療或挽救性前列腺根除術等方式進行局部治療。上述治療中，只有挽救性前列腺根除術被證實可根除癌症超過 10 年（Stephenson & Eastham, 2005）。進行挽救性前列腺根除術的患者，相對健康、預期壽命大於10年，且癌症可藉由前列腺根除術而治癒（Rodriguez & Pow-Sang, 2007）。當癌症侷限於前列腺時，有較高的治癒機會。

案例續述

接下來，護理人員將與尼克在手術過程中會接觸的醫療和輔佐人員會面，告知尼克的情況及其特殊需求等資訊。由於多數人員不甚了解自閉症，亦不清楚會發生哪些狀況；護理人員應耐心告知正確的自閉症資訊，並具體描述尼克的情況。每位醫療團隊成員皆能幫助尼克做好準備，並確保在留院過程中不出錯。而護理人員作為團隊的聯繫者，需轉知每位成員其他小組將進行的項目。這除了對醫療人員具有教育作用，更可提供患者持續性照護。另外，護理人員應安排尼克為手術當日的第一檯刀，減少其

案例續述（續）

等待的時間和接觸人數。護理人員將請工作人員在尼克前往醫院前，先給予少量放鬆藥物，並由同一人員在到院前負責入院、出院與治療等同意書的填寫。尼克則是直接前往已準備好的手術室，護理人員需盡可能確保那裡沒有令人害怕的器械設備，並讓尼克熟悉的人員和父母陪同。

● 治療選項之商議

除了持續追蹤，特定的副作用會依照一定頻率出現，但病患受副作用干擾程度不一。有些副作用可隨時間改善，有些則會惡化。在尼克的案例中，治療必須考量其行為特徵，特別是他對一致性和可預測性的需求。而他長期書寫的日誌或許可用來追蹤其症狀與副作用是否改變，應鼓勵尼克努力發現可維持其生活品質的方式。

癌症照護最重要的倫理議題之一，為確保病患充分了解治療選項與預期結果。知情同意不僅是法律所規定的行為，也是職責所在。泛自閉症與認知障礙患者被認為是弱勢族群，因此治療前必須額外評估患者的行為能力（Bernat, 2004），且可能有代理決策的必要性。知情決策需符合年齡與發展程度，然而至今尚無適合此特殊族群的癌症衛教資訊，因此發展符合泛自閉症患者特殊需求的癌症資訊應為首要工作（O'Regan & Drummond, 2008）。

尼克有權受到尊重及被尊嚴的對待。雖然尼克已到可做決定的年齡，但他並未具備知情決定的能力。因此，讓熟識尼克、了解其生活品質者，一同參與衛教與會診相當重要。護理人員可簡化書面資料，並事先清楚描述治療程序，讓尼克能夠了解將會發生的情況，並與信任的家人或醫護人員討論。護理人員應盡可能讓泛自閉症患者了解治療程序的風險與益處，並使用視覺輔助說明治療選項。例如，倘若手術會阻礙尼克手淫時的勃起能力，護理人員可在該行為的圖片上，標註大大的「×」。

案例續述

　　護理人員可藉由一套簡單的建議，讓醫護人員有所準備：以冷靜沉著的方式互動，並避免急促行動或大聲急忙的聲音，確保尼克有正向的就醫經驗；使用精簡的話語及簡單字彙與尼克溝通。倘若護理人員無法降低環境中的噪音／聲響程度，則讓尼克使用 iPod。另外，護理人員和工作人員可與尼克一同溫習即將接觸的環境與醫護人員之照片，工作人員亦在旁陪同練習穿病人服。這些角色扮演訓練將以輕鬆好玩的方式進行。同時，也需帶尼克一起練習數種冷靜策略。當尼克感到緊張時，可用溫和輕柔的聲音、避免命令的語氣教導尼克閉上眼睛數至 100，並持續練習兩週。

　　尼克留院期間，工作人員與父母應在旁提供尼克需要的連續性，並擔任尼克與醫院人員之間的翻譯。進階照護計畫將著重於保持尼克住院期間情緒與行為的穩定，護理人員可做的包括：讓尼克保持冷靜、控制噪音與活動量、盡可能維持例行事務的一致性與熟悉性、控制與尼克互動的醫護人數，以及規劃緊急情況的處理策略，以防尼克變得極為激動。

　　依據上述進階照護計畫，為了限制聲響與活動量，尼克被安置於單人房內，且病房內保持光線昏暗。若可行，護理人員可關閉儀器信號聲，並將儀器放置於尼克無法觸及的地方。另外，由於約束可能使尼克出現恐慌與攻擊行為，因此不予施行，並視需要給予放鬆藥物與抗焦慮藥物。尼克的主護需與所有醫師協調癌症治療、疼痛處置，以及精神科等藥物的使用。同時，護理人員亦需告知醫師其用藥史，以及與一般人不同的特殊藥物反應。尼克的檔案資料可與病歷放在一起，其中描述了尼克的行為、敏感性、激發因子、保持冷靜的需求以及互動的偏好。主護應鼓勵醫療人員與尼克會面前，先行參閱。

　　一旦尼克清醒且可進食，熟悉尼克飲食喜好的工作人員與家屬可先為其選擇菜單。而工作人員與護理人員應共同制訂視覺輔助的日程表，藉此告知尼克每日事件順序，如量血壓、用餐時間等，但不列出確切時間，因尼克可能會期望事情必須在確切時間發生。此外，工作人員與家屬需在約

案例續述（續）

定的時間探視。工作人員將協助尼克參與和原住所類似的有趣活動。安排熟悉人員與常規的目的在於維持尼克的一致性與安全感，使其保持忙碌且情緒穩定。

工作人員與家屬有不同的探視時間，以免尼克因此感到混淆。分開探視可提供較多尼克所需的陪伴與活動。告知醫護人員與訪視者當尼克在場時，不可討論其醫療狀況、行為或之後的需求。在陪伴尼克時，訪視者與醫護人員需時刻保持情緒平穩。護理人員將預先為尼克制訂緊急計畫，作為處理崩潰行為的標準程序，其內容包括建議醫護人員預測，並密切觀察尼克的情緒狀態。倘若尼克逐漸變得激動，醫護人員應保持冷靜，減少與其交談、觸碰或約束，並注意身體動作需保持沉著緩和。醫護人員不一定能阻止事件的發生，但以上述態度與方式可協助尼克減少崩潰的持續時間，並維持他對醫護人員的信任與善意。

● 手術副作用的處理

在疾病晚期進行手術、放射線治療或荷爾蒙治療的病患，可能會出現性功能或泌尿功能障礙與不孕。仔細的術前準備為有效術後照護的首要步驟，尼克的術前準備可參照具類似經驗的認知發展遲緩兒童所採用的概念（Vessey, 1988）。需提供的資訊包括手術室的光線和聲音、術前持續性給液、麻醉面罩之使用、術後管線、手術室溫度、醫院病人服與腳部保護套的穿戴。尼克術後可能為了獲得舒適感，而恢復自我刺激行為。只要不嚴重干擾治療之進行，這些行為應被允許。

尿失禁：尿失禁為手術可能造成的結果之一，且病患往往認為失禁是根治性前列腺切除術最嚴重的潛在副作用，因此，需提供尿失禁的性質與其影響之相關衛教。術後尿失禁通常可藉由骨盆底肌肉運動而在術後數月內改善，然而，約有 5% 至 10% 男性會出現永久的輕微應力性尿失禁，即在咳嗽、大笑或運動

時漏出少量尿液。此狀況可單獨透過骨盆底肌肉運動治療，亦可使用注射膠原蛋白等填充物、尿道球部懸吊術等方式，嚴重個案甚至可裝置人工尿道括約肌（Hu & Wallner, 1998; Talcott et al., 1998）。重要衛教資訊請參見表 13.3。

表 13.3 ■ 協助病患及其照顧者進行前列腺癌篩檢與治療決策的重要訊息

主要訊息	應用於泛自閉症患者的策略
對所有男性而言，前列腺癌為重要議題。	強調泛自閉症患者與一般男性具有同樣的健康問題，且需維護所有男性相關的健康議題。
比起未做任何篩檢，單獨進行攝護腺特異性抗原血液檢查或合併肛門指診可於早期階段偵測癌症。	著重在病患的利益、生活品質與健康照護提供者的看法，以協助病患維持原有生活規律。
前列腺癌篩檢可能與降低前列腺癌死亡風險有關；然而因證據相衝突，專家對篩檢重要性的看法不一。	強調健康照護者需了解這些篩檢資訊，以協助維持男性健康。
目前仍無法預測哪些罹患前列腺癌的男性可經由治療獲得幫助。有些接受治療後，或可避免前列腺癌所導致的死亡與失能；但有些接受治療者，在病情惡化至足以影響健康或縮短生命之前，即死於其他與前列腺癌無關之原因。	將持續疼痛或身體不適的可能性納入考量，並思考這些不適將如何影響病患的每日例行常規及躁動情形。
前列腺癌治療會引起泌尿、腸道、性功能及其他健康問題。而這些問題的嚴重性可大可小、時間或長或短。	考量治療副作用對病患的特定影響，以其熟悉的字眼告知治療可能產生的副作用，如「尿尿」、「便便」，或是勃起功能障礙會如何影響他「玩自己的陰莖」（手淫）等方式。
攝護腺特異性抗原血液檢查與肛門指診可能有偽陽性或偽陰性：前者為未罹癌男性的檢查結果異常，因而接受不必要的檢查；後者則是癌症未被偵測出來。偽陽性結果會導致檢查者對前列腺癌風險持續感到焦慮。	考量病患過去如何面對無法掌控的局面，提醒他有些檢查是所有男性皆需進行的。

表13.3 ■ 協助病患及其照顧者進行前列腺癌篩檢與治療決策的重要訊息（續）

主要訊息	應用於泛自閉症患者的策略
攝護腺特異性抗原血液檢查與肛門指診結果異常時，需進一步做前列腺切片檢查確認是否為癌症。切片過程會引起疼痛，並可能併發感染或出血，亦有可能遺漏病灶而沒有發現癌症。	事先以視覺輔助與日程表，讓患者對所有檢查做好準備，並謹慎地再次以其熟悉的字彙說明。 避免使用術語或專有名詞，例如「切除」或「手術刀」。 病患對健康照護環境中的「縫線、針、擔架、靜脈、臂板」等字詞可能極為陌生。
並非所有前列腺癌患者皆需立即接受治療，但可能需要定期進行血液檢查與前列腺切片，以確定未來是否需治療。	勿擅自認為病患記得過去看診的細節，應提供與初次看診相同之準備與照護。
一旦患者了解檢查的不確定性、風險及潛在益處後，協助其依據個人價值觀做決定，這有助於了解接受或拒絕篩檢的原因。例如： 1. 接受篩檢的男性可能看重癌症的早期發現而願意接受無法帶來明確好處的治療，並願意承擔泌尿、性和（或）腸道功能損傷的風險。 2. 拒絕篩檢的男性可能較重視避免篩檢和治療所致的潛在傷害，譬如焦慮及性和（或）腸道功能損傷之風險。	假如檢查後出現併發症，盡可能以視覺輔助及具體而清楚的詞彙說明如何處理。例如：「這是我們處理流血的方式。」 告知病患其生活品質或日常生活能力將如何被影響。 告知病患其生活品質或日常生活能力將如何被影響。
其他。	每次看診後提供病患選擇的活動，則其會將看診與獎勵做連結。例如，給予喜歡的食物或拜訪喜愛的場所。

　　大部分泛自閉症患者的動作頗為笨拙，較難察覺其內部感覺、外部感覺與準確的定位感。因此，即使尼克可執行骨盆底肌肉運動，仍可能無法達到預期治療效果。其他障礙程度較低且曾有憋尿或延後排便經驗的泛自閉症患者，可能較能了解此運動過程中所產生的身體感覺。認知能力較佳的病患或許能學會

再現肌肉運動時的身體感覺且按照日程表練習，並了解該運動的確有助於自身健康。對於任何泛自閉症患者，護理人員皆應透過示範與影片觀賞介紹骨盆底肌肉運動的步驟，並作為每日運動日程的一部分（Bacon, Giovannucci, Testa, & Kawachi, 2001; Herr, 1994）。

勃起功能障礙：在任何手術後，皆必須處理病患對性功能的期望。如同尿失禁，手術後更常出現勃起功能障礙；但在術後一年，該情形可改善（Catalona, Carvalhal, Mager, & Smith, 1999）。當位於前列腺兩側、控制陰莖血流的神經在手術中受損時，則會出現勃起功能障礙（Han & Catalona, 2010）；要恢復到能完全勃起的情況可能需三年。護理人員和照顧者／監護人在進行這些治療前，必須謹慎評估。由於負責控制勃起的神經靠近前列腺，有時必須清除以確保癌細胞已完全移除。在某些案例中，這些神經可藉由神經移植手術重新連接。約二分之一接受前列腺雙側神經移植手術的病患，可完全恢復勃起功能，另四分之一病患則恢復部分功能（Catalona, Roehl, & Antenor, 2002; Heyman & Rosner, 1996; Jakobsson, Hallberg, & Lowen, 2000）。醫護人員鼓勵男性術後可藉由處方藥、陰莖內注射或其他裝置的協助，盡快恢復勃起功能。

● 放射治療

透過體外放射治療，或植入放射線粒子所傳遞的高能量放射線，可用來治療前列腺癌（Coleman, 2010）。

體外放射治療：高劑量的放射線治療，在治療後三年仍可維持較低的攝護腺特異性抗原與組織切片為陽性的發生率。隨著醫療科技的進步，已可提供病患高劑量且副作用少的放射線治療（Christodouleas, Fox, Song, & DeWeese, 2010），如：強度調控放射治療（IMRT）。此技術係以電腦斷層掃描精確描繪前列腺影像輪廓，使高劑量放射線避開周圍器官，降低健康組織受損的風險。放射治療前，會先在前列腺內嵌入三個小「標記」，在每次治療過程中協助定位（Coleman, 2010）。而頻尿和急尿等副作用，通常可藉由藥物緩解，並在治療數月後逐漸消失。然而，病患仍有可能出現晚期副作用，如永久性陽痿、偶發性直腸出血，並有慢性膀胱激躁症的風險而導致排尿問題（Lee, Moughan,

Owen, & Zelefsky, 2003）。上述狀況可能嚴重影響泛自閉症患者的日常生活。

　　近接治療：透過近接治療，植入前列腺的放射線粒子可直接輻射高劑量放射線至腫瘤。醫師可於門診執行，以前列腺超音波影像定位出粒子最有效的放置位置，再利用細針將粒子永久植入至前列腺中。由於粒子相當微小（約芝麻大小），不會造成不適，其放射活性將隨時間減弱。對於惡性程度低的早期前列腺癌，近接治療與手術一樣有效（Nag, Beyer, Friedland, Grimm, & Nath, 1999）。副作用可能包括陽痿、尿急、頻尿，以及偶發性直腸不適（Reis, Netto, Reinato, Thiel, & Zani, 2004）。

　　全身性治療與荷爾蒙治療：某些患者的前列腺癌較具侵略性，或具轉移的高風險，此時即可考慮合併療法。該治療通常包含荷爾蒙治療和（或）化學治療，且常與放射線治療或手術一併進行（Aragon-Ching, Williams, & Gulley, 2007）。

　　當前列腺癌擴散到其他部位或在治療後復發時，病患可能會進行荷爾蒙治療。由於睪固酮會刺激前列腺癌細胞的增生，因此治療以移除男性荷爾蒙來源與降低睪固酮數值為目的（Armas et al., 1994; Reuter, 1997），並透過睪丸切除術（去除睪丸）或以藥物降低睪固酮的生成等方式進行。荷爾蒙治療的可能副作用包括降低或缺乏性慾、陽痿、虛弱、疲憊、肌肉質量流失、乳房組織增生和熱潮紅。護理人員應提醒病患及其監護人治療可能產生的症狀。

● 化學治療

　　當前列腺癌已轉移，或荷爾蒙治療不適用／無效時，患者才會接受化學治療。合併化學治療之多元取向治療可延長病患壽命、降低骨頭轉移的疼痛，以及增進整體生活品質。當 PSA 大於 2 ng/ml 且在八個月內倍增，又併有格里森原始分數大於 7 時，患者屬前列腺癌復發的高風險族群，需接受此治療方式（Smoot & Dawson, 2004）。末期前列腺癌患者接受化療的好處與其他末期實質固態瘤相當。

● 保護骨骼之治療

前列腺癌最常見的轉移部位為骨骼。前列腺癌後期的多數症狀是因骨頭疾病所致（Campbell et al., 2010），而這些症狀可藉由 zoledronic acid 獲得緩解，該藥可減緩疾病的擴散、減少骨頭疼痛、抑制骨折，並具有其他益處。zoledronic acid 最常用於對荷爾蒙不再有反應的癌症病患，同時可預防因荷爾蒙治療所造成的骨質疏鬆（Campbell et al., 2010）。

● 初步治療後之攝護腺特異性抗原升高

由於攝護腺特異性抗原血液檢查的普及，多數患者的腫瘤並未轉移，可單獨經由對前列腺的治療而治癒，但仍需要持續追蹤。治療後攝護腺特異性抗原升高的個案數居前列腺癌族群的第二位，對這些病患而言，治療的目的為預防情況惡化到可經由影像掃描或身體檢查偵測到異常的地步，或避免出現症狀。由於前列腺癌病程進展緩慢，許多病患罹病後仍存活相當長的時間（Droz et al., 2010; Mohler et al., 2010）。

攝護腺特異性抗原上升的病患有其特殊的臨床需求。對某些病患而言，攝護腺特異性抗原的上升是癌症轉移的跡象，癌症不再只侷限於前列腺、前列腺窩或是陰莖，而是已逐漸成為全身性問題。攝護腺特異性抗原升高可能也意味著持續性的局部病變，可持續追蹤或採取進一步治療。已轉移、有全身性問題的患者則有不同選擇。對於高風險族群，積極治療是必需的；其他病患則是以持續追蹤為主，為病患量身訂做合適的治療方案。儘管在治療末期前列腺癌上已有很大的進展，許多病患最終仍出現疼痛、耗損（惡病質／厭食症）和疲勞（Penson, Rossignol, Sartor, Scardino, & Abenhaim, 2008）。

案例續述

尼克可能需至門診進行追蹤及化療或放射線治療。因此，在尼克出院前，需先為其安排後續的門診治療。而負責照護尼克的工作人員與護理人員將需陪同看診，並向其介紹環境、人員與器材。陪伴尼克的人員同時需

案例續述（續）

攜帶其喜愛的物品，在每次治療結束離開時，由放射治療人員交給尼克，此有助於尼克對門診與醫護人員存有好印象。此外，當尼克返回住所後，工作人員亦可透過視覺輔助（圖片），讓他了解每天門診治療所發生的例行事務與程序。工作人員也計畫在每次門診後，買尼克最喜歡的點心給他。而最近一次看診時，尼克主訴有疼痛情形。

｜最佳護理照護實務｜

　　當泛自閉症患者進入成人期後，了解其能力偏好、興趣和動機等模式，對治療性溝通極為重要。健康照護計畫須為患者調整所處的特殊醫療環境，以因應其在溝通與行為的優勢及困難。泛自閉症成人可能因其心智功能的優劣而有慢性情緒壓力的困擾。如：可能因社交能力缺損，一直努力嘗試平順地與他人互動。泛自閉症患者的心理健康問題與其無法融入社會及社會制度相關。

　　癌症診斷對泛自閉症患者及其家屬的心理層面有深遠影響。當一般人被診斷為癌症時，會出現存在危機感、焦慮和憂鬱。而心理脆弱的發展障礙族群存有更大的情緒壓力風險。此外，出於善意的照顧者，可能為了避免個案的情緒爆炸或遭受額外的痛苦，而拒絕某些治療與照護（Foster, 2006）。

語言和溝通

　　語言、溝通與社交技巧的缺失，是影響治療性關係滿意度之主要層面，只有不到10%泛自閉症患者擁有相當於一般人的語言能力（Lord & O'Neill, 1983）。由於罹患前列腺癌的平均年齡較年長，且許多成人較晚才被診斷為泛自閉症，因此護理人員需假設這些成人患者在年幼時可能未接受密集的語言與溝通治療。

● 仿說現象

　　雖然尼克沒有仿說現象，但泛自閉症成人可能立即或在數天後重述他們所聽到的字句。仿說現象可能一字不漏，或是語句結構有所改變。仿說現象對臨床情境帶來極大問題，特別是在進行教學時。在術後教導病患如何使用服務鈴或告知深呼吸之重要性時，泛自閉症成人可能會重述字句，卻不了解含意，使得護理人員高估患者理解與遵循指示之能力。仿說現象有時具目的性，倘若護理人員能夠了解，將有助於提供照護。泛自閉症成人若難以解決幻想與仿說現象，可發現其眼神空洞，此為幻覺或精神狀態脫離現實的跡象，也是術後麻醉醒來時可能出現的特有風險。

　　除了少數高功能自閉症患者，一般泛自閉症成人患者有理解能力上的缺失，此情形在告知抽象概念時最為明顯。泛自閉症成人通常僅按字面上的意思思考，無法推理字句涵義，譬如他們可能會將「簡短扼要」（short and sweet）認作「短暫而甜蜜」，將「小聲一點」（keep it down）認作「保持向下」。因此，護理人員與泛自閉症患者溝通時，應盡量具體，若無法避免使用抽象或複雜的概念，則可以照片、簡單的圖片或字句輔助。有時即使是常見的手勢，泛自閉症患者可能也無法理解，如將食指置於唇上表示安靜。

　　自閉症成人患者可能在辨識臉孔上有困難。即使護理人員已照護數日，並成功建立信任感，仍可能因休假、新髮型、未戴名牌或穿戴不同顏色制服，使病患恢復初次接觸時的行為表現。

挑戰性行為

　　在進行複雜或侵入性檢查時，泛自閉症患者可能無法充分合作，50%至77%的病患在前列腺檢查過程中感到害怕或不合作（Marshall, Sheller, Williams, Manci, & Cowan, 2007），有些甚至需全身麻醉才得以完成檢查（Klein & Nowak, 1999）。

器質性病況

除了環境因素，情緒失控亦可能是因疼痛或嚴重便祕不適而產生的反應。崩潰失控也可能發生在泛自閉症患者欲避免或逃離特定人士或情境時。當尼克被期待要遵守那些可能會造成疼痛不適或陌生可怕的醫院常規或醫療檢查程序時，此崩潰即可能發生。對尼克而言，情緒迸發或許是逃離或控制這些反感或沮喪情境的唯一方式。而處理此狀況的最佳方法為，使用過去曾有效控制類似情況之方式，並準備其他正增強及替代方案。即使在短暫的治療情境中，護理人員仍須找出其他可提高尼克舒適感之方式。

疼痛處置

由於疼痛為個人內在主觀之經驗，無法直接評估，當個體表達能力有限時，必須藉由行為觀察得知，然而這些行為可能受到其他生理不適的影響，對於具感覺處理障礙的個案更是如此。疼痛可能會被誤認為是飢餓、口渴、過度刺激或刺激不足、焦慮或憂鬱（Feldt, Warne, & Ryden, 1998; Wynne, Ling, & Remsburg, 2000）。因此，非語言表現為唯一線索，包括扮鬼臉、皺眉、瞇眼、快速眨眼、皺鼻和煩躁不安。當病患出現焦躁不安、顯得更加退縮、攻擊行為增加或出現不同的攻擊行為時，則需懷疑可能有疼痛情形（McCracken & Iverson, 2001; Wick, 2007）。由於多重用藥極可能導致副作用，以藥物處理疼痛時，需先諮詢藥劑師（Lacasse, 2011）。由於藥物對神經發展疾患患者的潛在毒性常難以預測，在開始藥物治療的過程中，最佳護理照護實務需包括持續觀察藥物成效與反應。

● 疼痛評估

護理人員進行認知障礙患者的疼痛評估時，需謹慎觀察。因泛自閉症患者在解讀表情上有困難，需避免常用的臉譜量表，以免造成混淆；不論選擇何種

工具，皆應在檢查程序開始前，熟悉操作。即使在有準備的情況下，泛自閉症患者仍可能無法調適壓力，而不能適當配合或溝通。因此，認識各個病患表現疼痛的獨特方式相當重要。可請病患家屬與工作人員描述病患過去如何表現疼痛。許多泛自閉症患者在感到疼痛卻無法表達時，會變得煩躁不安、不順從，甚至具攻擊性。

評估泛自閉症患者的疼痛無須以口語表達，患者可能用手指出評估的必要資訊，而不需理解複雜的訊息。以顏色標示刻度的疼痛評估工具適用於成人患者，護理人員可將疼痛程度分為三至五個顏色，以淺綠色、正黃色和橘紅色區分。在各顏色下，代表疼痛程度的箭頭會逐漸增大、顏色加深，顏色的變化範圍需足以讓患者明確指出一顏色。泛自閉症患者可透過顏色的指認，有效描述其疼痛程度。

另一工具則是利用五個大小不同的圓形或其他形狀，自小到大排序，並於圖形內標註「疼痛」二字。「大小」是個泛自閉症患者容易理解的觀念，視覺上可簡單清楚地了解較大的圓代表著較為強烈的疼痛。尼克僅需指出最能夠描述其疼痛程度之圓形即可。這兩項評估工具皆以視覺為主，尼克不需開口說話（參見圖 13.1 和 13.2）。其他重要工具則用來訓練尼克指出疼痛位置。

此外，需確保每位照護人員皆了解尼克用來描述疼痛之字眼。若尼克只知道或只會用「受傷」（hurt）而非「疼痛」（pain）來形容，醫護人員也應使用「受傷」這個詞，並運用於任何疼痛評估工具的描述。

認知功能障礙會影響自我表達的能力，如：無法自述疼痛指數。由於泛自閉症患者缺乏辨識面部表情之能力，因此視覺類比量表會比常見的臉譜量表更為有用。護理人員可輕鬆製作淺顯易懂、適用於泛自閉症患者的「臉譜」量表，並用以辨別患者之整體健康狀態（參見圖 13.1 和 13.2）。

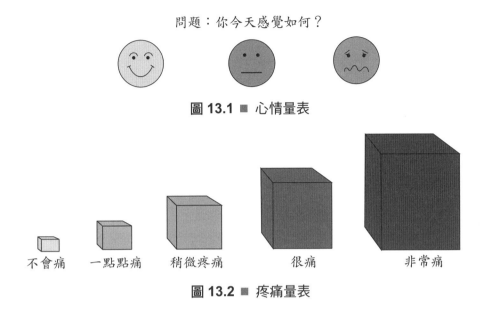

問題：你今天感覺如何？

圖 13.1 ■ 心情量表

不會痛　　一點點痛　　稍微疼痛　　　　很痛　　　　　非常痛

圖 13.2 ■ 疼痛量表

｜總結｜

　　護理人員可與尼克的照顧者進行謹慎的整體規劃，增進其醫療預後與情緒穩定。住院治療等醫療措施對一般人即充滿許多變化與壓力，對泛自閉症患者或認知功能障礙者更是痛苦。對於有特殊需求的患者，完整的規劃可減少進行具侵入性且昂貴的檢查程序。護理人員與其他專業人員可透過對其特徵與需求之了解，提供泛自閉症患者許多協助，使其獲得正向醫療經驗與效果。

　　改善癌症照護的第一步為克服篩檢的阻礙，克服篩檢的措施首先應著重在提供泛自閉症患者及家屬、照顧者之教育。其次，交通必須具可近性且安全無虞。第三，盡可能降低篩檢費用，如擴大保險範圍。

　　尼克的例子是以病患為中心的照護。此案例以團隊模式做決策，整合泛自閉症知識於護理實務，並盡可能讓病患家屬與照顧者參與所有的照護階段。在癌症照護中，泛自閉症患者需取得精確、量身訂做的資訊，以及持續的情緒與心理支持，看見患者的優點與特殊能力，減輕患者痛苦、增進其適應。

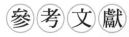

Albertsen, P. (2008). Should men with low-risk, localized prostate cancer choose active surveillance or undergo a robotic prostatectomy? *Current Urology Reports, 9*(1), 1–2

American Cancer Society. (2010). *Cancer Facts and Figures, 2010.* Atlanta, GA: Author.

Aragon-Ching, J. B., Williams, K. M., & Gulley, J. L. (2007). Impact of androgen-deprivation therapy on the immune system: Implications for combination therapy of prostate cancer. *Frontiers in Bioscience, 12,* 4957–4971.

Armas, O. A., Aprikian, A. G., Melamed, J., Cordon-Cardo, C., Cohen, D. W., Erlandson, R., Fair, W. R., & Reuter, V. (1994). Clinical and pathobiological effects of neoadjuvant total androgen ablation therapy on clinically localized prostatic adenocarcinoma. *American Journal of Surgical Pathology, 18*(10), 979–991.

Bacon, C. G., Giovannucci, E., Testa, M., & Kawachi, I. (2001). The impact of cancer treatment on quality of life outcomes for patients with localized prostate cancer. *Journal of Urology, 166*(5), 1804–1810.

Becker, H., Stuifbergen, A., & Tinkle, M. (1997). Reproductive health care experiences of women with physical disabilities: A qualitative study. *Archives of Physical Medicine and Rehabilitation, 78*(12), S26–33.

Bernat, J. L. (2004). Ethical issues in the perioperative management of neurologic patients. *Neurologic Clinics of North America, 22,* 457–471.

Bill-Axelson, A., Holmberg, L., Ruutu, M., Garmo, H., Stark, J. R., ... Busch, C. SPCG-4 Investigators (2005). Radical prostatectomy versus watchful waiting in early prostate cancer. *New England Journal of Medicine, 352,* 1977–1984.

Buffum, M. D., Hutt, E., Chang, V. T., Craine, M. H., & Snow, L. (2007). Cognitive impairment and pain management: Review of issues and challenges. *Journal of Rehabilitation Research and Development, 44*(2), 325–330.

Campbell, S. C., Bhoopalam, N., Moritz, T. E., Pandya, M., Iyer, P., Vanveldhuizen, P., ... Reda, D. J. (2010). The use of zoledronic acid in men receiving androgen deprivation therapy for prostate cancer with severe osteopenia or osteoporosis. *Urology, 75*(5), 1138–1143.

Catalona, J. W., Carvalhal, G. F., Mager, D. E., & Smith, D. S. (1999). Potency, continence, and complication rates in 1870 consecutive radical retropubic prostatectomies. *Journal of Urology, 162*(2), 433–438.

Catalona, J. W., Roehl, K. A., & Antenor, J. A. (2002). Potency, continence, complications, and survival analysis in 3,032 consecutive radical retropubic prostatectomies. *Journal of Urology, 164*(suppl 4), 625.

Centers for Disease Control and Prevention. (2006). *United States cancer statistics: Top ten cancers in the United States.* Retrieved from http://apps.nccd.cedc.gov/uscs/toptencancers.aspx

Christodouleas, J., Fox, J., Song, D., & DeWeese, T. (2010). Basic terms and concepts of radiation. In L. M. Su (Ed.), *Early diagnosis and treatment of cancer series: Prostate cancer* (pp. 159–176). Philadelphia, PA: Saunders/ Elsevier.

Coleman, A. M. (2010). Treatment procedures. In C. M. Washington & D. Leaver (Eds.), *Principles and practice of radiation therapy* (3rd ed., pp. 158–179). St. Louis, MO: Elsevier Mosby.

Cooke, L. B. (1997). Cancer and learning disability. *Journal of Intellectual Disability 41*(4), 312–316.

Dahmani, A., de Plater, L., Guyader, C., Fontaine, J. J., Berniard, A., Assayag, F., ... Decaudin, D. (2010). A preclinical therapeutic schedule optimizing docetaxel plus estramustine administration in prostate cancer. *Anti-Cancer Drugs, 21*(10), 927–931.

Dreicer, R. (2005). Management of the patient with androgen-independent metastatic prostate cancer. In E. A. Klein (Ed.), *Management of prostate cancer* (2 ed., pp. 579–606). Totowa, NJ: Humana Press.

Droz, J. P., Balducci, L., Bolla, M., Emberton, M., Fitzpatrick, J. M., Joniau, S., ... Sternberg, C. N. (2010). Management of prostate cancer in older men: Recommendations of a working group of the International Society of Geriatric Oncology. *BJU International, 106*(4), 462–469.

Egevad, L., Allsbrook, W. C., Jr., & Epstein, J. I. (2005). Current practice of Gleason grading among genitourinary pathologists. *Human Pathology, 36,* 5–9.

Feldt, K. S., Warne, M. A., & Ryden, M. B. (1998). Examining pain in aggressive cognitively impaired older adults. *Journal of Gerontology Nursing, 24*(11), 14–22.

Fine, M., & Asch, A. (1988). *Women with disabilities: Essays in psychology, culture and politics.* Philadelphia, PA: Temple University Press.

Foster, J. (2006). End of life care: Making choices. *Learning Disability Practice*, *9*(7), 18–22.

Freter, C. E., & Perry, M. C. (2008). Principles of chemotherapy. In M. C. Perry (Ed.), *The chemotherapy source book* (4th ed., pp. 30–36). Philadelphia, PA: Lippincott Williams & Wilkins.

Gilbert, T., Wilkinson, T., & Crudginton, S. (2007). Supporting people with intellectual disability in the cancer journey: The "living with cancer" communication pack. *European Journal of Oncology Nursing*, *11*(4), 357–361.

Gleason, D. F. (1992). Histological grading of prostate cancer: A perspective. *Human Pathology*, *23*(3), 273–279.

Han, M., & Catalona, J. W. (Eds.) (2010). *Open radical retropubic prostatectomy: Techniques and outcomes*. Philadelphia, PA: Saunders/Elsevier.

Havercamp, S. M., Scandlin, D., & Roth, M. (2004). Health disparities among adults with developmental disabilities, adults with other disabilities, and adults not reporting disability in North Carolina. *Public Health Reports*, *119*(4), 418–426.

Herr, H. W. (1994). Quality of life of incontinent men after radical prostatectomy. *Journal of Urology*, *151*(3), 652–654.

Herr, K., Bjoro, K., & Decker, S. (2007). State of the art review of tools for assessment of pain in nonverbal older adults. *Project Overview*. Retrieved from http://prc.coh.org/pain-noa.htm

Heyman, E. N., & Rosner, T. T. (1996). Prostate cancer: An intimate view from patients and wives. *Urologic Nursing*, *16*(2), 37–44.

Hu, K., & Wallner, K. (1998). Urinary incontinence in patients who have a TURP/TUIP following prostate brachytherapy. *International Journal of Radiation Oncology, Biology and Physics*, *40*, 783–786.

Jackobsson, L., Hallberg, I. R., & Loven, L. (2000). Experiences of micturition problems, indwelling catheter treatment and sexual life consequences in men with prostate cancer. *Journal of Advanced Nursing*, *31*(1), 59–67.

Klein, U., & Nowak, A. J. (1999). Characteristics of patients with autistic disorder presenting for dental treatment: A survey and chart review. *Specialty Care in Dentistry*, *19*(5), 200–207.

Klotz, L. (2005). Active surveillance for prostate cancer: For whom? *Journal of Clinical Oncology*, *23*, 8165–8169.

Kristal, A. R., Arnold, K. B., Neuhouser, M. L., Goodman, P., Platz, E. A., Albanes, D., & Thompson, I. (2010). Diet, supplement use, and prostate cancer risk: Results from the prostate cancer prevention trial. *American Journal of Epidemiology*, *172*(5), 566–577.

Lacasse, C. (2011). Polypharmacy and symptom management in older adults. *Clinical Journal of Oncology Nursing*, *15*(1), 27–30.

Lee, W. R., Moughan, J., Owen, J. B., & Zelefsky, M. J. (2003). The 1999 patterns of care study of radiotherapy in localized prostate carcinoma: A comprehensive survey of prostate brachytherapy in the United States. *Cancer*, *98*, 1987–1994.

Lord, C., & O'Neill, P. J. (1983). Language and communication needs of adolescents and adults. In E. Schopler, & G. B. Mesibov (Eds.), *Autism in adolescents and adults* (pp. 57–77). New York, NY: Plenum.

Marshall, J., Sheller, B., Williams, B. J., Manci, L., & Cowan, C. (2007). Cooperation predictors for dental patients with autism. *Pediatric Dentistry*, *29*(5), 369–376.

McCracken, L. M., & Iverson, G. L. (2001). Predicting complaints of impaired cognitive functioning in patients with chronic pain. *Journal of Pain and Symptom Management*, *21*, 392–396.

Mehta, K. M., Fung, K. Z., Kistler, C. E., Chang, A., & Walter, L. C. (2010). Impact of cognitive impairment on screening mammography use in older U.S. women. *American Journal of Public Health*, *100*(10), 1917–1923.

Memorial Sloan-Kettering Cancer Center. (2010). *Prostate cancer*. Retrieved from http://www.mskcc.org/mskcc/html/403.cfm

Mohler, J., Bahnson, R. R., Boston, B., Busby, J. E., D'Amico, A., Eastham, J. A., ... Walsh, P. C. (2010). NCCN clinical practice guidelines in oncology: Prostate cancer. *Journal of the National Comprehensive Cancer Network*, *8*(2), 162–200.

Nag, S., Beyer, D., Friedland, J., Grimm, P., & Nath, R. (1999). American Brachytherapy Society recommendations for transperineal permanent brachytherapy of prostate cancer. *International Journal of Radiation Oncology, Biology, and Physics*, *44*, 789–799.

National Comprehensive Cancer Network. (2009). *NCCN clinical practical guidelines in oncology: prostate cancer [v.2.2009]*. Retrieved March 1, 2012 from http://www.nccn.org/professionals/physician_gls/pdf/prostate.pdf

Neville, P. J., Casey, G., & Witte, J. S. (2004). Hereditary prostate cancer and genetic risk. In E. A. Klein (Ed.), *Management of prostate cancer* (pp. 57–69). Totowa, NJ: Humana Press.

Nosek, M. A., & Howland, C. A. (1997). Breast and cervical cancer screening among women with physical disability. *Archives of Physical Medicine and Rehabilitation, 78*(1), S-39.

O'Regan, P., & Drummond, E. (2008). Cancer information needs of people with intellectual disability: A review of the literature. *European Journal of Oncology Nursing, 12*, 142-147.

Patja, K., Eero, P., & Iivanainen, M. (2001). Cancer incidence among people with intellectual disability. *Journal of Intellectual Disability Research, 45*(4), 300-307.

Penson, D. F., Rossignol, M., Sartor, A. O., Scardino, P. T., & Abenhaim, L. L. (2008). Prostate cancer: Epidemiology and health-related quality of life. *Urology, 72*(suppl 6), S3-11.

Presti, J. (2004). Current trends in biopsy techniques. In E. A. Klein (Ed.), *Management of prostate cancer* (pp. 143-158). Totowa, NJ: Humana Press.

Raposa, K. A. (2009). Behavioral management for patients with intellectual and developmental disorders. *Dental Clinics of North America, 53*(2), 359-373.

Reid, S. V., & Hamdy, F. C. (2008). Epidemiology, pathology, and pathogenesis. In V. H. Nargund, D. Raghavan, & H. M. Sandler (Eds.), *Urological oncology* (pp. 451-469). London: Springer.

Reis, F., Netto, N. J., Jr., Reinato, J. A., Thiel, M., & Zani, E. (2004). The impact of prostatectomy and brachytherapy in patients with localized prostate cancer. *International Urology and Nephrology, 36*(2), 187-190.

Reuter, V. E. (1997). Pathological changes in benign and malignant prostatic tissue following androgen deprivation therapy. *Urology, 49*, 16-22.

Rodrigues, A., & Pow-Sang, J. M. (2007). Urologic oncology. In M. S. Sable, V. K. Sondak, & J. J. Sussman (Eds.), *Surgical foundations: Essentials of surgical oncology* (pp. 387-401). Philadelphia: Elsevier Mosby.

Scher, H. I., & Heller, G. (2000). Clinical states in prostate cancer: Toward a dynamic model of disease progression. *Urology, 55*(3), 323-327.

Smoot, J., & Dawson, N. A. (2004). When to refer a patient with prostate cancer to a medical oncologist. In E. A. Klein (Ed.), *Management of prostate cancer* (2 ed., pp. 553-560). Totowa, NJ: Humana Press.

Steinberg, A. G., Wiggins, E. A., Barmada, C. H., & Sullivan, V. J. (2002). Deaf women: Experiences and perceptions of health care system access. *Journal of Women's Health, 11*, 729-741.

Stephenson, A. J., & Eastham, J. A. (2005). Role of salvage radical prostatectomy for recurrent prostate cancer after radiation therapy. *Journal of Clinical Oncology, 23*(32), 8198-8203.

Stephenson, A. J., Scardino, P. T., Eastham, J. A., Bianco, F. J. J., Dotan, Z. A., DiBlasio, C. J., ... Kattan, M. W. (2005). Postoperative nomogram predicting the 10-year probability of prostate cancer recurrence after radical prostatectomy. *Journal of Clinical Oncology, 23*(28), 7005-7012.

Talcott, J. A., Rieker, P., Clark, J. A., Propert, K. J., Weeks, J. C., Beard, C. J., ... Kantoff, P. W. (1998). Patient reported symptoms after primary therapy for early prostate cancer: Results of a prospective cohort study. *Journal of Clinical Oncology, 16*, 275-283.

Thompson, I. M., Ankerst, D. P., & Tangen, C. M. (2010). Prostate-specific antigen, risk factors, and prostate cancer: Confounders nestled in an enigma. *Journal of the National Cancer Institute, 102*(17), 1299-1301.

Tuffrey-Wijne, I., Bernal, J., Jones, A., Butler, G., & Hollins, S. (2006). People with intellectual disabilities and their need for cancer information. *European Journal of Oncology Nursing, 11*, 182-188.

Tyler, C. V., Zyzanski, S. J., Panaite, V., & Council, L. (2010). Nursing perspectives on cancer screening in adults with intellectual and other developmental disabilities. *Intellectual and Developmental Disabilities, 48*(4), 271-277.

U.S. Preventative Services Task Force. (2008). Screening for prostate cancer: US Preventative Services Task Force recommendations statement. *Annals of Internal Medicine, 149*(3), 185-191.

Vessey, J. A. (1988). Care of the hospitalized child with a cognitive developmental delay. *Holistic Nursing Practice, 2*(2), 48-54.

Wick, J. Y. (2007). Pain in a special population: The cognitively impaired. *Pharmacy Times*, 1-4.

Wolf, A. M., Wender, R. C., Etzioni, R. B., Thompson, I. M., D'Amico, A. V., & Volk, R. J., ... American Cancer Society Prostate Cancer Advisory Committee (2010). American Cancer Society guidelines for the early detection of prostate cancer: Update 2010. *CA Cancer Journal for Clinicians, 60*, 70-98.

Wynne, C. F., Ling, S. M., & Remsburg, R. (2000). Comparison of pain assessment instruemnts in cognitively intact and cognitively impaired nursing home residents. *Geriatric Nursing, 21*(1), 20-23.

第 3 篇

問題討論

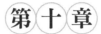

1. 擬定一照護計畫，協助青少年從高中畢業至社會的轉銜過程。
2. 你正在為一位從未就業且對編列預算一知半解的青少年建立照護計畫。你會如何運用核心反應訓練與自然環境訓練之原則，協助其學習管理自身財務？
3. 在協助學生順利轉銜至社區的過程中，校護的角色為何？請發展一護理照護計畫，以呈現你對此角色的了解。學校可先安排何項措施，讓達瑞爾在高中最後一年的轉銜階段更為順利？
4. 個別化護理照護計畫的重要性為何？若要為泛自閉症青少年或年輕成人患者發展個別化護理照護計畫，需有哪些步驟？
5. 在教育泛自閉症學生時，使用自然教學策略的益處為何？
6. 請概略說明轉銜成功的理由。倘若未能履行這些原則，將會面臨什麼困難？
7. 感官問題會如何影響一個人在職場上的能力表現？可如何協助感官困難者？
8. 當泛自閉症學生提出個人的性議題時，護理人員的角色為何？可如何處理？

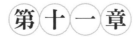

1. 泛自閉症患者懷孕與生產相關之倫理議題為何？

2. 如何調整現行的產前例行照護，以適用於亞斯伯格症患者？

3. 一位亞斯伯格症懷孕婦女，在分娩前八週罹患妊娠高血壓，請為其發展合適的照護計畫。

4. 在孕前看診期間，進階護理人員該如何指導亞斯伯格症婦女，以做好生育的準備？

5. 請思考亞斯伯格症的社交缺損狀況，並討論亞斯伯格症婦女可否為其新生兒提供適當的照顧？

6. Q.L.是位 35 歲的女性，懷孕三次，兩胎活產，目前接受妊娠第八週的產前照護。經過一年的評估，其 28 個月大的兒子被診斷為泛自閉症。在診斷過程中，亦發現自己為亞斯伯格症患者。作為照護 Q.L.的進階護理人員，請討論如何運用上述資訊及其他方式，提供符合 Q.L.與其家人需求的照護。

7. 將研究結果運用於臨床實務，討論出至少四項具體方式，為亞斯伯格症婦女訂定合適的產期護理照護。

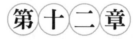

1. 若泛自閉症患者需進行脊髓防護，但卻無法忍受之，護理人員該如何處理？

2. 家人或居家照顧者參與泛自閉症患者的急診照護過程，可如何提升其急診照護品質？

3. 你正要將一位泛自閉症患者從急診轉至病房。請為之準備轉出的照護計畫。

4. 你是一位泛自閉症患者的急診主護。當放射治療師要求約束患者，以進行胸部 X 光檢查，你會如何處理？

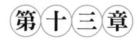

1. 請描述麻醉的潛在副作用，並提出相應的護理照護措施。

2. 請列出在前列腺手術前後，需告知各照護團隊成員的特定指示。

3. 以應用行為分析的技巧，提升患者前列腺切除術後對呼吸治療的遵從性。

4. 若泛自閉症患者心跳停止，請問其處置與一般情況將有何不同？

其 他 臨 床 案 例

案例 III.1

　　莫琳是位居住於團體家屋的 39 歲女性，15 歲時被診斷為亞斯伯格症。她擁有豐富的詞彙量且可流暢地命名物品，但卻無法參與交互式談話；總是滔滔不絕，完全無視他人反應來調整談話。莫琳明顯具有社交互動困難。她講求同一性，而這也影響了她生活各層面，包括選擇相同食物、自我照顧常規活動，甚至是有固定順序的談話內容。此外，她沉迷於天文學與太陽系。這次她與專科護理師會面，進行例行身體檢查。她從未接受子宮頸抹片檢查，亦無例行乳房檢查之紀錄。當莫琳以既定方式描述成長過程的生活事件時，專科護理師發現她的雙胞胎姊姊與母親皆曾接受相同的癌症手術。

　　請闡述你（專科護理師）對莫琳的整體照護計畫。

一、YouTube 影片：青少年晚期──溝通

(一) 一位青少女作家談論其自閉症與書籍

簡介：一位青少女作家談論她的自閉症、飼養的馬，以及兩本已出版的奇幻
　　　書籍。

影片長度：6:11 分鐘。

連結：https://www.youtube.com/watch?v=oA6hcUZNjdI

問題討論

1. 請討論艾莉亞（Alea）的自閉症如何成為其資產與優勢。

2. 請描述艾莉亞與其飼養馬匹的治療性關係。你認為動物對泛自閉症青少年有哪些好處？

3. 你對艾莉亞書籍的題材有什麼看法？請討論泛自閉症青少年對奇幻作品持有特殊興趣的潛在利弊。

4. 請討論此特殊興趣可如何與治療計畫結合。

(二) 自閉症教育基金會——海倫的影片

簡介：海倫（Helen）是位就讀高中的泛自閉症患者，會使用溝通輔具。她製作這部影片，描述自己的喜惡與每日在學校發生的挑戰及成就。

影片長度：5:37 分鐘。

連結：https://www.youtube.com/watch?v=twGDm5Be_iQ

問題討論

1. 請描述海倫不需透過語言即可傳達的情緒與興趣。在她的肢體語言中，你發現了什麼？

2. 在海倫入院進行闌尾切除術的術前準備前，你已取得這部影片。請描述其他可協助治療情境之溝通方式。

3. 你會如何使用這些資訊來協助醫護人員與患者進行術後照護？

4. 泛自閉症患者接受語言治療的益處為何？請找出影片中採用哪些不同的技巧，並討論何種方式可能適用於海倫。

二、YouTube 影片：青少年晚期——社會化

(一) 亞斯伯格症青少年約會影片

簡介：一首關於機械人追求機器女孩的歌曲。

影片長度：2:48 分鐘。

連結：https://www.youtube.com/watch?v=d1yOEfB1Rjwfeature=related

問題討論

1. 機械人怎麼描述自己？

2. 泛自閉症青少年尋求友誼與親密關係時，可能會面臨什麼挑戰？

3. 請列出與亞斯伯格症青少年討論性健康之方式。你會播放這部影片給他們看嗎？請說明原因。

三、YouTube 影片：成人──溝通

(一) 肢體語言

簡介：一位泛自閉症患者分享自身對各種肢體語言困難的看法。

影片長度：10:12 分鐘。

連結：https://www.youtube.com/watch?v=mCW5HnNsDd8&feature=related

問題討論

1. 請描述泛自閉症患者最具代表性或典型的肢體語言。

2. 影片中所提及之較不具代表性的泛自閉症症狀為何？

3. 影片提到泛自閉症患者會避免與他人眼神接觸，特別是感到不自在時。請問在醫院或門診環境中，你會如何讓泛自閉症患者感到舒適自在？

4. 倘若你觀察到一位成人患者出現影片所描述的行為，會採取何種方式解決溝通問題，以取得完整的健康史，並順利進行身體檢查？

(二) 用我的語言

簡介：本影片為泛自閉症患者「對不同思維與互動方式之存在及價值」的強烈陳述。

影片長度：8:37 分鐘。

連結：https://www.youtube.com/watch?v=JnyIM1hI2jc

問題討論

1. 你對主角在影片前半段的行為有何想法？
2. 請討論可提供哪些溝通的替代方式，以更加了解無口語和具口語能力的患者？
3. 根據此影片，你會如何定義「有效的溝通」和「語言」？
4. 你如何確定患者是否具醫療決策能力？請列出你對泛自閉症患者此能力之判斷標準。

四、YouTube 影片：成人──社會化

(一) 星星的孩子（預告片）

簡介：此為 HBO 傳記電影的預告片。主角天寶・葛蘭汀（Temple Grandin）為一位具視覺─空間記憶能力的自閉症學者。

影片長度：1:52 分鐘。

連結：https://www.youtube.com/watch?v=cpkN0JdXRpM

問題討論

1. 請描述你所觀察到的天寶・葛蘭汀自我介紹以及與他人互動之方式。請問她的方式與所謂的「正常」有何不同？
2. 如果你的病患亦以相同的方式向你自我介紹，你會做何反應？
3. 影片中，天寶・葛蘭汀被問及「你可否記得所有見過的事物？」她回答：「當然啊，你不能嗎？」請討論有何方式可理解泛自閉症患者的觀點。
4. 請依據天寶・葛蘭汀的因應行為，對臨床患者提出建議。

五、YouTube 影片：成人──重複行為

(一) 超出負荷的感官刺激

簡介：由泛自閉症患者製作、模擬感官刺激超出負荷經驗之影片。

影片長度：3:33 分鐘。

連結：https://www.youtube.com/watch?v=BPDTEuotHe0&feature=related

問題討論

1. 請描述當影片音量漸大時，你的情緒與身心反應。請說明人類對感官超出負荷之生物反應。

2. 你認為哪些醫院環境是泛自閉症成人患者難以忍受的？

3. 請提出調整醫院環境的方式，以降低泛自閉症成人患者的感覺超載。

4. 哪些警訊或行為代表泛自閉症患者感到快超出負荷？

5. 當泛自閉症患者受到過度刺激時，哪些措施可有效協助？

6. 你會如何照護需額外刺激（感覺尋求）的病患？

簡介：
老年期與臨終階段

● *Marcia R. Gardner*

　　以病人為中心的全面性泛自閉症照護，需整合生理、遺傳學、流行病學、具實證基礎的治療、發展學與護理科學等知識，並確實了解病人和家庭的獨特性。然而，除非能了解患者家庭的困境及未來規劃與轉銜議題、運用倫理原則與模式，並協助連結各種正式與非正式的照護方案，否則該族群之照護仍難完善。老年人口與自閉症老年患者人數持續攀升，經估計，60 歲以上的發展障礙人口約 641,000 人（Simmons-Romano, 2011），而發展障礙患者的平均壽命近似一般人（Tyler & Noritz, 2009）。鑑此，健康照護者須拓展相關的知識技能，以評估與處理老人因罹患泛自閉症而更為複雜的健康議題。

　　泛自閉症老年患者之臨床實證基礎尚未發展完整，社區服務、轉銜計畫、長期照護與慢性疾病管理等模式亦需進一步發展與精進。隨著泛自閉症人口的增加及逐漸老化，提升泛自閉症患者自主參與、輔助能力與共同決策之最佳實務模式越趨重要，尤其是臨終照護。安寧服務需依據泛自閉症患者的獨特性進行調整。疼痛評估工具與介入措施亦需針對該族群做進一步測試，以辨識急性、慢性與臨終情況下的疼痛，並迅速提供處置。

　　目前對泛自閉症老年族群的健康照護服務仍有許多不足，各領域的臨床人員需學習評估與治療泛自閉症的實務。此外，應改善專業服務的可近性，同時提升日間照護、團體家屋、長照機構，及其他特殊服務之數量與品質。考量泛自閉症與老化的交互影響，以及患者出現複雜健康狀況之可能性，需發展針對泛自閉症老年患者之個案管理模式。

　　身處健康照護成本提高與財政資源減縮的時代，這類服務的重要性自易被擠壓。因此，需根據護理專業之基礎倫理原則，進行倡導並採取立即行動，以確保所有患者都能獲得最佳照護品質（American Nurses Association, 2001）。若護理人員了解患者家庭所面臨的挑戰、臨床情境的兩難、服務落差和病患的奮鬥過程，則可投身致力於此族群在臨床照護、資金提供與政策領域的需求。如同 Mason、Leavitt 與 Chaffee（2007）所說，「護理所體現的價值能影響的不僅是政策本身，還包括決定這些政策如何形成」（p. 6）。

　　本書第四篇討論泛自閉症老年患者的相關議題，盼望帶給讀者更廣闊的視野。第十四章整合各理論觀點，探討泛自閉症老年患者之照護，包括老化過程、

老化的生理學、藥物治療學與動力學、老年的健康促進需求，以及以實證為基礎的介入措施。第十五章針對逐漸年邁的照顧者，討論泛自閉症患者的未來照護規劃與決策。隨著所有家庭成員的老化，親人或負責照顧者需做出照顧責任、服務可近性，以及選擇居所等重要決策，本章建立了決策可依循之架構，並描述美國各州泛自閉症老年患者照護服務之差異。最後，第十六章描述該族群臨終決策與照護之倫理脈絡。針對與泛自閉症照護相關的一般性倫理架構、取向及基本原則進行討論，並特別針對臨終病患進行探討。

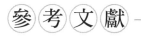 參 考 文 獻

American Nurses Association. (2001). Code of ethics for nurses with interpretive statements. Retrieved from http://nursingworld.org/MainMenuCategories/EthicsStandards/CodeofEthicsforNurses/Code-of-Ethics.aspx

Mason, D. J., Leavitt, J. K., & Chaffee, M. W. (2007). Policy and politics: A framework for action. In D. J. Mason, J. K. Leavitt, & M. W. Chaffee (Eds.), *Policy and politics in nursing and health care* (5 ed., pp. 1–16). St. Louis, MO: Saunders/Elsevier.

Simmons-Romano, M. (2011). Elderly individuals with developmental disabilities and the office visit. *Clinical Geriatrics*, *19*(5), 52–56.

Tyler, C. V., & Noritz, G. (2009). Healthcare issues in aging adults with intellectual and other developmental disabilities. *Clinical Geriatrics*, *17*(8), 30–35. Retrieved from http://www.clinicalgeriatrics.com/articles/Healthcare-Issues-Aging-Adults-with-Intellectual-and-Other-Developmental-Disabilities

泛自閉症老年患者之實證護理 14

Debi A. Schuhow、*Tamara L. Zurakowski*

　　世界人口正快速老化，對於提供必要服務上已遭遇困難的政府體制與機構而言，增加的老年人口將造成更多健康照護與經濟上的壓力（United Nations, 2009）。當越來越多泛自閉症患者進入成人期，第一線護理人員與其他健康照護者需有能力協助患者成功老化，以及處理泛自閉症老年患者的特殊議題。照護泛自閉症患者的護理人員必須是專業實務工作者，處理所有照護層面，包括生理、心理、家庭與照顧者支持，以及社區服務。本章將討論老化過程的改變，並探討這些改變如何與泛自閉症的生理、情緒與社會層面互相影響。願意接受挑戰與提供泛自閉症老年患者最佳照護的護理人員，將會運用到所有的技能，並發現自己因協助這群社會弱勢群體而感到滿足。

｜背景｜

　　泛自閉症的定義放寬後，被診斷為泛自閉症的人數逐漸增加。因此，所有醫療場域的護理人員都可能遇到此族群。泛自閉症為終生疾病（Levy, Mandell, & Schultz, 2009），極少患者是在老年才被診斷出來（van Niekirk et al., 2010）。

　　英國成人精神疾病調查（McManus, Meltzer, Brugha, Bebbington, & Jenkins, 2009）顯示，泛自閉症的盛行率在所有年齡層維持不變。美國人口調查局預估，2030 年 65 歲以上的老人人口將會是 2000 年的兩倍（Vincent & Velkoff, 2010），而 2020 年罹患泛自閉症人數將達 190 萬人（Heller, Janicki, Hammel, &

Factor, 2002）。將這些數據與目前泛自閉症兒童的盛行率對照，2030 年美國泛自閉症老年患者將可能達 70 萬名。

同時患有智能障礙的老人

40%到 70%的泛自閉症患者同時伴有智能障礙（Bertrand et al., 2001; Fombonne, 1999）。雖然智能障礙患者的平均壽命低於一般人（Patja, Iivanainen, Vesala, Oksanen, & Ruoppila, 2000），但有逐漸增加的趨勢。正常生理機能會隨著老化而產生變化，包括泛自閉症患者常用藥物的代謝。老人常有認知改變的情形，譬如短期記憶減退與學習過程改變，若泛自閉症患者合併智能障礙，退化的情形將更為嚴重。此外，老人常見的慢性疾病，如骨關節炎和高血壓，將使泛自閉症患者活動能力改變或需面對複雜的藥物療程，而須重新適應日常活動。而泛自閉症的核心症狀將使適應變得更為困難。用於管理日常生活的輔助藥物，例如抗焦慮劑（anxiolytics），對泛自閉症老年患者並不安全，且可能因副作用而中斷治療；患者進入老年後，可能因此減少可用的因應資源。

診斷泛自閉症老年患者的困難

由於方法學的差異、缺乏一致的泛自閉症定義，以及健康照護者對老年泛自閉症的察覺性不足等因素，老年族群泛自閉症流行病學研究的準確性尚待提升。泛自閉症老年患者需全面性的健康照護，故專業人員應具備足夠的知識與能力。雖然目前泛自閉症成年患者的相關研究已逐漸增加，但對於 60 歲以上患者的研究仍極為缺乏（James, Mukaetova-Ladinska, Reichelt, Briel, & Scully, 2006; Totsika, Felce, Kerr, & Hastings, 2010）。

許多因素皆會與正常老化所帶來的改變交互影響，如共病、日常生活功能、社會支持、已存在的智能障礙、機構化，以及生活型態受限等，皆為泛自閉症老年患者的照護範圍。由於目前對於泛自閉症在生命各階段如何影響患者的了解仍相當缺乏，護理人員是發展個別化照護計畫的最佳人選（Holmes,

1998）。

全面性的終生照護

　　除了美國，其他國家也開始規劃持續的泛自閉症終生照護。以加拿大新斯科細亞省的自閉症治療諮詢團隊為例，他們規劃在同一個地點提供終生所需的所有服務（Casey, 2010）。Kerins、Price、Broadhurst 與 Gaynor（2010）亦指出，發展障礙族群在去世前，住在護理之家的時間較長，且比一般人更早進入護理之家。

案例

　　史密斯先生，76 歲，患有冠狀動脈疾病、胃食道逆流、高血壓、髖關節和膝蓋關節炎，以及泛自閉症。他亦被診斷有癲癇，但過去六年中並未發作。史密斯先生身高 174 公分，中等身材，行走未使用輔助器。他目前所服用的藥物列在延伸說明 14.1。

　　他居住在團體家屋（group home），最近被診斷為阿茲海默症。照護人員發現他越來越難管理自己的日常生活，且越來越抗拒他人的幫忙。此外，撞頭次數增加，尤其是在日出時和身體活動後。過去幾週，史密斯先生的食量減少，連平常最愛的太妃糖也不想吃。史密斯先生最近的生理檢查是一個月前所做的，檢驗資料呈列於延伸說明 14.1。

　　　　史密斯先生身高 174 公分，體重 63 公斤。與六個月前的檢查相比，他瘦了將近 3 公斤。血壓 140/88 mmHg，心跳規律，96 次／分。史密斯先生的醫師根據生理檢查與檢驗報告，將其口服抗癲癇藥物（phenytoin，100 mg）從每日三次增加到每日四次，並提高膽固醇用藥（simvastatin）劑量，從每日 20 mg 升高到 40 mg，同時請照護人員確保史密斯先生每日水分攝取量至少達到 1.5 公升。

延 伸 說 明 14.1

史密斯先生的資料

目前用藥

- 消化系統用藥 Omeprazole，20 mg，口服，睡前。

- 高血壓用藥 Amlodipine，10 mg，口服，每日一次。

- 利尿劑 Hydrochlorothiazide，12.5 mg，口服，每日一次。

- 降膽固醇用藥 Simvastatin，40 mg，口服，每日一次。

- 解熱鎮痛劑 Acetaminophen，1000 mg，口服，需要時給予。

- 抗癲癇藥物 Phenytoin，100 mg，口服，每日四次。

檢驗值

- 血清值：7 μg/ml（治療範圍：10～20 μg/ml）。

- 血色素：12.8 g/dl（正常值：13.5～16.5 g/dl）。

- 血比容：38%（正常值：41%～50%）。

- 紅血球：4.8×10^6/ml（正常值：$4.5 \sim 5.5 \times 10^6$/ml）。

- 白血球：5200/ml（正常值：5000～10,000/ml）。

- 血小板：137,000（正常值：100,000～450,000）。

- 血糖：112 mg/dl（正常值：飯前 70～110 mg/dl）。

- 血鉀：4.6 mEq/l（正常值：3.5～5.0 mEq/l）。

- 血鈉：138 mEq/l（正常值：135～145 mEq/l）。

- 血中尿素氮：45 mg/dl（正常值：7～20 mg/dl）。

- 血肌酐酸：1.9 mg/dl（正常值：0.6～1.2 mg/dl）。

- 腎絲球過濾率：29.5 ml/min（正常值＞ 100 ml/min）。

- 總膽固醇：230 mg/dl（理想範圍＜ 200 mg/dl）。

- 低密度脂蛋白：180 mg/dl（理想範圍＜ 130 mg/dl）。

- 高密度脂蛋白：56 mg/dl（理想範圍＞ 40 mg/dl）。

泛自閉症老年患者之疾病表徵

　　關於泛自閉症老年患者疾病表徵的文獻並不多。正常老化過程中的生理改變與泛自閉症典型行為的終生軌跡將影響老年患者的疾病表徵及其照護。與老化相關的生理變化，請見延伸說明 14.2。

　　相關文獻的不足，有礙泛自閉症老年患者照護計畫的發展。有些實證發現泛自閉症患者的行為表徵會隨著年齡增加而減少。Esbensen、Seltzer、Lam 與 Bodfish（2006）提出，與年輕族群相比，老年患者出現侷限與重複行為的次數減少且嚴重程度下降。Totsika 等人（2010）研究發現，智能障礙的泛自閉症老年患者的行為問題較不普遍。Jacobson、Sutton 與 Janicki（1985）則認為機構化時間延長，會加速老化，如同生活型態所導致的失能一般。

老年患者複雜症狀的評估

　　泛自閉症患者出現共病的比例高（Gillberg & Billstedt, 2000）。老人更易因患有多種疾病，而加重、取代或掩飾泛自閉症的行為表徵。失智症或憂鬱等常見疾病，與泛自閉症有相似症狀，容易造成老年族群的誤診。因此，泛自閉症老年患者的護理評估需詢問過去的「前置事件」（setting event）（Carr & Smith, 1995），指的是造成患者行為爆發或適應不良的事件或情況。健康問題即可能為前置事件，特別是造成不適的健康問題，如關節炎或胃食道逆流的疼痛感。護理人員需向之前的照護者詢問泛自閉症老年患者過去的醫療史及其相關行為。

　　了解之前的醫療狀況與其所導致的行為，可協助護理人員評估史密斯先生無法表達或未發現的症狀。機能退化的泛自閉症老年病患常有其他的疾病（Chicoine, McGuire, & Rubin, 1999; Evenhuis, 1997, 1999; Thorpe, 1999），健康狀況的改變，不盡然都是行為問題或失智症所造成。史密斯先生的功能衰退、抗拒照護、食慾下降及撞頭次數增加，可能是泛自閉症的表徵和罹患阿茲海默症。這些症狀亦可能為罹患急性疾病或慢性疾病惡化的徵象。因此，需針對史密斯

先生新發生的健康問題進行整體評估，進而提供適當的治療。

延 伸 說 明 14.2

與老化相關的生理變化

認知與心理

• 學習新事物的速度減緩。

• 同時處理多項工作的能力減退。

• 短期記憶與回憶能力有輕微障礙。

睡眠

• 深層睡眠減少、淺眠時間增加。

• 需要的總睡眠時間維持不變。

皮膚

• 彈性與張力減少。

• 皮膚變薄、皮下脂肪減少。

• 汗腺減少。

感官功能

• 味蕾、唾液分泌減少。

• 視網膜桿狀細胞、錐狀細胞減少。

• 水晶體彈力降低，調節較為困難。

• 水晶體增厚，畏光。

• 耳垢較乾燥。

• 高頻聽力減退。

• 嗅覺減退。

• 觸覺、急性疼痛感覺減退。

心臟血管功能

• 動脈、靜脈彈性降低。

• 心律不整的可能性增高。

延伸說明 14.2（續）

- 感壓接受器（baroreceptors）對血壓變化的反應變慢。
- 增加心輸出量的能力減退。

呼吸功能

- 用力吸氣時的肺活量減少。
- 潮氣容積維持不變。
- 呼吸系統防禦機轉（咳嗽、纖毛運動）減退。

泌尿生殖功能

- 和白天相比，腎臟在夜裡製造較多尿液。
- 腎絲球過濾率下降。
- 膀胱容積減少、脹尿感較不明顯。
- 性反應時間增長。

骨骼肌肉功能

- 骨質密度下降。
- 肌纖維減弱。

內分泌功能

- 甲狀腺功能與基礎代謝率下降。
- 胰島素抗性增加、胰島素分泌減少。

腸胃功能

- 胃排空時間增長。
- 肝臟的血液排毒功能減退。
- 腸道吸收營養的速度減慢。

血液功能

- 紅血球生成減緩。
- 缺乏維生素 B12 的可能性增加。

（續下頁）

延伸說明 14.2（續）

神經功能

- 反應時間增長。
- 對慢性疼痛的敏感度增加。
- 平衡感降低。

免疫功能

- 發燒反應減退。
- 自體免疫功能增加。
- T 細胞的生成及功能減退。
- 發炎反應延遲。

資料來源：Tabloski (2010).

相關的慢性疾病

泛自閉症老年患者的常見身體狀況包括癲癇、胃食道逆流、甲狀腺功能低下、骨質疏鬆、感官障礙、遺尿、結節硬化症及睡眠障礙。心理方面的共病包括焦慮症、憂鬱症、失智症，以及特定時間內發生非慢性的譫妄。疾病列表請參見表 14.1。

表 14.1 ■ 泛自閉症老年患者的常見慢性健康狀況

生理	行為
癲癇	睡眠障礙
胃食道逆流	焦慮
甲狀腺功能低下	憂鬱
骨質疏鬆	失智
遺尿	譫妄
結節硬化症	
視力與聽力障礙	

● 癲癇

Shavelle、Strauss 與 Pickett（2001）發現，癲癇是造成泛自閉症患者死亡的主要原因。此外，智能障礙的老年患者比一般族群，有較高的癲癇盛行率、較高的死亡率、更為嚴重，且緩解率較低（Morgan, Baxter, & Kerr, 2003）。

將近 70%的泛自閉症患者併有智能障礙（Matson & Rivet, 2008）。Matthews、Weston、Baxter、Felce與Kerr（2008）的社區調查顯示，智能障礙成人患者患有多種不同的癲癇類型。同時，此調查亦發現，合併癲癇的智能障礙患者，適應能力明顯偏低、行為問題較多、呈現較多的社交互動困難、社交溝通障礙，以及固著的行為模式（泛自閉症的三項定義特徵）。此外，與在兒童期即癲癇發作的患者相比，發病時間較晚的患者有較好的預後。

史密斯先生患有癲癇，但過去六年皆未發作。雖然檢驗值顯示其抗癲癇藥物phenytoin值低於治療範圍，但近期未有發作情形。除了考慮檢驗值，評值病患對藥物的反應也很重要。在史密斯先生的案例中，由於他沒有任何發作情形，故其phenytoin值低於治療範圍並不會造成問題；也有可能是史密斯先生的phenytoin正在減少，若是如此，他可能在不久的將來就會發生癲癇。因此，謹慎的觀察以及與團體家屋工作人員的密切溝通，對於維持史密斯先生神經系統的健康極為重要。

● 胃食道逆流

Galli-Carminati、Chavet與Deriaz（2006）針對患有廣泛性發展障礙的成人與一般成人（平均年齡: 35；SD＝12）的研究發現，廣泛性發展障礙和腸胃道系統疾患具顯著關聯性，如胃炎、食道炎、胃食道逆流伴隨食道炎、胃灼熱、消化不良、小腸吸收不良、十二指腸潰瘍等情形。便祕和腹瀉是泛自閉症患者的常見主訴。胃食道逆流為泛自閉症患者和智能障礙者最常發生的身體共病，此使他們成為併發症（如胃食道逆流所造成食道狹窄或出血）的高風險群。

與老化相關的改變，包括胃排空時間延長、上食道括約肌壓力降低和括約肌放鬆時間延長、逆流時間增加合併清除逆流物質的功能障礙，以及胃酸分泌

抑制等，皆使泛自閉症患者處於更高的風險（Linton, 2007a）。而史密斯先生有胃食道逆流的情形，正服用氫離子幫浦阻斷劑 omeprazole 進行治療。護理人員需針對早晨撞頭行為和不吃其最愛的太妃糖這兩個重要症狀做進一步的評估。有些病患平躺時，胃食道逆流的症狀會更嚴重；而史密斯先生早晨的撞頭行為有可能是胃灼熱增加的徵象（或者經過一夜休息，更明顯地感受到胃灼熱的不適）。此外，有些胃食道逆流病人會有嘴巴疼痛的情形，造成咀嚼時的不適。因此，應將這些症狀告知史密斯先生的家庭醫師，以進一步轉介至腸胃科。

● 甲狀腺功能低下與其他內分泌問題

Morgan、Roy 與 Chance（2003）發現，泛自閉症患者甲狀腺功能低下的盛行率較高。甲狀腺功能低下的臨床表徵與精神障礙相似，且年輕患者常有的典型症狀在老年患者並不常見（Linton, Hooter, & Elmers, 2007）。雖然老化並不會影響甲狀腺的功能，但甲狀腺功能低下在老人的發生率確實較高（Linton et al., 2007）。

史密斯先生最近被診斷為阿茲海默症。因甲狀腺功能低下和失智症症狀極為相似，故甲狀腺功能評估為阿茲海默症臨床診斷的重要部分。目前雖無明確的證據支持，需替無症狀的老年患者進行甲狀腺功能篩檢（Karlin, Weintraub, & Chopra, 2004），護理人員仍應監測老年患者是否出現甲狀腺功能障礙的徵狀，讓病患及時接受合適的檢驗。

另一常見於老人的內分泌功能障礙為第二型糖尿病，此可以糖化血色素（HgbA1c）檢驗值進行篩檢（Ackermann et al., 2011）。史密斯先生的飯前血糖輕微上升至 112 mg/dl，並已安排追蹤。假設糖化血色素未達到目前第二型糖尿病的診斷標準（6.5%），但在 5.7% 以上，亦可實施介入方案，以降低糖尿病與心血管疾病的風險（Ackermann, Cheng, Williamson, & Gregg, 2011）。

● 骨質疏鬆

患有智能障礙（NHS Health Scotland, 2004）或服用抗癲癇藥物（Phillips, 1998）的老人，罹患骨質疏鬆症的機率較高。骨吸收的速率將隨著老化而開始

超越骨形成的速率，進而造成骨質流失。骨質流失部位主要為骨小梁，而骨小梁的骨質流失將增加泛自閉症老年患者脊椎壓迫性骨折、柯力氏骨折和股骨頸骨折的風險。維生素 D 攝取不足與日曬時間減少也會加速破骨細胞的活性，導致骨質再吸收增加（Linton, 2007c）。若泛自閉症老年患者因低衝擊性的撞擊而骨折，護理人員需懷疑其是否有骨質疏鬆的情形。

由於長期使用 phenytoin、罹患泛自閉症，加上高齡，史密斯先生的骨骼健康面臨極大風險。近期研究指出維生素 D 對骨骼極為重要，然而多數研究並未提及老年男子對維生素 D 的需求（Orwoll et al., 2009）。研究發現，將近四分之三的老年男子維生素 D 攝取不足；參與戶外工作（譬如整理院子）和每日服用至少 400 IU 維生素 D 的老年男子，維生素 D 不足的風險最低。超過 70 歲的成人每日需攝取 1200 mg 的鈣和 800 IU 的維生素 D（Ross, Taylor, Yaktine, & Del Valle, 2011）。此外，運動對骨骼健康也有許多好處（Nelson et al., 2007）。美國運動醫學學院與美國心臟醫學會建議，老人每日需進行 30 分鐘的中等強度運動，以及伸展與平衡運動。

● 感官障礙

同時患有泛自閉症與智能障礙的老人，有感官障礙的比例較高（NHS Health Scotland, 2004）。感覺器官也會因老化而產生變化，增加泛自閉症老年患者的生活困難。眼睛老化後，桿狀細胞、錐狀細胞數量比年輕人少，且伴隨彩色視覺和視覺敏銳度的減退，對於明暗對比和周遭照明的需求增加（Salvi, Akhtar, & Currie, 2006）。

明亮的照明有助於泛自閉症老年患者，特別是使用非強光燈泡，且瓦數需為年輕人所使用的 4 倍以上。舉例來說，若你對 25 瓦的燈泡覺得舒適，那麼泛自閉症老年患者則需使用 100 瓦的燈泡。並透過將字放大，以黑字寫在淡黃色的紙上，來改善視覺敏銳度。在提供視覺刺激時須特別注意，老人難以辨識藍色和綠色。此外，老人白內障情形極為普遍，其導致視力模糊、眩光增加，以及視覺調適能力降低。感官退化可能使老人沒有察覺到微小的細節，進而減少老人所接收到的感官刺激。

聽覺也會受到正常老化的影響，對低頻率和高頻率聲音的偵測能力下降。老人並非聽不到聲音，而是因遺漏重要的語音而無法判斷聽到什麼（Liu & Yan, 2007）。對老人來說，子音（s、th、f、ph）和短母音最難分辨，因這些皆為高頻率聲音。助聽器並非總是有幫助，且對於泛自閉症老年患者而言，可能太麻煩。環境管理對老人的聽覺障礙也有幫助，譬如可減少背景吵雜聲、使用吸音地板，並且與老人交談時，需稍微提高聲量。

● 遺尿

泛自閉症患者是遺尿的高風險族群（Tanguay, 2010），失禁也是常見的問題（Felce et al., 2008）。膀胱肌力減弱、尿流力道下降、膀胱容積減少、頻尿，以及憋尿能力降低等因老化所產生的改變，皆會導致老人尿失禁或尿滯留（Linton, 2007b）。

良性攝護腺肥大（BPH）影響將近四分之三的60歲以上老人（Wei, Calhoun, & Jacobsen, 2007），亦是造成泌尿系統症狀的常見因素。夜尿即為攝護腺肥大極為常見的症狀。而泌尿系統的改變也可能與攝護腺癌有關。由於史密斯先生已超過75歲、過去無攝護腺惡性腫瘤病史，故不需進行攝護腺癌的篩檢（United States Preventive Services Task Force, 2008）。

因史密斯先生服用的利尿劑半衰期超過六小時，所以在這六小時內，他會感到多尿。良性攝護腺肥大、利尿劑與正常老化造成的改變，使史密斯先生成為失禁與遺尿的極高風險族群，定時排尿有助於減少失禁的次數，且利尿劑的服藥時間需考量史密斯先生的日常生活作息。

● 結節硬化症

泛自閉症與結節硬化症常同時存在（Numis, Major, Montenegro, Muzykewicz, Pulsifer, & Thiele, 2011）。患有結節硬化症的病人，有40%至50%符合泛自閉症診斷標準（Wiznitzer, 2004）。除了皮膚，腦部、腎臟、視網膜、心臟或肺部皆有可能發現病灶（Schwartz, Fernandez, Kotulska, & Jozwiak, 2007）。腎衰竭是30歲以上結節硬化症患者最常見的死亡原因。同時患有泛自閉症與結

節硬化症的患者中，約 75% 至 100% 在人生最初幾年即有癲癇發作的病史，而此將造成預後不佳。然而，結節硬化症症狀較輕微的老人仍可活到 60 歲以上。

史密斯先生的腎絲球過濾率為 29.5 ml/min，符合慢性腎臟疾病第四期之標準。他的高血壓病史可能是造成慢性腎臟疾病的原因之一，其他原因則包括結節硬化症等。不論造成腎臟損傷的原因為何，護理人員在給藥時須考量史密斯先生的腎絲球過濾率。當腎絲球過濾率低於 50 ml/min，許多藥物都需調整劑量，包括心血管用藥、抗生素和腸胃藥物（Hassan, Al-Ramahi, Aziz, & Ghazili, 2009）。過去曾有醫療場所發現，超過二分之一的住院病人因腎臟功能受損，藥物劑量需做調整，但卻未服用適當劑量的藥物（Hassan et al., 2009）。因此對照顧慢性腎臟疾病患者的護理人員而言，與藥劑師和藥理學家合作能帶來極大的幫助。

● 睡眠障礙

泛自閉症老年患者可能出現睡眠障礙的問題，最常見的是難以入睡、早醒、睡眠週期不規律及異常睡眠（Ivaneko & Johnson, 2010）。上述情況可能與老化相關的正常睡眠改變同時存在；譬如淺眠、睡眠與清醒狀態的轉換時間拉長、恢復精神所需的睡眠時間減少，以及神經傳導物質的正常改變（Gibson & Farrell, 2004）。

雖然史密斯先生目前未有任何睡眠障礙的困擾，但他表現出疼痛的可能徵兆。疼痛是老人睡眠障礙的常見原因，多數是由骨關節炎所造成（Wilcox et al., 2000）。因此應監測史密斯先生是否有睡不好或睡眠中斷的情形，並給予合適的止痛藥。

● 焦慮疾患

老人焦慮症盛行率為 10.2% 到 15%，泛自閉症老人罹患焦慮症的風險更高（Hybels & Blazer, 2003; Lauderdale & Sheikh, 2003）。泛自閉症患者出現社交焦慮症、強迫症和恐慌症比一般人更為常見（Tanguay, 2010），而智能障礙又加劇了這些風險（Ramirez & Lukenbill, 2007）。雖然泛自閉症老年患者的固著

行為並不常是焦慮所致，但這些行為反映出他們的焦慮感受與想法（Dosen, 2005）。相對來說，恐慌症（Hybels & Blazer, 2003）與晚年發病的強迫症較不常見，但泛自閉症老年患者過去可能有這些病史。老人的強迫症常以身體症狀呈現（Linton et al., 2007）。要區別強迫症和泛自閉症，可由重複／強迫行為對病患是否有安撫效果來決定（van Niekirk et al., 2010）。

● 憂鬱

泛自閉症成人患者罹患憂鬱症的風險隨年齡增加而提升（Ghaziuddin, Ghaziuddin, & Greden, 2002）。除了泛自閉症所造成的風險，老化相關的改變也是導致憂鬱症的原因，包含血清素值降低、單胺氧化酶 B 分解血清素和多巴胺增加、腎上腺皮質激素升高、下視丘—腦下垂體—腎上腺軸線的改變、樹突脊喪失、生長激素生成減少、神經傳導物質代謝降低，以及受體數量改變等（Carroll & Linton, 2007）。此外，由於老人常有多重用藥的情形，也須考慮醫源性憂鬱症的可能性（Dhondt, Beekman, Deeg, & vanTillburg, 2002）。老人的憂鬱往往由多種因素造成，常與失去摯愛、身體機能衰退、社交隔離、多重併發症和失能有關（Bruce, 2002; Carroll & Linton, 2007）。

運用憂鬱症篩檢工具，例如老年憂鬱量表（Geriatric Depression Scale）和柯氏憂鬱量表（Cornell Scale for Depression in Dementia; Alexopoulos, Robert, Robert, & Shamoain, 1988）於泛自閉症成人患者時，需進行適當的調整。為學習障礙者發展的格拉斯哥憂鬱量表（Glasgow Depression Scale; Cuthill, Espie, & Cooper, 2003），適用於有智能障礙的泛自閉症老年患者之憂鬱症篩檢。老人的憂鬱跡象請參見延伸說明 14.3。

延 伸 說 明 14.3

老人的憂鬱症狀

- 睡眠障礙，且白天感到疲憊。
- 精神運動遲緩（思考與活動減慢）。

延 伸 說 明 14.3（續）

- 面無表情與失去樂趣（無法享受平日喜愛的活動）。
- 主訴記憶缺失。
- 執行功能減退。
- 不一定會出現憂鬱情緒。

資料來源：Fiske, Wetherell, & Gatz (2009).

● 憂鬱症風險增加

　　與其他泛自閉症患者相比，高功能自閉症成年患者有較高的社交覺察能力與智力（Capps, Sigman, & Yirmya, 1995; Tantam, 2000; Wing, 1981）。Sterling、Dawson、Estes 與 Greenson（2008）發現，社交障礙較少及認知功能較好的患者較可能出現憂鬱症狀；因此這些被認為是提高泛自閉症患者憂鬱風險的因素。Lainhart 與 Folstein（1994）、Shtayermman（2008）與 Wing（1981）指出，泛自閉症成人患者亦有自殺意念與企圖。因此護理人員應仔細評估泛自閉症患者是否有自傷行為或自殺意念，特別是正在服用抗憂鬱藥物的患者，因這些有可能是藥物的副作用。延伸說明 14.4 總結老人的自殺警訊，評估時需同時考量泛自閉症患者特定的溝通和行為模式。

延 伸 說 明 14.4

老人的自殺警訊

- 曾有憂鬱症病史或其他情感性疾患。
- 失去金錢或財產。
- 囤積藥物。
- 個人衛生或社交能力退化。

（續下頁）

延伸說明 14.4（續）

- 對食物或進食缺乏興趣。
- 搬遷。
- 失去重要他人。
- 健康或功能狀態出現重大改變。
- 缺乏社會支持或社會連結。
- 使用酒精或藥物。

資料來源：Mitty & Flores (2008).

● 失智症

失智症為進行性的症候群，主要症狀為影響患者日常生活功能的認知功能與記憶喪失，患者的意識直到病程晚期才會受影響（Kane, Ouslander, & Abrass, 2004）。雖然只有 6%至 7%老人患有失智相關疾病（van der Flier & Scheltens, 2005），但超過 90 歲的老人有將近 38%罹患失智症（Plassman et al., 2007），而智能障礙老人的失智症盛行率更高（Strydom, Shoostari, Lee et al., 2010）。從診斷失智症到死亡的平均壽命約七到十年，取決於失智症的類型（van der Flier & Scheltens, 2005）。

雖然老人可能經歷反應速度減慢與獲取資訊之困難，但認知退化並非正常老化的結果（Millsap, 2007）。健康老人的腦重量會降低 6%至 11%，但神經元功能大量重疊，且剩餘的神經元會代償其他神經元的功能（Timiras & Maletta, 2007）。正常老化會改變神經傳導物質的數量，進而會導致輕微的記憶喪失（Gibson & Farrell, 2004）。但在一些案例中，因老化所致的神經元與神經傳導物質減少，可被延遲、抑制或甚至回復。研究證實，在各生命階段給予適當的認知刺激非常重要，可能延緩失智症的發病時間（Plassman, Williams, Burke, Holsinger, & Benjamin, 2010）。

隨著年紀的增長，智能障礙患者（可能同時有泛自閉症）常出現失智症

（NHS Health Scotland, 2004）；而有癲癇病史卻未接受適當治療的老年患者為認知功能障礙的高風險群（Aldenkamp, 1997）。然而，所有認知能力改變須經詳細檢查，以便在失智症診斷確認前，了解是否有可逆性的病因。

造成失智症的原因眾多，其中以阿茲海默症最為常見。血管性失智症則為第二大原因，接著是路易體失智症、額顳葉失智症或皮克氏症，以及與特定疾病相關的失智，如帕金森氏症或愛滋病（Grossman, Bergmann, & Parker, 2006）。雖然每種失智症有其獨特的病理生理機轉與早期病徵，但總括而言，皆會造成腦部組織的傷害。然而，目前未有確鑿的證據支持泛自閉症與任一類型失智症具直接關聯。

泛自閉症患者之阿茲海默症預測因子：罹患阿茲海默症的老人，其大腦皮層的異常蛋白質數量增加，此異常蛋白質以「斑塊和糾結」的排列方式為其特徵。許多心血管疾病的危險因子（如血壓升高、高血脂、久坐不動的生活型態）都是發展阿茲海默症的預測因子。阿茲海默症主要症狀為記憶缺失，在智能障礙老人可能較難察覺，但卻是最常見的症狀（Strydom et al., 2010）。阿茲海默症早期的智能障礙老人可能會出現功能或人格之改變，行為和情緒的改變則為非智能障礙老人常見的阿茲海默症症狀。癲癇和阿茲海默症具相同腦部化學和生理變化（Noebels, 2011），而癲癇則是泛自閉症常見的重要共病。

血管性失智症和中風相似，血管損傷後，組織缺氧。慢性高血壓和糖尿病對微血管造成的傷害，提高老人罹患血管性失智症的風險，尤其是當疾病缺乏良好控制時。而認知功能與行為表現的障礙程度取決於受影響的腦部區域，且認知功能障礙是在多個腦血管栓塞且造成大範圍腦部受損後才較為明顯。若血管栓塞接續發生，將出現更多功能喪失。血管性失智症與漸進式發展的阿茲海默症不同，血管性失智症為突發的，往往在一段時間內沒有明顯變化。

泛自閉症患者的失智症照護：照護同時患有泛自閉症與額顳葉失智症的老人最具挑戰性，因額顳葉失智症的特性為社交能力缺失，加重了泛自閉症原有的社交障礙。額顳葉失智症患者逐漸變得反社會且失控，常有性衝動，並使用粗鄙的語言、不理會他人的需求（Grossman et al., 2006）。此外，額顳葉失智症病患可能有強迫性口腔行為，譬如過度進食、吸吮物品，或吃下非食物的物

品。可惜的是，治療額顳葉失智症的選擇並不多，且多數用以控制行為問題。
Cooper（1999）研究顯示，與沒有智能障礙的老人相比，同時罹患失智症與智能障礙的老年患者會有更多生理問題。

　　Aylward、Burt、Thorpe、Lai 與 Dalton（1997）建議遵循的智能障礙患者失智診斷標準，是集結此領域專家之經驗所制訂而成。其中建議智能障礙者在50 歲前需有詳細的基準評估（唐氏症為 40 歲），之後每一至五年進行定期評估，如此可發現有否任何變化。熟悉此病患的照護者應參與評估過程，以獲得最精確的資訊。目前無法使用單一工具確認失智診斷，在臨床實務中，常實施一系列的檢驗（Pyo, Curtis, Curtis, & Markwell, 2009；延伸說明 14.5）。

延 伸 說 明 14.5

用於智能障礙患者診斷失智之工具 [a]

- 智能障礙之失智量表（Dementia Scale for Mentally Retarded Persons）（由照顧者提供資料）。
- 唐氏症之失智量表（Dementia Scale for Down Syndrome）（由照顧者提供資料）。
- Reiss 適應不良之行為篩檢量表（Reiss Screen for Maladaptive Behavior）（由照顧者提供資料）。
- 獨立行為量表（Scales of Independent Behavior）（由照顧者提供資料）。
- 美國智能障礙協會適應行為量表／適用於住在機構與社區的族群（AAMR Adaptive Behavior Scale/Residential and Community）（由照顧者提供資料）。
- 壓力指數（Stress Index）（由照顧者提供資料）。
- 嚴重障礙測試（Test for Severe Impairment）。
- 史比量表（Stanford-Binet Sentences）。
- Fuld 物品記憶評估（Fuld）（修訂版）。

延伸說明 **14.5**（續）

- 空間辨識檢測（Spatial Recognition Scan）。
- 自傳式記憶（Autobiographical Memory）。
- 波士頓命名測驗（Boston Naming Test）。
- 語言流暢測驗（McCarthy Verbal Fluency）。
- 簡易指令（Simple Commands）。
- 普渡釘板測驗（Purdue Pegboard）。
- 視覺動作統整發展測驗（Developmental Test of Visual Motor Integration）。

註：[a] 更多細節請參見 Burt 與 Aylward（2000）。

譫妄

　　譫妄與失智症不同。譫妄有特定徵兆與症狀，且為突然發生。為避免病人狀況轉為慢性，及時的辨別與治療很重要（Shawler, 2010）。診斷標準包括，無法以現有失智症診斷解釋之認知與意識改變（American Psychiatric Association, 2000）。精神狀況改變常伴隨注意力改變與對環境刺激的錯誤解讀，例如，譫妄病患可能會將壁紙上的圓點圖案視為在牆上爬行的昆蟲。病人可能無法將注意力集中在單一事物上。此外，譫妄亦可能有睡眠週期紊亂、躁動或過動的情況發生。表 14.2 比較一般老化、失智症、譫妄與泛自閉症的表現形式。

　　譫妄的危險因子：老人發生譫妄的危險因子包含，失智或其他相關的認知障礙、多重共病、功能障礙、視力／聽力障礙、慢性腎功能不全與憂鬱（Inouye, 2003）。在某些案例中，譫妄可能是由單一因素造成，但大部分仍是由多種因素所導致。譫妄的促成因子包括藥物、感染、固定不動（治療或非治療性）、脫水、營養不良、電解質紊亂、代謝疾病、醫源性事件與任何健康狀況的改變（Inouye, 2003; Roche, 2003; Tullman & Dracup, 2000）。

　　老人的基礎體溫偏低，在嚴重感染的情況下，往往不會發燒，但可能以譫

表 14.2 ■ 一般老化、失智症、譫妄與泛自閉症的疾病表徵

	一般老化	失智症	譫妄	泛自閉症
典型 行為	輕微短期記憶缺失、輕微認知功能減退（思考、定向、理解力、計算能力、學習力、語言、判斷力）；不同個體有極大差異。	多重認知層面受到影響（記憶、思考、定向、理解力、計算能力、學習力、語言、判斷力）。	精神狀態與意識程度的波動，且伴隨注意力的改變。	社交功能障礙、難以理解環境、行為控制障礙。
發病 時間	45～54 歲	盛行率隨年紀增長而增加；85 歲以上盛行率較高。	70 歲以上較為常見。	兒童早期。
疾病 歷程	衰退速度非常緩慢	逐漸衰退。	急性、發病快速。	終生的行為模式。
相關 事件	教育程度越高，功能維持越好。	多種病因，有些失智症與其他診斷（如巴金森氏症、愛滋病）相關。	急性疾病、使用新藥物、身體創傷。	壓力或痛苦事件可能會誘發行為反應。
疾病 緩解	無——慢性	末期疾病，診斷後平均壽命約 10 年。	在治療潛在病因後，譫妄通常消失。	當刺激源移除後，行為通常減輕。
介入 措施	建議使用記憶輔助，如寫筆記、使用日曆或電子計時器。	減少環境需求，簡化生活常規。	指出事件發生的確切時間；協助病人重新定向；使用眼鏡、助聽器和時鐘。	找出導致行為爆發的情境；避免誘發因素。

資料來源：Ardila (2007); Reilly, Rodriguez, Lamy, & Neils-Strunjas (2010); Savva et al. (2009); van Niekirk et al. (2010).

妄呈現（Hoshino, Tamura, Nakazawa, & Koyama, 2007）。老人的發燒定義為超過基準體溫 2°F（1.1℃），或口溫多次高於 99°F（37.2℃），或肛溫高於 99.5°F（37.5℃）。即使以這些調整後的標準來判斷，護理之家只有約 55% 老

人（身體最虛弱時）曾經在感染時出現發燒的情形（Bentley et al., 2001）。特異性抗原抗體減少、中樞神經系統的體溫調節作用衰退、下視丘反應減退以及內生性致熱源減少，皆與老人感染卻無發燒的現象有關。

　　一旦處理譫妄致病因子時，症狀即開始消退。相關處置包括：適當的水分與睡眠、維持活動性、眼鏡和助聽器的使用，以及提供治療性活動，皆可協助老人重新定向並消除譫妄（Inouye, Bogardus, Williams, Leo-Summers, & Agostino, 2003）（參見延伸說明 14.6）。

　　意識混亂評估方法（Confusion Assessment Method; Inouye et al., 1990）是廣泛運用於檢測譫妄的觀察工具。由於著重在觀察，不需老人回答問題或執行活動，適用於泛自閉症老年患者。意識混亂評估方法（CAM）可於網路上取得資料（參考 http://consultgerirn.org/resources）。

延伸說明 14.6

譫妄病患之治療處置

- 頻繁地確認地點、時間和照護活動，協助定向與適應。
- 攝取足夠的水分。
- 足夠的睡眠：
  - —保護病患的睡眠不受中斷。
  - —安排護理活動的時間，盡量減少睡眠干擾。
  - —睡眠期間，減少燈光之使用。
  - —睡眠期間，維持安靜的環境。
  - —睡眠期間，維持舒適的環境溫度。
- 若病患配戴眼鏡和助聽器，確認使用效果良好。
- 時常行走或進行其他許可之活動。
- 提供治療性活動，譬如紙牌遊戲或社交互動。

資料來源：Inouye et al. (2003).

案例續述

　　史密斯先生的新診斷——阿茲海默症，目前不會改變他平常的照護需求。隨著病情的進展，他需要更多工具性日常活動（instrumental activities of daily living, IADL）的協助，之後則是更多的日常生活活動（activities of daily living, ADL）協助。護理人員需預先考慮史密斯先生將面臨的功能退化狀況，但要避免患者與照顧者接收過多額外的資訊。若精神狀態有任何突然改變，則應進行詳細檢查，以了解有無感染或其他新的生理問題。

泛自閉症老年患者的用藥

　　雖然沒有單一藥物可有效改善自閉症的核心症狀，但實證資料顯示藥物可幫助泛自閉症患者減輕攻擊行為、過動、重複行為、自殘行為、注意力不集中，以及睡眠失調等問題（Findling, Maxwell, & Wiznitzer, 1997; King & Bostic, 2006; Kwok, 2003; McDougle et al., 1998; Tanguay, 2010）。需注意的是，泛自閉症患者用藥的相關研究有其限制，如：樣本數小、未能控制發展帶來的影響、治療時間短暫等（Broadstock, Doughty, & Eggleston, 2007）。

　　目前關於泛自閉症患者用藥的研究主要著重在兒童和青少年族群。研究發現，隨著泛自閉症患者年齡增長，治療用藥的數量漸增，但此研究結果僅來自於 10 到 48 歲的樣本（Esbensen, Greenberg, Seltzer, & Aman, 2010）。泛自閉症患者的用藥請參見表 3.3。

抗精神病藥物

　　risperidone 是最常被研究的非典型抗精神病藥物，用來治療泛自閉症兒童的行為。以自閉症與廣泛性發展障礙成年患者為研究對象的雙盲隨機對照研究

發現，只有 risperidone 可控制攻擊行為，為美國用來治療泛自閉症兒童的唯一認可藥物（McDougle et al., 1998）。然而，所有非典型抗精神病藥物皆標註黑框警語，提醒該藥會增加老人死亡風險；只有在控制行為問題的益處遠超過服藥風險時，老人始可服用此藥物。

興奮劑

methylphenidate 與 atomoxetine 用來治療泛自閉症兒童注意力不集中、過動、容易激動、專注力不足與注意力降低等狀況（Lecavalier, 2006）。老人對興奮劑的耐受性較差，尤其此族群普遍有心臟方面的共病。由於老化所產生的心臟的改變，特別是心律不整的盛行率提高，使用中樞神經系統興奮劑將帶來問題（Semla, Beizer, & Higbee, 2007）。興奮劑與致命的心律不整有關，包括心搏過快、心肌梗塞、心絞痛和高血壓。對於已罹患心臟疾病或心臟結構改變的病人，這些副作用更容易發生，而這兩種情況在老人都很常見。

抗鬱劑

抗鬱劑可有效治療泛自閉症患者的憂鬱情緒、睡眠障礙、自殘行為、精神運動性激躁、體重減輕、溝通減少、流淚哭泣和缺乏興趣（Perry, Marston, Hinder, Munden, & Roy, 2001）。選擇性血清再吸收抑制劑（SSRIs）為泛自閉症患者最常使用的抗鬱劑。然而，除了失眠，許多選擇性血清再吸收抑制劑亦會加重兒童與青少年過動與易怒之情形（Floyd & McIntosh, 2009）。

Alpha-受體作用劑

clonidine 與 guanfacine 用來治療泛自閉症兒童的過動、衝動和易怒（Elder & D'Alessandro, 2009）。此類藥物對泛自閉症老年患者是較安全的選項。然而，若使用這些藥物，護理人員需密集監測藥物的鎮靜作用，以及病患是否有

低血壓的情形。

抗癲癇藥物

　　護理人員需監測合併泛自閉症和癲癇患者的發作表徵，以及抗癲癇藥物的治療效果與副作用。Hollander 等人（2006）發現，泛自閉症兒童服用 divalproex 後，重複行為、不穩定性和攻擊等情況有所改善。護理人員應熟悉老年患者服用抗癲癇藥物可能出現的相關狀況，包含認知改變、慢性使用所導致的骨質疏鬆、軟骨病、牙齦增生，以及小腦萎縮（Phillips, 1998; Tyler & Noritz, 2009）。

　　護理人員應了解抗癲癇藥物會提升老人骨折的風險（Jette, Lix, Metge et al., 2011）。機構患者常見的骨折部位為股骨頸、股骨粗隆間、腳踝與肱骨近端（Desai, Ribbans, & Taylor, 1996）。而 valproic acid 是唯一不會增加老人骨折風險的抗癲癇藥物（Jette et al., 2011）。

　　抗癲癇藥物有多種潛在藥物交互作用；照護泛自閉症與癲癇老人的護理人員需具備這些藥物的相關完善知識。carbamazepine 會提高大環內脂類抗生素（azithromycin、capreomycin、clarithromycin、clindamycin、dactinomycin、erythromycin、kanamycin、mithramycin、streptomycin、tobramycin、vancomycin）的血液濃度，進而增加抗生素中毒的風險。depakote 則會與碳青黴烯類抗生素（ertapenem、imipenem、meropenem）產生交互作用，而減少癲癇發作和達到行為控制的效果。老人的藥物吸收率較低、因老化而產生的藥物分布及代謝的改變，更加重了使用藥物的風險（Linton, 2007c）。

　　老人濃縮尿液與限制水分、鈉、鉀和酸排泄的能力，因年齡而減退（Linton, 2007b）。服用 carbamazepine 和 oxcarbazepine 的老人，有可能會出現因抗利尿素分泌異常症候群所造成的低血鈉。對抗癲癇藥物的代謝影響最小的抗鬱劑包括：citalopram、escitalopram、venlafaxine、duloxetine 和 mirtazapine（Levy & Collins, 2007）。

藥物動力學與藥效學之年齡相關變化

　　老化的過程會影響許多藥物治療的動力學和藥效學。需注意的是，老化過程充滿異質性，沒有人會經歷相同的老化速度或模式。肝臟和腎臟是身體執行藥物代謝時的重要器官。而慢性腎臟疾病是由老化和疾病對腎臟造成不可逆的損傷，影響近 30%的老人（Carter, O'Riordan, Eaglestone, Delaney, & Lamb, 2008）。老人的腎絲球過濾率可以 Cockcroft-Gault 公式精確估算。當老人受到感染時，尤須考量免疫系統之改變（Faulkner, Cox, & Williamson, 2005）。老人對大環內脂類抗生素的吸收較差，但對 penicillin、ceftriaxone、sulfonamides 和 clindamycin 的藥物濃度可能高於年輕人。若要治療泛自閉症老年患者的感染問題，可能需長期以抗生素治療（請參見表 14.3）。

多重用藥

　　由於老化、多種健康問題與藥物治療的良好成效，幾乎所有老人皆有多重用藥的情形。研究發現老人平均使用 3.8 類藥物，以心血管、中樞神經系統、荷爾蒙（例如甲狀腺）等治療最為常見（Linton, Garber, Fagan, & Peterson, 2007）。在這些類別中，每一病患平均服用 6.1 顆藥物；43%老人的醫囑雖平均為 1.4 顆藥，但仍服至少 5 顆藥物（Kuijpers et al., 2008）。

　　多重用藥的主要顧慮之一為藥物交互作用的可能性提高（Viktil, Blix, Moger, & Reikvam, 2006）。藥物數量與副作用相關，每增加一項藥物，副作用的風險則提升。當泛自閉症老年患者服用新藥時，護理人員應警覺地監測是否產生任何副作用。在評估病患新出現的症狀或主訴時，護理人員應思考是否為多重用藥、藥物交互作用或副作用所導致。

　　史密斯先生目前使用六種藥物，約等同美國老人的平均服藥量。癲癇用藥 phenytoin 會與他服用的一些藥物產生交互影響（Micromedex, 2011）。phenytoin 會加速 acetaminophen 代謝，縮短 acetaminophen 鎮痛的時間，並增加 aceta-

表 14.3 ■ 影響藥物動力學與藥效學之老化相關改變

改變	生理結果	藥物治療結果
腸胃蠕動減少	藥物留在腸胃系統的時間增加	藥物作用時間延遲
皮下脂肪減少、真皮和表皮交界處平坦、微血管脆弱性增加	藥物經皮膚吸收效果不佳	經皮膚吸收之藥物成效降低
肌肉重量減少	藥物無法吸收完全	肌肉注射藥物成效降低
心輸出量減少	藥物無法均勻分散至全身	藥物作用時間延遲
體脂肪增加	脂溶性藥物殘留於體內時間增加	藥物作用時間延長（譬如 diazepam）
身體總水量減少	水溶性藥物之血清濃度提高	藥物作用增加（譬如 oxycodone、atenolol、captopril）
身體總蛋白質減少	與蛋白質結合之藥物，更為自由地擴散分布	藥物療效增加（譬如 phenytoin）
肝功能減退	藥物無法有效代謝	藥物作用時間延長
腎功能減退	藥物無法有效代謝	藥物作用時間延長
免疫功能改變	抗感染藥物濃度降低	針對不同的抗感染藥物種類，需調整劑量與治療時間

資料來源：Baumann (2007); Faulkner et al. (2005); Galban, Maderwald, Stock, & Ladd (2007); Phillips & Powley (2007); Singh (2005); Timiras & Luxenberg (2007).

minophen 中毒的可能性。此外，由於醫師增加了 phenytoin 的劑量，亦需考量治療胃食道逆流的 omeprazole 會增加 phenytoin 中毒之可能性。同時，用來降低膽固醇的 simvastatin 亦會因 phenytoin 的使用而減低成效。因此，必須密切監測史密斯先生的狀況與檢驗值，特別是當劑量改變或使用新藥時。

｜最佳實務：照護計畫｜

　　泛自閉症老年患者需專業的護理照護，特別是溝通，與家人及照顧者之合作，以及老年患者所處環境的管理。泛自閉症患者可能無法表達需求，因此護理人員須仔細觀察反映患者照護需求的細微跡象。

溝通策略

　　由於泛自閉症患者具溝通困難，他們的症狀、擔憂與疾病可能以非典型方式呈現，且難以辨識。而準確的評估從有效溝通開始，在所有互動過程中，護理人員應運用患者熟悉的溝通方式。而家庭成員或照顧者往往了解如何與患者進行有效溝通，故護理人員應從此處著手。

　　成功運用於泛自閉症兒童之溝通策略或許適用於老年患者，包括圖片交換溝通系統（Bondy & Frost, 1994）、單一嘗試教學法（Wolf, Risley, & Mees, 1964）、關係取向發展模式（Wieder & Greenspan, 2001）、人際關係發展介入（Gutstein & Sheely, 2002）、感覺統合訓練（Ayers & Robbins, 2004），以及社交溝通、情緒調控和人際網絡支持（Prizant, Wetherby, Rubin, Laurent, & Rydell, 2006）。這些策略皆以視覺輔助為重要溝通元素，但每種方法獲得研究證據支持的程度不同。社交溝通、情緒調控和人際網絡支持模式（social communication, emotional regulation, and transactional support treatment, SCERTS）的部分內容雖已達到最高等級的證據標準（Melnyk & Fineout-Overholt, 2011），但目前老年患者主要仍以手語或模仿手勢作為語言溝通之方式。

展開溝通

　　應以沉著、簡潔且實用的方式與泛自閉症老年患者溝通，避免使用過多的臉部表情，並減少使人分心的事物，患者才可有充分時間消化接收到的訊息。

先與照顧者互動，能夠使泛自閉症老年患者有時間適應護理人員的存在（Aylott, 2010）。護理人員應銘記，泛自閉症患者可能無法辨認或解讀臉部表情及其他非語言的溝通，並傾向直接解讀字面含意，因此應使用具體描述與視覺輔助（譬如圖片）（Williams, 1996）。泛自閉症老年患者可能以行為溝通。攻擊或其他行為問題可能與壓力有關，如創傷（Focht-New, Bard, Clements, & Milliken, 2008）。泛自閉症老年患者因老化而出現較多慢性疾病與不適，而比年輕人更常接受健康照護服務，故將適當的溝通技巧納入此族群的照護極為重要。

老人的疼痛處理

泛自閉症老年患者的評估與照護須包含詳細病史，其中包括日常行為模式，此有助於醫師辨認反映健康狀態改變的行為差異（Holmes, 1998）。例如，疼痛或不適會加重自殘行為或使之反覆出現（Bosch, Van Dyke, Milligan Smith, & Poulton, 1997）。當該疼痛與不適獲得改善後，自殘行為則減少 86%（Bosch et al., 1997）。Carr 與 Owen-DeShryver（2007）另指出，感到不適的泛自閉症老年患者更容易出現嚴重的行為問題。

評估泛自閉症老年患者的疼痛極為困難，因他們可能無法表達疼痛或其他困擾。而癲癇發作後之疼痛或胃食道逆流症狀加重，皆可能是行為改變的前置事件（Bottos & Chambers, 2006）。護理人員應謹慎觀察泛自閉症患者常見之疼痛表徵，例如撞頭、打或咬自己、撞硬物等（Bosch et al., 1997）；亦可詢問照顧者關於患者疼痛的典型行為，以確認與處理疼痛（Baldridge & Andrasik, 2010）。

健康促進

智能障礙患者較少見抽菸、飲酒、使用非法毒品之相關健康問題（NHS Health Scotland, 2004），但目前並不了解這些在泛自閉症老年族群中的發生率。然而研究指出，智能障礙患者較少參與健康促進活動、較少接受預防照護、

飲食習慣較差，且比一般人肥胖（Beange & Durvasula, 2001; Ouellette-Kuntz, 2005）。

　　各種臨床角色之護理人員皆應努力讓病患擁有最佳的身體健康，而進階專科護理人員更有機會可降低老人的健康風險。Hahn 與 Aronow（2005）針對 70 位 20 至 65 歲發展障礙成人患者進行全面性老年風險評估，發現風險評估可降低健康風險。Felce 等人（2008）指出，在後續健康訪視中所辨認出的新需求與首次訪視所發現的數量相當。而 Cooper（1999）表示，智能障礙老年患者罹患身體疾病的比例較高。如同所有發展障礙患者，心理行為改變或行為問題可能與未發現的身體問題或疾病有關。在轉介精神科或其他服務之前，護理人員應察覺可能導致病患困難的常見因素或狀況。由於泛自閉症老年患者的社交、溝通和實際操作能力受限，須密切注意耳垢嵌塞、視力或聽覺障礙、便祕等狀況（請參見延伸說明 14.7）。護理人員必須積極且規律地評估這些情形，特別是當泛自閉症老年患者的健康狀況有所改變時。

延伸說明 14.7

造成行為問題之常見身體狀況

耳垢嵌塞。

視力減退，未戴眼鏡。

聽力缺損，未配戴助聽器。

便祕。

消化不良，特別是與胃食道逆流相關。

非治療引起之疼痛。

服用 phenytoin 後，牙齦疼痛。

　　護理人員亦應將人際暴力的評估列為例行訪視的一部分。發展障礙患者遭受暴力的風險為一般人的 4 到 10 倍（Focht-New et al., 2008）。有些泛自閉症老年患者過去可能曾有精神創傷（例如霸凌、經濟剝削、身體和性虐待，或強

暴），而無法解讀非語言暗示可能提高泛自閉症患者被性侵的風險（Attwood, 1998）。因此，護理人員應敏銳觀察這些可能性，並仔細評估患者病史、目前病況，以及受暴或被利用的風險。

環境

護理照護應包括消除阻礙有效照護的環境因素，並促進可支持患者達到良好功能、發揮最大潛能的環境。

當感官與適應能力被環境所覆沒時，泛自閉症患者將遭遇困難；Gerland（2000）將此描述為「提高的意識感」。護理人員應從照顧者或家庭成員得知泛自閉症老年患者日常行為模式，尤其是患者對新事物與環境的反應，以及降低其壓力的最佳方式。護理人員可運用這些訊息來準備符合患者需求的健康照護環境，例如：看診前先安排患者前往熟悉環境，增加其對於看診的準備，包括接觸環境和醫療人員，以及展示預期的活動順序。此外，亦可使用照片介紹環境與活動順序（Aylott, 2010），例如會見護理人員、進入診間、量血壓、張嘴說「啊」的照片。

● 修正環境

檢查室或其他健康照護環境應盡可能保持安靜、僅放置必需的設備器材，並使用白熾燈照明。在照護過程中，盡量減少無關的談話與照護人數。負責單位環境的護理人員可能會發現多感官環境取向具極大助益。多感官環境治療法（Snöezelen approach）可改善智能障礙患者的適應不良行為（Lotan & Gold, 2009）。為符合泛自閉症老年患者的需求，確保單位內有安靜的房間或有獨立的候診室亦為護理人員可採取的方式。

目前關於泛自閉症老年患者功能的研究極少，然而，Graetz（2010）報告顯示 58%患者需工具性日常活動之協助，其中更有 84%患者需日常活動的協助。Hahn 與 Aronow（2005）的調查也得到類似結果。而護理人員可能為協助泛自閉症老年患者健康需求、特定治療和藥物、居家或長期照護機構安全，或

飲食控制的直接照護者，或家庭照顧衛教者。泛自閉症老年照護應包含具體的日常生活行程表，以促進患者對每日進行事務之理解並使其可預期即將發生的活動。與照顧者和家庭成員的討論可幫助護理人員了解過去哪些策略與技巧有效，進而納入照護計畫。

　　安全：因老化所致的肌肉量和肌力下降，使得老人成為跌倒的高危險群。而發展障礙患者與跌倒相關的其他危險因子，包括活動狀態與每月的癲癇發作（Hsiech, Heller, & Miller, 2001）。一般而言，老人跌倒的死亡率與發生率較高（Lach & Smith, 2007），且跌倒為 65 歲以上發展障礙患者因傷害致死的主因（Hsiech et al., 2001）。

　　所有泛自閉症老年患者應接受跌倒的風險評估，包括步態與平衡的評估、藥物、肌肉協調性、視力及心血管狀況（Lach & Smith, 2007）。護理人員可運用「起身行走測試」（Podsiadlo & Richardson, 1991）評估平衡與功能性活動。運動亦為重要的健康促進與預防受傷的措施，增加肌力、耐力、平衡感和柔軟度皆可降低跌倒風險。另外，適當的照明有助於移動安全。由於老化所帶來的改變，光亮平滑表面造成的刺眼強光，會使泛自閉症老年患者無法看到，因此以白熾燈照明與不會反光的表面為最佳。夜晚則使用紅光，協助老人適應從黑暗到明亮的光線改變。

　　人際環境：具一致性、結構性及可預測性的安靜從容之物理與人際環境，可預防泛自閉症患者產生焦慮，使其可更充裕地處理消化他們的感覺。另外，有些泛自閉症患者認為觸摸是極為痛苦的感受，故應謹慎待之。

　　若發現病患有行為問題或退縮，護理人員應迅速評估環境，減少聲音、光線、移動和人員等刺激，同時考慮是否係因例行行程或結構改變所致。而由成人精神科專科護理師帶領的團體治療，可教導泛自閉症老年患者如何察覺社交線索與減少干擾。依泛自閉症患者資訊處理能力而進行的認知行為治療，已被運用於泛自閉症成年患者（Gaus, 2011）。

　　護理人員宜安排良好的照護環境，積極地確認該環境的合適性，並漸進向患者說明環境的改變，以及確保環境是依循病患的例行時間表、互動模式與結構而定。依時間表進行活動、利用患者強項與興趣、採漸進式改變、以具體方

式溝通、提供反饋、確保身體活動的機會，以及無條件的關懷，這些皆為居家與照護機構的環境營造策略，可提供泛自閉症老年患者所需的支持。

親密行為

健康照護者不應自行臆測泛自閉症老人對性或親密關係沒有興趣。事實上，高功能泛自閉症患者可能已婚，亦可能有長期親密關係。Renty 與 Roeyers（2007）指出，擁有配偶支持的泛自閉症男性具較高品質的關係。然而，關於泛自閉症老人性方面的研究仍相當缺乏。Stokes、Newton 與 Kaur（2007）發現，泛自閉症青少年與年輕成人較可能出現不當的求愛行為。雖然此研究結果無法類推至老人，但護理人員仍應注意這些行為，亦需更進一步研究探討。

健康照護人員需調整處理泛自閉症老年族群寂寞的方式，雖然目前關於泛自閉症老人寂寞或與同儕互動的文獻很少，但Koenig與Levine（2011）指出，泛自閉症患者並未察覺社交互動不只是一同參與活動，且是個分享想法與情感的途徑。因此，護理人員照護泛自閉症老人與其家屬時，應考量這些需求。

家庭參與和支持

家庭照顧者常是最熟知如何照顧泛自閉症患者的人，因此對健康照護團隊極為重要（Phelps, Hodgson, McCammon, & Lamson, 2009）。需讓家屬了解，為提供準確且及時的介入措施，他們的意見非常重要。護理評估應包含泛自閉症老人所處的社會脈絡；護理措施應提供家庭支持，並加強與擴展主要照顧者的支持與社交網絡（Renty & Roeyers, 2007）。泛自閉症患者的照顧者除了提供直接照顧外，往往亦需花費許多心思與時間作為照顧協調者與個案管理者（Carbone, Behl, Azor, & Murphy, 2010），因此照顧者的努力應被尊重。即使患者的功能較好，照顧一位終生發展障礙的患者仍極為艱辛。護理人員不該認為照護高功能泛自閉症患者較為輕鬆（Moreno, 1992）。

護理人員可透過強調規劃未來照護的重要性，提升家屬對於泛自閉症老年

患者照護的參與；因患者也許會活得比照顧者久，故此概念主要在安排後續的照顧者與決策代理人（請參見第十五章）。而泛自閉症老人照顧與醫療費用所帶來的經濟壓力直接影響照顧者的心理安適狀態（Phelps et al., 2009）。因此，當替泛自閉症患者規劃照護、提供轉介、建議介入措施及健康促進策略時，護理人員需敏銳地了解家庭與照顧者的經濟來源，並協助家庭聯繫當地社區服務與全國性服務，例如發展障礙部門、聯邦醫療保險與地方的倡議團體等。此外，家庭亦可能需轉介諮詢或社會服務。

護理人員可協助泛自閉症老人的照顧者建立正式與非正式網絡，以獲得彼此的支持。同伴互助計畫正擴大進行中，照顧者可在健康照護系統內互相協助。作為彼此的良師益友有助於照顧者因應自身的經驗（Turnbull, Blue-Banning, Turbiville, & Park, 1999）。而護理人員可作為泛自閉症老人照顧者與同伴互助計畫間的聯繫。護理長可設計程序和規劃，連結經驗豐富與缺乏經驗的照顧者，讓他們可相互分享和解決問題。McCabe（2008）研究發現，照顧者認為與面臨相同困難的其他照顧者會面，可從中向其他照顧者學習，分享自身經驗，進而獲得情緒支持。

對家屬而言，是否讓泛自閉症老年患者移居長照機構，是很困難的抉擇。因此，護理人員可協助提供適當場所之轉介，作為長照與其他健康照護單位的聯繫者，並提供支持與表達感受的機會。當患者居於長期照護機構時，多數的家屬會繼續與他們聯繫（Krauss, Seltzer, & Jacobson, 2005），長照機構的護理人員與家屬互動的機會亦隨之增加。因此，長照護理人員與進階護理人員應與泛自閉症老年患者的家人培養支持性關係，並保持開放的溝通，進而獲得個別化和有效照護所需的訊息。缺乏家庭成員支持的泛自閉症老人，則將依靠護理人員為其爭取合適的健康照護與服務。此外，考量多數泛自閉症患者難以適應例行事物或環境的變化，因此需緩慢、敏銳且耐心地將患者交接給新的照顧者。

醫療服務體系中的宣導

泛自閉症老人在獲取健康照護服務時，可能會遭遇阻礙，特別是合併智能

障礙者（Carbone et al., 2010; NHS Health Scotland, 2004）。由於他們比一般老人有更多的健康需求，故需更加關注此議題（Beange, McElduff, & Baker, 1995; Kapell et al., 1998; Wilson & Haire, 1990）。因泛自閉症老年患者的複雜需求需跨領域專家的協助，故個案管理極為重要（Walsh, Kastner, & Criscione, 1997）。研究發現，缺乏有效的個案管理將造成長照機構中發展障礙患者的死亡（Kerins et al., 2010）。泛自閉症患者的父母指出，在長期訪視、照護協調及跨領域合作等方面，健康照護者常未滿足患者需求（Carbone et al., 2010）。因此護理人員需要與醫療團隊合作，成為有效的照護管理者，使泛自閉症老年患者獲得最好的結果。

　　護理長可與其他專業合作，共同規劃包括醫師和其他健康照護人員在內的長期訪視程序、有效的照護協調，以及家屬的參與。醫療之家即為一例，在醫療之家中，主要照護提供者（如醫師或進階護理人員、家屬、精神健康提供者、職員、社工師、就業支持人員）之間若具流動性與彈性，將可減少家屬和照顧者對照護系統僵化與缺乏支持的看法（Woodgate, Ateah, & Secco, 2008）。

　　讓泛自閉症老人參與自身的照護極為重要，透過「協助自主」概念的運用，他們的意願將可受到尊重。即使老人無法理解照護，護理人員仍可倡導病患的參與。美國智能與發展障礙協會（AAIDD）發展行使同意之指導方針，列出健康照護、性行為和住居選擇的知情同意過程（Dinerstein, Herr, & O'Sullivan, 1999）。Hurlbutt 與 Chalmers（2002）研究發現，高功能自閉症患者希望自身的偏好受到尊重，並認為他們自己是自閉症的專家。故護理人員可將醫療和其他健康照護資訊轉換成圖像語言，或運用其他視覺輔助，協助泛自閉症老人了解或同意醫療程序。

臨終照護的考量

　　研究發現，殘障者自認生命品質與一般人無異。健康照護人員不應草率地拒絕提供維生治療予泛自閉症等殘障者，須謹慎避免因自己的偏見而加速患者進入臨終照護（Savage, Ast, Bess, Castrogiovanni, & Conway, 2010）。雖然目前

極少研究探討泛自閉症老人的臨終議題，但智能障礙老人的臨終照護研究可作為參考。Savage等人（2010）提出護理人員需處理的智能障礙臨終照護難題包括：個案管理和照護協調；了解患者獨特能力、需求、偏好、對改變的反應；以及與患者有效溝通。

對泛自閉症老人及其家屬而言，臨終照護選擇的偏好與決策能力的評估極為重要。Savage等人（2010）提出兩個適用於評估這類患者決策能力的工具，分別為麥克阿瑟知情同意能力評估工具（Mac Arthur Competence Assessment Tool for Treatment [MacCAT-T]; Grisso & Applebaum, 1998）與能力檢定輔助（Aid to Capacity Evaluation; Etchells, Darzins, Silberfield et al., 1999）。而《最後的五個願望》（*Five Wishes*; Aging with Dignity, n.d.）手冊可作為了解泛自閉症老年患者臨終偏好的參考。

泛自閉症老人可能無法具體明確地表達其生前預囑或照護偏好；因此，護理人員須為其代言。在患者面臨生命末期前，護理人員即應協助他們思考臨終議題，並確認其照護偏好與心願。在上述的案例中，護理人員應在史密斯先生疾病末期，即與之討論生前預囑相關事宜。《最後的五個願望》小冊或許可協助史密斯先生檢視其支持系統，找出其愛好與厭惡，並一同參與關於其未來照護的重要決定。更多泛自閉症患者臨終照護議題請參見第十六章。

｜ 總結 ｜

泛自閉症患者帶著過往的生活、累積的經驗及泛自閉症成人常見的健康問題，進入老年階段。老化不只導致體力和柔軟度減退等身體變化，腎臟與心臟功能等生理機能亦有所改變。泛自閉症患者中年期過後，他們與一般老人相同，易患有老年常見的相關疾病。然而，因泛自閉症老人可能無法直接表達需求，護理人員須仔細觀察是否有反映出患者不適或潛在疾病的細微線索。此外，良好的環境安排與規律的健康監測，可讓泛自閉症患者擁有滿意的老年生活。

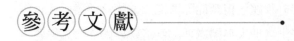

Ackermann, R. T., Cheng, Y. J., Williamson, D. F., & Gregg, E. W. (2011). Identifying adults at high risk for diabetes and cardiovascular disease using hemoglobin A1c: National Health and Nutrition Examination Survey 2005–2006. *American Journal of Preventive Medicine, 40*, 11–17.

Aging with Dignity. (n.d.) *Five wishes.* Retrieved from http://www.agingwithdignity.org/catalog/nonprintpdf/ Five_Wishes_MyWishes_Final.pdf

Aldenkamp, A. P. (1997). Effect of seizures and epileptiform discharges on cognitive function. *Epilepsia, 38*(S1), S52–S55.

Alexopoulos, G. S., Robert, C. A., Robert, C. Y., & Shamoain, C. A. (1988). Cornell scale for depression in dementia. *Biological Psychiatry, 23*, 271–284.

American Psychiatric Association. (2000). *Diagnostic and statistical manual of mental disorders* (4 ed., text revision). Arlington, VA: Author.

Ardila, A. (2007). Normal aging increases cognitive heterogeneity: Analysis of WAIS-III scores across age. *Archives of Clinical Neurology, 22*, 1003–1011.

Attwood, T. (1998). *Asperger's syndrome: A guide for parents and professionals.* London: Jessica Kingsley.

Ayers, A. J., & Robbins, J. (2004). *Sensory integration and the child: Understanding the hidden sensory disorders* (25 anniv. ed.). Los Angeles, CA: Western Psychological Services.

Aylott, J. (2010). Improving access to health and social care for people with autism. *Nursing Standard, 24*, 47–56.

Aylward, E. H., Burt, D. B., Thorpe, L. U., Lai, F., & Dalton, A. (1997). Diagnosis of dementia in individuals with intellectual disability. *Journal of Intellectual Disability Research, 41*, 152–164.

Baldridge, K. H., & Andrasik, F. (2010). Pain assessment in people with intellectual or developmental disabilities. *American Journal of Nursing, 110*(12), 28–35.

Baumann, L. (2007). Skin ageing and its treatment. *Journal of Pathology, 11*, 241–251.

Beange, H., & Durvasula, S. (2001). Health inequalities in people with intellectual disability: Strategies for improvement. *Health Promotion Journal of Australia, 11*, 27–31.

Beange, H., McElduff, A., & Baker, W. (1995). Medical disorders of adults with mental retardation: A population study. *American Journal of Mental Retardation, 99*, 595–604.

Bentley, D. W., Bradley, S., High, K., Schoenbaum, S., Taler, G., & Yoshikawa, T. (2001). Practice guidelines for evaluation of fever and infection in long-term care facilities. *Journal of the American Geriatrics Society, 49*, 210–222.

Bertrand, J., Mars, A., Boyle, C., Bove, F., Yeargin-Allsup, M., & Decoulte, P. (2001). Prevalence of autism in Brick Township, New Jersey: Investigation. *Pediatrics, 108*, 1155–1161.

Bondy, A. S., & Frost, L. A. (1994). The Picture Exchange Communication System. *Focus on Autistic Behavior, 9*, 1–19.

Bosch, J., Van Dyke, D. C., Milligan Smith, S., & Poulton, S. (1997). Role of medical conditions in exacerbating self-injurious behaviors: An exploratory study. *Mental Retardation, 35*, 124–130.

Bottos, S., & Chambers, C. T. (2006). The epidemiology of pain in developmental disabilities. In T. F. Oberlander, & F. J. Symons (Eds.), *Pain in children and adults with developmental disabilities.* (pp. 67–87). Baltimore, MD: Paul H. Brookes.

Broadstock, M., Doughty, C., & Eggleston, M. (2007). Systematic review of the effectiveness of pharmacological treatments for adolescents and adults with autism spectrum disorder. *Autism, 11*, 335–348.

Bruce, M. L. (2002). Psychosocial risk factors for depressive disorders in late life. *Biological Psychiatry, 52*(3), 175–184.

Burt, D. B., & Aylward, E. H. (2000). Test battery for the diagnosis of dementia in individuals with intellectual disability. *Journal of Intellectual Disability Research, 44*(2), 175–180.

Capps, L., Sigman, M., & Yirmya, N. (1995). Self-competence and emotional understanding in high functioning children with autism. *Development and Psychopathology, 7*, 137–149.

Carbone, P. S., Behl, D. D., Azor, V., & Murphy, N. (2010). The medical home for children with autism spectrum disorders: Parent and pediatrician perspectives. *Journal of Developmental Disorders, 40*, 317–324.

Carr, E. G., & Owen-Deshryver, J. S. (2007). Physical illness, pain, and problem behavior in minimally verbal people with developmental disabilities. *Journal of Autism and Developmental Disabilities*, 37, 413–424.

Carr, E. G., & Smith, C. E. (1995). Biological setting events for self-injury. *Mental Retardation and Developmental Disabilities Research Reviews*, 1, 94–98.

Carroll, D. W., & Linton, A. (2007). Age-related psychological changes. In A. Linton, & H. Lach (Eds.), *Matteson's and McConnell's gerontological nursing: Concepts and practice* (pp. 631–684). St. Louis, MO: Elsevier.

Carter, J. L., O'Riordan, S. E., Eaglestone, G. L., Delaney, M. B., & Lamb, E. J. (2008). Chronic kidney disease prevalence in a UK residential care home population. *Nephrology, Dialysis, and Transplant*, 23, 1257–1264.

Casey, Q. (2010). Nova Scotia contemplates a continuum of coordinated, lifetime care for autism patients. *Canadian Medical Association Journal*, 182, SE433–SE434.

Chicoine, B., McGuire, D., & Rubin, S. S. (1999). Specialty clinic perspectives. In M. P. Janicki, & A. J. Dalton (Eds.), *Dementia, aging, and intellectual disabilities: A handbook* (pp. 278–293). Philadelphia, PA: Taylor & Francis.

Cooper, S. A. (1999). The relationship between psychiatric and physical health in elderly people with intellectual disability. *Journal of Intellectual Disability Research*, 43, 54–60.

Cuthill, F. M., Espie, C. A., & Cooper, S. A. (2003). Development and psychometric properties of the Glasgow Depression Scale for people with a learning disability. *British Journal of Psychiatry*, 182, 347–353.

Desai, K. B., Ribbans, W. J., & Taylor, G. J. (1996). Incidence of five common fracture types in an institutional epileptic population. *Injury*, 27, 97–100.

Dhondt, T. D., Beekman, A. T., Deeg, D. J., & vanTillburg, W. (2002). Iatrogenic depression in the elderly. Results from a community-based study in the Netherlands. *Social Psychiatry and Psychiatric Epidemiology*, 37, 393–398.

Dinerstein, R. D., Herr, S. S., & O'Sullivan, J. L. (Eds.) (1999). *A guide to consent*. Washington, DC: American Association on Mental Retardation.

Dosen, A. (2005). Applying the developmental perspective in the psychiatric assessment and diagnosis of persons with intellectual disability. *Journal of Psychology and Psychiatry*, 41, 407–417.

Duffy, E. G. (2010). The neurologic system. In P. A. Tabloski, *Gerontological nursing* (2 ed., pp. 735–782). Upper Saddle River, NJ: Pearson.

Esbensen, A. J., Greenberg, J. S., Seltzer, M. M., & Aman, M. G. (2009). A longitudinal investigation of psychotropic and non-psychotropic medication use among adolescents and adults with autism spectrum disorders. *Journal of Autism and Developmental Disorders*, 39, 1339–1349.

Esbensen, A. J., Seltzer, M. M., Lam, K. S. L., & Bodfish, J. W. (2009). Age-related differences in restricted repetitive behaviors in autism spectrum disorder. *Journal of Autism and Developmental Disorders*, 39, 57–66.

Evenhuis, H. M. (1997). Medical aspects of aging in a population with intellectual disability: III. Mobility, internal conditions and cancer. *Journal of Intellectual Disability Research*, 41, 8–18.

Evenhuis, H. M. (1999). Associated medical aspects. In M. P. Janicki, & A. J. Dalton (Eds.), *Dementia, aging, and intellectual disabilities: A handbook* (pp. 103–118). Philadelphia, PA: Brunner-Mazel.

Faulkner, C. M., Cox, H. L., & Williamson, J. C. (2005). Unique aspects of antimicrobial use in older adults. *Clinics in Infectious Disease*, 40, 997–1004.

Felce, D., Baxter, H., Lowe, K., Dunstan, F., Houston, H., Jones, G., Felce, J., & Kerr, M. (2008). The impact of repeated health checks for adults with intellectual disabilities. *Journal of Applied Research in Intellectual Disabilities*, 21, 585–596.

Findling, R., Maxwell, K., & Wizniter, M. (1997). An open clinical trial of risperdone monotherapy in young children with autistic disorders. *Psychopharmacology Bulletin*, 33, 155–159.

Fiske, A., Wetherell, J. L., & Gatz, M. (2009). Depression in older adults. *Annual Review of Clinical Psychology*, 5, 363–389.

Floyd, E. F., & McIntosh, D. E. (2009). Current practices in psychopharmacology for children and adolescents with autism spectrum disorders. *Psychology in the Schools*, 46(9), 905–909.

Focht-New, G., Bard, B., Clements, P. T., & Milliken, T. F. (2008). Persons with developmental disability exposed to interpersonal violence and crime. *Perspectives in Psychiatric Care*, 44, 89–98.

Fombonne, E. (1999). The epidemiology of autism: A review. *Psychological Medicine*, 29, 769–786.

Galban, C. J., Maderwald, S., Stock, F., & Ladd, M. E. (2007). Age–related changes in skeletal muscle as detected by diffusion tension magnetic resonance imaging. *Journals of Gerontology: Medical Sciences*, 62A, 453–458.

Galli-Carminati, G., Chavet, I., & Deriaz, N. (2006). Prevalence of gastrointestinal disorder in adult clients with pervasive development disorders. *Journal of Intellectual Disability Research, 50*, 711–718.

Gaus, V. L. (2011). Adult Asperger syndrome and the utility of cognitive-behavioral therapy. *Journal of Contemporary Psychotherapy, 41*, 47–56.

Gerland, G. (2000). *Finding out about Asperger Syndrome, high functioning autism and PDD*. Philadelphia: Jessica Kingsley Publishers, LTD.

Ghaziuddin, M., Ghaziuddin, N., & Greden, J. (2002). Depression in persons with autism: Implications for research and clinical care. *Journal of Autism and Developmental Disorders, 32*, 299–306.

Gibson, S. J., & Farrell, M. (2004). A review of age differences in the neurophysiology of nociception and the perceptual experience of pain. *Clinical Journal of Pain, 20*, 227–239.

Gillberg, C., & Billstedt, E. (2000). Autism and Asperger syndrome: Coexistence with other clinical disorders. *Actas Psychiatrica Scandinavica, 102*, 321–330.

Graetz, J. E. (2010). Autism grows up: Opportunities for adults with autism. *Disability and Society, 25*, 33–47.

Grisso, T., & Appelbaum, P. (1998). *MacArthur Competence Assessment Tool for Treatment (MacCAT-T)*. Sarasota, FL: Professional Resource Press/Professional Resource Exchange.

Grossman, H., Bergmann, C., & Parker, S. (2006). Dementia: A brief review. *Mount Sinai Journal of Medicine, 73*, 985–992.

Gutstein, S., & Sheely, R. (2002). *Relationship Development Intervention with young children: Social and emotional development activities for Asperger's, Autism, PDD and NLD*. London: Jessica Kingsley.

Hahn, J. E., & Aronow, H. U. (2005). A pilot of a gerontological advanced practice nurse preventive intervention. *Journal of Applied Research in Intellectual Disabilities, 18*, 131–142.

Hassan, Y., Al-Ramahi, R. J., Aziz, N. A., & Ghazali, R. (2009). Impact of a renal drug dosing service on dose adjustment in hospitalized patients with chronic kidney disease. *The Annals of Pharmacotherapy, 43*, 1598–1605.

Heller, T., Janicki, M. D., Hamell, J., & Factor, A. (2002). *Promoting healthy aging, family support, and age-friendly communities for persons with aging with developmental disabilities*. Chicago: The Rehabilitation Research and Training Center on Aging with Developmental Disabilities, Department of Disability and Human Development, University of Illinois at Chicago.

Holmes, D. L. (1998). *Autism through the lifespan: The Eden model*. Bethesda, MD: Woodbine House.

Hoshino, A., Tamura, J., Nakazawa, M., & Koyama, H. (2007). Middle-aged and elderly outpatients show lower body temperature responses than the young, even with the same C-reactive protein levels. *Journal of International Medical Research, 35*, 329–337.

Hsiech, K., Heller., T., & Miller, A. B. (2001). Risk factors for injuries and falls among adults with developmental disabilities. *Journal of Intellectual Disability Research, 45*, 76–82.

Hurlbutt, K., & Chalmers, L. (2002). Adults with autism speak out: perceptions of their life experiences. *Focus on Autism and Other Developmental Disabilities, 17*, 103–111.

Hybels, C. F., & Blazer, D. G. (2003). Epidemiology of late-life mental disorders. *Clinics in Geriatric Medicine, 19*(4), 663–696.

Inouye, S. K. (2003). Delirium. In C. K. Cassel (Ed.), *Geriatric medicine: An evidence-based approach* (pp. 1113–1122). New York: Springer Publishing.

Inouye, S. K., Bogardus, S. T., Williams, C. S., Leo-Summers, L., & Agostino, L. V. (2003). The role of adherence on the effectiveness of nonpharmacological interventions: Evidence from the Delirium Prevention Trial. *Archives of Internal Medicine, 63*, 958–964.

Inouye, S. K., van Dyck, C., Alessi, C., Balkin, S., Siegal, A. P., & Horwitz, R. (1990). Clarifying confusion: The confusion assessment method. *Annals of Internal Medicine, 113*(12), 941–948.

Ivaneko, A., & Johnson, K. P. (2010). Sleep disorders. In M. K. Dulcan (Ed.), *Dulcan's textbook of child and adolescent psychiatry* (pp. 299–324). Arlington, VA: American Psychiatric Association.

Jacobson, J., Sutton, M., & Janicki, M. (1985). Demography and characteristics of aging and aged mentally retarded persons. In M. Janicki, & H. Wishiewski (Eds.), *Aging and developmental disabilities: Issues and approaches* (pp. 95–131). Baltimore, MD: Paul H. Brookes.

James, I. A., Mukaetova-Ladinska, E., Reichelt, R., Briel, R., & Scully, A. (2006). Diagnosing Asperger's syndrome in the elderly: A series of case presentations. *International Journal of Geriatric Psychiatry, 21*, 951–960.

Jette, N., Lix, L. M., Metge, C. J., Prior, H. J., McChesney, J., & Leslie, W. D. (2011). Association of antiepileptic drugs with nontraumatic fractures: A population-based analysis. *Archives of Neurology, 68*, 107–112.

Kane, R. L., Ouslander, J. G., & Abrass, I. B. (2004). *Essentials of clinical geriatrics* (5 ed.). New York: McGraw-Hill.

Kapell, D., Nightingale, B., Rodriquez, A., Lee, J. H., Zigman, W. B., & Schupf, N. (1998). Prevalence of chronic medical conditions in adults with mental retardation: A comparison with general population. *Mental Retardation, 36*, 269–279.

Karlin, N. J., Weintraub, N., & Chopra, I. J. (2004). Current controversies in endocrinology: Screening of asymptomatic elderly for subclinical hypothyroidism. *Journal of the American Medical Directors Association, 5*, 333–336.

Kerins, G. J., Price, L. C., Broadhurst, A., & Gaynor, C. M. (2010). A pilot study analyzing mortality of adults with developmental disabilities residing in nursing homes in Connecticut. *Journal of Policy and Practice in Intellectual Disabilities, 7*, 177–181.

King, B. H., & Bostic, J. Q. (2006). An update on pharmacologic treatments of autism spectrum disorders. *Child and Adolescent Psychiatric Clinics of North America, 15*, 161–175.

Koenig, K., & Levine, K. (2011). Psychotherapy for individuals with autism spectrum disorders. *Journal of Contemporary Psychotherapy, 41*, 29–36.

Krauss, M. W., Seltzer, M. M., & Jacobson, H. T. (2005). Adults with autism living at home or in non-family settings: Positive and negative aspects of residential status. *Journal of Intellectual Disability Research, 49*(2), 111–124.

Kuijpers, M. A. J., van Marum, R. J., Egberts, A. C. G., Jansen, P. A. F., and the Old People Drugs & Dysregulations Study Group (2008). Relationship between polypharmacy and underprescribing. *British Journal of Clinical Pharmacology, 65*, 130–133.

Kwok, H. W. M. (2003). Psychopharmacology in autism spectrum disorders. *Current Opinion in Psychiatry, 16*, 529–534.

Lach, H. W., & Smith, C. M. (2007). Assessment: Focus on function. In A. D. Linton, & H. Lach (Eds.), *Matteson's & McConnell's gerontological nursing: Concepts and practice* (pp. 25–51). St. Louis, MO: Elsevier.

Lainhart, J. E., & Folstein, S. E. (1994). Affective disorders in people with autism: A review of published cases. *Journal of Autism and Developmental Disorders, 24*, 587–601.

Lauderdale, S. A., & Sheikh, J. I. (2003). Anxiety disorders in older adults. *Clinics in Geriatric Medicine, 19*(4), 721–741.

Launer, L. J. (2007). Next steps in Alzheimer's disease research: Interaction between epidemiology and basic science. *Current Alzheimer's Research, 4*, 141–143.

Lecavalier, L. (2006). Behavioral and emotional problems in young people with pervasive developmental disorders: Relative prevalence, effects of subject characteristics, and empirical classification. *Journal of Autism and Developmental Disorders, 36*, 1101–1114.

Levy, R. H., & Collins, C. (2007). Risk and predictability of drug interactions in the elderly. *International Review of Neurobiology, 81*, 235–251.

Levy, S. E., Mandell, D. S., & Schultz, R. T. (2009). Autism. *Lancet, 374*, 1627–1638.

Linton, A., Garber, M., Fagan, N. K., & Peterson, M. R. (2007). Examination of multiple medication use among TRICARE beneficiaries aged 65 years and older. *Journal of Managed Care Pharmacy, 13*, 155–162.

Linton, A. D. (2007a). Gastrointestinal system. In A. D. Linton, & H. Lach (Eds.), *Matteson's and McConnell's gerontological nursing: Concepts and practice* (pp. 442–483). St. Louis, MO: Elsevier.

Linton, A. D. (2007b). Genitourinary system. In A. D. Linton, & H. Lach (Eds.), *Matteson's and McConnell's gerontological nursing: Concepts and practice* (3 ed.) (pp. 484–524). St. Louis, MO: Elsevier.

Linton, A. D. (2007c). Pharmacological considerations. In A. D. Linton, & H. Lach (Eds.), *Matteson's and McConnell's gerontological nursing: Concepts and practice* (pp. 138–168). St. Louis, MO: Elsevier.

Linton, A. D., Hooter, L. J., & Elmers, C. R. (2007). Endocrine system. In A. D. Linton, & H. Lach (Eds.), *Matteson's and McConnell's Gerontological nursing: Concepts and practice* (pp. 525–571). St. Louis, MO: Elsevier.

Liu, X. Z., & Yan, D. (2007). Ageing and hearing loss. *Journal of Pathology, 211*(2), 188–197.

Lotan, M., & Gold, C. (2009). Meta-analysis of the effectiveness of individual intervention in the controlled multisensory environment (Snoezelen) for individuals with intellectual disability. *Journal of Intellectual and Developmental Disability, 34*, 207–215.

Matson, J. L., & Rivet, T. T. (2008). Characteristics of challenging behaviours in adults with autistic disorder, PDD-NOS, and intellectual disability. *Journal of Intellectual and Developmental Disability, 33*, 323–329.

Matthews, T., Weston, N., Baxter, H., Felce, D., & Kerr, M. (2008). A general practice-based prevalence study of epilepsy among adults with intellectual disabilities and of its association with psychiatric disorder, behaviour disturbance and carer stress. *Journal of Intellectual Disability Research*, *52*(2), 163–173.

McCabe, H. (2008). The importance of parent-to-parent support among families of children with autism in the People's Republic of China. *International Journal of Disability, Development, and Education*, *55*(4), 303–314.

McDougle, C. J., Holmes, J. P., Carlson, T. C., Pelton, G. H., Cohen, D. J., & Price, L. H. (1998). A double-blind, placebo-controlled study of risperdone in adults with autistic disorder and other pervasive developmental disorders. *Archives of General Psychiatry*, *55*, 633–641.

McManus, S., Meltzer, H., Brugha, T. S., Bebbington, P. E., & Jenkins, R. (2009). *Adult psychiatric morbidity in England, 2007: Results of a household survey*. London: The NHS Centre for Health and Social Care.

Melnyk, B. M., & Fineout-Overholt, E. (2011). Making the case for evidence-based practice 2e. In B. M. Melnyk, & E. Fineout-Overholt, *Evidence-based practice in nursing and healthcare: A guide to best practice*. Philadelphia, PA: Lippincott, Williams & Wilkins.

Micromedex. (2011). Phenytoin. New York: Thompson Reuters. Retrieved from http://www.thompsonhc.com

Millsap, P. (2007). Neurological system. In A. D. Linton, & H. Lach (Eds.), *Matteson's and McConnell's gerontological nursing: Concepts and practice* (pp. 406–441). St. Louis, MO: Elsevier.

Mitty, E., & Flores, S. (2008). Suicide in late life. *Geriatric Nursing*, *29*(3), 160–165.

Moreno, S. (1992). A parent's view of more able people with autism. In E. Schopler, & G. B. Mesibov (Eds.), *High functioning individuals with autism* (pp. 91–103). New York: Plenum.

Morgan, C. L., Baxter, H., & Kerr, M. P. (2003). Prevalence of epilepsy and associated health service utilization and mortality among patients with intellectual disability. *American Journal on Mental Retardation*, *108*, 293–300.

Morgan, C. N., Roy, M., & Chance, P. (2003). Psychiatric comorbidity and medication use on autism: A community survey. *The Psychiatrist*, *27*, 378–381.

National Health Service Health Scotland (2004). *Health needs assessment report. People with learning disabilities in Scotland*. Glasgow: Author.

Nelson, M. E., Rejeski, W. J., Blair, S. N., Duncan, P. W., Judge, J. O., King, A. C., . . . Casteneda-Sceppa, C. (2007). Physical activity and public health: Recommendation from the American College of Sports Medicine and the American Heart Association. *Circulation: Journal of the American Heart Association*, *116*, 1094–1106.

Noebels, J. (2011). A perfect storm: Converging paths of epilepsy and Alzheimer's dementia intersect in the hippocampal formation. *Epilepsia*, *52* (suppl. 1), 39–46.

Numis, A. L., Major, P., Montenegro, M. A., Muzykewicz, D. A., Pulsifer, M. B., & Thiele, E. A. (2011). Identification of risk factors for autism spectrum disorders in tuberous sclerosis complex. *Neurology*, *76*, 981–987.

Orwoll, E., Neilson, C. M., Marshall, L. M., Lambert, L., Holton, K. F., Hoffman, A. R., . . . Osteoporotic Fractures in Men (MrOS) Study Group (2009). Vitamin D deficiency in older men. *Journal of Clinical Endocrinology & Metabolism*, *94*, 1214–1222.

Ouellette-Kuntz, H. (2005). Understanding health disparities and inequities faced by individuals with intellectual disabilities. *Journal of Applied Research in Intellectual Disabilities*, *18*(2), 113–121.

Patja, K., Iivanainen, M., Vesala, H., Oksanen, H., & Ruoppila, I. (2000). Life expectancy of people with intellectual disability: A 35 year follow-up study. *Journal of Intellectual Disability Research*, *44*(5), 591–600.

Perry, D. W., Marston, G. M., Hinder, S. A. J., Munden, A. C., & Roy, A. (2001). The phenomenology of depressive illness in people with a learning disability and autism. *Autism*, *5*, 265–275.

Phelps, K. W., Hodgson, J. L., McCammon, S. L., & Lamson, A. L. (2009). Caring for an individual with autism disorder: A qualitative analysis. *Journal of Intellectual & Developmental Disorders*, *34*, 27–35.

Phillips, J. (1998). Complications of anticonvulsants and ketogenic diets. In J. Biller (Ed.), *Iatrogenic neurology* (pp. 397–414). Boston, MA: Butterworth-Heinemann.

Phillips, R. J., & Powley, T. L. (2007). Innervation of the gastrointestinal tract: Pattern of aging. *Autonomic Neuroscience: Basic Clinics*, *136*, 1–19.

Plassman, B. L., Langa, K. M., Fisher, G. G., Heeringa, S. G., Weir, D. R., Ofstedal, M. B., . . . Wallace, R. B. (2007). Prevalence of dementia in the United States: The Aging, Demographics, and Memory Study. *Neuroepidemiology*, *29*, 125–132.

Plassman, B. L., Williams, J. W., Burke, J. R., Holsinger, T., & Benjamin, S. (2010). Systematic review: Factors associated with risk for and possible prevention of cognitive decline in later life. *Annals of Internal Medicine*, *153*, 182–193.

Podsiadlo, D., & Richardson, S. (1991). The Timed Up and Go: A test of basic functional mobility for frail elderly persons. *Journal of American Geriatrics*, *39*, 142–148.

Prizant, B., Wetherby, A., Rubin, E., Laurent, A., & Rydell, P. (2006). *The SCERTS Model: A comprehensive educational approach for children with Autism Spectrum Disorders*. Baltimore, MD: Paul H. Brookes.

Pyo, G., Curtis, K., Curits, R., & Markwell, S. (2009). A validity study of the Working Group's Orientation Test for individuals with moderate to severe intellectual disability. *Journal of Intellectual Disability Research*, *53*(9), 780–786.

Ramirez, S. Z., & Lukenbill, J. F. (2007). Development of the fear survey for adults with mental retardation. *Research in Developmental Disabilities*, *28*, 225–237.

Reilly, J., Rodriguez, A. D., Lamy, M., & Neils-Strunjas, J. (2010). Cognition, language, and clinical pathological features of non-Alzheimer's dementias: An overview. *Journal of Communication Disorders*, *43*, 438–452.

Renty, J., & Roeyers, H. (2007). Individual and marital adaptation in men with autism spectrum disorder and their spouses: The role of social support and coping strategies. *Journal of Autism and Developmental Disorders*, *37*, 1247–1255.

Roche, V. (2003). Etiology and management of delirum. *American Journal of Medical Science*, *325*, 20–30.

Ross, A. C., Taylor, C. L., Yaktine, A. L., & Del Valle, H. B. (Eds.) (2011). *Dietary reference intakes for calcium and vitamin D: The Institute of Medicine report*. Washington, DC: National Academies Press.

Salvi, S. M., Akhtar, S., & Currie, Z. (2006). Ageing changes in the eye. *Postgraduate Medical Journal*, *82*, 581–587.

Savage, T. A., Ast, K., Bess, R., Castrogiovanni, M., & Conway, P. (2010). Supports and resources for older adults. In S. L. Friedman, & Dt. T. Helm (Eds.), *End of life care for children and adults with intellectual disabilities* (pp. 313–328). Washington, DC: American Association on Intellectual and Developmental Disabilities.

Savva, G. M., Wharton, S. B., Ince, P. G., Foster, G., Matthews, F. E., & Brayne, C. (2009). Age, neuropathology, and dementia. *New England Journal of Medicine*, *360*, 2302–2309.

Schwartz, R. A., Fernandez, G., Kotulska, K., & Jozwiak, S. (2007). Tuberous sclerosis complex: Advances in diagnosis, genetics, and management. *Journal of the American Academy of Dermatology*, *57*, 189–202.

Semla, T. P., Beizer, J. L., & Higbee, M. D. (2007). *Geriatric dosage handbook: Including clinical recommendations and monitoring guidelines* (12 ed.). Hudson, OH: Lexi-Comp.

Shawler, C. (2010). Assessing and maintaining mental health in older adults. *Nursing Clinics of North America*, *45*(4), 635–650.

Shavelle, R. M., Strauss, D. J., & Pickett, J. (2001). Causes of death in autism. *Journal of Autism and Developmental Disorders*, *31*, 569–576.

Shtayermman, O. (2008). Suicidal ideation and co-morbid disorders in adolescents and young adults diagnosed with Asperger's Syndrome: A population at risk. *Journal of Human Behavior in the Social Environment*, *18*, 301–328.

Singh, B. N. (2005). A quantitative approach to probe the dependence and correlation of food-effect with aqueous solubility, dose/solubility ratio, and partition coefficient (Log P) for orally active drugs administered as immediate-release formulations. *Drug Development Research*, *65*, 55–75.

Sterling, L., Dawson, G., Estes, A., & Greenson, J. (2008). Characteristics associated with presence of depressive symptoms in adults with autism spectrum disorder. *Journal of Autism and Developmental Disorders*, *38*, 1011–1018.

Stokes, M., Newton, N., & Kaur, A. (2007). Stalking, and social and romantic functioning among adolescents and adults with autism spectrum disorder. *Journal of Autism and Developmental Disorders*, *37*, 1969–1986.

Strydom, A., Shoostari, S., Lee, V., Raykar, V., Torr, J., Tsiouris, J., . . . & Maaskant, M. (2010). Dementia in older adults with intellectual disabilities—Epidemiology, presentation, and diagnosis. *Journal of Policy and Practice in Intellectual Disabilities*, *7*(2), 96–110.

Tabloski, P. (2010). *Gerontological nursing* (2 ed.). Upper Saddle River, NJ: Pearson.

Tanguay, P. (2010). Autism spectrum disorders. In M. K. Dulcan (Ed.), *Dulcan's textbook of child and adolescent psychiatry* (pp. 79–88). Arlington, VA: American Psychiatric Association.

Tantam, D. (2000). Psychological disorder in adolescents and adults with Asperger syndrome. *Autism*, *4*(1), 47.

Thorpe, L. (1999). Psychiatric disorders. In M. P. Janicki, & A. J. Dalton (Eds.), *Dementia, ageing, and intellectual disabilities: A handbook* (pp. 217–230). Philadelphia, PA: Brunner-Mazel.

Timiras, M. L., & Luxenberg, J. S. (2007). Pharmacology and drug management in the elderly. In P. S. Timiras (Ed.),

Physiological basis of aging and geriatrics (4 ed., pp. 355–361). New York: Informa Healthcare.

Timiras, P. S., & Maletta, G. J. (2007). The nervous system: Structural, biochemical, metabolic, and circulatory changes. In P. Timiras (Ed.), *Physiologic basis of aging* (4 ed., pp. 71–87), New York: Informa Healthcare.

Totsika, V., Felce, D., Kerr, M., & Hastings, R. P. (2010). Behavior problems, psychiatric symptoms, and quality of life for older adults with intellectual disability with and without autism. *Journal of Autism and Developmental Disorders, 40*, 1171–1178.

Tullman, D. F., & Dracup, K. (2000). Creating a healing environment for elders. *AACN Clinical Issues, 11*, 34–50.

Turnbull, A. P., Blue-Banning, M., Turbiville, V., & Park, J. (1999). From parent education to partnership education: A call for a transformed focus. *Topics in Early Childhood Special Education, 19*, 164–172.

Tyler, C. V., Jr., & Noritz, G. (2009). Healthcare issues in aging adults with intellectual and other developmental disabilities. *Clinical Geriatrics, 17*, 30–35.

United Nations (2009). *World population prospects, 2008 revision.* New York: Author.

United States Preventive Services Task Force (2008). Screening for prostate cancer: U. S. Preventive Services Task Force Recommendations. *Annals of Internal Medicine, 149*, 185–191.

van der Flier, W. M., & Scheltens, P. (2005). Epidemiology and risk factors of dementia. *Journal of Neurology, Neurosurgery, and Psychiatry, 76*(suppl. 5), v2–v7.

van Niekirk, M. E., Groen, W., Vissers, C., van Driel-deJong, D., Kan, C. C., & Oude Voushaar, R. C. (2010). Diagnosing autism spectrum disorders in elderly people. *International Psychogeriatrics, 23*, 1–11.

Viktil, K. K., Blix, H. S., Moger, T. A., & Reikvam, A. (2006). Polypharmacy as commonly defined is an indicator of limited value in the assessment of drug-related problems. *British Journal of Clinical Pharmacology, 63*, 187–195.

Vincent, G. K., & Velkoff, V. A. (2010). *The next four decades: The older population in the United States, 2010–2050* (U.S. Census Bureau Current Population Reports, P25-1138). Washington, DC: U.S. Census Bureau.

Walsh, K. K., Kastner, T., & Criscione, T. (1997). Characteristics of hospitalizations for people with developmental disabilities: utilization, costs, and impact of care coordination. *American Journal on Mental Retardation, 100*, 505–520.

Wei, J. T., Calhoun, E. A., & Jacobsen, S. J. (2007). Benign prostatic hyperplasia. In M. S. Litwin, & C. S. Saigal (Eds.), *Urological diseases in America: US Department of Health and Human Services, Public Health Service, National Institutes of Health, National Institute of Diabetes and Digestive and Kidney Diseases* (pp. 43–70). Washington, DC: U.S. Government Printing Office (NIH Publication No. 07-5512).

Wieder, S., & Greenspan, S. (2001). The DIR (Developmental, Individual-Difference, Relationship-Based) approach to assessment and intervention planning. *Bulletin of ZERO TO THREE: National Center for Infants, Toddlers, and Families, 21*(4), 11–19.

Wilcox, S., Brenes, G., Levine, D., Sevick, M. A., Shumaker, S. A., & Craven, T. (2000). Factors related to sleep disturbance in older adults experiencing knee pain or knee pain with radiographic evidence of knee osteoarthritis. *Journal of the American Geriatrics Society, 48*, 1241–1251.

Williams, D. (1996). *Autism: An inside-out approach.* London: Jessica Kingsley.

Wilson, D., & Haire, A. (1990). Health care screening for people with mental handicap living in the community. *British Medical Journal, 301*, 1379–1381.

Wing, L. (1981). Asperger's syndrome: A clinical account. *Psychological Medicine, 11*, 115–129.

Wiznitzer, M. (2004). Autism and tuberous sclerosis. *Journal of Child Neurology, 19*, 675–679.

Wolf, M. M., Risley, T. R., & Mees., H. (1964). Application of operant conditioning procedures to behavior problems of an autistic child. *Behavior Research and Therapy, 1*, 305–312.

Woodgate, R. L., Ateah, C., & Secco, L. (2008). Living in a world of our own: The experience of parents who have a child with autism. *Qualitative Health Research, 18*, 1075–1083.

Wong, D. L., & Baker, C. M. (1988). Pain in children: Comparison of assessment scales. *Pediatric Nursing, 14*, 9–17.

護理人員的角色：泛自閉症老年患者與家屬之轉銜過渡期與未來計畫 *15*

Kathleen M. Fischer、Justin D. Peterson

　　泛自閉症老年患者可能難以獲得所需健康服務與良好照護品質，「在地老化」或在原居住社區老化的健康促進與疾病預防等方案仍未受到重視。造成成人健康狀況、照護可近性和品質不均有許多因素，包括種族、性別、社經地位、交通距離、年歲增加與殘疾等（Perkins & Moran, 2010; Rubin & Crocker, 2006）。因此，若缺乏老年患者的健康促進和疾病預防方案，泛自閉症弱勢族群的健康狀況將會隨年紀增長而日趨下降（Beirne-Smith, Ittenbach, & Patton, 2002; Parish, Seltzer, Greenberg, & Floyd, 2004; Perkins & Moran, 2010）。

　　泛自閉症雖為慢性、持續終生的健康問題，但相關研究仍著重在兒童或青少年，成人患者老化過程的研究相對不足（Seltzer, Krauss, Orsmond, & Vestal, 2001），而家屬、父母與手足所受的影響，以及他們如何處理終生照護困難的研究亦欠缺。美國智能與發展障礙協會的前主席 Ann Turnbull 曾描述養育智能障礙兒子的經驗與對手足的影響等。當時她的養育考量為協助智能障礙兒子發展獨立技能，以及降低兩位小女兒對哥哥青春期行為的擔憂與害怕。然而 Turnbull 表示，即使身為發展障礙專家，這些對於職業婦女的她來說，仍然不容易（Turnbull, 2004）。

　　Seltzer 等人（2001）發現，年長父母仍陷於對子女罹病感到自責的傳統看法，並缺乏以生命歷程觀點看待教養和角色需求。泛自閉症與其他發展障礙者之手足研究顯示，矛盾心理是手足關係的特性（Orsmond & Seltzer, 2007; Rubin & Crocker, 2006）。護理人員應注意家屬在照顧泛自閉症家庭成員之需求。此

外，護理人員亦應預先考慮對父母與手足有重大影響的問題，如「在母親過世後，誰將照顧這位自閉症的家人？」。

　　隨著泛自閉症盛行率的增加，泛自閉症教育制度與其生活品質雖已受到關注（Perkins & Moran, 2010），但此族群的老化過程與其對泛自閉症患者和家庭影響的實證研究仍然有限。迄今，泛自閉症研究仍著重於孩童與青少年，故我們需向泛自閉症患者、父母、手足、照顧者和社區成員等所有重要他人學習。泛自閉症患者的生命週期與一般人相同，因此需要相關研究了解自閉症患者老化過程所伴隨的變化，以預估所需的支持系統和額外資源（Totsika, Felce, Kerr, & Hastings, 2010）。本章目的在於協助護理人員了解老化對泛自閉症患者、患者父母／照顧者、家庭和社區的影響，並探討護理人員在其中的角色。護理人員與其他醫療專業人員需對泛自閉症患者的社區、健康和教育等資源有深入了解，進而在不同生命階段提供家庭所需的協助。

案例

　　雅各是個45歲的高功能泛自閉症患者，正在服用選擇性血清素再吸收抑制劑治療憂鬱症，目前與71歲母親同住。他的姊姊、姊夫與青春期的兩位女兒一起住在鄰州，但雅各很少見到他們。他的社交網絡只有母親和舅舅。

　　雅各在當地的棒球場上班，協助客人帶位。他很喜歡棒球場的座位系統，以及商店和廁所位置的重複模式。在開始工作的數週內，就已記住所有座位安排和球迷常客所希望的位置。但由於他無法忍受眾多的人群和吵雜聲，他常在球賽開始前，前往較為安靜、空曠的地方，並由他人密切監測。儘管如此，其他人仍很感謝雅各對工作之熱心與奉獻，在過去十年中，他極少請假。

　　在家時，雅各雖可自理多數日常生活事項，但仍無法處理財務事宜。他每天花好幾個小時玩喜歡的填字遊戲。也會因計畫、環境的改變，或事情未照其方式進行，而緊張不安。雅各的舅舅曾因打掃而移動他的填字遊戲，他立即丟下手中的盤子、掀桌子，轉身衝回自己的房間，幾乎兩天都

案例（續）

未曾出房門。他的母親擔心雅各會再次出現青春期曾有的攻擊行為。雅各19 歲時，曾在庇護工場掐住他人的喉頭、打人，因此曾被社區中的成人課程開除。

　　而雅各最近發現臥室窗外有隻流浪狗，他因怕狗而拒絕睡在自己房裡，堅持留在母親臥室。但因雅各難以回答開放式問題，故無法告知母親他怕外面那隻狗。在母親試圖強迫他回自己房裡睡覺數天後，他相當不高興，在離開房間時大力推開母親，造成她髖關節骨折而住院治療，且需接受居家照護療養。雅各表示非常抱歉，但他是否完全了解自己行為的意涵則不得而知。此外，除非姊姊、舅舅或其他照顧者可以且願意在家陪伴，否則必須將雅各緊急安置於機構。雅各母親的健康狀況已每況愈下，考量雅各的行為可能對她的安全和健康造成傷害，擔心自己無法再繼續照顧雅各。同時，她也不曾與雅各的手足或其他家人談論未來可能的情況，所以很煩惱兒子下一步該怎麼辦。

雅各與其家庭脈絡的評估

　　從雅各的案例中，可以看到泛自閉症的常見表現，包括無法管理金錢、偏好例行且千篇一律的事務、強迫行為傾向、對環境刺激的高度敏感、溝通困難、醫療問題、行為問題、有限的社交網絡與照顧者議題，以及最終居住狀況改變的需求。

　　雅各的母親越來越擔心自己是否有能力照顧兒子，且兩人的口角導致母親骨折。雅各與母親極需他人幫助與支持，因母親無法再照顧他，但雅各卻無法照顧自己。她認為沒有家人或朋友能幫忙減輕照顧的重擔，加上雅各是她生命中的最愛，因此對兒子的未來感到害怕。此案例凸顯該家庭缺乏有關未來照顧的討論，此時非常需要護理人員的介入，鼓勵他們討論。

| 公眾典範 |

天寶・葛蘭汀（Temple Grandin）博士為最著名的自閉症患者之一，她為自閉症發聲，且熱衷於動物福利。她是 2010 年 HBO 獲獎電影《星星的孩子》的故事主角。此部電影描述她因自閉症所面臨的獨特挑戰，以及對動物行為的濃厚興趣和想法。電影提到許多自閉症常見特徵，像是對聲音及其他感官刺激的高度敏感性、對興趣之專注、非典型溝通方式和社交技巧缺失。Grandin 的故事指出，透過家人和老師的支持，自閉症患者仍可成功。她將特殊行為與興趣轉換為自己的才能，設計出更多人性的動物馴服與設備，並在 2010 年獲頒美國動物科學學會獎項（亦請參見 Grandin, 2011）。若 Grandin 小時診斷為自閉症的當下，家屬接受當時專家的建議，送到機構，我們無法預知其是否能有今日的成就（Luce, 2010）。

這個故事為健康照護者與家屬提供一個很好的例子。儘管疾病帶來挑戰，泛自閉症患者仍可有效運用自己的興趣，進而對社會有所貢獻。在上述的例子中，雅各亦從母親與雇主的支持中獲益，他們理解他的行為模式，支持並幫助他運用其技能，對球場有所貢獻。健康照護者應試著發現患者的才能，而非著眼於他們的「失能」；此觀念對於許多障礙者及其家庭已逐漸成為重要的觀點。

| 自閉症患者的老化需求 |

我們對自閉症患者因年紀增長而不斷變化之需求仍了解甚少。關節炎、糖尿病、心臟疾病和高血壓皆為老化常見之慢性疾病，且造成社區老人的健康管理變得複雜且困難。如同雅各的案例，自閉症老年患者可能需服用具多種副作用的精神藥物。此外，可能因人際關係技巧有限，難以獲得適當的健康照護與支持。換句話說，自閉症老人迫切需要協助，以處理不斷變化的健康照護需求，維持獨立性。

雖然老化與自閉症的實證才剛開始建立，但護理角色已清楚了解，無論護理人員是在初級保健、醫院病房或社區中接觸到泛自閉症患者，代言與照護或個案管理的技能都很重要。社區自閉症老年護理實務的要素包括：了解患者社會脈絡（居住於何處、與誰同住）、專業評估技巧、衛教、健康和安適的促進，及認識社區系統。此外，護理人員應了解全國和地方所提供的照護計畫，以協助泛自閉症患者在原居住社區中成功老化。

｜生命階段｜

當父母得知子女有發展障礙（如泛自閉症）時，可能出現各種反應，包括：獲知診斷後的釋懷、有關診斷含意的強烈壓力與害怕、思考自己是否有能力處理、面臨小孩不如預期般健康的哀傷，以及發展適應策略的需求等（Pelchat & Lefebvre, 2004; Rubin & Crocker, 2006; Turnbull, 2004）。在此階段中，護理人員的角色著重在減輕家庭壓力，包括主動傾聽、建立信任感、衛教，以及轉介至其他專業、機構和課程。接下來，要協助家屬接受小孩罹患泛自閉症的事實。在此過程中，護理人員需與父母建立夥伴關係，並協助其發展教養特殊需求兒童的能力。

護理人員應敏銳地察覺到如此具挑戰性的過渡期，將為整個家庭系統帶來影響，且須了解現有的轉介計畫與服務。為達最佳的治療結果，早療非常重要（Rubin & Crocker, 2006）。針對孩童個別行為、溝通、教育和社交等需求而訂定的心理社會與教育計畫，將對病童與其家人有所幫助。

教育與技能發展

1997 年，《身心障礙者教育法案》（IDEA）修正案中明令有特殊需求的孩童有權接受特教服務。家長不僅無需額外繳錢，孩童與青少年患者可在受到「最少限制」的環境中學習（American Academy of Child and Adolescent Psychiatry, 2008）。美國聯邦法律規定學校需與學生及家庭配合，提供學生個別化轉銜計畫（individualized transition plan, ITP）與個別化教育計畫（IEP）。2004 年所制訂的《身心障礙者教育促進法案》（Individuals with Disabilities Education Improvement Act, IDEIA），則規定公立學校需在學生 16 歲前，於個別化教育計畫中提供學生從學校到職場的銜接服務，內容包括職業訓練、高等教育的相關諮詢輔導，以及協助取得成人服務。學生離校前，職業復健諮商師亦須參與學生的個別化轉銜計畫，以協助學生尋求並維持就業（Rubin & Crocker, 2006）。而本章的案例雅各在棒球場的工作，即是透過法律規範的相關服務獲得的機會。

殘障者在 21 歲前，皆可持續接受公立教育，但畢業後，特殊服務即結束（Rubin & Crocker, 2006）。然而，不是所有人都像雅各一樣幸運，能具備功能性技能，並順利就業。隨著年齡增加，而無法獲得學校體系所提供的特殊服務時，則需找尋替代的支持服務。許多學生與其家人對接下來將何去何從感到不知所措。

對這些家庭而言，護理人員需對支持服務與機構有足夠的了解，鼓勵泛自閉症青少年及年輕成人參與和其年齡相符的社交娛樂活動，多結交朋友，避免有社交隔離的情況。此外，護理人員必須了解，對患者（個案）整個家庭的支持需持續不斷，並在各種不同發展階段與過渡期需重新評估。圖 15.1 總結患者

護理角色

1. 主動傾聽，並與家庭建立信任感，以減輕壓力。
2. 提供適當的轉介，以滿足教育、治療、心理和情緒的需求。
3. 自泛自閉症最新之研究結果，發現可能的照護議題，並衛教照顧者。
4. 確認照顧者與患者已準備好離開教育體系，並轉銜至成人期。

圖 15.1 ■ 護理人員在過渡期的角色

處於過渡期時護理人員的角色。

成人期與老化

　　由於泛自閉症無法治癒，故早期的認知與行為訓練重在協助患者發展自我照顧、社交與溝通之技能。事實上，學者對泛自閉症患者幼時發現的神經發展異常與核心徵狀是否持續、或有所改變、或有助於預測未來結果，仍有所爭論（Murphy et al., 2011; Rapin & Tuchman, 2008; Shattuck et al., 2007）。有些學者認為症狀雖持續，但會逐漸和緩（Rapin & Tuchman, 2008）；另些學者則表示症狀會持續至成人期（Shattuck et al., 2007; Totsika et al., 2010）。因此，需更多關於此議題的研究，以建立更為合適的服務計畫，滿足自閉症患者的老化需求。

　　舉例來說，泛自閉症患者的社交能力缺失是否會因年齡、行為訓練與衛教等因素而有所改善？一份以235位自閉症青少年與成人患者為樣本的研究顯示，泛自閉症患者的同儕關係、友誼，以及參與社交和娛樂活動的比例皆偏低（Orsmond, Krauss, & Selzer, 2004）。將近50%個案在既定的環境（學校、工作或其他藉由安排的社會團體）外，並無任何同儕朋友。研究表示，無法了解泛自閉症患者本身是否有意願結交朋友，或他們對社交根本無興趣。

　　自閉症是因發育未成熟的腦部所造成的非典型發展障礙（Rapin & Tuchman, 2008），且腦部功能與結構在幼兒與青少年時期持續有發展性的變化。核磁共振攝影結果發現，泛自閉症成人患者的腦容量與常人無異，但額葉、基底核和大腦邊緣系統仍有解剖與功能上的異常（Murphy et al., 2011）。雖已有自閉症患者年齡與解剖位置異常之相關研究，但仍不確定這些異常是屬於基因、分子、突觸、細胞還是腦部迴圈層次的改變（Courchesne, Campbell, & Solso, 2010）。癲癇為泛自閉症兒童最常見的腦部干擾徵狀，發生率約20%至35%（Rubin & Crocker, 2006）。兒童早期與青少年為癲癇的兩個高峰期，常伴隨行為退化（Rubin & Crocker, 2006）。

　　藥物不只可用來治療共病的精神疾病，亦可協助自閉症患者的行為控制。一項針對286位泛自閉症青少年與成人患者藥物使用的縱貫性研究（Esbensen,

Greenberg, Seltzer, & Aman, 2009）指出，在為期四年半的研究中，藥物使用人數從 70%提高至 81%，且隨著年紀增長，藥量將增加。使用藥物包含精神藥物（如抗精神病藥物、抗抑鬱症藥物、抗焦慮劑、鎮靜安眠藥、中樞神經興奮劑）與非精神藥物（如癲癇、高血壓、糖尿病、甲狀腺以及腸胃道用藥）。

　　護理人員照護泛自閉症患者時，應熟悉這些藥物的適應症與副作用，並確認患者父母能密切且適當地監測藥物的治療效果與副作用。此外，精神藥物的使用合併人際關係技巧不足，將會增加照護的複雜度；且泛自閉症患者可能仍有其他和年齡相關的健康問題，使得照護的整合相形困難。護理人員應注意這些潛在問題，以提供患者合適的照護（請參見延伸說明 15.1）。

延伸說明 15.1

泛自閉症老年患者之照護考量

- 有些症狀可能於成人期消失，但許多症狀仍會持續。
- 自閉症患者在成人期仍缺乏同儕關係，但是否應列為考慮因素仍待商榷。
- 腦部大小與一般成人相似；但額葉、基底核和大腦邊緣系統有解剖學與功能上的異常。
- 內外科與精神科用藥皆有可能隨著年齡增長而增加。
- 泛自閉症合併與年齡相關的健康問題，將使照護的整合變得困難且複雜。

老年化家庭

　　成功老化乃透過家人或社區成員的協助，而對生活的改變適應良好，此過程包括促進最佳的身體與心理健康。預防疾病與失能、維持最佳的身體與認知功能，和持續參與日常生活活動，都是成功老化的關鍵要素（Rubin & Crocker, 2006）。泛自閉症患者可能居住在各種社區環境，包括住家、護理之家、寄養

家庭、在支持下的社區居民、有執照的照護機構、團體之家，以及其他聚集式老人住宅（Rubin & Crocker, 2006）。

　　自閉症患者可從政府獲得專業服務，亦可由家人或照顧者得到支持。美國60%發展障礙患者與家人同住（Parish et al., 2004），因此，家庭照顧者成為發展障礙患者主要的照顧來源。

照顧者之老化與未來的照護議題

　　家庭照顧系統越發受到關注，其中一個議題為泛自閉症患者與其主要照顧者（或父母）都逐漸年邁。父母或照顧者往往避諱談論「在他們去世或無法再提供照顧時，將由誰來照顧患者」的話題。許多父母無法想像有誰能像他們一樣，提供足夠的愛與照顧；有些父母雖認定手足或親戚會接手照顧，但卻從未詢問對方的意願或可能性。有些父母明白無人可承接照顧，因而擔心安置機構的品質、人力與資源不足、候補等待時間太久，及因距離遙遠而無法常探視等問題。

　　無論如何，父母突然生病或死亡等需緊急安置的危急情形層出不窮，為了所有人的福祉，溝通是相當重要的。而「交接」是未來照顧計畫中需處理的主要層面，即決定由誰接替照顧、經濟或居住之法律規劃等。與患者家庭建立信任關係後，護理人員須協助自閉症患者與其主要照顧者共同討論。圖15.2綜合了未來照顧計畫應考量的相關議題。

｜家庭資源｜

　　每位泛自閉症患者對照顧計畫的需求不盡相同。以雅各為例，在其母親髖關節骨折尚未痊癒無法提供照顧時，將需為雅各緊急安排居住，同時協助照顧者的需求。像雅各這樣的情況很常見，泛自閉症老人具特殊服務之需求，但因各州的經費、資源、政策和計畫皆有所不同，需依雅各和其母親的居所來決定

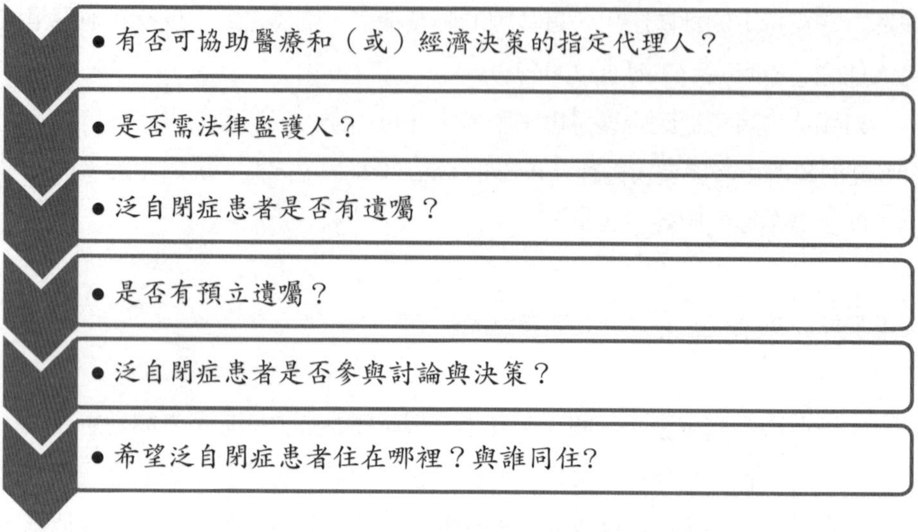

● 有否可協助醫療和（或）經濟決策的指定代理人？

● 是否需法律監護人？

● 泛自閉症患者是否有遺囑？

● 是否有預立遺囑？

● 泛自閉症患者是否參與討論與決策？

● 希望泛自閉症患者住在哪裡？與誰同住？

圖 15.2 ■ 未來計畫之重要議題

可從州政府的服務中得到哪些幫助。護理人員需對不同資源與服務有所了解，如此才可支持患者在社區中的健康老化。

小結

醫護業人員在找尋適當的自閉症特定資源時，多少會遭遇困難。因美國各地泛自閉症服務的類型與範圍有很大的不同，若可先從網路搜尋泛自閉症成人服務的資訊，將有很大的幫助。

｜最佳實務：照護與個案管理｜

個案管理師的責任在於協助泛自閉症患者在居住的州區內，整合與運用各項可使用的服務。除了一般健康照護的管理與協調角色，護理人員可能亦需擔任個案管理師。在照護與個案管理的過程中，完整評估患者的需求和家屬的優

勢與需求極為重要，評估結果可用以規劃、監測與評值照護服務。

　　本章所描述的護理人員角色包括與泛自閉症患者及家屬建立關係。基於彼此的信任與真誠所建立的關係，將有助於確認何時該做出未來計畫之決定，以克服艱難的過渡期。重要的是，需考量泛自閉症患者的能力，使其盡量參與每個討論過程。護理人員的泛自閉症照護角色請參見圖 15.3。

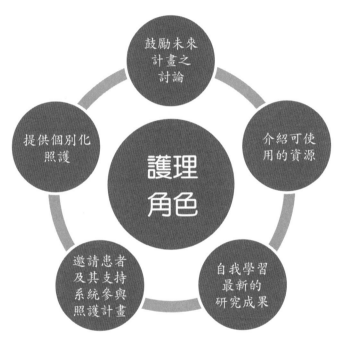

圖 15.3 ■ 個案管理角色

│ 總結 │

　　鑑於泛自閉症患者壽命延長與照顧者的老化，照護計畫應將未來規劃納入為照護管理標準要素。當泛自閉症患者長大成人，且照顧者年紀漸增時，更不可延遲做決定。未來需求與相關決策之考量應於患者年輕時即開始評估。首先，

為因應照顧者無法再提供照護的情況，家屬與照顧者必須制訂一照護轉銜計畫。
接續，照護者必須注意其居住地區所提供之泛自閉症資源。雖然這些服務可能
現在不需要，但因常發生等待候補與資金有限的情形，故仍需事先申請。最後，
照顧者必須了解，隨著年齡增長，泛自閉症患者的需求會持續改變。僅處理眼
前的需求是不夠的，患者家庭必須持續為明日做打算，預先思考日後將會經歷
的問題。護理人員應了解並提醒家屬這些議題、找出可運用的資源與服務、討
論泛自閉症患者未來所需、提供轉介，並協助患者家庭取得所需的服務與方案。

　　發展障礙服務包括個案管理、個別化照護計畫、照護設施、喘息照護和各
種日間照護。其他常見的服務則包括交通補助、緊急應變、二十四小時協助、
居住生活、醫療服務、經濟與就業協助等。照顧者無法永遠處於目前的狀態，
因此，所有面臨老化的發展障礙家庭，皆有規劃未來照護計畫的急切需求。

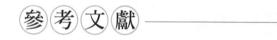

American Academy on Child and Adolescent Psychiatry. (2008). *Services in school for children with special needs fact-sheet: What parents need to know* (No. 83). Washington, DC: Author.

American Psychiatric Association. (2000). *Diagnostic and statistical manual of mental disorders, Text revision (DSM-IV-TR)*. Washington, DC: Author.

Beirne-Smith, M., Ittenbach, R., & Patton, J. (2002). *Mental retardation* (6 ed.). Columbus, OH: Merrill Prentice Hall.

Courchesne, E., Campbell, K., & Solso, S. (2011). Brain growth across the life span in autism: Age-specific changes in anatomical pathology. *Brain Research, 1380*, 138–145.

Esbensen, A. E., Greenberg, J. S., Seltzer, M. M., & Aman, M. G. (2009). A longitudinal investigation of psychotropic and non-psychotropic medication use among adolescents and adults with autism spectrum disorders. *Journal of Autism and Developmental Disorders, 39*, 1339–1349.

Grandin, T. (2011). Official website. http://www.templegrandin.com/templehome.html

Individuals with Disabilities Education Improvement Act, PL 108–446, 20 U.S.C. § 1400 *et seq.* (2004).

Individuals with Disabilities Education Act Amendments of 1997. (Public Law 105–17). Retrieved from http://www2.ed.gov/offices/OSERS/Policy/IDEA/index.html

Luce, J. (2010, May 9) World renowned autistic advocate Temple Grandin's mother to tell the family story. *Daily Kos.* Retrieved from http://www.dailykos.com/story/2010/5/9/124943/7452

Murphy, D. G. M., Beecham, J., Craig, M., & Ecker, C. (2011). Autism in adults: New biological findings and their translational implications to the cost of clinical services. *Brain Research, 1380*, 22–33. doi:10.1016/j.brainres.2010.10.042

Orsmond, G. I., Krauss, M. W., & Seltzer, M. M. (2004). Peer relationships and social and recreational activities among adolescents and adults with autism. *Journal of Autism and Developmental Disorders, 34*(3), 245–256.

Orsmond, G. I., & Seltzer, M. M. (2007). Siblings of individuals with autism or Down syndrome: Effects on adult lives. *Journal of Intellectual Disability Research, 51*(9), 682–696.

Parish, S. L., Seltzer, M. M, Greenberg, J. S., & Floyd, F. (2004). Economic implications of caregiving at midlife:

Comparing parents with and without children who have developmental disabilities. *Mental Retardation,* *42*(6), 413–426.

Pelchat, D., & Lefebvre, H. (2004). A holistic intervention programme for families with a child with a disability. *Journal of Advanced Nursing, 48*, 124–131.

Perkins, E. A., & Moran, J. A. (2010). Aging adults with intellectual disabilities. *Journal of the American Medical Association, 304*(1), 91–92.

Rapin, I., & Tuchman, R. F. (2008). Autism: Definition, neurobiology, screening, diagnosis. *Pediatric Clinics of North America, 55*(5), 1129–1146.

Renty, J. O., & Roeyers, H. (2006). Quality of life in high-functioning adults with autism spectrum disorder. *Autism, 10*, 511–524.

Rubin, I. L., & Crocker, A. C. (2006). *Medical care for children & adults with developmental disabilities* (2 ed.). Baltimore, MD: Paul H. Brookes.

Seltzer, M. M., Krauss, M. W., Orsmond, G. I., & Vestal, C. (2001). Families of adolescents and adults with autism: Uncharted territory. In L. M. Glidden (Ed.), *International review of research on mental retardation* (Vol. 23, pp. 267–294). San Diego, CA: Academic.

Shattuck, P. T., Seltzer, M. M., Greenberg, J. S., Orsmond, G. I., Bolt, D., Kring, S., Lounds, J., & Lord, K. (2007). Change in autism symptoms and maladaptive behaviors in adolescents and adults with an autism spectrum disorder. *Journal of Autism and Developmental Disorders, 37*, 1735–1747.

Totsika, V., Felce, D., Kerr, M., & Hastings, R. (2010). Behavior problems, psychiatric symptoms, and quality of life for older adults with intellectual disability with and without autism. *Journal of Autism and Developmental Disorders.* doi: 10.1007/s10803-010-0975-1

Turnbull, A. P. (2004). President's address 2004: "Wearing two hats": Morphed perspectives on family quality of life. *Mental Retardation, 42*(5), 383–399.

泛自閉症照護之倫理議題：傾聽臨終患者心聲 *16*

Margaret J. Hegge

在生命各個階段，倫理議題始終存於泛自閉症患者的照護過程。決定是否接受侵入性治療措施、病患的決策能力範圍與病患所需的支持程度，皆為患者家屬與醫療人員所需面臨的問題。當倫理議題發生時，護理人員常會發現泛自閉症患者家庭正處於脆弱與動盪中。

當患者併發症惡化，進入臨終階段時，協同決策特別具挑戰性。此時期充滿許多壓力及不可預測，未解決的家庭衝突可能浮上檯面而阻礙共同的倫理決策（Kramer, Kavanaugh,Trentham-Dietz, Walsh, & Yonker, 2010）。在此複雜的情況下，護理人員須徹底了解倫理原則。本章藉由一位癌症末期的案例，在家庭的脈絡下，來闡述照護泛自閉症患者可能面臨的倫理議題與臨床考量。

| 以病人為中心之護理 |

近幾年來，泛自閉症患者的診斷與治療日趨重要。兒童時期的早期發現與確診和及早提供介入措施，可提升患者日後的功能。為了修正患者行為、增加社交活動，並改善身體功能，照顧者需對這些進展持正向態度（A. Keating, personal communication, October 25, 2010）。患者過去可能會因社交與溝通能力障礙、功能缺失與異常行為而遭受排斥或歧視（Vehmas, 2004）。偏見會侷限護理人員對泛自閉症患者的照護方式，且可能導致溝通上的問題（Stein, 2007），特別是在臨終階段。健康照護人員過去採父權醫療模式，代患者做出自認為符合其最大利益的決策。然而，父權模式並不支持協同決策的概念（Stein,

2007）。健康照護者應以功能缺失與溝通障礙的程度作為維持或撤除維生治療的依據（Vehmas, 2004）。此外，當患者生活品質降低時，若專業人員認為不需重視此生命型態，並依此進行照護決策（Vehmas, 2004），這對於認知或語言障礙患者而言是一種歧視。

以患者為中心的照護，需考量所有患者照護之需要（Kingsbury, 2004）。泛自閉症患者應盡可能參與計畫、修正與評值照護的所有過程（Ghaziuddin, 2005; Kingsbury, 2004），尤其當患者面臨死亡，許多倫理議題將使健康照護決策更為複雜，故特別需要以病人為中心之照護。

｜泛自閉症臨終照護研究｜

雖然針對智能障礙患者臨終照護之研究日漸增多，但針對泛自閉症的相關研究仍欠缺（Barnard, Harvey, Potter, & Prior, 2001; Tuffrey-Wijne, Hogg, & Curfs, 2007）。由於兩者在家庭和照護者議題、認知和溝通障礙等層面相似，故護理人員仍可運用智能障礙的研究結果照護泛自閉症患者。智能障礙患者之臨終研究多為描述性，著重在疼痛與症狀評估、知情同意以及決策，多數以回溯式個案分析、焦點團體法與訪談進行。研究發現，助益性的臨終照護包括：讓患者在臨終前住在自己家裡、參與熟悉的活動，並與其他醫護人員及家屬合作，促進以患者為中心的照護模式（King, Janicki, Kissinger, & Lash, 2005; Tuffrey-Wijne et al., 2007）。主要照顧者則可從教育、支持與喘息照護受益（Tuffrey-Wijne et al., 2007）。然而，這些服務之可近性會受地點、社會和經濟因素等影響。

案例報告指出，醫護人員可能因擔憂醫療訴訟及被認為歧視智能障礙患者，而不願說明不予／移除治療的選項。雖然醫護人員的專業可判斷拒絕或撤回治療，但欠缺確切討論。因此當病患或家屬未表示希望移除治療時，可能會有延續無效治療的情形（Tuffrey-Wijne et al., 2007）。

案例——克萊頓罹患癌症

　　克萊頓為一位54歲自閉症男性。桃樂絲與泰德分別為其姊弟，自雙親過世後，桃樂絲一直是克萊頓的重要支持。然而泰德對於家人需照顧克萊頓感到反感，並對其在公眾場合的行為感到丟臉，因此高中畢業後就搬離很遠的地方，只有婚喪喜慶時才會返家。泰德過去常因克萊頓被同學辱罵、嘲笑，而總是躲得遠遠的，把事情交給姊姊處理。然而，雖然桃樂絲是協助克萊頓的主要決策者，卻不是其法定監護人。

　　克萊頓住在桃樂絲家中的一樓，每天與姊姊、姊夫漢克一同進餐。其所有經濟和法律問題皆由桃樂絲處理。克萊頓沒有工作，喜歡用耳機聽古典音樂，並每天以從A到Z的順序閱讀大英百科全書，目前已看到D卷。他只可用二至三個字來表達需要食物、如廁、協助等簡單需求，並使用圖卡來進行較為複雜的溝通。目前克萊頓已學會使用字母磁鐵拼出需求。

　　近來，克萊頓頭痛次數與程度加劇，專科護理師兼個案管理師蘇珊陪同桃樂絲和克萊頓進行一系列的診斷測試。但克萊頓厭惡肢體接觸與不熟悉的環境，篩檢與檢驗過程有許多困難。最後，克萊頓被診斷出腦瘤轉移，無法開刀治療。醫師告知診斷後，蘇珊花費將近一小時向桃樂絲與克萊頓解釋診斷、治療選項與接下來可能發生的症狀。蘇珊安排腫瘤科門診，並詢問是否需陪同以協助澄清治療選項與治療計畫。腫瘤科醫師提出化學治療、放射線治療、合併化療與放療或不採取任何治療等選項，並說明克萊頓處於疾病末期，可能只剩不到六個月的生命；建議他們回去思考哪種治療方式對克萊頓最好，並於決定後再次回診。醫師提供克萊頓衛教資料，但他拒絕接受。經過此次腫瘤科初診後，蘇珊為桃樂絲和克萊頓重新回顧治療選項，並列出每項治療的費用與優缺點。桃樂絲告訴泰德有關克萊頓的診斷結果，並希望共同進行家庭決策，但泰德仍不願返家，桃樂絲需獨自一人考量許多事宜。

（續下頁）

案例——克萊頓罹患癌症（續）

- 克萊頓對自己病情與其意涵的了解程度？
- 克萊頓是否希望自己作為治療的主要決策者？還是如同以往，由桃樂絲代為決定？
- 從克萊頓的觀點而言，最想要哪一治療選項？
- 克萊頓將如何忍受化療和（或）放射療法所帶來的副作用？
- 該如何確認克萊頓是否處於疼痛狀態、其需求，或舒適措施的效果？
- 克萊頓想如何度過餘生？
- 克萊頓是否能接受居住於自家以外的環境（如醫院或安寧中心）？
- 克萊頓如何理解死亡？期望哪種死亡經歷？

桃樂絲對自己難以做出這些重大的決定而感到痛苦萬分，因這些決定將影響克萊頓的生活品質與終生照護克萊頓的承諾。桃樂絲了解克萊頓的腦瘤會造成他定向感混亂，他常用的因應行為將逐漸變得無效。她希望能了解克萊頓的想法與需求，並讓他保持最大的獨立性，而不願將克萊頓獨自留在不考量其特殊需求的健康照護機構。此外，雖然她不想打亂克萊頓熟悉的作息，但了解治療將會影響其每日的時間安排。桃樂絲傾向不採取任何治療，讓克萊頓在熟悉的環境中度過餘生，享受平日喜愛的活動。而泰德則堅持不論花費，克萊頓應接受每一項治療以延長壽命。桃樂絲與泰德彼此的衝突日漸加深。

雖然桃樂絲和泰德皆希望能知道克萊頓的選擇，卻因其語言溝通能力受限，無法溝通如此複雜的議題，難以得知克萊頓是否了解其診斷與治療選項及其了解程度。但泰德無法接受什麼也不做，堅持積極治療。然而，桃樂絲擔心治療的副作用將影響克萊頓的日常生活。

｜臨終照護之倫理道德｜

　　與泛自閉症患者及家屬討論時，分析倫理議題、思考臨終照護複雜決策的主要概念架構、取向與原則等倫理觀點，可協助護理人員、家屬、照顧者和其他相關人員處理倫理衝突，支持在尊重患者偏好、需求與獨特性下所做的決定。

倫理決策的架構與取向

　　倫理架構是依循生物醫學倫理原則而訂，這些架構衍生於兩個傳統且對立的哲學觀點，即義務論（deontology ethics）與結果論（teleology ethics）。倫理取向是以較為當代的角度審視狀況。以德行為基礎的倫理取向是依智慧、洞察力、謙卑等品格特性來了解決策者的意圖或動機；關懷倫理取向則由女性主義觀點發展，強調彼此的信任關係為倫理決策的主要因素。這些取向並非彼此對立，且可同時使用，以把梳複雜的臨床情境。表 16.1 說明照護泛自閉症患者時所運用之倫理架構、取向與原則。

表 16.1 ■ 倫理架構、取向與原則

倫理架構	倫理取向	倫理原則
• 義務論 • 結果論	• 德行倫理 • 關懷倫理	• 尊重 • 自主權 • 行善原則 • 不傷害原則 • 公平正義

● 義務論

　　義務論倫理源自於康德（Kant）。康德認為指導人類行為的原理不僅是普遍的，而且還是無條件的，他稱這種原理為「定言令式」（categorical imperative）。它不能隨個人的傾向、慾望和環境不同而有所差異。此高度理性模式之運用需透過對道德榜樣的嚴格遵守，例如不欺騙、不殺人、不偷竊或不傷害他人。此以責任為基礎的模式認為人本身應被視作目的，而非達成其他目的的手段。決策者需思考，倘若某行為成為世界準則，那麼在任何時間點的所有情況、對於每個人皆適用嗎？此架構的限制在於過於死板，未考慮到決策後果（Beauchamp & Childress, 2008）。舉例來說，健康照護者可能認為不論結果，每位病人皆有了解事實的權利。然而，這類型的照護者可能會因秉持告知患者事實的理念，而嚇到面臨死亡的泛自閉症患者。

● 結果論

目的論為一種結果論倫理學模式，為約翰・斯圖亞特・穆勒（John Stuart Mill）與傑里米・邊沁（Jeremy Bentham）首先發展。此架構是依預期的結果進行決策，而希望結果是以福祉、幸福與最大效益為中心。效益主義（utilitarianism）為此理念之延伸，提倡為多數人追求最大幸福。然而，此理念的困難在於結果往往難以或無法預測（Beauchamp & Childress, 2008）。例如，醫護人員可能會認為，泛自閉症患者在家過世，對照顧者而言太過艱難（結果），也不會改善患者的生活品質，儘管患者與家屬偏好居家照護；因此醫護人員仍可能會建議患者盡快轉至安寧療護病房，為最多人謀求最高效益。

● 以德行為基礎的倫理取向

德行是隨時間而成熟的性格特徵。這些正向特質讓人變得憐憫、謙卑、可信賴、正直與認真盡責（Beauchamp & Childress, 2008）；其他德行包括勇氣、智慧和慷慨。依循德行論的人，仰賴其內在動機做決策，而非外在規範、責任或結果。此倫理取向由品格促成。然而，此取向的缺點為人性墮落的潛在可能，人在壓力下可能會選擇安逸、利己而非堅守品格（Vehmas, 2004, p. 219）。有美德的健康專業人員，將以憐憫的角度行事，確保泛自閉症患者與家屬在患者餘生中獲得最高生活品質。

● 關懷倫理

關懷倫理是以女性主義哲學觀點出發，強調關係、生活品質與陪伴支持弱勢族群（Watson, 2006）。此取向強調人際關係、撫育與存在的相遇。此觀念代替了以責任、公正為基礎的算計，並以同心圓的方式呈現。照護他人的責任為圓心，外圍依序為互動者、親近者、有需要而較疏遠者。隨親密感減低，照護他人的責任感亦趨下降（Noddings, 2003）。同心圓架構描述各式情境下的不同照護強度與目的（Noddings, 2003）。對健康照護者而言，對病患的責任透過照顧關係形成立即的親密，因此，病患從陌生人移至同心圓的中心，健康照護者提供照護而無互惠期待。此取向強調依病患需求、價值觀及患者與家屬的優先考量，提供個別化照護。關懷倫理強調照護過程中，護理人員與病患、家屬彼此間的關係，重視尊重、憐憫、真誠與情感投入（Penticuff, 2006）。但此模式因過於依靠感覺，而難以透過量化的方式去描述。

倫理原則

尊重乃為社會中基本的道德準則（Beauchamp & Childress, 2008）。美國護理協會（ANA）將尊重視為最基本的倫理規範，並表示「所有的護理人員應憐憫與尊重每個人的尊嚴、價值與獨特性，不受社經地位、個人因素或健康問題影響」（ANA, 2001, p. 7）。不論是否有殘疾、認知障礙或瀕臨死亡，每個人本應獲得尊重（ANA, 2001, provision 1.3）。

自主權為病患可自行決定之權益。美國護理協會倫理規範要求護理人員，即使患者的決定與自身相違，仍應尊重患者自主權，並支持協助其所做的決定（ANA, 2001）。然以現今的生物倫理而言，自主權的定義可能過於狹隘。研究顯示，當進入疾病末期後，因疾病複雜度與治療需求，患者不再堅持自己原本的治療決定，而轉請家人代為做出新決定（Robert Wood Johnson Foundation, 2005）。

行善原則為執行對患者有益的醫療處置，改善其生活品質（Beauchamp &

Childress, 2008）。「一般大眾所理解的行善，為盡可能救治生命，減輕痛苦，特別是無法治癒時；若病患拒絕，則停止治療」（Byock, 2004, p. 13）。當醫療人員無法減輕患者症狀或促進身體功能時，則減少或終止醫療服務（Byock, 2004）。然而這只是對行善的狹義看法。為患者謀求最大利益，亦需考慮病人的安適與生命末期的個人與靈性成長（Byock, 2004）。

　　父權主義為行善原則中較為極端的例子。醫療人員認為自己了解什麼對患者最好，而無視患者與家屬的選擇。父權主義一詞傳達了權力上的差異，按照較有權力者的意願行事，以確保能力較弱者的個人安全（Beauchamp & Childress, 2008）。

　　不傷害原則意圖避免或移除傷害，並減輕痛苦（Beauchamp & Childress, 2008）。傷害包括剝奪人們應有的權利、引起反抗、使失去能力、造成痛苦，或甚至結束生命（Beauchamp & Childress, 2008）。就此倫理原則而言，因忽略或能力不足而造成的傷害是不被允許的。有時，短暫的傷害可降低之後受到的傷害，例如以化療消除腫瘤。因此，治療決策包括衡量短期傷害與其可能造成的長期好處（Beauchamp & Childress, 2008）。

　　公平正義的定義為基於患者的需求，提供公平、平等和適當的治療（Beauchamp & Childress, 2008）。其中，分配正義（distributive justice）為透過社會規範、權利與義務，公平使用社會資源（Beauchamp & Childress, 2008）。分配器官予等待名單上的患者，以及國家醫療保健經費之分配皆依據分配正義的原則。

倫理原則之運用

　　儘管克萊頓無法表達想法，桃樂絲仍設法提升其自主權。身為決策代理人，桃樂絲以謀取克萊頓的最大利益為原則來做每個決定。此刻，她明確地希望為克萊頓爭取目前可能有的最佳生活品質（**行善原則**）。治療及轉至安寧病房皆會嚴重影響克萊頓的生活作息，而成為其痛苦與壓力（**不傷害原則**）。桃樂絲運用**公平正義**原則，衡量每一治療花費，為克萊頓決定運用補助經費與醫

療保險的最佳方式。在一次重要的家庭聚會後，泰德感到相當自責與內疚，這扭轉了他對克萊頓目前狀況的想法。然而泰德認為自己了解什麼對克萊頓最好，並希望能積極治療，因為若換作泰德自己是患者，亦會選擇此種方式。然而，泰德卻未了解克萊頓對治療的偏好，就認定此為最合適的選項。泰德的行為即符合所謂的**父權主義**。

健康照護專業人員的倫理觀點

秉持**德性論**的護理人員，將對克萊頓及照顧者充滿憐憫與真誠。雖然此取向並未具體說明執行方式，照護計畫將在照護過程中依據護理人員的品格逐步形成。當護理人員依**義務論**行事時，不論結果為何，他們都將堅持倫理原則；而基於公平正義原則，為避免患者受到不公平的待遇，確保克萊頓接受所指示的醫療處置與照護是其主要責任。以**結果論**為理念之護理人員，則會事先預想疾病與治療的結果，並避免醫療處置降低克萊頓餘生的生活品質。依循**關懷倫理**的護理人員，則與桃樂絲、泰德及克萊頓深入探究現實狀況，協助帶出目前情況對每個人的意義；並依共同的未來目標加以規劃，以提供克萊頓最佳的生活品質；護理人員將支持桃樂絲作為克萊頓的倡言者、了解克萊頓期望的重要來源，以及主要的照護計畫組織者等角色。

| 疾病診斷及相關之護理角色 |

診斷的過程充滿不確定與緊張。家屬與瀕死患者經歷失落與悲傷，可能影響家庭動力（Byock, 2004）。而時間消逝的感覺使家屬更為焦慮（Byock, 2004），且隨著泛自閉症相關議題的產生而加重。家屬可能發現彼此無法誠實地談論這些複雜的議題，且責怪、內疚與憤怒感一湧而出（Turnbull, 2004）。然而，這些負面感受將影響患者治療處置之抉擇（McCarron & McCallion, 2007; RWJF, 2001）。在如此艱難的時刻，護理人員需協助家屬面對與解決此緊繃關

係；基於病患的最大利益，進行臨終照護決策，並在需要時轉介至家庭治療師、社工、精神科或倫理委員會。

案例續述

克萊頓應依其能力參與治療決策，且隨著疾病的進展與需求改變，需有持續的對話，共同發展並修訂照護目標。作為護理人員兼個管師，蘇珊將幫助克萊頓家庭預期並解決可能遭遇的臨終議題。由於桃樂絲照顧克萊頓許久，已非常了解他的溝通模式，最能判斷其意願。桃樂絲的直覺告訴她，克萊頓的疾病對他的行為將有不可預知的影響。她知道克萊頓的日常生活會被打亂，而他將對此感到害怕，因此照護計畫之執行必須有彈性，以因應克萊頓的行為反應。她也了解，為了讓克萊頓持續感到舒適與穩定，自身的壓力必日漸增高。蘇珊將協助整個家庭一起預備克萊頓臨終所需。

照護計畫包括持續而動態的合作關係，護理人員透過每週一次的家庭訪視，管理克萊頓的行為、調整藥物，並處理非預期的症狀和副作用。蘇珊將協助他們探索診斷和預後的意義，並協助他們度過預期的哀傷、道別，並走出傷痛（MacLeod & Johnston, 2007）。

家屬的資訊與支持需求

雖然疾病診斷首先是由腫瘤科醫師等健康照護者告知，但護理人員將密切參與診斷和臨終照護的過程，因此應協助患者與家屬了解相關訊息。病患、照顧者與其他家屬或相關者，需確實了解診斷、預後、治療選項與適時的轉介資源。護理人員必須確認上述人員對患者情形的了解、澄清或修正誤解之處，並回答問題（American College of Physicians, 2009）。在家屬了解診斷與相關資訊的過程中，護理人員可觀察和傾聽其反應、給予支持。醫師可能會協助家屬決定哪些人需被告知診斷及告知資訊的多寡，以提供此家庭最大的支持（American College of Physicians, 2009）。此外，考量患者未來可能的需求，要了解照顧者提供照顧的能力與意願，並評估照顧者是否需要支持與協助照護；一開始即需了解其疲憊和情緒障礙的警訊、是否需要喘息照護，並持續評估（American College of Physicians, 2009）。家屬可能需要額外訓練或轉介諮詢和支持服務。

　　雖然這些因素對臨終患者與家庭的照護有其重要性，照護方式仍須進一步改善。研究結果發現，在照護臨終患者所需的基本護理能力中，處理患者與照顧者的焦慮與憂鬱，及使用以病人為中心的照護資源，兩者為護理實務尤須關注的層面。為提供護理人員更完善的臨終照護知識與資源，需要改善照護系統與額外的教育（Reinke et al., 2010）。

治療決策與同意

　　由於醫療、情緒與經濟議題的複雜性，照護決策常成為家屬沉重的負擔。治療決策應依循知情同意，確保決策者充分了解照護選項、風險、利益與權利（Goldsmith, Skirton, & Webb, 2008）。有效的個案管理可透過照護過程的簡化與訊息整合，降低家屬進行決策的負擔（Winzelberg, Hanson, & Tulsky, 2005）。包括腫瘤科醫師、個管師及相關醫療人員在內的家庭會議，可協助整合患者家庭與照護團隊的觀點、澄清期待，和保持開放式溝通，進而達成照護計畫的共識。

　　治療的主要目標在診斷過程的初期即需討論，如此一來，患者所有家屬才可表達看法與期望（Bade, 2008），當治療目標互相衝突時，尤須討論，如盡可能維持患者生命，或讓患者自然而舒適地離開人世（Bade, 2008）。理想的臨終決策應由患者與最親密的家庭成員共同進行（Kleepsies, 2004）。每個人在生命的末期，皆應享有與其能力相應的決策權利與利益（Stein, 2007），只有少數人在生命末期獨自進行如此複雜的醫療決策（Family Caregiver Alliance, 2010b）。

　　尊重自主權可能與保護脆弱個體免於傷害的職責有所牴觸（Stein, 2008）。

過度保護與保護不足間的平衡是動態的，狀況會隨時間不斷改變，因此需要新的決策（Stein, 2008）。協同與共享決策可協助患者達到最佳利益，但可能需要健康照護者、個管師或諮詢師的協助。健康照護者應努力傾聽與尊重患者的意願；患者則需確認其主要照護目標為延長壽命或舒適？生活品質對其涵為何？最壞的選擇為何（Winzelberg et al., 2005）？

除非法律認定患者無決策能力，否則每個人都有自主權（AHRQ, 2004, 2008）。應鼓勵患者透過語言、非語言、文字、圖案或其他方式，表達治療偏好與臨終期望（AHRQ, 2004, 2008）。然而，泛自閉症患者許多日常生活皆需依賴家庭成員或照顧者，其自主權可能因而無法全然展現，而是間接由照顧者發聲（King et al., 2005; Schelly, 2008）。例如，患者可能依循他人的回饋來引導自身行為，並經常依靠他人來適應環境，以降低破壞性的突發狀況，並維護安全（Hume, Loftin, & Lantz, 2009）。相反地，照護者可能不確定患者對治療的偏好或期望（King et al., 2005）。隨著末期疾病的進展，需重複評估患者的意願，而泛自閉症患者表達偏好的能力可能會因病情惡化而下降（Diesfeld, 2000）。

● 能力評估

決策能力並非單單只是存在或不存在的問題，而是受許多因素影響，像是時間、專注度、習慣或條件狀況（RWJF, 2001）。自閉症患者可能有能力進行某些任務，卻無法完成其他任務。能力可能與特定任務有關，因此必須透過多種測驗來評估（RWJF, 2001）。而時間與環境也是準確評估決策能力的關鍵，患者需處於無任何干擾的環境，在思緒最清晰、無身體徵狀阻礙溝通時進行評估。而患者所熟悉的人亦需在場，並保持安靜直到需要協助或介入。應提供常用的溝通輔助，譬如圖卡、字母磁鐵或電腦鍵盤，並給予適當時間使用，且有患者熟悉的醫護人員在場。評估過程主要著重在可否表達合乎邏輯的偏好，以及可否依據目前的診斷／預後，構思所想要的未來（American College of Physicians, 2009; RWJF, 2001）。為了能讓末期患者符合知情同意，並在決策過程達到真正的自主，下列能力非常重要：

1. 表達選擇的能力。
2. 理解治療選項資訊的能力。
3. 解釋疾病與治療資訊的能力。
4. 依邏輯衡量治療選項，並選擇最能反映自身價值觀之治療的能力。

　　學習障礙者的知情同意相關研究發現，認知和語言能力越好的患者，越有能力行使真實可信的同意（Goldsmith, Skirton, & Webb, 2008）。

　　由於泛自閉症患者的語言能力缺損與難以思考未來情境，其行使自主權所需的複雜心智能力可能不足（Schelly, 2008）。倘若已確認為能力不足，則可指定代理決策者。但自主權仍應是主要目標，因此，其決定需符合他曾表達過的價值觀、期望與生命軌跡。工作人員可以從反映其真實觀點的生命故事，來了解患者的想法（Torke, Alexander, & Lantos, 2008），例如「他總是奮戰到底」或「他討厭看醫生」等描述能傳達患者的偏好，但在危急的情況下，這往往被忽略（Torke et al., 2008），所以應依照當下的情境與預期的疾病進展而做決定（Torke et al., 2008）。

　　在家屬與健康照護者的陪同下，提倡「輔助下的能力」。能力不足的患者，依其自行選擇的程度參與照護計畫，而適當的支持、宣導與協助可促進實質參與（Stein, 2008）。藉由照護群體共享決策，以維護患者的最大利益，並尊重患者生活喜好、價值觀與期待（Stein, 2008）。

　　隨著疾病持續的進展，臨終決策是一系列相互影響的決策，而非只是單一決定（King et al., 2005）。決策內容包含個人照顧、家務處理、健康照護、情緒支持、持續監測與喘息照護（Family Caregiver Alliance, 2010a）。複雜的醫療、倫理、法律議題和個人考量常導致家屬彼此間的緊張，干擾照顧者與家屬的睡眠與認知能力，使其處理這些議題的能力受影響（RWJF, 2007）。複雜性決策的結果並非總是理想的，可能不切實際或造成不可預知的後果。未來的事情，基本上是無法知道的（Kopelman, 2007）。當時間有限且患者健康逐漸惡化，沒有任何決定能保證患者與其家庭之利益（Kopelman, 2007）。因此，應有備案的規劃，並在需要時進行調整，以彈性的方式因應快速變化的狀況

（Family Caregiver Alliance, 2010a）。

健康照護代理人

患者可能會請健康照護代理人代為做決策，直到權力撤回或患者逝世（AHRQ, 2008）。而此代理需經患者了解與同意，且簽署正式授權書後，方得執行；若代理人無法達到患者之期望，患者亦有權撤回代理（Lynden, 2010）。代理內容包括決定飲食、休閒活動、運動、藥物、治療、檢查程序和維生治療等決策（Stein, 2007）。代理人應以患者為中心，追求其最佳利益（Kopelman, 2007），同時需對患者的價值觀、生活型態、喜好與個性相當了解，以試著做出患者具行為能力時會有的選擇（Torke, Alexander, & Lantos, 2008）。

透過代理人協助泛自閉症患者表達複雜的議題，治療團隊才可了解患者之期望，為其設立照護計畫（Agency for Healthcare Research and Quality, 2008）。而為了替患者做出延續生命、舒適、疼痛控制與溝通機制等困難決定，代理人可能需透過訓練、諮詢或法律之說明（Kleepsies, 2004; RWJF, 2006）。當第三者依據患者價值觀與喜好做出替代性判斷時，亦可解決家屬的分歧意見（Torke, Alexander, & Lantos, 2008）。

促進臨終議題之溝通

有關生命抉擇的討論應盡早開始，並持續整個末期病程，且患者、照顧者與其他重要相關人士皆需參與（Forrester-Jones & Broadhurst, 2007）。在時間充裕且有適當協助的前提下，護理人員應假定每個人皆可參與，以促進溝通能力受限患者的自主權。對語言能力受限者，訊息處理與反應時間的充裕及無干擾的環境，是最基本而重要的溝通要素（RWJF, 2001）。在討論過程中，應將干擾降至最低，每位參與者應坐於眼睛可平視對方之水平高度，以降低權力差異感受。護理人員應放慢速度至患者說話速率（Forrester-Jones & Broadhurst, 2007），或透過其他互動方式，譬如文字書寫、非語言動作、圖卡等，以促進

患者表達臨終照護的偏好。每次只討論一個話題，以免患者混淆（Forrester-Jones & Broadhurst, 2007）。

案例續述

　　蘇珊邀請克萊頓、桃樂絲與泰德一同舉行家庭會議。蘇珊從對克萊頓病況的擔憂開始談起，接著請他們思考目前的治療目標，詢問「克萊頓目前想要的是什麼？」，並了解他們對以居家護理提供疼痛控制與舒適照護的接受度。克萊頓點頭表示居家訪視人員可觸碰他。蘇珊進而讓克萊頓看留置尿管與靜脈輸液治療的照片，並解釋其目的與作用；克萊頓搖頭說不。而當桃樂絲開始詢問症狀的處理時，泰德開始哭泣，並說著：「這一點都不公平，克萊頓一直以來已經受到這麼多的折磨；如今還要受這些苦，根本不公平！」他們討論延續生命的積極治療方式和維持生活品質的舒適照護。桃樂絲與泰德皆無法想像克萊頓在不明白治療原因下，如何忍受這些積極治療所帶來的副作用。泰德同意這些治療會增加克萊頓的痛苦，無法延長「有品質的生命」。桃樂絲與泰德最終同意讓克萊頓回到自己原來的生活型態，桃樂絲也對此感到放心。另外，蘇珊說明，克萊頓在生命末期可能需要安寧療護，並接續討論更多複雜的議題，包括對克萊頓而言，死亡的意義為何？是代表與家人、朋友及社會分開？失去喜愛的娛樂消遣？抑或心靈上的掛念？最後列出克萊頓生命最後幾週的選擇：

- 生命最後幾週的居住地點：為了維持克萊頓的生活型態與安穩的環境，他們同意克萊頓應盡可能地與桃樂絲一同住在他的公寓。
- 進行一直以來想完成的活動：泰德說他總是向克萊頓保證要帶他去湖邊釣魚，而克萊頓也表示想和弟弟一起去；於是他們開始規劃行程。
- 病患逝世時，誰該守在病床邊：克萊頓希望桃樂絲在整個疾病以及死亡過程陪伴在旁。
- 遺產規劃，將遺物轉交給喜愛的人：克萊頓同意整理自己的物品，並加

（續下頁）

案例續述（續）

以標註，讓桃樂絲知道要將物品轉交給誰。

蘇珊建議進行生命回顧與懷舊處置，透過翻閱相本、談論追悼會、探望父母的墓地及規劃分享特別要紀念的往事等方式來面對預期性哀傷。她亦詢問是否要聯繫他們的牧師，協助提供心靈上的支持，克萊頓一家人同意這對他們有很大的幫助。

疾病進展與症狀處理

護理人員應協助病患與家屬設立清楚的共同目標、鼓勵提問，並根據患者與家屬的理解程度，提供立即且真誠的明確回答（Forrester-Jones & Broadhurst, 2007）。由於疾病的進展，患者與家屬會再次面臨上述決策，此時仍需依照患者的願望或照顧者的喜好，以及照顧者過去與患者相處的經驗進行（Rosetti, Ashby, Arndt, Chadwich, & Kasahara, 2008）。護理人員需以具體可行之計畫來評估症狀，且著重在疼痛的評估與處置。疼痛是個人主觀經驗，無法客觀地以數字量化（Herr et al., 2006）。當患者因語言受限而無法表達疼痛時，則需頻繁地評估患者有否疼痛之行為線索。為比較與追蹤患者整個病程中的疼痛軌跡，需記錄患者之基準行為（Herr et al., 2006）。由於照顧者比任何人都更清楚患者行為線索之涵義，因此需仰賴照顧者協助監測無口語表達患者的不適程度（Herr et al., 2006）。此外，可使用疼痛行為量表（Behavioral Pain Scale; Payen et al., 2001）或障礙者疼痛評估工具（Disability Distress Assessment Tool; DisDAT, 2006）等行為評估工具。評估輕微至嚴重之 10 分量表可隨著疼痛程度增加，標註漸進式的行為指標，從笑臉、躁動、扭曲的臉，至顫抖哭泣（P. Pian, personal communication, November 6, 2010）。而此工具需由護理人員直接觀察、判斷患者行為線索的意義，處置目的為疼痛緩解與增加舒適度。泛自閉症

患者之疼痛量表範例請參見圖 13.1、13.2。

案例──疼痛處置

　　蘇珊請桃樂絲描述克萊頓快樂、平靜、無疼痛狀態下的行為。桃樂絲表示，克萊頓在滿足地閱讀或聽音樂時皆無任何臉部表情。當蘇珊接著詢問克萊頓不適或疼痛的行為徵象時，桃樂絲回答，當克萊頓感到輕微不適時，會用舌頭輕敲牙齒發出聲響。不適程度越高，則舌頭敲擊速度越快。若疼痛加劇，則會擺動身體且面部扭曲，像扮鬼臉一般。當處於劇烈疼痛時，克萊頓則會在地上蜷曲成胎兒的姿勢並拉睫毛，而這個行為只在長智齒時出現過一次。蘇珊依照桃樂絲所述之行為製作一視覺疼痛量表，並將這些行為置於 0、3、6、9 的分數上。接著，蘇珊詢問桃樂絲何種方式最能有效地減輕克萊頓的疼痛。桃樂絲說道，較暗的燈光、輕柔的古典音樂、藥物 aspirin 可有效減緩其輕微不適，ibuprofen 則可降低中度疼痛。智齒疼痛時，則在使用抗生素與鴉片類藥物後進行拔牙。蘇珊依疼痛程度分類，將這些減緩疼痛的方式加註於量表中，並開立適當的處方。她告知桃樂絲如何透過此個別的疼痛量表來追蹤、記錄與處理克萊頓的疼痛。

　　無法言語的泛自閉症患者特別難以評估疼痛情形。在克萊頓的例子中，行為改變是最佳的疼痛線索。行為評估包含面部表情（異常或扭曲的表情）、發聲（迸發聲響、咕噥聲或嘈雜的呼吸聲）、坐立不安、煩躁、踱步、搖動、抑或其他自我刺激等身體動作。護理人員亦需觀察患者有否退縮或攻擊等人際互動的變化。活動模式的改變與情緒爆發皆可能代表泛自閉症患者正經歷難以表達且超過忍受範圍的疼痛（Ferrel, Fine, & Herr, 2010; Herr et al., 2010）。詳細的視覺疼痛評估量表請參見第十三章。

｜生活品質｜

生活品質為對於安適狀態的主觀自我感受，會因內在與外在因素而有所不同。在臨終決策時，生活品質常為重要的考量，但只有當事者能決定實際的品質。當症狀加劇，疾病末期患者雖經歷到生理安適狀態的衰退，但卻可能在人際關係或心靈層面獲得更好的品質。「與障礙者的自我評估相比，醫療專業人員嚴重低估了障礙者的生活品質……」（Gill, 2000）。健康狀態良好的年輕人可能無法接受任何身體改變，老年人卻因已適應身體的突然轉變、慢性疾病或中等程度不適，而對生活品質的看法較實際。有人宣稱一旦生活品質降至特定值後，則不希望活著。但這個基準點會隨著疾病的進展而變動。

「家庭生活品質」包括「家庭需求獲得滿足、家庭成員享受全家人一起生活，並有機會從事他們認為重要的活動」（Park et al., 2003, p. 368）。臨終照護的重點之一為，將所剩餘家庭生活的時間品質最大化（American College of Physicians, 2009）。此即為瀕死患者與其家庭有目的地安排活動，以增加有意義與成長的機會（Byock, 2004）。照顧者可能需要接受訓練、喘息照護、支持團體和諮商，以創造與維持這些深具意義的活動。臨終患者的家人，常在醫療照護者與患者之間，採取保護的立場與態度，並依患者的最佳利益做決定（Stein, 2007）。家屬與醫療照護者皆需將促進患者最佳安適狀態的環境納入考慮（Diesfeld, 2000）。

安寧療護

當死亡將近時，「舒適」為治療重點。90%人們偏好逝於家中，然而，實際上只有 20%可達到希望（Center for Gerontology and Health Care Research, 2000）。安寧療護的最初設想為，在正常的死亡過程中，仍活出最絢爛的人生；因此，舒適為此階段的重點，包括家屬在調適親愛家人的疾病照顧、死亡與哀慟時，獲得支持。為滿足臨終患者與其家屬之生理、情緒、社會與靈性需

求，需跨領域治療團隊的協助。安寧照護目的在於增進生活品質（World Health Organization, 2002）。安寧療護透過與家屬的合作關係，支持其照護計畫之規劃、安排與修正，以增加患者舒適度，並減輕疼痛與焦慮。不論是住院機構或居家環境，皆可進行安寧照護。居家環境中的安寧療護，包括在整個病程中進行環境評估、藥品管理與家庭支持的家庭訪視。這些措施皆是為了支持家屬決策，尤其是當疾病造成行為上不可預期影響的時候。安寧照護同時為痛失親人的家屬提供喪親支持，並安排成長機會與治療性儀式（National Consensus Project for Quality Palliative Care, 2009）。

案例——結論

　　桃樂絲打電話給蘇珊，啜泣地哭訴無法撫慰克萊頓。他已經連續兩個小時呈胎兒狀的姿勢，臉部扭曲痛苦地在地板上蠕動身軀，並不斷發出尖銳的哀嚎聲。他雙手緊抱著頭，桃樂絲將他的非麻醉類止痛藥 acetaminophen 和麻醉類止痛藥 codeine 磨碎，並倒入水中，試著讓克萊頓服用，但他嘴巴始終不打開。在桃樂絲的同意下，蘇珊請救護車將克萊頓送到醫院，進到有安寧照護團隊的腫瘤科，置入靜脈導管給予嗎啡。克萊頓在十五分鐘內睡著了，桃樂絲亦在克萊頓病房內的躺椅休息，好讓克萊頓在陌生環境中醒來時獲得安撫。桃樂絲聯絡泰德，告知克萊頓住院一事。泰德痛斥桃樂絲，譴責她不夠密切注意克萊頓，讓他如此痛不欲生。由於精疲力竭，桃樂絲開始哭泣。蘇珊帶她去私人房間、加以傾聽，並建議再進行一次家庭會議，一起討論將發生的事情。經桃樂絲同意後，蘇珊致電泰德，其亦同意參加隔天的會議。

　　蘇珊嘆了口氣，認為有些家庭衝突已超出其能力可解決的範圍。在泰德與桃樂絲雙方皆需額外的支持時，克萊頓的癌症加深了他們的不和。克萊頓仍需繼續留在腫瘤科觀察與治療三週。長效嗎啡點滴維持著克萊頓的舒適感，他用耳機聽古典音樂、閱讀百科全書。與住院前比較，克萊頓的意識清醒程度雖降低，但仍可認出桃樂絲。桃樂絲每天到病房探望克萊頓

（續下頁）

案例——結論（續）

幾小時，現在夜晚睡眠可不受干擾，變得較有精神。泰德雖已返回自己的家中，但桃樂絲仍會電郵告知克萊頓的病況。由於克萊頓的病情惡化，必須增加嗎啡劑量以控制疼痛。後來他逐漸陷入昏迷，並在桃樂絲的陪伴下安詳過世。

｜照顧者與代理人醫療決策之考量｜

許多研究指出，家庭照顧者承擔生理、心理與經濟的重擔。癌症末期患者照顧者之回溯性研究發現，當患者症狀惡化、生活品質降低，且需求未被滿足時，照顧者將經歷更多的壓力（O'Hara et al., 2010）。雖然這些研究結果無法完全運用在疾病末期的泛自閉症病患，但仍可合理地假設這些因素對此族群的照顧者有相似影響，且在疾病變化的過程，提供降低照顧者壓力的支持措施有其必要性。

Wendler 與 Rid（2011）的系統性文獻回顧發現，在患者臨終的情況下，許多醫療代理人對其判斷有著揮之不去的疑慮與內疚感。如果代理人認為他們是在實現所愛之人的心願，儘管決策過程充滿壓力，將經歷較少的負面情緒（Wendler & Rid, 2011）。另有文獻指出，目前相關研究在研究方法、取樣、定義、研究工具與分析上有極大異質性，需要界定明確的研究定義與工具，並進行更多的研究，以建立臨終照顧與安寧照護的實證基礎（Stajduhar et al., 2010）。

照護與泛自閉症

泛自閉症患者的家庭可能已適應照顧患者的需求。但當患者被診斷為疾病

末期後，疼痛、症狀控制、藥物治療以及無法預知的副作用皆加劇了照護的需要，這些複雜性使得家庭的責任更加重大；此外，壓力將會隨著時間逐漸累積。雖然照顧者協助自閉症患者轉變、改善和成長，然而死亡是無法避免的結果，此種轉變仍會因疾病軌跡，而可能無法順利走完（Turnbull, 2004）。

照顧者可能希望給予自閉症患者安慰，但由於患者缺乏同理心，而導致其無法感受到，抑或無法與照顧者同樣地給予他人安慰（Kennett, 2002）。此外，泛自閉症患者對肢體接觸敏感，且厭惡身體照護，甚至會以暴力行為回應身體接觸（Davidson, 2007）。照顧者可能會將此行為視為拒絕，而此種無反應或暴力行為進而增加照護的挫折感。照護疾病末期的泛自閉症患者極為耗時，且心力交瘁，這種長期且高度的責任感他人無法理解，且不易找到出口。這種不確定感、疼痛、疲累與經濟負擔亦增加了原有的壓力（Family Caregiver Alliance, 2010b）。

隨著疾病的惡化與患者能力的降低，照顧者所承擔的責任日趨增加。此外，遠房親戚或他人的批評亦會造成照顧者額外的壓力（Family Caregiver Alliance, 2010b）。平常亦會因照護責任而逐漸疏離社交網絡，譬如教會和工作。家庭照顧者需要強大的支持系統，特別是照顧替代者的部分，以協助照護罹患疾病末期的泛自閉症家人。

從疾病末期的診斷到所愛之人逝世，是個充滿愧疚、自責、後悔、害怕、困惑等情緒的時期（McCarron & McCallion, 2007）。充滿如此壓力的時期也可能引爆家庭潛在多年的衝突（Kramer et al., 2010）。有些家庭成員可能會抱著患者可康復等不切實際的希望，並要求繼續治療（McCarron & McCallion, 2007）；有些則接受死亡的結果，並祈求痛苦的減輕。「對於任何可維持家人性命的微小機會皆鍥而不捨的家庭，與將舒適視為照護重點的家庭，對於『對患者最好』的定義可能有不同的看法」（Kopelman, 2007, p. 188）。表 16.2 列出泛自閉症臨終患者的家庭議題。

過度的治療和死亡過程的拖延皆會造成生活品質的下降（Tuffrey-Wijne et al., 2007），且「過度治療將會造成傷害，特別是當患者無法理解治療所造成的疼痛或約束……」（Kopelman, 2007, p. 190）。一個良好的臨終決策是必須對臨

表 16.2 ■ 泛自閉症臨終患者的家庭議題

一般臨終患者之家庭	泛自閉症臨終患者之家庭
堅持與放棄	尋找與患者溝通並理解其希望和偏好的方法。
解決家庭議題、和解	回想並解決家庭議題。 處理照顧責任與義務。 確保對照顧者的支持。 解決決策之衝突。
回憶懷舊、生命回顧和終止	找出讓患者表達生命高峰與低潮之方法。 找出促進懷舊、生命回顧的方式。 與患者談論關於生命結束的偏好與選擇。
疼痛控制與舒適	辨別疼痛線索。 適當地處理疼痛。 找出提升舒適度的方法。 表達舒適感。
不適症狀（呼吸急促、噁心）	辨別不適線索。 適當地處理不適症狀。
靈性、寬恕和希望	找出談論靈性、寬恕、希望和情緒的方式。

資料來源：Ferrell, Rhome, & Paice (2003).

床狀況具有完整了解，並擁有可結合與應用最適當資訊的能力（Kopelman, 2007）。所有決策應考慮到患者長遠的利益，並將之最大化（行善原則）；並同時盡量減輕負擔（不傷害原則；Beauchamp & Childress, 2008）。實際的選擇與資源運用皆必須考慮到患者的價值觀與生命計畫（Kopelman, 2007）。當治療逐漸變得過度沉重，且生活品質恢復的希望微弱時，則是需做出另個新決策的時候。

｜深入研究的需要｜

目前關於泛自閉症患者臨終照護之文獻並不多，因此著手進行此時期生活經驗之研究是非常迫切的（Tuffrey-Wijne et al., 2007）。疼痛、疼痛評估、症狀

處置、舒適性措施的有效性、行為問題的處理和症狀線索等皆為泛自閉症臨終患者族群之重要臨床議題。為了能提供泛自閉症患者有效的疼痛處置措施，更有效的臨床決策模式之相關研究是必需的（Tuffrey-Wijne et al., 2007）。

研究的第二步則可定焦於決策能力。為了支持泛自閉症患者的決策能力，必須透過研究，發展出更為優良的工具來評估決策能力和測試可行性（Stein, 2007, 2008）。由於近期許多自閉症家庭研究著重於壓力或家庭剝奪等負擔，若再進一步研究此族群之家庭復原力，則可說明家庭特質對於其生活品質的影響（Turnbull, 2004）。接著，應研究泛自閉症患者的老化過程。縱貫性研究可探討慢性疾病對泛自閉症患者之行為與適應能力的影響，亦可探討正邁入老化之泛自閉症患者的需求、對老化接受度和支持團體等相關研究（Koritsas & Iacono, 2009）。最後，臨終決策之研究，應探討在過與不及之保護下，如何達到平衡（Stein, 2008）。此研究包含評估照護者對維持患者生命治療或進一步照護計畫之態度（Stein, 2007）。

以泛自閉症患者為研究對象

目前研究鮮少討論泛自閉症臨終患者的原因之一為，當以人為研究對象時，必須提供知情同意。任何關於人的研究對象必須通過人體試驗委員會的核准，始可進行研究（University of California, San Diego, Task Force on Decisional Capacity, 2003）。泛自閉症患者則因無法表達他們對研究的了解、或表示同意，故易被分類為弱勢族群；因此，當以此族群為研究對象時，研究則需要更多的保護，可能會受到人體試驗委員會更嚴格的審查。為達同意書的有效性，必須提供充分的相關資訊，讓研究對象可根據研究目的、方法、風險與效益，做出有意義的決定。另，受試者簽署同意書須是出於自願，而非經由脅迫。受試者須了解研究的程序規範，以利自主選擇是否參與研究或進行代理同意，但此過程會因不同研究而有所差異。此外，受試者可在任何時間點退出研究（University of California, San Diego, Task Force on Decisional Capacity, 2003），且研究者須謹慎地保護資料機密。

| 未來將會如何？ |

當政府提供泛自閉症研究補助的同時，泛自閉症患者的教育與醫療照護經費並未隨著需求的增長而增加。為了能處理與照護逐漸增多的自閉症患者，父母、教師與醫療照護者皆需接受訓練，以及更多的社區資源與支持系統。小學、中學、高中與大專院校並未接受政府適當的補助，學校環境亦未符合這類孩童成長的需求；基層衛生保健亦面臨相同的困境。為了回應未來照護的適當需求，充裕的資源與持續的教育是必需的，此即為分配正義的議題，同時亦為關懷的倫理原則。

過去社會大眾認為邁入老化的泛自閉症患者是由家屬來照護，當自閉症患者的父母過世時，照護患者的責任常由手足來接手。但並非每位手足皆願意負起照護的責任（Turnbull, 2004）。目前長期照護機構多為照護失智症患者設立，具不同特殊需求的泛自閉症患者照護中心仍欠缺。當泛自閉症老人逐漸進入長期照護，則需全天服務，且照護者的需求量將只增不減，照護者亦將需接受專門的教育，以提供患者高品質之照護。隨著泛自閉症成人人數增長，專門的健康照護服務的需求勢必增加。

倫理議題充斥在泛自閉症臨終患者的家庭照護中。這些議題伴隨許多情緒與不確定感，進而成為家庭衝突的導火線（Kramer et al., 2010）。經由適當的措施以及倫理架構、方式和原則，健康照護者可協助家庭做出對泛自閉症患者最有利的決策。

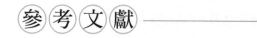

參 考 文 獻

Agency for Health Research and Quality. (2004). *End of life care and outcomes, Report Number 110*, 290-02-0003. Bethesda, MD: Author.

Agency for Healthcare Research and Quality. (2008). *Clinical practice guideline on advance directives: Evidence-based geriatric nursing protocols for best practice.* Hartford Geriatric Center. Retrieved from http://www.guideline.gov/content.aspx?id=12264

American College of Physicians. (2009). *Family caregivers, patients and physicians: Ethical guidance to optimize relationships*. Ethics, Professionalism and Human Rights Committee Position Paper. Philadelphia, PA: Author. Retrieved from http://www.acponline.org/running_practice/ethics/issues/policy/caregivers.pdf

American Nurses Association. (2001). *Code of ethics for nurses with interpretive statements*. Silver Spring, MD: Author.

Bade, P. (2008). Management of gastrointestinal and respiratory symptoms in palliative care. *South Dakota Medicine, Special Edition*, 47(9), 51–3.

Barnard, J., Harvey, V., Potter, D., & Prior, A. (2001). *Ignored or ineligible? The reality for adults with autistic spectrum disorders*. London: National Autistic Society.

Beauchamp, T. L., & Childress, J. F. (2008). *Principles of biomedical ethics* (6 ed.). New York: Oxford University Press.

Byock, I. (2004). The ethics of loving care. *Health Progress*, 85(4), 12–19, 57.

Center for Gerontology and Health Care Research. (2000). *Brown University School of Medicine facts on dying: Policy relevant data on care at the end of life*. Providence, RI: Brown University Medical School. Retrieved from www.chcr.brown.edu/dying/

Center for Human Policy. (n.d.). *A statement of common principles on life-sustaining care and treatment of people with disabilities*. Syracuse, NY: Syracuse University. Available at http://thechp.syr.edu/

Davidson, J. (2007). "In a world of her own": Re-presenting alienation and emotion in the lives and writings of women with autism. *Gender, Place and Culture*, 14(6), 659–677.

Diesfeld, K. (2000). Neither consenting nor protesting: An ethical analysis of a man with autism. *Journal of Medical Ethics*, 26, 27–281.

DisDAT. (2006). *Disability Distress Assessment Tool*. Northumberland, UK: Tyne and Wear NHS Trust and St. Oswald's Hospice.

Family Caregiver Alliance. (2010a). *Fact sheet: Caring for adults with cognitive and memory impairments*. National Center on Caregiving. Retrieved from http://www.caregiver.org/caregiver/jsp/

Family Caregiver Alliance. (2010b). *Fact sheet: Helping families make everyday care choices*. National Center on Caregiving. Retrieved from http://www.caregiver.org/caregiver/jsp/

Ferrell, B. A., Fine, P. G., & Herr, K. A. (2010). Strategies for success: Pharmacologic management of persistent pain in the older adult. *Clinical Advisor*, (October 1), 1–15.

Ferrell, B., Rhome, A., & Paice, J. (2003). *Communication, Module 4. End of Life Nursing Education Consortium*. Washington, DC: City of Hope National Medical Center and American Association of Colleges of Nursing.

Forrester-Jones, V. E., & Broadhurst, S. (2007). *Autism and loss*. Philadelphia, PA: Jessica Kingsley.

Gill, C. J. (2000). Health professional, disability, and assisted suicide: An examination of relevant empirical evidence and reply to Batavia (2000). *Psychology, Public Policy, and Law*, 6, 526–545.

Ghaziuddin, M. (2005). *Mental health aspects of autism and Asperger's syndrome*. London: Jessica Kingsley.

Goldsmith, L., Skirton, H., & Webb, C. (2008). Informed consent to healthcare interventions in people with learning disabilities-an integrative review. *Journal of Advanced Nursing Review Paper*, 64(6), 549–563.

Grant, M., Elk, R., Ferrell, B., Morrison, R. S., & von Gunten, C. F. (2009). Current status of palliative care—clinical implementation, education and research. *CA: A Cancer Journal for Clinicians*, 59(5), 327–335.

Herr, K., Bursch, H., Ersek, M., Miller, L. L., & Swafford, K. (2010). Use of pain-behavioral assessment tools in the nursing home: Expert consensus recommendations for practice. *Journal of Gerontology Nursing*, 36, 18–31.

Herr, K., Coyne, P., Manworren, R., McCaffery, M., Merkel, S., Pelosi-Kelly, J., & Wild, L. (2006). Pain assessment in the nonverbal patient: Position statement with clinical practice recommendations. *Pain Management Nursing*, 7(2), 44–52.

Hume, K., Loftin, R., & Lantz, J. (2009). Increasing independence in autism spectrum disorders: A review of three focused interventions. *Journal of Autism Developmental Disorder*, 39, 1329–1338.

Kennett, J. (2002). Autism, empathy and moral agency. *Philosophical Quarterly*, 52(208), 340–358.

King, A., Janicki, M., Kissinger, K., & Lash, S. (2005). *End of life care for people with developmental disabilities*. Albany, NY: Center for Excellence in Aging Services. Retrieved from http://www.albany.edu/aging/lastpassages/lp-philosophy.htm

Kingsbury, L. A. (2004). Person centered planning in the communication of end of life wishes. *Exceptional Parent*, 34, 44–46.

Kleepsies, P. (2004). *Life and death decisions: Psychological and ethical considerations in end of life care*. Washington, DC: American Psychological Association.

Kopelman, L. (2007). The best interests standard for incompetent or incapacitated persons of all ages. *Journal of Law, Medicine and Ethics, 35*, 187–196.

Koritsas, S., & Iacono, T. (2009). Limitations in life participation and independence due to secondary conditions. *American Journal of Intellectual and Developmental Disabilities, 114*(6), 437–448.

Kramer, B., Kavanaugh, M., Trentham-Dietz, A., Walsh, M., & Yonker, J. (2010). Predictors of family conflict at the end of life: the experience of spouses and adult children of persons with lung cancer. *Gastroenterology, 50*(2), 215–225.

Lynden, M. (2010). *Assessing capacity to execute a health care proxy: A rationale and protocol.* Retrieved from http://www.thefreelibrary.com/_/print/PrintArticle.aspx?id=172169648.

MacLeod, A., & Johnston, P. (2007). Standing out and fitting in: A report on a support group for individuals with Asperger syndrome using a personal account. *British Journal of Special Education, 34*(2), 83–88.

Mandell, D., Wiggins, L., Carpenter, A., Daniels, J., DiGuiseppi, C., Durkin, M., ... Kirby, R. S. (2009). Racial/ethnic disparities in the identification of children with autism spectrum disorders. *American Journal of Public Health, 99*(3), 493–498.

McCarron, M., & McCallion, P. (2007). End-of-life care challenges for persons with intellectual disability and dementia: Making decisions about tube feeding. *Intellectual and Developmental Disabilities, 45*(2), 128–131.

National Consensus Project for Quality Palliative Care. (2009). *Clinical practice guidelines for quality palliative care* (2 ed.). Pittsburgh, PA: Author.

Noble, J., & Sharav, V. H. (2010). Protecting people with decisional impairments and legal incapacity against bio-medical research abuse. *Journal of Disability Policy Studies, 18*(4), 230–244.

Noddings, N. (2003). *Caring: A feminine approach to ethics and moral education* (2 ed.). Berkeley: University of California Press.

O'Hara, R. E., Hull, J. G., Lyons, K. D., Bakitas, M., Hegel, M. T., Li, Z., & Ahlers, T. A. (2010). Impact on caregiver burden of patient-focused palliative care intervention for patients with advanced cancer. *Palliative and Supportive Care, 8*(4), 395–404.

Park, J., Hoffman, L., Marquis, J., Turnbull, A. P., Poston, D., Mannan, H., ... Nelson, L. L. (2003). Toward assessing family outcomes of service delivery: Validation of a family quality of life survey. *Journal of Intellectual Disability Research, 47*, 367–384.

Payen, J. F., Bru, O., Bosson, J. L., Lagrasta, A., Novel, E., Deschaux, L., ... Jacquot, C. (2001). Assessing pain in critically ill sedated patients using a behavioral pain scale. *Critical Care Medicine, 29*(12), 2258–2263.

Penticuff, H. (2006). Nursing perspectives on ethics: caring within arm's length. *Tzu Chi Nursing Journal, 5*(5), 65–76.

Reinke, L., Shannon, S. E., Engelberg, R., Dotolo, D., Silvestri, G., & Curtis, J. (2010). Nurses' identification of important yet under-utilized end-of-life care skills for patients with life-limiting or terminal illnesses. *Journal of Palliative Medicine, 13*(6), 753–759.

Robert Wood Johnson Foundation. (2001). *State Initiatives in End-of-Life Care. Issue 12: Caring for Marginalized Groups.* Retrieved from http://www.rwjf.org/pr/product.jsp?id=15763

Robert Wood Johnson Foundation. (2005). *State Initiatives in End-of-Life Care: Issue 23*: Retrieved from http://www.rwjf.org/pr/product.jsp?id=15787

Robert Wood Johnson Foundation. (2006). Thirty-Five Leaders Map the Future of Reform. *State Initiatives in End-of-Life Care: Issue 25*: Retrieved from http://www.rwjf.org/pr/product.jsp?id=15870

Rosetti, Z., Ashby, C., Arndt, K., Chadwich, M., & Kasahara, M. (2008). "I like others to not try to fix me": Agency, independence, and autism. *Intellectual and Developmental Disabilities, 46*(5), 364–375.

Schelly, D. (2008). Problems associated with choice and quality of life for an individual with intellectual disability: A personal assistant's reflexive ethnography. *Disability and Society, 23*(7), 719–723.

Stajduhar, K., Funk, L., Toye, C., Grande, G., Aoun, S., & Todd, C. (2010). Part 1: Home-based family caregiving at the end of life: a comprehensive review of published quantitative research (1998–2008). *Palliative Medicine, 24*(6), 573–593.

Stein, G. (2008). Providing palliative care to people with intellectual disabilities: Services, staff knowledge, and challenges. *Journal of Palliative Medicine, 11*(9), 1241–1248.

Stein, G. (2007). *Advance directives and advance care planning for people with intellectual and physical disabilities.* U.S. Department of Health and Human Services Report. Retrieved from http://aspe.hhs.gov/daltcp/reports/

2007/adacp.htm

Torke, A., Alexander, G. C., & Lantos, J. (2008). Substituted judgment: The limitations of autonomy in surrogate decision making. *Journal of General Internal Medicine, 23*(7), 1514–1518.

Totsika, V., Felce, D., Kerr, M., & Hastings, R. (2010). Behavior problems, psychiatric symptoms, and quality of life for older adults with intellectual disability with and without autism. *Journal of Autism and Developmental Disorders, 40*, 1171–1178.

Tuffrey-Wijne, I., Hogg, J., & Curfs, L. (2007). End-of-life and palliative care for people with intellectual disabilities who have cancer or other life-limiting illness: A review of the literature and available resources. *Journal of Applied Research in Intellectual Disabilities, 30*, 331–344.

Turnbull, A. P. (2004). President's address 2004: Wearing two hats: Morphed perspectives on family quality of life. *Mental Retardation, 42*(5), 383–399.

University of California, San Diego, Task Force on Decisional Capacity (2003). *Procedures for determination of decisional capacity in persons participating in research protocols.* Retrieved from http://irb.University of California San Diego.edu/DecisionalCapacityAssessment.pdf

Vehmas, S. (2004). Ethical analysis of the concept of disability. *Mental Retardation, 42*(3) 209–222.

Watson, J. (2006). Caring Theory as an ethical guide to administrative and clinical practices. *Journal of Nursing Administration Healthcare Law, Ethics, and Regulation, 8*(3), 87–93.

Wendler, D., & Rid, A. (2011) Systematic review: The effect on surrogates of making treatment decisions for others. *Annals of Internal Medicine, 154*(5), 336–346.

Winzelberg, G., Hanson, L., & Tulsky, J. (2005). Beyond autonomy: Diversifying end of life decision making approaches to serve patients and families. *Journal of the American Geriatric Society, 53*, 1046–1050.

World Health Organization. (2002). *National cancer control programmes: Policies and managerial guidelines.* Geneva, Switzerland: Author.

第4篇
問題討論

第十四章

1. 你如何為泛自閉症老年患者設計理想的住所？此理想住所是單一家庭的住宅或群體家屋？有何建築特色？是特別為老年人而設立，或各年齡的成人皆可入住？是僅為泛自閉症老年患者而設立，或是任何老年人皆可入住？並請說明理由。

2. 若史密斯先生牙齦持續疼痛，你會如何處理其進食量增加的需要？

3. 史密斯先生越來越難自行處理日常生活，而此狀況將隨失智症的病程發展而越趨嚴重。一般而言，無智能障礙者常以便條紙等幫助記憶，以維持日常生活的獨立性。你會如何幫助史密斯先生？

4. 請為史密斯先生設計每日運動方案，並將其骨關節炎、冠狀動脈疾病、胃食道逆流、高血壓與癲癇之狀況納入考量。你會如何處理史密斯先生的疼痛，以免成為運動之阻礙？

5. 請檢視史密斯先生的藥物清單。你認為有換藥、減藥或開新藥的需要嗎？

第十五章

1. 對照顧者而言，何時為討論泛自閉症患者未來規劃的最佳時間點？有所謂「最佳」或「理想」的時間點嗎？

2. 泛自閉症被歸類為疾病，而此歸類本身即含有貶抑。天寶・葛蘭汀聲稱，若世上存有泛自閉症的治療方式，她將選擇不被治癒。而她並非唯一持有這樣看法的人。你認為當護理人員在照護該族群時，是否帶著該族群無法

與其他人享有相同生活品質的想法？這會如何影響照護？

3. 泛自閉症的治療並非「治癒」，而是減緩各種因泛自閉症而產生的問題。請列舉護理人員打破傳統角色，依據泛自閉症患者獨特需求提供協助的三種方式。

第 十 六 章

1. 除了例行的家庭評估內容，針對罹患末期疾病的泛自閉症患者，臨床人員尚需了解哪些家庭議題？

2. 在照護泛自閉症臨終患者及家屬時，護理人員可如何運用倫理架構與原則？

3. 護理人員如何有效地為泛自閉症患者的主要照顧者提供持續性支持？

4. 有何其他支持服務可減輕泛自閉症臨終患者家庭之壓力，並提供資源？

5. 急性照護環境需做何調整，以因應泛自閉症臨終患者的特殊需求？

6. 如何組織家庭會議，以確保家庭成員可充分表達對泛自閉症患者臨終的莫大恐懼與殷切希望？

一 般 問 題

1. 哪些照護年輕病患的原則可運用於泛自閉症臨終患者？

2. 請討論泛自閉症成人患者評估工具之選擇，並判讀評估結果。

3. 醫療院所與社區對於泛自閉症患者家庭所提供的資源有何差距？

4. 哪些方式可處理泛自閉症成人患者的老年父母常見之擔憂？

5. 隨著泛自閉症患者的父母逐漸老邁，將面臨哪些倫理考量？

其 他 臨 床 案 例

1. 請討論文化與種族可能造成的診斷差異。

2. 你如何設計泛自閉症家庭研究同意書？

3. 請討論並描述圖卡交換溝通的要素或過程，以及如何將之運用於急診、術前檢查和在門診拆除石膏等臨床情境中的泛自閉症老年患者。

4. 請至急診、門診、成人基層照護單位或檢驗單位參訪，並觀察 30 分鐘，注意有何事物可能會造成泛自閉症兒童／青少年／成人之阻礙。請討論並建議可降低這些阻礙之計畫。

5. 請寫下問題，詢問父母／照顧者當其不在場時，與患者互動的最佳方式。

6. 你將照顧一位自長期照護機構來就診的新病人，請列出需蒐集的個人與行為資訊。

簡介：
綜觀泛自閉症整合性照護

● *Ellen Giarelli*

　　從幼兒時期的氣喘、病毒感染和骨折，到老年對失智症與心臟疾病的因應，泛自閉症患者皆需特殊的照護與關注。本書最終篇將回顧與總結泛自閉症患者全面性照護之目標。成功的泛自閉症終生照護必須具備可近性、持續性、全面性、協調性與慈悲關懷，並可依文化做調整。美國兒科醫學會（American Academy of Pediatrics, 2002）指出，上述為兒童與青少年健康照護中不可或缺之要素，當然，也適用於成人。

　　對泛自閉症兒童而言，父母為主要照顧者。然而，照護成人患者時，則是由專業醫療照護者、照顧代理人和患者進行協調溝通。泛自閉症患者應能得到適當的照護、毋需擔心交通問題，且可獲得適當的保險給付。泛自閉症的持續性照護意味著，自患者接受泛自閉症診斷（包含之前的評估）至死亡，不論是否於醫療照護機構，護理人員皆持續參與照護。要提供全面性護理照護，需先接受泛自閉症特殊需求相關之訓練或進階教育，照護範圍分為急性及慢性共病的預防性照護至三級治療。由於護理人員可掌握照護全貌，並召集各專業人員組成醫療團隊，服務與照護之協調將屬於護理的職權範圍。當護理人員對泛自閉症患者的實際狀況越來越了解，並努力以患者角度看待其生活經驗時，護理人員將更有能力提供具慈悲與文化適切性的照護。另外，必須有多種語言版本的評估工具與教材，且照護計畫須考量文化信念、習俗與傳統。

｜為達最佳實務照護而建立的夥伴關係｜

　　提供有效且適當的照護服務，一直為重要議題。社區逐漸成為落實理想健康照護體系之場域。Cotroneo、Purnell、Barnett 與 Martin（2004）建議，社區模式之發展、應用與管理需具備領導能力，而護理人員在這方面具有極豐富的成功經驗。專家發現，社區健康照護系統得以成功，是因相關人士共同參與規劃、執行與評值的過程，以及參與使用現存資源和後續發展。相關內容包括：提供學生、學校教師和醫護人員跨領域實習與訓練的機會；連結患者、家庭與社區；及追求更好生活品質的願景（Freudenberg et al., 1995; Kretzmann &

McKnight, 1993; Richards, 1995; Sullivan & Kelly, 2001; W. K. Kellogg Foundation, 2002）。

　　落實泛自閉症最佳實務照護的方式之一為，建立護理學院與泛自閉症照護中心的合作關係。藉由合作，護生可直接觀察護理如何強化團隊照護的有效性，而行為與職能治療師亦可觀察到護理專業之獨特貢獻。

　　護理健康中心或基層照護中心以社區為基礎，由註冊護理人員與進階護理人員（如專科護理師）管理並擔任主要的工作人員（Torrisi & Hansen-Turton, 2005）。在泛自閉症護理中心服務的護理人員，須接受進階的臨床培訓，並具備該族群之照護經驗，提供基層照護、健康促進與疾病防治等服務。透過與社區領導者建立合作關係，在此實習的護生或許可參與社區服務學習，以增進經驗（Astin & Sax, 1998; Hayes, Haleem, Miller, Miller, & Plowfield, 2005）。

　　第十七章討論護理學院與泛自閉症照護中心建立合作關係之價值。以範例作課程講解，描述如何在泛自閉症照護中心展開學士級與碩士級護生之臨床實習。對於如何聯繫與邀請夥伴，以及如何讓醫護人員做好準備，迎接學生們的到來，作者亦提出實務建議。此外，本章同時概述泛自閉症照護的研究方法。作者認為，單一個案研究為探討照護環境之理想方法學，可用以檢視護理照護對病患功能性結果之影響，同時亦為提升護理專業的必要方式。鼓勵讀者閱讀其他文獻，思考護理在滿足泛自閉症族群終生需求之潛在價值。

｜ 法律議題 ｜

　　照護泛自閉症患者的護理人員，有責任了解保護身心障礙者的相關法令，特別是照護年長患者時更應如此；可能需確認監護權、代理人權力或其他決策等特殊需求。

　　法定監護人係指一人具法定權力（與相應的責任）來守護被監護人的個人利益與財產。監護人的存在通常是因受監護人未成年、無行為能力或殘障，無法維護自身利益。此法律關係是由某人或某機構自願或經法院指派照顧未成年

子女或無行為能力之成人，此協議有時被稱作監管權。而美國多數州的法律皆規定父母為其未成年子女的法定監護人。第十八章列出家庭與社區情境下，泛自閉症照護的法律議題，如監護權等。

　　在本書的最後章節，我們請讀者思考護理專業在泛自閉症照護之不同角色。當閱畢本書後，讀者即肩負作為專業護理人員運用知識與經驗照護此特殊族群的責任。

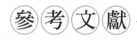

American Academy of Pediatrics. (2002). Medical home: A policy statement. *Pediatrics*, *110*(1), 184–186.

Astin, L., & Sax, A. (1998). How undergraduates are affected by service participation. *Journal of College Student Development*, *39*, 251–263.

Cotroneo, M. M., Purnell, J., Barnett, M. C., & Martin, D. C. (2004). Community-academic partnerships. In L. K. Evans, & N. M. Lang (Eds.), *Academic nursing practice: Helping to shape the future of health care* (pp. 219–235). NewYork: Springer Publishing.

Freudenberg, N., Eng, E., Flay, B., Parcel, G., Rogers, T., & Wallerstein, N. (1995). Strengthening individuals and community capacity to prevent disease and promote health: In search of relevant theories and principles. *Health Education Quarterly*, *22*(3), 290–306.

Hayes, E., Haleem, D., Miller, J., Miller, M. E., & Plowfield, L. Community service and learning and student engagement. In T. Hansen-Turton, M. E. T. Miller, & P. A. Greiner (Eds), *Nurse-managed wellness centers: Developing and maintaining your center* (pp. 87–97). New York: Springer Publishing.

Kretzmann, J., & McKnight, J. (1993). *Building communities from the inside out: A path toward finding and mobilizing community assets.* Evanston, IL: Northwestern University Institute for Policy Research.

Richards, R. (Ed.). (1995). *Building partnerships: Educating health professionals for the communities they serve.* San Francisco, CA: Jossey-Bass.

Sullivan, M., & Kelly, J. G. (Eds). (2001). *Collaborative research: University and community partnership.* Washington, DC: American Public Health Association.

Torrisi, D. L., & Hansen-Turton, T. (2005). *Community and nurse-managed health centers: Getting them started and keeping them going* (pp. 116–117). New York: Springer Publishing.

W. K. Kellogg Foundation. (2002). *Community participation can improve America's public health system.* Retrieved from http://www.wkkf.org/pubs/health/turningpoint/pub3713.pdf

專業的護理夥伴關係與 泛自閉症護理的未來發展

Ellen Giarelli、*Judith Bonaduce*、
Kristen van der Veen

　　當護理專業回應泛自閉症族群的需求，護理人員在泛自閉症照護中的角色將持續拓展，專科護理師的角色可被有系統地標準化。本章闡述該如何設計專業課程，教導護生提供泛自閉症患者整合性照護、給予家庭支持並建構社區服務，以確保最好的照護品質。

｜ 個案管理 ｜

　　個案管理的機制讓患者的自我照顧能力作最大發揮，並有效運用資源（Horst, Werner, & Werner, 2000），使錯綜複雜的照護更為流暢。醫療團隊在個案管理師的領導下提供服務，確保成本效益。個案管理師整合各項服務，使評估、計畫、協調治療、監測到評值的過程能夠持續不中斷（Oliver, 2003）。個案管理為護理人員在跨科別照護團隊中展現角色的機會。

　　泛自閉症照護極為複雜且持續終生，需多位醫療照顧者一同參與，包括醫學、護理、行為和心理治療、職能、語言和物理治療，以及教育等專業技術與知識。個案管理旨在降低照護的分散與重複性，並增進照護品質與臨床成本效益，因此是整合泛自閉症照護的理想方式（American Nurses Credentialing Center, 2005）。而在所有專業中，護理提供整體且全面的照護觀點，使得護理人員成為泛自閉症個案管理師的理想人選。

│護理實務範圍│

　　泛自閉症護理實務範圍包含由專科護理師進行的個案管理，所以患者的醫療給付可能以醫療機構與社區醫療的套裝服務計費，而非單一治療項目（Fairman, Rowe, Hassmiller, & Shalala, 2011）。此外，我們可擴大轉銜照護範圍，除了老人急性至慢性之轉銜照護（Naylor & Keating, 2008），亦可納入青少年至成人獨立之階段。由臨床專科護理師來管理成人自閉症患者的需求尤其可行。

│人性關懷理論│

　　人性關懷理論中，Bevis 和 Watson 關注照護提供者和接受者之間的互動（Bevis & Watson, 2000; Fawcett, 2000）。此理論著重病患、家屬與族群之照護（McCance, McKenna, & Boore, 1999），適用於泛自閉症患者與其社區照顧者。人性關懷理論採整體性照護，並補足個案管理的實務層面。

　　人性關懷理論認為，身體與心靈間的和諧是透過關懷互動而達成（McCance et al., 1999），包括母親和孩童、照顧者與被照顧者、護理人員和泛自閉症患者之間的互動。關懷關係亦可擴大至護生與社區內之泛自閉症患者，致力於提供滿足泛自閉症患者與家屬需求的教育支持方案。

　　護理專業合併人性關懷理論與整合照護之概念，可發展嶄新的泛自閉症照護方式。而此過程在發現孩童行為異常或發展遲緩時即可展開，因而泛自閉症篩檢為整合終身照護的開端。在基層醫療單位實習的護生，可執行孩童發展的常規檢查。在社區臨床教師的指引下，護生可學習如何衛教家庭照顧者有關兒童發展里程碑的知識，並以嬰幼兒自閉症檢核表修訂版（M-CHAT; Baron-Cohen et al., 2000）與自閉症篩檢問卷（ASQ; Berument, Rutter, Lord, Pickles, & Bailey, 1999）進行初步的篩檢。

　　護生需更多機會學習運用實證研究結果（de Cordova et al., 2008）。在大學

與健康照護機構的「夥伴關係模式」報告即提到，應教導護生如何搜尋文獻、整合研究結果，並據此提出實務建議（Missal, Schafer, Halm, & Schaffer, 2010）。Missal 等人（2010, p. 460）認為，護生在回答臨床教師的研究問題過程中，學會如何評估醫療機構後，將可提出「以實證為基礎的實務修正建議」。護理教育領導者可與泛自閉症社區服務機構合作，結合彼此專業，促進正向影響與改變，以提供全方位之照護。

｜護生於自閉症照護中心實習之標準型態｜

韋氏字典（Merriam-Webster, 1983）將社群定義為「具有共同利益的人們所居住的特定區域，或因共同利益而組成的團體」（p. 267）。以此觀點來看，不論是泛自閉症患者或家屬，目前已有許多全國性和在地的支持網絡（請參見延伸說明 17.4）。其他家屬、專業照護者與社區倡導者，也都共同積極投入享有共同利益與目標的社群，改善泛自閉症患者的福利。

提供護生臨床實習場域：泛自閉症患者的社區照護

接續，將舉例說明護理院校與泛自閉症社區服務間的夥伴關係。於社區場域進行護理教育，為人性關懷模式的實例，因兩者的合作對教育者、學生與泛自閉症患者及其照顧者，皆代表「以行動實踐關懷」的概念。

本節將以泛自閉症照護機構為例，說明高年級護生社區護理實習場域的合適性。

在此，「護理院校」指的是提供大學學位之護理教育課程。現今護生的需求與過去不同，他們透過不同方式學習，將知識運用在快速發展的臨床情境，以符合嶄新的健康照護（Porter-O'Grady, 2000, p. 31）。

● 選擇臨床場域的系統性方式

「CARE」縮寫代表：社區（community）場域的推介、場域的評估（accessing）、場域的調查（researching）和實習場域的確認（enacting）。「CARE」源自 Watson 人性關懷理論的基礎概念，說明如何將新的社區實習場域融入護理課程。

社區實習場域的推介：資訊的獲取為融合新實習場域至課程的第一步。經驗豐富的機構可提供護生練習各項臨床技術的機會。實習機構的資訊可經由口傳、熟悉機構轉介或開發新場域等非正式的方式取得。口傳包括從其他教育者得知適合學生社區實習的地點，或是該機構人員表示歡迎護生實習；開發新場域是一種自發且極具成效的方式。

關於泛自閉症照護中心實習，學校人員應明確描述護生實習對機構的好處，並詳細說明護生在照護中心所扮演的角色。初次聯繫時，最好能愉快的結束、交換聯絡資訊，並安排後續會面討論。機構人員亦可能會直接聯絡護理學校，詢問可否作為該校實習場所。但此狀況最有可能發生在聲譽良好的護理院校，且其畢業生被視為專業人員時。在此情況下，應直接將對方的聯絡方式轉知安排實習場所的教師。

場域的評估：由護理教師與機構代表共同安排進行機構評估。機構代表應提供臨床人員數、服務時間與病患人數等相關資訊。若機構有網站，教師應在訪視前先瀏覽宗旨與工作人員的姓名和職稱，並列出泛自閉症照護之相關議題。教師評估時，提供課程大綱予機構人員，以了解如何透過實習達到課程目標。另外，提供教師和學生實習所需儀器或可利用資源的清單，使學生、臨床人員與病患獲得最佳利益。譬如，「機構是否提供兒童壓脈帶、溫度計和檢查表？」雙方應皆同意此場域可提供學生充分的學習經驗，以完成課程之行為目標，且泛自閉症患者亦可從與護生的互動中獲益。而機構亦需具備獨立不受干擾的空間進行會議與討論。

訪視的另一個目的為討論機構希望護生執行的工作和計畫。例如在 5 至 10 歲泛自閉症照護中心內，護生可能需提供泛自閉兒父母衛教工具的清單，包括

如何在家處理氣喘或過敏、無口語泛自閉症患者脫水及中暑的評估指引，或協助青少年保持衛生清潔。

　　場域的調查：在此階段中，雙方皆已同意讓護生至此場所實習、已共同討論課程大綱，且雙方皆同意所有人皆因護生的實習而獲益。護理教師現階段需開始確認是否符合法律規範。

　　實習場所的執照核發和認證必須經過確認，並遞交給學校負責處理正式合約及申請州政府護理局批准的特定人員。若毋需上述程序，在學生實習前，亦應先確認機構的執照。以美國賓州為例，在臨床合約尚未正式生效且未收到州政府護理局批准前，護生不可至機構實習。一般而言，護理院校可製作一標準臨床合約。在機構授權者簽署最終合約前，每個機構應尋找法律顧問。此外，護理院校與臨床機構雙方皆需保留臨床合約的副本，且護理院校亦須繳交至州政府護理局，以取得批准。而合約協定的過程通常至少需兩個月。

　　一旦獲得實習場域資訊、完成場域的評估與調查，並備妥所有表單後，此機構即可設為護生實習場所。

　　實習場域的確認：此階段的護理教師需寄送確認信函至機構，確認實習日期、告知臨床教師的姓名與聯絡資料；許多機構亦要求實習生的姓名。臨床教師應在實習前先探視單位環境，其目的在於設想學生實習日程中會進行的活動及與臨床人員的互動、了解機構實際的設置，以及認識將與學生互動的臨床人員。若有特定的資料檔案或空間無法讓學生使用，臨床教師需在學生實習前即清楚了解。順利實習的關鍵為單位人員和學校教職員間持續而清楚的溝通，而此對泛自閉症照護尤其重要，因泛自閉症照護為護理人員全新的領域，且泛自閉症照護中心可能甚至不清楚護理人員的角色功能。州政府護理局資料表格範例請參見延伸說明 17.1。

　　實習說明：許多臨床機構要求實習前完成學生實習相關事務之說明。若學生需簽署機構保密聲明書或隱私協議，或是其他相關文件，則臨床教師須在實習前取得這些資料，並請學生填妥。為確保實習效能，並避免護生與臨床單位間的衝突，臨床教師需詢問臨床機構有關停車場、服務時間、置物櫃、電話使用、午餐地點等資訊。臨床教師應負責在實習前或第一天告知學生所有重要資

延伸說明 17.1

州政府護理局資料表格範例

所有至機構實習之課程名稱（包括其他州開設的課程）	實習單位	單位平均每日病患數／平均每週訪視數量	平均一次實習所分配到的學生數	師生比	具體時間表		
					實習日期	每日時間	具體天數

備註：所有資訊皆須詳填，以獲州政府護理局的批准。

訊，並再三強調不可於會議討論區域外討論病患、病患診斷或照護等資訊。臨床教師須提醒學生，不應洩漏病患姓名，亦不可於 Twitter 或 Facebook 等社交網絡中討論任何病患。

實習開始前，臨床教師應負責告知學生實習場所名稱、地址、行駛路線、停車指示或大眾交通資訊，以及臨床教師的手機號碼。如果實習內容包括至社區訪視病患，則應事先告知學生需有汽車。由於居家環境的評估為護理個案管理計畫的一部分，因此家訪對泛自閉症照護相當重要。

｜實務應用：範例｜

本個案研究目的為，檢視賓州大學護理學院（UPENN SoN）與自閉症照護中心（Center for Autism, CFA）合作之臨床實習，作為臨床合作關係之範例。

合作對象為護理學院的主要成員與自閉症照護中心的兩位工作人員。

透過一位曾於自閉症照護中心進行研究的護理教師，賓州大學護理學院發覺自閉症照護中心是個適合高年級護生實習的場所。泛自閉症學程的主任、兒科專科護理師學程的主任與臨床協調人員，以及護理學院負責臨床合約之負責人共同組成協會，監督護理學院在此臨床實習方案中的參與。賓州大學護理學院自 2010 年開始，依循上述所列步驟，規劃自閉症照護中心的臨床實習，並在 2011 年春季，展開碩士生為期一學期之臨床實習。

自閉症照護中心

自閉症照護中心創建於 1955 年，為美國第一個自閉症治療中心。創建之初，自閉症照護中心即以改善泛自閉症評估、治療與處置而著名，其服務對象從學齡前期至青少年中期。由於深刻理解每一位泛自閉症患者的獨特性，因此，依據每位患者的行為問題規劃照護，且醫師會將家庭與社區的建議納入照護計畫中（Center for Autism, 2011）。

案例——與自閉症照護中心建立關係

護理教師聯繫並安排會議，邀請自閉症照護中心的執行長、社工及中心內另一位教師參加。中心對納入護理照護以拓展服務亦感興趣。會議中，各方審閱臨床實習課程表後，同意賓州大學護理學院與自閉症中心皆可從中互惠。接著，教學人員討論護生在實習期間可能的工作內容。

首次會議中，各方確認合作三大主題。第一，實習需以實務經驗為主，而非僅為見習。第二，與過去氣喘或運動醫學計畫相似，實習將視為專科護理師學程的專業內容。最後，學生和教師一對一的教學為良好實習經驗的重要因素。

臨床指導者的選擇

　　確認自閉症照護中心的實習可作為合適的教學工具後，臨床協調者即需聯絡自閉症照護中心，以了解該中心是否具有教學熱忱的臨床指導者。自閉症照護中心的人員不僅對本次合作持正向態度，更能夠藉此識別有潛能成為指導者的人選，例如心理師、行為治療師、職能治療師或精神科醫師。最重要的是，覓得有意願、熱愛教學，並對從事兒科專科護理師碩士班教學工作感興趣的臨床指導者。隨著學生臨床經驗的增長，臨床指導者將可促進學生一定程度的獨立。

案例續述

　　一段時間後，自閉症照護中心的主管認為某位精神科醫師可提供泛自閉症診斷與治療之進階訓練。他富有教學意願，且認為每梯實習僅指導一名學生可達到最佳學習效果，並發展穩固的師徒關係。

　　學術課程的臨床協調者發現，數位修習兒科專科護理師課程的學生符合資格，且有意參與此實習。而自閉症照護中心可提供每週 4 小時實習時數。自閉症照護中心被視為一專科門診，如同學生至氣喘、神經科或骨科門診的 4 小時實習。由於身為基層照護服務者，學生需要有廣泛的基層照護經驗。

持續的評值

　　為確保所有至自閉症照護中心等專業臨床機構實習的學生，能獲得足夠的支持，學校設有四項不同的監督機制。首先，修習兒科專科護理課程的學生，每學期需和督導者在實習場所會面兩次，督導者通常為兒科專科護理課程的教師，將和學生一同檢閱其實習經歷。第二，每位學生皆和兒科專科護理課程之

臨床協調者保持聯絡，以協助解決實習過程中可能產生的困難。第三，由臨床指導者填寫臨床評值內容，詳細描述學生在詢問病史、執行身體評估、記錄等重要技巧的進步程度。在自閉症照護中心的案例中，學生可能沒有機會開立處方或執行身體檢查，卻可習得協同式個案管理和發展障礙患者的照護經驗。而這些具體資訊應由臨床指導者進行評值，以做最佳的確認。第四，學生必須自行分析，並書寫照護臨床日誌（需匿名保護個案隱私）。學生臨床日誌摘錄請參見延伸說明 17.2。

延 伸 說 明 17.2

學生對泛自閉症的臨床經驗描述

　　通常我下午兩點半開始進行四小時的實習，但有時候我會早點到，參加各式不同的會議、會診或者和臨床指導老師進行藥物追蹤。臨床指導老師是自閉症照護中心的精神科醫師，他常和許多治療師開會，討論他們各自的照護評估（他必須簽名）或者與其他醫師討論患者的照護。下午兩點半，他們開始檢視上週的生物心理社會綜合評估，而臨床指導老師會回答我所有的問題；在這之後，他們即開始準備下午四點的評估會診。他們會確認攝食量評估單（每位孩童在看醫生前，治療師會先評估攝入量），以及所有病患過去的資料紀錄。

　　下午四點前，治療團隊協同患者家屬完成生物心理社會綜合評估。該評估通常需進行 1.5 至 2 小時，評估內容包含：進行評估的原因、患童的優勢、所有自閉症重要特徵（社會發展、語言和溝通、行為）、認知技能、精細動作和粗動作、感覺議題、日常生活技能、睡眠習慣、不尋常或外傷事件（包括虐待）、懷孕和生產史、氣質和發展里程碑、早療和就學經歷、行為矯正治療史、醫療病史、社交史、家庭史（包括精神和醫療）、其他系統之涉及（譬如國防衛生 DHA、少年司法體系）、其他紀錄或檢驗，以及團隊和患童互動的觀察。在幼兒觀察中，治療團隊運用預先

（續下頁）

延伸說明 17.2（續）

製作的表單架構，來評估患童的社交互動（例如眼神接觸、面部表情、身體姿勢、手勢、試圖分享樂趣、社交和情緒相互性）、溝通（口說、對話、語言使用、符合發展程度的遊戲）、侷限的或刻板行為，及興趣和活動。

在評估的最後，治療團隊會依據評估結果做出診斷，並告知家屬診斷與建議。患者家屬將會在一週內收到以信件通知的生物心理社會綜合評估結果。接著，臨床指導老師和我開始討論評估過程及過程中發生的問題或「灰色地帶」。我會再與教授討論，在各種臨床情境中，我所認為較佳的護理服務方式。

案例續述

除了一般要求的評值外，在自閉症照護中心實習的學生需記錄所執行的護理活動清單。參與的護理活動包括評估患者睡眠、知覺和行為問題；蒐集家族史；轉介醫療和遺傳評估；執行發展與泛自閉症的篩檢；參與個案管理會議；制訂照護計畫。此外，在為期較久的實習中，則有可能進行其他護理措施，如：社區服務和家屬衛教、諮詢其他醫療專業人員、參與行為治療，及評估聽力與視力等。

臨床指導者以清單評值學生所進行的護理照顧。該清單亦可用來評估如何修正或創造護理照護的機會，以利未來學生之實習（請參見延伸說明17.3之護理活動清單）。

該清單可用於所有實習場域，以了解實習中護理照護的形式與數量。這些資料可用來定義泛自閉症的護理、提升實習的持續性，並可證明泛自閉症整合照護中需要更多護理人員的訓練（請參見延伸說明17.3）。

延伸說明 17.3

學生於泛自閉症中心實習之護理活動檢核表

日期：＿＿＿＿＿＿＿＿＿＿＿＿　時間：＿＿＿＿＿＿＿＿＿＿＿

評值每次機構訪視所執行的護理措施。同時寫下執行次數：

護理措施	從未	1次	2～3次	多於3次
觀察／評估				
回顧醫療／行為病歷				
測量生命徵象				
蒐集健康史				
蒐集家族病史				
評估家屬之教育需求				
身體評估				
行為評估				
共病評估				
睡眠、感覺和活動評估				
營養評估				
家庭／環境評估				
三代家族圖譜				
發展篩檢				
泛自閉症篩檢				
聽力與視力評估				
監測藥物反應				
監測藥物副作用				
監測治療反應				
環境／居家評估				
觀察泛自閉症診斷的評估				
協助泛自閉症診斷的評估				
評論行為課程				

（續下頁）

延伸說明 17.3（續）

護理措施	從未	1次	2～3次	多於3次
治療性互動				
參與家長會談／會議				
指導家長／篩檢				
指導家長／發展里程				
指導家長／醫療監測				
指導家長／行為治療				
泛自閉症的社區衛教與服務				
諮詢外部醫療人士				
協助家屬壓力管理				
提供青少年性教育				
在健康議題上與工作人員合作				
參與工作人員個案管理會議				
個案照護計畫				
醫療／護理計畫				
指定預防措施：				
指定治療措施：				
指定後續追蹤項目：				
兒童行為照護計畫				
指定預防措施：				
指定治療措施：				
指定後續衛教內容：				
家庭照護計畫				
指定預防措施：				
指定治療措施：				
指定衛教內容：				
提供照護				
給藥				
呼吸治療				
照護紀錄				
急救				

延伸說明 **17.3**（續）

護理措施	從未	1次	2～3次	多於3次
衛生協助				
設計營養照護計畫				
泛自閉症相關疾患之照護				
精細或粗動作遲緩				
癲癇／精神恍惚				
腸胃道				
氣喘／呼吸道				
飲食營養				
運動／身體活動				
行為分析				
家庭衛教／應用行為分析訓練				
對感官刺激之古怪反應				
侵略性／破壞性				
衝動／過動				
極度害怕或毫不擔心				
自我傷害行為				
進階照護活動				
轉介醫療評估				
轉介眼科				
轉介聽力相關專業人員				
轉介精神科				
後續家訪追蹤				
處理共病				
血糖監測與注射				
執行氣喘治療				
設計全面性照護計畫				
症狀治療				
提供行為措施				

（續下頁）

延伸說明 17.3（續）

護理措施	從未	1次	2～3次	多於3次
提供感官統合治療				
建立健康議題準則				
開立實驗室檢查				
靜脈穿刺				
藥物治療				
社區篩檢				
青少年轉銜計畫				
帶領家長支持團體				
帶領手足課程				
提供家長決策支持				
協調照護				
團隊照護之合作				
家屬之壓力管理				
與家屬溝通醫療議題				
社區／團體活動				
其他：				
與工作人員的互動：				

　　賓州大學護理學院與自閉症照護中心目前的關係主要是透過兒科專科護理課程建立而成；下一階段的精神衛生專科護理課程實習，可讓學生執行深入的精神衛生評估，並處理複雜的用藥，但此夥伴關係仍處於孕育期。賓州大學護理學院為學生找到極佳的教育機會，增進護生在基層照護服務中的泛自閉症照護臨床技能。

案例續述：建議

　　四週實習結束後，臨床人員與學生評價實習。學生對臨床指導教師極為滿意，表示該精神科醫師不僅是位優秀的臨床醫師，更是個熱衷於與進

案例續述：建議（續）

階護理師合作的臨床指導老師，指導學生進行每週一次為期四小時的實習。

　　實習主要內容為：為疑似泛自閉症之兒童進行評估與診斷。一般來說，治療團隊（和兒科專科護理師）每週一次為一位患者進行檢查。病患數量雖少，但每個情況的複雜度極高，因此團隊需深入了解相關資訊，而學生亦可接受泛自閉症診斷的深入訓練。

　　此機構被視為可獲取高度專業知識的優良實習地點。教師與學生皆期盼可接觸到更多病患，但也不希望因此而減少複雜的照護，另外，他們都認為，自閉症照護中心與基層醫療照護間的合作明顯「不連貫」，有待改善。而團隊也認為護理人員或許可作為個案管理師，整合配套服務，以補足該層面的缺失。

　　實習場所的工作人員必須了解學生的實習目的與臨床經驗的教育目標。當有機會時，他們必須持開放態度，讓學生參與泛自閉症其他層面之照護。因此，機構內所有醫護人員應了解下述內容：護理人員在泛自閉症照護的延伸角色、護生感興趣的領域與議題、行為治療與基層照護的理想連結，以及兒科專科護理師的一般技能。

合作的意涵

　　關懷為護理專業不可或缺的一環，將因全球、全國或地域性健康照護的變化而受到影響。Swiadek（2009）提到「護理人員為了專業的發展，需重新建立關懷—治療工作的基礎哲學」（p. 20）。透過護生至泛自閉症照護中心實習，將使得專業的關懷—照護工作有所進展。臨床照護為廣泛健康照護的層面之一；另一層面為建構大量知識來支持專業，發展以實證為基礎的臨床實踐。有許多支持網路等資源可供護理人員作為泛自閉症照護之參考（請參見延伸說明

17.4）。

延伸說明 17.4

全國性、區域性與特定地區之支持網絡與機構

美國

- 美國自閉症協會（Autism Society of America）

www.autism-society.org

全國性資源與各州分會皆受該協會之保護。

- 國家衛生研究院自閉症學術活動（National Institutes of Health Autism Research Activities）

www.nimh.NIH.gov/health/topics/autism-spectrum-disorders-pervasive-developmental-disorders/nih-initiatives/index.shtml

www.nih.gov 亦列出不同部門下的泛自閉症相關網頁：

www.nimh.nih.gov/healthinformation/autismmenu.cfm

- 疾病管制與預防中心（Centers for Disease Control and Prevention）

www.cdc.gov

www.cdc.gov/old/science/iso/concerns/mmr_autism_factsheet.htm（麻疹、腮腺炎、德國麻疹混合疫苗與自閉症的資訊）

- 自閉症研究組織（Organization for Autism Research, OAR）

www.researchautism.org

對醫師或患者父母，皆為非常好的研究支持團體與資訊來源。

- 自閉症之聲（Autism Speaks）

www.autismspeaks.org

此網頁有豐富的資訊來源，並提供相關研究、全國性組織與醫師的連結。此為整合自閉症資源的網頁。

延伸說明 17.4（續）

- 西南自閉症研究與資源中心（Southwest Autism Research and Resource Center, SARRC）

  www.autismcenter.org

- 發展與學習障礙之跨領域委員會（Interdisciplinary Council on Developmental and Learning Disorders, ICDL）

  www.icdl.com

  史丹利・葛林斯班（Stanley Greenspan）機構乃為泛自閉症所設，提供行為相關的教育治療建議。

- 結構化教學法（Treatment and Education of Autistic and Related Communication Handicapped Children, TEACCH）

  www.teacch.com

- 美國兒科醫學會（American Academy of Pediatrics）

  www.aap.org

- 美國兒童與青少年精神醫學會（American Academy of Child and Adolescent Psychiatry）

  www.aacap.org

- 小兒神經醫學會（Child Neurology Society）

  www.childneurologysociety.org

- 全國 X 染色體脆折症基金會（National Fragile X Foundation）

  www.nfxf.org

- 國際雷特氏症協會（International Rett Syndrome Association）

  www.rettsyndrome.org

- 亞斯伯格症線上資源與支持（Online Asperger's Syndrome Information and Support, O.A.S.I.S.）

  www.aspergersyndrome.org

（續下頁）

延伸說明 **17.4**（續）

慈善基金會

- LADDERS

  Margaret Bauman 創辦之麻薩諸塞州一般自閉症研究計畫。

  www.ladders.org

- Doug Flutie Jr. 基金會

  由足球選手為自閉症兒子所創辦的基金會。

  www.dougflutie.org

- Dan Marino 基金會

  由著名的四分衛 Dan Marino 所創辦，提供邁阿密與其他地區之服務。

加拿大

- 加拿大自閉症協會（Autism Society of Canada）

  www.autismsocietycanada.ca

｜單一個案研究｜

　　泛自閉症診斷是根據一組納入條件而定，每位患者都是獨一無二的「個案」，除了疾病表現方式不同，對治療的反應亦是獨特。因此，單一個案研究或許是建構泛自閉症護理知識與評值複雜案例之治療結果的理想方法。

　　蒐集泛自閉症患者資訊的方式有許多種，而不同抽樣方式亦如同一系列光譜，一端是從數量極大的母群中做淺層抽樣，另一端則是單一樣本的飽和抽樣。而記錄一位孩童從出生到 2 歲的 200,000 小時聲音與影像，即為後者抽樣一例（Roy, Frank, & Roy, 2009）。此大量資訊可協助類推母群體（Roy et al., 2009），且深入的單一個案研究可提供合併大樣本離散資料無法獲得的深入洞見（Barlow, Hersen, & Andrasik, 2006）。

單一個案研究之特性

在社會行為科學、神經醫學與教育領域中，單一個案研究為極具價值之工具（Kennedy, 2005; Sandars, 2009）。Broca 在 1861 年對一位無法清晰表達的病患做長期深入臨床觀察後，合併臨床札記與屍體解剖，發現大腦皮質有特定區域負責語言，此為神經科學上的重大突破，並改變了該領域原有的學說（Barlow, Nock, & Hersen, 2009）。

群體的平均表現可能受到多項因素影響，在自閉症研究中將之描述為「干擾變項」，而研究者可透過單一患者的行為研究，排除來自病患差異的干擾（Barlow et al., 2006）。Sharp、Jaquess、Morton 與 Herzinger（2010）認為，單一個案研究特別適合作為具有複雜發展狀況的兒科族群之治療研究。此外，相對於病例對照研究法，單一個案研究可運用在許多醫療服務場所，譬如學校和診所。此研究方法亦運用在選擇性緘默症（Carlson, Kratochwill, & Johnson, 1999）、泛自閉症（Ganz, Lashley, & Rispoli, 2010）和自我傷害行為（Moore, Gilles, McComas, & Symons, 2010）等行為異常上。

在大樣本的隨機對照試驗中，研究者可藉由檢驗治療與特定結果是否顯著相關來暗示因果關係。但個案研究則不需呈現因果關係，而是詢問以下兩個問題：(1)個案是否經歷到預期成果？(2)有否任何證據顯示結果與介入措施相關？由於只有一位受試者，仍難以處理第二個問題。因此，可能會運用其他方式來辨別結果與治療的關聯性，像是密集地蒐集資料，並記錄每個時間點的變化量（Backman & Harris, 1999）。未來護理研究亦可考慮使用時間序列分析，以增進單一個案研究的整體效用（Blumberg, 1984; La Grow & Hamilton, 2001; Tryon, 1982）。

單一個案研究的爭議

單一個案研究的爭議在於治療者和研究者的角色模糊不清。使用控制組的臨床試驗必須是沒有偏差的，特別是在產生資料等研究過程中。而臨床照護並未有相同的限制，且當評值治療結果時，的確少與控制組比較。為避免治療者與研究者角色模糊，必須確保病患接受最佳的治療，並保持研究過程的客觀性（Johannessen, Fosstevedt, & Petersen, 1990）。

當醫師同時為研究者時，潛在利益大於潛在成本。當因應患者需求而調整研究設計時，受過研究訓練的醫師可有系統地追蹤患者／受試者的進展（Kazi, 1998）。單一個案研究可讓研究者透過因應泛自閉症患者的獨特性，來辨別影響病患結果的因素。Smith 等人（2006）所提出泛自閉症治療的研究步驟裡，因單一個案研究具極佳描述能力，故步驟第一階段即是以單一個案研究形成假設。

醫師可能為計畫主持人，研究團隊則由行為治療師、社工師、護理師和心理師組成。當彙整多個單一個案研究的結果時，需考量觀察者間的差異。有許多方法可降低觀察者之間的變異性。研究人員可以統一詞彙描述醫師所提供的治療與患者行為，並確保相同資料蒐集工具的使用方式，且具可接受的信效度。許多工具已標準化地使用於臨床及研究族群。降低觀察者變異的主要方式為，所有研究人員進行密集訓練，且內容應包括觀察後的分析。總而言之，單一個案研究的使用將造成泛自閉症領域對精確科學數據與臨床判斷間取得平衡之爭辯。

單一個案研究的分析方法

單一個案研究因科學嚴謹程度低於其他研究類型，而常不被使用。個案對照研究法、病例世代研究及臨床試驗則因使用具統計意義的方法而較受青睞。但若將個案數與觀察次數皆視為樣本數，則可同時達到統計與臨床的意義。單

一個案研究的分析方法可能不同於有控制組的研究，單一個案研究較著重於「該治療對此患者是否有效？」，而非「該治療對一般患者是否有效？」（Franklin, Allison, & Gorman, 1996）。

護理學科中的單一個案研究

護理實務中，單一個案研究提供臨床專業技能發展的機會。單一個案研究以案例回顧辨識照護的關鍵，此種技能是護理人員已具備的能力。由於單一個案研究在教育與社會工作等行為研究中成效卓著，此研究設計尤其適合以行為結果判斷是否治療成功的泛自閉症患者。泛自閉症照護中心的專科護理師有執行與評值研究的經驗，他們或許可整理並建議適用於單一個案研究的評估工具。

泛自閉症患者的照護將持續終生，提供某些臨床措施時，個案可能正經歷發展上的迅速變化。在這段期間內，依平均數據對整個族群所做出的推論，可能受到個體間極大變異性的影響。檢視個別案例，可使臨床人員有能力觀察到患者經學習所產生的行為改變（Millard, 1998），並保存臨床應用價值的研究結果。

當臨床人員長期與家屬、醫療團隊（如社工師、教師）合作，對病患有全面的了解時，將可有效使用單一個案研究的研究結果。由於泛自閉症兒童常需接受複雜的照護方案，他們的照護提供者即為使用單一個案研究結果的理想人選。這類型的臨床人員最能有效使用已發表的單一個案研究結果，決定是否運用於其患者及如何運用。如此一來，執行單一個案研究的研究者，極有可能也是主要使用此類研究結果的臨床人員。

泛自閉症護理角色拓展之特殊議題

泛自閉症護理是個嶄新的領域，我們正開創這個專業角色、定位、服務與職責。將護理整合於此特殊族群的照顧需要時間，且其他健康照護人員（如行

為治療師、兒科醫師、精神科醫師與職能治療師等），需了解護理人員在團隊中的貢獻。所有醫療照護者所面臨的主要議題為公平、適當與適時的服務給付。倘若服務受限，譬如全面性照護是以「訪視」而非「治療」來支付費用，那麼護理人員可能較易被納入醫療團隊。若非如此，則須記錄是由專科護理師提供護理照護，並由個人或公私立保險公司支付。

護理活動之給付

目前美國賓州的專科護理師須與醫師合作，合作夥伴必須簽署關於合作範圍與事項的同意書。此外，具開藥執照的專科護理師，亦須簽署授權開立藥物的合作同意書。若合作同意書有但書，則專科護理師可依各州政府所頒布的專科護理師執業範圍規章，拓展其可執行的業務（Council of State Boards of Nursing, 2008）。

賓州之泛自閉症相關服務

2007 年，賓州議會頒布第 1150 議案第 62 條（第 635.2 節）（Commonwealth of Pennsylvania, 2008），確保 21 歲以下的患者每年享有最高 36,000 美元的津貼給付，其中包括泛自閉症的診斷評估與治療，且不限看診次數。擁有雇主醫療保險（該公司員工達 50 位以上，不包含自我保險）、目前受醫療補助者，以及受賓州兒童健康保險計畫保護者，即適用於第 62 條。除了私立醫療保險公司，賓州社會福利部亦提供每年上限 36,000 美元的補助津貼（Commonwealth of Pennsylvania, 2008）。

然而此條例對全面性照護仍有限制。法律條文並未涵蓋泛自閉症患者的常見共病，如癲癇或飲食障礙。有些醫療問題可能會加重行為問題，因此醫療與精神健康問題應同時治療，但個案管理的服務並未列入第 62 條。此外，倘若患者接受的服務僅列於個別化教育計畫中，則保險毋需給付。《賓州自閉症保險法案》第 62 條請參見表 17.1。

表 17.1 ■ 《賓州自閉症保險法案》第 62 條

涵蓋服務	服務定義	可給付之醫療人員	經費來源	津貼上限	與護理人員之關聯
診斷服務	評估、評值或自閉症診斷檢驗	醫師、醫師助理、心理師、專科護理師	保險公司（扣除賓州社會福利部補助後的金額）	每年 36,000 美元	專科護理師
發展治療計畫	N/A	醫師或心理師	保險公司（扣除賓州社會福利部補助後的金額）	每年 36,000 美元	無
開立處方、醫囑，及提供治療（包括以下服務）	N/A	醫師、醫師助理、心理師、專科護理師	保險公司（扣除賓州社會福利部補助後的金額）	每年 36,000 美元	專科護理師
藥事服務	開立藥物／開立評估或檢查醫囑，以決定藥物需求或療效	醫師、醫師助理、專科護理師	保險公司（扣除賓州社會福利部補助後的金額）	每年 36,000 美元	專科護理師
精神科照護	直接提供服務或諮詢	精神科專科醫師	保險公司（扣除賓州社會福利部補助後的金額）	每年 36,000 美元	無
心理照護	直接提供服務或諮詢	心理師	保險公司（扣除賓州社會福利部補助後的金額）	每年 36,000 美元	無
復健照護（包含應用行為分析）	可明顯改善社交行為或避免喪失技巧與功能的服務或治療計畫	行為治療師	保險公司（扣除賓州社會福利部補助後的金額）	每年 36,000 美元	無
治療服務	直接服務	語言病理學家、職能治療師、物理治療師	保險公司（扣除賓州社會福利部補助後的金額）	每年 36,000 美元	無

行為治療專科護理師在泛自閉症照護的角色

法條第 62 條指出，行為治療師為設計、執行或評值行為矯正措施者，包含以應用行為分析為基礎所發展的介入措施。預期成果為改善患者行為以避免喪失所學技能或功能、學習技能，以及降低行為問題次數。具前瞻性思維的護理教育者，可以培訓一群有能力提供行為治療且有執照的專科護理師為目標。拓展專科護理師的角色是提供全面性與協調性照護的理想方式，如此，護理人員可監管基層照護。由護理人員來執行行為治療師之角色，可使複雜的服務網絡更為流暢。

智慧財產權

智慧財產權是為保護創新與創作者（Hing & Back, 2009）。創新與新構思的發展對實證護理之進展相當重要。智慧財產權的主要類型有版權、專利、註冊商標和設計註冊（Shemdoe, 2009）。泛自閉症護理相關產品之發展即屬版權，可保護教育課程、教材和研究工具等創意素材。當發展一創新與獨特的照護方式時，教材或其他素材或許可透過商業產品的開發、版權保護等其他方式保護原創作者。實習教師或許會帶學生探討實習單位所使用的照護方式，並鼓勵學生研究創新，以作為臨床經驗的一部分。教師可從中學習到如何調整特殊病患族群需求之教材，並與臨床人員和家屬密切合作，讓所有當事人皆可獲得最佳利益。在任何書面材料上，標註學生的姓名、年級、實習日期與機構名稱，使其獲得應得的認可與著作權保護。

｜ 總結 ｜

學術機構與臨床照護中心的合作關係，創造了提供最佳實務與智慧的場

所，開啟合作性的健康照護。合作關係帶來照護計畫與服務的新觀點，病患與家屬將可從中獲利；同時提供豐富的實證資料，評估治療的結果。當我們展望泛自閉症護理的未來，需謹記下列重要目標：

1. 在跨領域整合的合作關係中，提供研究訓練，運用研究結果於政策與實務。
2. 永續發展參與合作的研究能力。
3. 教育研究人員、臨床醫師、政策制訂者與社群領袖，共同發展最佳護理實務之實證。
4. 發展並宣傳護理人員在泛自閉症照護的角色功能之相關課程教材，並運用於各區域、全國，甚至國際。

Frank 與 Smith（2000）指出在發展合作關係的過程中，總是會浮現複雜的權力結構，這是必須承認的事實。學術機構與健康服務機構在各自領域中都有其所屬的分層結構，因此，二者成功合作關係的關鍵在於，角色互補並有共同承諾的貢獻。儘管合作關係複雜，卻可促進泛自閉症患者及其他病患的健康福祉。

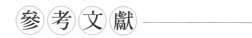

參　考　文　獻

American Nurses Credentialing Center. (2005). Nursing case management. Retrieved from http://nursingworld.org/anncc/certification/certs/specialty.html

Backman, C. L., & Harris, S. R. (1999). Case studies, single-subject research and N of 1 randomized trials: Comparisons and contrasts. *American Journal of Physical Medicine and Rehabilitation, 78*, 170–176.

Barlow, D., Hersen, M., & Andrasik, F. (2006). *Single-case experimental designs* (3 ed.). New York: Pearson.

Barlow, D., Nock, M., & Hersen, M. (2009). *Single-case experimental designs: Strategies for studying behavior for change* (3 ed.). New York: Pearson.

Baron-Cohen, S. S., Wheelwright, S., Cox, A., Baird, G., Charman, T., Swettenham, J., . . . Doehring, P. (2000). Early identification of autism by the CHecklist for Autism in Toddlers (CHAT). *Journal of the Royal Society of Medicine, 93*(10), 521–525.

Berument, S. K., Rutter, M., Lord, C., Pickles, A., & Bailey, (1999). Autism screening questionnaire: Diagnostic validity. *British Journal of Psychiatry, 175*, 444–451.

Bevis, E., & Watson, J. (2000). *Toward a caring curriculum. A new pedagogy for nursing*. Sudbury, MA: Jones & Bartlett.

Blumberg, C. J. (1984). Comments on "A simplified time-series analysis for evaluating treatment interventions."

Journal of Applied Behavioral Analysis, 17, 539–542.

Carlson, J. S., Kratochwill, T. R., & Johnston, H. F. (1999). Sertraline treatment of 5 children diagnosed with selective mutism: A single-case research trial. *Journal of Child & Adolescent Psychopharmacology, 9*(4), 293–306.

Center for Autism. (2011). Our history. Available at http://www.thecenterforautism.org/about-us/our-history.

Cheadle, A., Berry, W., Wagner, E., Fawcett, S., Green, L., Moss, D., . . . Woods, I. (1997). Conference report: Community-based health promotion—State of the art and recommendations for the future. *American Journal of Preventive Medicine, 13*(4), 240–243.

Commonwealth of Pennsylvania. (2008) Act 62 of 2008 (9 July). Retrieved from http://www.legis.state.pa.us/cfdocs/billinfo/billinfo.cfm?syear=2007&sind=0&body=H&type=B&BN=1150

Council of State Boards of Nursing. (2008) *APRN model act/rules and regulations.* Available at http://www.ncsbn.org/APRN_leg_language_approved_0_08.pdf.

de Cordova, P., Collins, S., Peppard, L., Currie, L., Hughes, R., Walsh, M., & Stone, P. (2008). Implementing evidence-based nursing with nursing students and clinicians: Uniting the strengths. *Applied Nursing Research, 21,* 242–245.

Fairman, J. A., Rowe, J. W., Hassmiller, S., & Shalala, D. E. (2011). Broadening the scope of nursing practice. *New England Journal of Medicine, 364*(3), 193–196.

Fawcett, J. (2000). *Analysis and evaluation of contemporary nursing knowledge: Nursing models and theories.* Philadelphia, PA: F. A. Davis.

Frank, F., & Smith, A. (2000). *The partnerships handbook.* Canada: Minister of Public Works and Government Services.

Frankish, J., Kwan, B., Larsen, C., Ratner, P., & Wharf-Higgins, J. (2002). Challenges of community participation in health-system decision making. *Social Science & Medicine, 54*(10), 1471–1480.

Franklin, R. D., Allison, D. B., & Gorman, B. S. (1996). *Design and analysis of single-case research.* Hillsdale, NJ: Lawrence Erlbaum Associates.

Ganz, J. B., Lashley, E., & Rispoli, M. J. (2010). Non-responsiveness to intervention: Children with autism spectrum disorders who do not rapidly respond to communication interventions. *Developmental Neurorehabilitation, 13*(6), 399–407.

Groeneweg, J., Iancioni, G., Bosco, A, Singh, N. N., O'Reilly, M. F., & Sigafoos, J. (2006). A brief account of statistical tests for single-case research with persons with developmental disabilities. *Perceptual and Motor Skills, 103,* 947–950.

Hing, C. B., & Back, D. L. (2009). A review of intellectual property rights in biotechnology. *Surgeon, 7*(4), 228–231.

Horst, L., Werner, R. R., & Werner, C. L. (2000). Case management for children and families. *Journal of Child and Family Nursing, 3*(1), 5–15.

Johannessen, T., Fosstvedt, D., & Petersen, H. (1990). Statistical aspects of controlled single-subject trials. *Family Practice, 7,* 325–328.

Kazi, M. A. F. (1998). *Single-case evaluation by social workers: Evaluative research in social work.* Surrey, UK: Ashgate Publishing.

Kennedy, K. (2005). *Single case designs for educational research.* New York: Allyn & Bacon.

La Grow, S., & Hamilton, C. (2001). The use of single-case experimental designs to evaluate nursing interventions for individual clients. *Australian Journal of Advanced Nursing, 18*(2), 39–42.

Laurant, M., Reeves, D., Hermens, R., Braspenning, J., Grol, R., & Sibbald, B. (2005). Substitution of doctors by nurses in primary care. *Cochrane Database Systematic Review, 2*(CD001271).

Ling, C. (1999). *Case management.* Englewood, CO: Skidmore-Roth.

Ma, H. H. (2006). An alternative method for quantitative synthesis of single-subject research. *Behavioral Modification, 30,* 598–617.

McCance, T., McKenna, H., & Boore, J. (1999). Caring: Theoretical perspectives of relevance to nursing. *Journal of Advanced Nursing, 30,* 1388–1395.

Merriam-Webster (1983). *Merriam-Webster's Ninth New Collegiate Dictionary.* Springfield, MA: Author.

Millard, S. K. (1998). The value of single-case research. *International Journal of Language & Communication Disorders, 33*(suppl), 370–373.

Missal, B., Schafer, B., Halm, M., & Schaffer, M. (2010). A university and health care organization partnership to prepare nurses for evidence-based practice. *Journal of Nursing Education, 49,* 456–461.

Moore, T. R., Gilles, E., McComas, J. J., & Symons, F. J. (2010). Functional analysis and treatment of self-injurious behaviour in a young child with traumatic brain injury. *Brain Injury, 24*(12), 1511–1518.

Naylor, M., & Keating, S. A. (2008). Transitional care. *American Journal of Nursing, 108*(suppl 9), 58–63.

Noddings, N. (1984). *Caring, a feminine approach to ethics & moral education.* Berkeley, CA: University of California Press.

Noddings, N. (1988). An ethic of caring and its implications for instructional arrangements. *American Journal of Education, 96,* 215–229.

Oliver, C. J. (2003). Triage of the autistic spectrum child utilizing the congruence of case management concepts and Orem's Nursing Theories. *Lippincott's Case Management, 8*(2), 66–82.

Pinto-Martin, J., Souders, M., Giarelli, E., & Levy, S. (2005). The role of nurses in screening for Autism Spectrum Disorder in pediatric primary care. *Journal of Pediatric Nursing, 20,* 163–169.

Porter-O'Grady, T. (2000). Visions for the 21st century: New horizons, new health care. *Nursing Administration Quarterly, 25,* 30–38.

Roy, B. C., Frank, M. C., & Roy, D. (2009). *Exploring word learning in a high-density longitudinal corpus.* Proceedings of the 31st Annual Meeting of the Cognitive Science Society, July 29–August 1, Amsterdam, Netherlands.

Sandars, J. (2009). Single-case research: An underused approach for medical educational research. *Education for Primary Care, 20*(1), 8–9.

Sharp, W. G., Jaquess, D. L., Morton, J. F., & Herzinger, C. V. (2010). Pediatric feeding disorders: A quantitative synthesis of treatment outcomes. *Clinical Child & Family Psychology Review, 13*(4), 348–365.

Shemdoe, G. S. (2009). Introduction to intellectual property rights for investigators in health research and institutional intellectual property policy. *Acta Tropica, 112S,* S80–S83.

Smith, T., Scahill, L., Dawson, G., Guthrie, D., Lord, C., Odom, S., Rogers, S., & Wagner, A. (2006). Designing research studies on psychosocial interventions in Autism. *Journal of Autism & Developmental Disorders, 37*(2), 354–366.

Swiadek, J. (2009). The impact of healthcare issues on the future of the nursing profession: The resulting increased influence of community-based and public health nursing. *Nursing Forum, 44,* 19–23.

Tryon, W. W. (1982). A simplified time-series analysis for evaluating treatment interventions. *Journal of Applied Behavioral Analysis, 15,* 423–429.

White, P., & Hall, M. E. (2006). Mapping the literature on case management nursing. *Journal of the Medical Library Association, 94*(2), E99–E106.

Yamamoto, L., & Lucey, C. (2005). Case management "within the walls": A glimpse into the future. *Critical Care Nursing, 28*(2), 162–178.

美國泛自閉症照護的法律議題及其應用

18

Pamela Holtzclaw Williams、Lorri Unumb

　　當照護的範圍從泛自閉症患者及其家庭拓展至社區場域時，各種護理角色都會面臨法律與政策議題。最佳護理實務不僅需整合科學實證，亦須考量法律與政策環境。例如，臨床護理人員與校護必須持續了解這方面資訊，當患者、家庭或社區面臨醫療保險與社會服務相關的法律政策問題時，才能提供合適的評估與照護資源（Strunk, 2009）。肩負倡議、代言角色的進階護理人員，需擁有法律政策議題之相關知識，以協助病患改變不適宜之政策（Mucklan, 2007）。致力於泛自閉症患者與社群的護理學者，則透過護理研究與良好的實證基礎，參與訂定相關的健康政策（Hinshaw & Grady, 2011）。

　　本章討論泛自閉症照護相關之重要法律及政策議題，以協助護理人員達到最佳實務。以三項泛自閉症的常見議題作為討論的主要架構：(1)照護可近性；(2)泛自閉症風險因子；及(3)參與健康照護服務或研究的決策能力。近期實證研究指出，泛自閉症患者所接收到的專業服務與治療照護無法滿足其需求（Chiri & Warfield, 2011），因此在第一部分談到照護公平性的相關法律與政策，如醫療保險法律、《病患保護及公民醫療保險法案》與《精神衛生平權法案》。另描述與照護可近性及泛自閉症患者、家屬和社區需求相關之重要法案。第二部分將討論自閉症風險因子相關政策，特別是社會大眾所關注的疫苗和自閉症間的因果關係，以及相關的政策方案。第三部分則討論泛自閉症患者參與自身照護過程，或參與研究的決策能力，包括監護人與公共政策間的討論，「保護」泛自閉症患者避免產生因決策造成的負擔。

| 第一部分：自閉症照護的可近性 |

根據過去的實務經驗，泛自閉症患者難以獲得重要的醫療保險項目，尤其受限於下列兩種狀況：(1)因保險業者拒絕泛自閉症患者投保而無法納保；或(2)患者享有保險，但保險範圍並不包含泛自閉症常見治療。

過去二十年來，持續有希望能改善上述狀況的零星法律訴訟，但影響有限。然而，全國性泛自閉症患者醫療保險立法的推動可望產生大規模改變。自2007年，美國二分之一以上的州政府，陸續為自閉症患者制訂對其有意義的醫療保險法案（Autism Speaks, 2011）。

在照護可近性的脈絡下，「有意義」指的是保險能涵蓋目前普遍執行或驗證有效的治療方法，包括常見且證實有幫助的應用行為分析治療（Cohen, Amerine-Dickens, & Smith, 2006; Lovaas, 1987; McEachin, Tristram, Smith, & Lovaas, 1993）。不過由於密集治療的花費極高，若無保險補助，鮮少自閉症族群可支付所有費用。美國各州所頒布的自閉症保險法案，多數具相似內容（Autism Speaks, 2011; Unumb & Unumb, 2011）。內容請參見延伸說明 18.1。

自閉症保險法律之爭論

自閉症醫療保險法的通過，伴隨而來的是強制保險項目對財政影響的眾多討論。由於「強制法令」要求保險給付特定津貼，倡議團體即開始爭論，提供自閉症患者治療的效益是否超過成本。全民醫療保險協會（Council for Affordable Health Insurance, CAHI）即為倡議團體之一，該組織表示，由於法令強制要求保險公司支付醫療費用，雖然醫療保險更為全面，保費亦越趨昂貴。全民醫療保險協會估計，依據不同的州政府與其法令，目前強制險所提供的給付提高了醫療保險的成本費用，漲幅從將近 20%至超過 50%不等。

延伸說明 18.1

自閉症保險法令的常見內容

- 保險項目需涵蓋泛自閉症篩檢、診斷與治療。
- 禁止保險業者因被保險人為泛自閉症患者或正接受泛自閉症治療，而拒絕提供或更新保單。
- 禁止保險業者拒絕給付「無法復原」的治療。
- 必須給付以下所列的特殊治療：
  - ─精神科照護。
  - ─心理治療。
  - ─藥物治療。
  - ─語言、職能和物理等治療。
  - ─行為矯正治療，包含應用行為分析。

● 五十州境內法律

　　全民醫療保險協會檢視美國五十個州與哥倫比亞特區的法律，評估其對特定服務或治療之保險費用的影響。檢視報告指出，試管嬰兒的強制險費用從 3%增加到 5%；強制藥物津貼的保險費用從 5%增加到 10%。全民醫療保險協會2007 年報告中，強制自閉症給付之保險費用僅上升不到 1%，2010 年則從 1%增加到 3%（CAHI, 2011）。阿肯色州所頒布的法律可視為 2007 至 2011 年的代表，該法令：(1)涵蓋應用行為分析治療與其他常見治療；(2)保險的金額與年齡有上限；(3)確保醫療保險對《身心障礙者教育法案》中的教育服務無任何負面影響；(4)允許保險公司透過一般機制進行索賠之審查。

自閉症與照護之可近性：《病患保護及公民醫療保險法案》

　　2010 年 3 月美國國會通過《病患保護及公民醫療保險法案》（Patient Protection and Affordable Care Act, 2009）不久後，亦通過《醫療保健與教育協調法案》（Health Care and Education Reconciliation Act of 2010）。此二法案成為眾所周知的《公民醫療保險法案》（Affordable Care Act），代表美國醫療保險體制的一大改革。

　　《公民醫療保險法案》對自閉症患者的醫療保險給付有潛在影響。其中最重要的部分為要求保險公司透過「交易」，提供醫療計畫的某些給付。交易為一市場機制，如同購物，民眾可從中比較價格與給付，進而選擇適合自己的選項。

　　美國聯邦政府為透過交易所提供的醫療計畫，設定了基本給付範圍，此規定為大眾所知的「基本福利」。在《公民醫療保險法案》中，美國國會列出十項基本且必須涵蓋的給付類別（請參見延伸說明 18.2）。

延伸說明 18.2

《公民醫療保險法案》之基本福利

1. 日間門診服務。
2. 緊急服務。
3. 住院。
4. 分娩與新生兒照護。
5. 精神衛生與藥物濫用障礙治療，包含行為矯正治療。
6. 處方藥。
7. 復健服務與設備。
8. 檢驗服務。
9. 預防保健服務與慢性疾病管理。
10. 兒科醫療服務，包含口腔與視力保健。

　　美國衛生及公共服務部（DHHS）目前正著手訂定十項基本福利類別所涵蓋的細項服務內容。國會要求基本福利範圍須與一般雇主提供的津貼範圍相同

（Patient Protection and Affordable Care Act, 2009），因此美國衛生及公共服務部展開「雇主負擔保費之調查，以確定哪些津貼項目由雇主提供」。

在訂定基本醫療福利的過程中，美國衛生及公共服務部必須確認各類別達到適當平衡，才不會過度提供某些服務類別的津貼。而提供津貼需考量婦女、兒童、殘障者等族群之特殊醫療照護需求，並謹慎地避免下列狀況，包括代為進行保險決策、決定退償率、建立獎勵計畫，或因年齡、殘障或生命的長短來設計給付規則等。

《公民醫療保險法案》的其他條款明確指出醫療保障為基本而必需的，並不因年齡、生命長度、殘疾狀況、醫療依賴程度或生活品質而否決人們對醫療照護的期望。最後，必須定期檢視法規內容的合適性，並提供摘要報告予美國國會監察委員會（Patient Protection and Affordable Care Act, 2009）。

在《公民醫療保險法案》中，與泛自閉症族群最為相關的另一規定為禁止設定終生給付金額上限，以及不合理的每年給付金額限制（Patient Protection and Affordable Care Act, 2009）。然而，這樣的禁止並不適用於基本福利以外的醫療服務給付。

自閉症與照護之可近性：精神衛生平權

在 2007 年自閉症保險改革運動開始之前，美國部分州政府已透過州內的精神衛生平權（mental health parity, MPH）法，要求保險公司提供自閉症患者保險。然而，由於自閉症患者不需一般常見治療方案的保險項目，多數法律對自閉症患者的實質益處仍受限。

同時，美國國會亦努力確保投保者擁有適當的精神衛生津貼補助。1996年，國會頒布《精神衛生平權法案》（Mental Health Parity Act），要求精神衛生福利每年或終生之給付上限不得低於內外科醫療（U.S. DHHS, 2011）。《精神衛生平權法案》於 1998 年開始實施，原訂日落條款為 2001 年 9 月 30 日，但美國國會數次延展此條款（U.S. Department of Labor, n.d.）。

1996 年《精神衛生平權法案》所提供的保護有限。雖然保險公司須提供同

樣的年度或終生精神衛生給付金額上限，保險業者仍可限制醫療人員訪視次數與精神科住院天數。此外，物質濫用與化學物質依賴並不受《精神衛生平權法案》保護。為彌補這些不足，2008 年美國國會透過問題資產紓困計畫的附加條款，頒布《保羅‧威爾斯頓（Paul Wellstone）與彼得‧達門尼西（Pete Domenici）精神衛生平權及戒癮平等法案》（U.S. DHHS, 2010; American Psychological Association, 2008）。

《威爾斯頓法案》從 2009 年 10 月 3 日開始生效，要求醫療保險公司對精神衛生與物質濫用，在終生保險限制、年度限制、財務要求、治療限制及合作醫療網絡外服務之使用上，和內外科醫療給付一視同仁。雖然未要求醫療保險必須涵蓋精神衛生或物質濫用項目，但若有，則須以相同的方式處理。

「治療限制」包含治療次數、就診次數、保險有效期間，及治療範圍或時程等其他類似之限制。此限制可以數據（定量治療限制）或非數據（非定量治療限制）的方式呈現（U.S. Department of Labor, 2010）。定量治療限制包含天數、訪視次數和治療頻率之限制。非定量治療限制則包括醫療處置標準；藥物治療的處方內容；醫療服務納入（保險公司合作的）治療網之標準；治療合理性的判定；在補助較為昂貴的治療前，要求病人先進行另一費用較低的治療（即所謂的先失敗政策或梯級療法）；以及有條件的給付（需完成整個療程才給付）（U.S. Department of Labor, 2010）。

《威爾斯頓法案》並未明確說明自閉症是否為精神疾病，亦無提到應用行為分析是否屬於精神衛生給付範圍。此法案將「精神衛生福利」定義為，依據保險內容與相關法規提供精神疾病醫療服務相關的給付。

《威爾斯頓法案》規章條例表明，醫療保險不可任意定義精神疾病。任何保險方案所定義的精神疾病須與現今醫療實務普遍認可之獨立標準一致（U.S. Department of Labor, 2008）。此法案並提供最新版《精神疾病診斷與統計手冊》（APA, 2000）、最新版「國際疾病分類」（ICD）作為參考。《威爾斯頓法案》前言更深入闡明，「普遍認可且具獨立標準之醫療實務」並不代表有全國通用的標準存在。

議題澄清：自閉症是精神疾病嗎？

自閉症是精神疾病嗎？《威爾斯頓法案》並未回應此問題。然而，從該法案沿革過程仍可看出撰寫者試圖將精神衛生法涵蓋自閉症。

美國平權法案

如上所述，其他適用法源為各州的精神衛生平權法。49 州皆已頒布《精神衛生平權法案》。有 9 州明確納入自閉症；16 州則將自閉症隱含其中。這些州參考最新版《精神疾病診斷與統計手冊》和「國際疾病分類」，來定義精神疾病。

各州對自閉症及其他發展障礙是否為精神疾病，有不同的看法（請參見表 18.1）。因此，法律變得複雜且混淆，尤其是對患者的父母和監護人而言。護理人員應了解各州醫療服務提供範圍之差異。

各州精神衛生平權法如此錯綜複雜的意義為何？只要自閉症被認定為聯邦政府法規所定義的精神疾病，即可運用《威爾斯頓法案》，防止不一致的財務要求與治療限制。而此可能會影響目前各州泛自閉症強制險之金額與年齡限制。

泛自閉症與照護之可近性：各式護理角色之應用

倡導增加泛自閉症照護可近性的社會運動在世界各地正不斷推展（Caruso, 2010），護理人員可扮演照護與倡議角色，依照特定的政策策略，直接或間接參與在地、州或國家層級之活動。護理人員可透過提供與照護可近性需求相關的實證資料與專家觀點進行協助（Chiri & Warfield, 2011）。倡議角色包括提供專業證據和立場聲明，以及直接與說客和官員溝通，並以學校、社區衛生或臨床護理人員等各種立場來宣導。在討論泛自閉症照護可近性的政策制訂會議中，護理人員的能見度之一為支持政策發展。

表 18.1 ■ 美國各州精神衛生平權法[a]

納入／排除	州
明確納入自閉症	加州、伊利諾州、愛荷華州、緬因州、麻薩諸塞州、蒙大拿州、新罕布夏州、紐澤西州、維吉尼亞州（9 州）
隱約納入自閉症	阿拉巴馬州、阿肯色州、康乃狄克州、佛羅里達州、喬治亞州、堪薩斯州、肯塔基州、明尼蘇達州、密西西比州、密蘇里州、內布拉斯加州、紐約州、北卡羅萊納州、羅德島州、佛蒙特州、華盛頓州（16 州）
明確排除自閉症	科羅拉多州、夏威夷州、印第安納州、路易斯安那州、奧勒崗州、田納西州、猶他州（7 州）
列出精神疾病範疇，而其中不包含自閉症	德拉瓦州、愛達荷州、內華達州、俄亥俄州、奧克拉荷馬州、賓州、南卡羅萊納州、南達科他州、德州、西維吉尼亞州（10 州）
具有精神衛生平權法，但無明確指出自閉症是否為精神疾病	阿拉斯加州、亞利桑那州、馬里蘭州、密西根州、新墨西哥州、北達科他州、威斯康辛州（7 州）
無精神衛生平權法	懷俄明州（1 州）

[a] $N = 50$ 州。

　　護理學者可藉研究來量化與描述泛自閉症患者的醫療照護差距，及探討立法改革對生活品質和照護可近性的影響，以致力於照護可近性相關政策的制訂。因此，科學計畫研究將成為成功宣導政策之橋梁。

● **協助家屬**

　　當家屬等候公共政策改善照護可近性的同時，他們常期許教育制度可彌補醫療保險在行為與適應訓練以及醫療照護上的不足（Caruso, 2010; Holland, 2010）。而此期待將加深學校護理人員照護學齡期泛自閉症兒童的責任（Bellando & Lopez, 2009; Minchella & Preti, 2011）。

　　經濟壓力對患者與家屬健康的影響需被正視。協助患者與家屬的過程中發現，缺乏適當醫療保險會導致照護獲取困難與經濟重擔；此即護理措施間接對

政策缺失的回應（Twoy, Connolly, & Novak, 2007）。

　　護理人員必須評估州內相關法令，了解醫療保險對家庭經濟狀況與醫療可近性的影響。在泛自閉症族群醫療保險改革幾乎微乎其微的州內，學校、社區衛生，以及臨床護理網絡可一同宣導政策，以增進且有效運用非營利組織或納稅人所提供的現有社區服務。例如，不同場域的護理人員可探討如何透過非營利組織，來提供各年齡層泛自閉症患者的專業照護支持（Easter Seals, 2011）。

　　護理人員亦可介紹同儕或父母支持團體，以激勵家屬發聲，並善用教育、法律、研究與醫療政策體系的資源（Bartley, 2006; Couper, 2004; Hall & Graff, 2011）。請見延伸說明 18.3。

延 伸 說 明 18.3

自閉症之聲——美國的倡議組織

　　「自閉症之聲」（Autism Speaks）為北美規模最大的自閉症科學與倡導組織。自 2005 年成立至今，已有諸多進展，包括投入 1 億 6,000 萬美元獎勵泛自閉症病因、預防、治療與照護之研究，提升對泛自閉症的了解，並宣導自閉症患者與家屬的需求。

　　除獎助研究外，自閉症之聲亦發展「自閉症之聲自閉症治療網絡」、「自閉症之聲自閉症遺傳資源交流」等許多學術與臨床實務計畫。值得注意的倡議包括：在聯合國訂定的世界自閉症日（4 月 2 日），推行當天「點亮藍燈」活動；並陸續獲贈 2 億 8,600 萬美元捐款。自閉症之聲的家庭資源包括自閉症影片、「初診斷家庭的 100 天」、「學校社區資訊大補帖」，以及社區服務。一直以來，自閉症之聲在聯邦立法扮演關鍵角色，推動政府對自閉症的回應，並成功宣導國家保險改革納入行為治療項目。每年北美自閉症之聲自閉症遊行活動逾八十個城市參加，更多自閉症之聲的資訊請至 www.autismspeaks.org。

資料來源：經 Autism Speaks 許可轉載。

若兒童期即接受認知行為功能介入措施，將可降低成人自閉症患者的服務成本，然而醫療保險給付與照護可近性的不足，將造成社會額外的成本；因此護理研究可協助訂定健康政策。當今健康保險政策仍暴露出泛自閉症照護可近性的缺失，因此亟需護理研究提供更好的實證基礎（Chiri & Warfield, 2011; Kogan et al., 2008）。

第二部分：處理泛自閉症風險的公共政策——疫苗法庭

過去數十年來，美國國會陸續頒布數個規範疫苗的法令。1986 年，在國會指示下，美國衛生與公共服務部（DHHS）展開國家疫苗計畫，以獲得最理想的疫苗接種結果與避免感染疾病，並防止副作用產生。此外，國會另設立國家疫苗諮詢委員會（U.S. DHHS, 1987），內部成員包括疫苗研究或製造人員、醫師、關注疫苗接種的家長團體及公共衛生組織人員。委員會所負責的事務包括研究安全有效的疫苗，並能充足供應；建議疫苗相關研究的優先順序及其他增進疫苗安全與效能的方法。

1988 年，美國國會成立國家疫苗傷害賠償計畫（National Vaccine Injury Compensation Program），即俗稱的「疫苗法庭」（U.S. DHHS, 1988）。倘若兒童時期因強制疫苗接種而造成傷害，則可向聯邦政府申請金錢賠償，由聯邦賠償法院的特別專家法庭進行判決。

疫苗法庭之護理應用

照護泛自閉症患者與家屬的護理人員，必須了解疫苗接種與泛自閉症關係的實證資料，以及目前相關的法律裁決（McGuinness & Lewis, 2010; Rhodes, 2009）。衛生所大規模為兒童施打疫苗，社區護理人員必須清楚了解兒童施打疫苗的好處與泛自閉症風險等議題與實證，並協助家長進行疫苗接種之決策。

「疫苗法庭」的成立讓家長更加了解疫苗的公共衛生風險，而該警覺性將提升在疫苗接種過程中衛教與諮商的需求。

　　將孩子的泛自閉症與過去疫苗做連結的家長在會診時，護理人員須以兒童的最大利益為優先考量，亦應具備提供適當轉介以及了解與釐清疑慮的能力。護理人員者參與在地公共衛生政策指引的制訂，則可向家屬說明有關疫苗接種導致泛自閉症的疑慮。為了更加釐清泛自閉症的病因，護理研究可探討有關疫苗接種的相關議題，不論是基因、環境或兩者，皆有助於未來相關政策的發展與制訂。

第三部分：保護、支持與決策能力之相關政策

　　泛自閉症所呈現的各種症狀，使得患者與家屬必須思考各階段的人生規劃與相應的法律議題。當患者與家屬或其他支持系統共同進行規劃時，應將患者的決策能力與其他認知功能程度納入考量。例如，有些泛自閉症患者有能力工作，因此透過工資補助或在工作庇護環境下仍可維持生計，但可能需接受《美國身心障礙者法案》的保護（U.S. Congress, 1990）；若終生需要 24 小時的健康照護，該費用則由公共資源提供。不論患者的情況為何，泛自閉症照護與支持所需費用的支付，需長遠地考量，必須規劃終生照護的資金補助。

　　18 歲是泛自閉症患者的重要階段，個案年滿 18 歲即成為法定成年人，必須開始承擔法律責任，以及面臨許多法律議題。

法定監護制度

　　在美國境內多數州，當小孩成為 18 歲的法定成年人時，即代表其有權可自行做出醫療決策，必須自行簽署所有醫療處置的同意書，並承擔其法律責任。醫療機構倘若未獲得 18 歲以上患者的知情同意，一般不會提供必要的醫療處置。若已滿 18 歲的泛自閉症患者，無法自行做決策或清楚了解自身醫療的最大

利益時，此議題通常成為父母的首要顧慮。如果醫師或家長認為孩童未能明白醫療處置的風險與好處，或無法自行做出知情醫療決策，則將由指定的法定監護人替患者做決定。

● 監護權

「監護權」在各州有各自的特定法律程序，且對監護權的法律與表達方式亦有所不同。許多州所頒布的監護權程序，雖與美國 1997 年《統一監護與保護程序法》（Uniform Guardianship and Protective Proceeding Act; National Conferences of Commissioners on Uniform State Laws, 1997）的規定條款相似，但各州仍存有許多異質性，因此醫護人員必須仔細考量各州相關的監護權法律。一般而言，尋求監護權的父母必須向州法院提出申請，法院才會同意安排法定監護人或代理人。此外，在法律程序的聽證會中，亦需安排作證的醫師與見證人在場。

● 監管權

「監管權」在許多層面皆與監護權相似，但監管權涉及無行為能力者收入、財產或資產等財務方面的處理，而監護權則是較注重在健康與生命的決策。一般而言，根據受保護者的情況，申請者通常會希望同時成為監護人及監管人。監護權與監管權之具體議題列於表 18.2。

保護、支持及決策能力相關政策之護理實務應用

照護泛自閉症患者時，若能具備與成年過渡階段相關的法律知識，如監護權，則可展現出護理人員的專業能力。藉由評估患者參與自身醫療照護的能力，患者與家屬能夠獲得適當的照護。當決策能力或認知功能較佳的泛自閉症患者進入法定成年的過渡階段，可能和家庭成員在保護程度與適當賦權上產生衝突。因此，護理人員的評估技巧將有助於提升家庭動力。

泛自閉症成人患者健康照護決策能力的評估，需護理臨床研究提供相關的

表 18.2 ■ 法定監護與監管制度之相關議題

案例	描述	條件資格
社會安全生活補助金的終止	• 出生至 18 歲的泛自閉症兒童符合領取社會安全生活補助金的資格。 • 當兒童年滿 18 歲，社會安全局會再次檢視其疾病狀況。若認定不再合乎法定殘疾標準，將停止津貼給付。 • 泛自閉症患者的津貼終止率頗高，因此應預期 18 歲時津貼將終止並有所準備。	社會安全生活補助金之條件： • 需證明無能力執行有足夠報酬的工作。若泛自閉症患者無完整病歷、評估紀錄或持續的診斷，將難以證明。 • 18 歲時的審核，往往被社會安全局判定為「過度支付」，即認為患者獲得的利益高於實際可取得的，因而在患者法定成年後，增加其經濟負擔。
子女撫養義務的展延、費用調整及差異	• 如同監護權，撫養子女由州法加以規範。雖然各州規定不一，但整體而言，父母撫養子女的法律義務於 18 歲終止。 • 然而有些例外的情況，常見的例子為兒童滿 18 歲後，仍持續有特殊醫療、心理或教育等費用（延長撫養子女之義務）。 • 泛自閉症患者為延長義務的典型案例，甚至可能必須永久執行義務。	兒童未滿 18 歲即可能遭遇的議題： • 子女撫養費用的估算可以且應該依泛自閉症兒童的狀況作調整。 • 若有特殊醫療、心理或教育費用，各州的子女撫養費用計算制度可接受與一般標準間的金額誤差，此適用於多數泛自閉症患者。 • 由於泛自閉症治療與照護費用會隨年齡、保險給付與個案需求而變動，故過去判定的撫養費用可隨之修正。

資料來源：Unumb & Unumb (2011, p. 546).

實證資料。有些新興研究探討患者同意參與治療與照護相關研究的決策能力。例如，近期實證顯示，泛自閉症成人患者同意參與研究之決策能力相當於一般人。該實證提供未來護理研究的方向，即根據患者個別認知差異，發展合適的同意書呈現方式，並依患者語言、記憶與專注力等方面的缺損作適當修正，讓泛自閉症患者能參與研究，進而訂定出最佳臨床實務指引（Fisher, Cea, Davidson, & Fried, 2006; Fisher & Oransky, 2008）。

　　相關的社會運動已含蓄地要求護理人員以行動支持泛自閉症族群（Caruso, 2010）。共同參與的目的在於發展最佳護理照護指引，保護支持那些需醫療照護的泛自閉症患者之權利（Caruso, 2010; Fisher & Oransky, 2008）。所有護理人員皆必須持續了解有助於泛自閉症族群直接參與照護服務的最新研究方法與結果（Fisher et al., 2006; Fisher & Oransky, 2008; Nicolaidis et al., 2011）。

｜ 總結 ｜

　　臨床和學校護理人員應努力整合最新實證，發展符合目前照護泛自閉症法律政策之最佳實務。當臨床護理人員或校護運用最新實證措施於實務時，法律或政策層面是否會支付費用或確保患者的照護可近性？護理人員必須保持專業新知與專業能力，確保病患可獲得適當的照護。若學校、臨床與社區護理人員及倡議護理人員（如遊說通過議案者、護理專業組織領導者、國會護理議員）彼此間有良好溝通及合作，將對政策有一定影響力。各種護理角色間的合作必須著重在照護可近性、泛自閉症風險預防，以及促進泛自閉症社群直接參與改善健康照護體制等之相關政策。

　　護理研究必須與其他護理角色合作，以提升專業能力，並宣導和運用最新的實證結果於臨床實務（Minchella & Preti, 2011）。同時，以社區為基礎之參與式研究與自閉症團體的合作，來協助制訂泛自閉症政策；此即邀請泛自閉症的利害關係人共同參與研究，而非僅作為被動的「受試對象」。此將使護理研究得以更有效地訂定公平的健康相關法律與政策（Hinshaw & Grady, 2011）。

　　倡議亦為政策制訂中相當重要的一部分，可由擔任立法者、遊說者或公共政策顧問的護理人員進行。同時，護理專業組織亦可針對各種公共衛生法律發表立場聲明，以發揮護理倡議之角色。所有協助泛自閉症患者、家庭或社區的護理倡議者，必須掌握相關政策發展、訴訟與法院判決（Stewart, 2009），以及學校、保險、健康照護和雇主等方面有否存在歧視的情況（Van Wieren, Reid, & McMahon, 2008）。

　　當護理人員與其他專業人員一同投入支持泛自閉症患者的運動，將可預見法律政策出現實質改變。然而，此需所有護理人員的齊心齊力，並具備專業能力，好將泛自閉症相關知識整合於臨床實務。

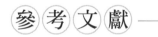

American Psychiatric Association. (2000). *Diagnostic and statistical manual of mental disorders* (4 ed., text revision). Washington, DC: American Psychiatric Association.

American Psychological Association. (2008). *The Wellstone-Domenici Mental Health Parity Act frequently asked questions.* Retrieved from http://apapracticecentral.org/update/2009/11-23/wellstone-domenici.pdf

Autism Speaks. (2011). *Autism Speaks state autism insurance reform initiatives.* Retrieved from http://www.autism-votes.org/site/c.frKNI3PCImE/b.3909861/k.B9DF/State_Initiatives.htm

Bartley, J. J. (2006). An update on autism: Science, gender, and the law. *Gender and Medicine, 3*(2), 73–78. doi: S1550-8579(06)80197-X [pii]

Bellando, J., & Lopez, M. (2009). The school nurse's role in treatment of the student with autism spectrum disorders. *Journal of Specialists in Pediatric Nursing, 14*(3), 173–182. doi: JSPN195 [pii]

Bouder, J. N., Spielman, S., & Mandell, D. S. (2009). Brief report: Quantifying the impact of autism coverage on private insurance premiums. *Journal of Autism & Developmental Disorders, 39*(6), 953–957. doi: 10.1007/s10803-009-0701-z

Caruso, D. (2010). Autism in the U.S.: Social movement and legal change. *American Journal of Law and Medicine, 36*(4), 483–539.

Chiri, G., & Warfield, M. (2011). Unmet need and problems accessing core health care services for children with autism spectrum disorder. *Maternal and Child Health Journal, 1–11.* doi: 10.1007/s10995-011-0833-6.

Cohen, H., Amerine-Dickens, M., & Smith, T. (2006). Early intensive behavioral treatment: Replication of the UCLA model in a community setting. *Journal of Developmental & Behavioral Pediatrics, 27*(suppl 2), S145–S155.

Couper, J. (2004). Who should pay for intensive behavioural intervention in autism? A parent's view. *Journal of Paediatric and Child Health, 40*(9–10), 559–561. doi: 10.1111/j.1440-1754.2004.00464.x JPC464 [pii]

Council for Affordable Health Insurance. (2011). *Health insurance mandates in the states, 2010.* Retrieved from http://www.cahi.org/cahi_contents/resources/pdf/MandatesintheStates2010.pdf).

Easter Seals. (2011). *Autism services: Services for people with autism spectrum disorder.* Retrieved July 31, 2011, from http://www.easterseals.com/site/PageServer?pagename=ntlc8_autism_service

Fisher, C. B., Cea, C. D., Davidson, P. W., & Fried, A. L. (2006). Capacity of persons with mental retardation to consent to participate in randomized clinical trials. *American Journal of Psychiatry, 163*(10), 1813–1820.

doi: 163/10/1813 [pii] 10.1176/appi.ajp.163.10.1813

Fisher, C. B., & Oransky, M. (2008). Informed consent to psychotherapy: Protecting the dignity and respecting the autonomy of patients. *Journal of Clinical Psychology, 64*(5), 576–588. doi: 10.1002/jclp.20472

Ganz, M. L. (2007). The lifetime distribution of the incremental societal costs of autism. *Archives of Pediatric and Adolescent Medicine, 161*(4), 343–349.

Hall, H. R., & Graff, J. C. (2011). The relationships among adaptive behaviors of children with autism, family support, parenting stress, and coping. *Issues in Comprehensive Pediatric Nursing, 34*(1), 4–25. doi: doi:10.3109/01460862.2011.555270

Health Care and Education Reconciliation Act. (2010). Pub.L. 111-152, 124 Stat. 1029. Retrieved from http://thomas.loc.gov/cgi-bin/query/z?c111:H.R.4872

Hinshaw, A., & Grady, P. (Eds.). (2011). *Shaping health policy through nursing research*. New York: Springer Publishing.

Holland, C. (2010). Note: Autism, insurance, and the idea: A comprehensive legal framework. *Cornell Law Review, 95*, 1253–1282.

Kogan, M. D., Strickland, B. B., Blumberg, S. J., Singh, G. K., Perrin, J. M., & van Dyck, P. C. (2008). A national profile of the health care experiences and family impact of autism spectrum disorder among children in the United States, 2005. *Pediatrics, 122*(6), e1149–e1158. doi: 10.1542/peds.2008-1057

Lovaas, O. I. (1987). Behavioral treatment and normal educational and intellectual functioning in young autistic children, *Journal of Consulting in Clinical Psychology, 55*(1), 3–9.

McEachin, J., Smith, T., & Lovaas, O. I. (1993). Long-term outcome for children with autism who received early intensive behavioral treatment. *American Journal of Mental Retardation, 97*(4), 359–372; discussion 373–391.

McGuinness, T. M., & Lewis, S. (2010). Update on autism and vaccines. *Journal of Psychosocial Nursing and Mental Health Services, 48*(6), 15–18. doi: 10.3928/02793695-20100506-02

Minchella, L., & Preti, L. (2011). Autism spectrum disorder: Clinical considerations for the school nurse. *NASN School Nurse, 26*(3), 143–145.

Mucklan, J. (2007). Influencing policy development: The whirling dervish of the autism in-home program. *Journal of Pediatric Nursing, 22*(3), 223–230. doi: doi:10.1016/j.pedn.2007.03.001

National Conference of Commissioners on Uniform State Laws. (1997). Uniform guardianship and protective proceedings act of 1997. Available at http://www.law.upenn.edu/bll/archives/ulc/fnact99/1990s/ugppa97.htm

Nicolaidis, C., Raymaker, D., McDonald, K., Dern, S., Ashkenazy, E., Boisclair, C., . . . Baggs, A. (2011). Collaboration strategies in nontraditional community-based participatory research partnerships: Lessons from an academic-community partnership with autistic self-advocates. *Progressive Community Health Partnership, 5*(2), 143–150. doi: S1557055X11200068 [pii] 10.1353/cpr.2011.0022

Patient Protection and Affordable Care Act. (2009). P.L. 111-148, HR 3590. Retrieved from http://democrats.senate.gov/pdfs/reform/patient-protection-affordable-care-act-as-passed.pdf

Rhodes A. M. (2009). Autism and the courts. *Journal of Specialists in Pediatric Nursing, 14*(3), 215–216. doi: JSPN202 [pii]10.1111/j.1744-6155.2009.00202.x

Stewart, A. M. (2009). When vaccine injury claims go to court. *New England Journal of Medicine, 360*(24), 2498–2500. doi: doi:10.1056/NEJMp0902316

Stokstad, E. (2007). New autism law focuses on patients, environment. *Science, 315*(5808), 27. doi: 10.1126/science.315.5808.27a

Strunk, J. A. (2009). School nurses' knowledge of autism spectrum disorders. *Journal of School Nursing, 25*(6), 445–452. doi: 1059840509348221 [pii] 10.1177/1059840509348221

Twoy, R., Connolly, P. M., & Novak, J. M. (2007). Coping strategies used by parents of children with autism. *Journal of the American Academy of Nurse Practitioners, 19*(5), 251–260. doi: JAAN222 [pii] 10.1111/j.1745-7599.2007.00222.x

Unumb, L. S., & Unumb, D. R. (2011). *Autism and the law: Cases, statutes, and materials*. Durham, NC: Carolina Academic Press.

U.S. Congress. (1990). Americans with Disabilities Act of 1990, 42 U.S.C. #12101 et seq. Accessed March 3, 2012 at http://www.ada.gov/

U.S. Congress. (1990). Individuals with Disabilities Education Act (IDEA). Accessed March 1, 2012 at http://idea.ed.gov/

U.S. Congress. (2006). Combating Autism Act of 2006. Available at http://georgewbush-whitehouse.archives.gov/news/releases/2006/12/20061219-3.html

U.S. Congress. (2009). Employee Retirement Income Act (ERISA). Available at http://aging.senate.gov/crs/pension7.pdf

U.S. Court of Federal Claims. (2010a). King v. HHS, No. 03-589V. Available at http://www.uscfc.uscourts.gov/sites/default/files/Hastings.King%20Decision.pdf

U.S. Court of Federal Claims. (2010b). Dwyer v. HHS, No. 03-1202V. Available at http://www.uscfc.uscourts.gov/sites/default/files/Vowell.Dwyer.FINAL.pdf

U.S. Court of Federal Claims. (2010c). Mead v. HHS, No. 03-215V. Available at http://www.uscfc.uscourts.gov/sites/default/files/Campbell-Smith%20Mead%20Autism%20Decision.pdf

U.S. Court of Federal Claims. (2011). *Omnibus Autism Proceeding Vaccine Program/Office of Special Masters Omnibus Autism Proceeding.* Retrieved from http://www.uscfc.uscourts.gov/omnibus-autism-proceeding.

U.S. Department of Health and Human Services. (1987). *National Vaccine Advisory Committee (NVAC).* Retrieved from http://www.hhs.gov/nvpo/nvac/

U.S. Department of Health and Human Services. (1988). *National Vaccine Injury Compensation Program (VICP).* Retrieved from http://www.hrsa.gov/vaccinecompensation/

U.S. Department of Health and Human Services. (2010). Interim final rules under the Paul Wellstone and Pete Domenici Mental Health Parity and Addiction Equity Act of 2008. *Federal Register, Rules and Regulations. 75,* (21) (Tuesday, February 2). Retrieved from http://edocket.access.gpo.gov/2010/pdf/2010-

U.S. Department of Health and Human Services. (2011). *The Mental Health Parity and Addiction Equity Act.* Retrieved from http://www.cms.gov/HealthInsReformforConsume/04_TheMentalHealthParityAct.asp

U.S. Department of Labor. (n.d.). *Fact sheet: The Mental Health Parity Act.* Retrieved from http://www.dol.gov/ebsa/newsroom/fsmhparity.html#).

Van Wieren, T. A., Reid, C. A., & McMahon, B. T. (2008). Workplace discrimination and autism spectrum - disorders: The National EEOC Americans with Disabilities Act Research project. *Work, 31*(3), 299–308.

第 5 篇
問題討論

第十七章

1. 請寫下泛自閉症照護中，理想的夥伴關係之願景陳述。

2. 請分析泛自閉症全面性照護在目前臨床環境中所遭遇之阻礙。

3. 請擇一臨床情境（如急診、一日手術、分娩與生產），並提出護理人員與泛自閉症行為治療師諮詢的方式。

4. 請討論護理倫理準則於泛自閉症照護之應用。

5. 請思考你的臨床工作，並討論護理人員與地區性泛自閉症照護中心可能的合作方式。

6. 關於泛自閉症老年患者長期照護之最佳實務，你有何建議？

7. 請討論泛自閉症診斷對患者直系與旁系親屬的影響。

8. 當評估泛自閉症診斷／照護中心如何看待護理人員在提供與擴展醫療服務所扮演的角色時，你會列出哪些問題？

第十八章

1. 請說出三個你所處城市的泛自閉症診斷／照護中心，並描述學士與碩士護生在這些中心內可能有哪些學習機會。

2. 請為你的工作場域設計一系列問題，以確認新入院的泛自閉症患者之監護狀態。

3. 在泛自閉症盛行率提升且國家財政收入減少的年代，請提出你對泛自閉症服務資源分配之看法。

4. 請討論當泛自閉症患者由兒童早期進入成人期時，與護理照護相關之政策有哪些改變。

5. 請描述護理人員可如何直接影響地區性、地方政府與國家政府層級之法律。

6. 現行法律與政策決定了患者可取得的照護服務，請思考護理人員為協助患者了解法律議題所須進行的適當轉介。哪些專業學門與專家應納入護理人員的社區資源轉介名單？

7. 評估泛自閉症成人患者的治療相關決策能力時，護理人員將會考慮哪些因素？參與研究的知情同意又須考量哪些因素？

Notes

國家圖書館出版品預行編目（CIP）資料

泛自閉症護理：以實證為基礎的整合性終生照護／
Ellen Giarelli, Marcia R. Gardner主編；徐畢卿，陳志軒，
李靜姝譯. -- 初版. -- 新北市：心理，2017. 06
　　面；　公分. --（障礙教育系列；63146）
譯自：Nursing of autism spectrum disorder:
evidence-based integrated care across the lifespan
ISBN 978-986-191-769-6（平裝）

1.自閉症　2.護理學　3.健康照護

415.988　　　　　　　　　　　　　　　　106006589

障礙教育系列 63146

泛自閉症護理：以實證為基礎的整合性終生照護

主　　編：Ellen Giarelli、Marcia R. Gardner
校 閱 者：徐畢卿
譯　　者：徐畢卿、陳志軒、李靜姝
執行編輯：林汝穎
總 編 輯：林敬堯
發 行 人：洪有義
出 版 者：心理出版社股份有限公司
地　　址：231 新北市新店區光明街 288 號 7 樓
電　　話：(02) 29150566
傳　　真：(02) 29152928
郵撥帳號：19293172 心理出版社股份有限公司
網　　址：http://www.psy.com.tw
電子信箱：psychoco@ms15.hinet.net
駐美代表：Lisa Wu（lisawu99@optonline.net）
排 版 者：龍虎電腦排版股份有限公司
印 刷 者：正恒實業有限公司
初版一刷：2017 年 6 月
Ｉ Ｓ Ｂ Ｎ：978-986-191-769-6
定　　價：新台幣 600 元